冠心病外科难点解析与处理

Analysis and Treatment of Surgical Difficulties of Coronary Heart Disease

主　编　顾承雄　于　洋

副主编　高铭鑫　张红超

人民卫生出版社

图书在版编目(CIP)数据

冠心病外科难点解析与处理/顾承雄，于洋主编.
—北京：人民卫生出版社,2018
ISBN 978-7-117-27059-5

Ⅰ.①冠…　Ⅱ.①顾…②于…　Ⅲ.①冠心病-心脏
外科手术　Ⅳ.①R654.2

中国版本图书馆 CIP 数据核字(2018)第 167312 号

人卫智网	www.ipmph.com	医学教育、学术、考试、健康，购书智慧智能综合服务平台
人卫官网	www.pmph.com	人卫官方资讯发布平台

冠心病外科难点解析与处理

主　　编：顾承雄　于　洋
出版发行：人民卫生出版社(中继线 010-59780011)
地　　址：北京市朝阳区潘家园南里 19 号
邮　　编：100021
E - mail：pmph @ pmph.com
购书热线：010-59787592　010-59787584　010-65264830
印　　刷：北京盛通印刷股份有限公司
经　　销：新华书店
开　　本：787×1092　1/16　印张：30
字　　数：749 千字
版　　次：2018 年 11 月第 1 版　2018 年 11 月第 1 版第 1 次印刷
标准书号：ISBN 978-7-117-27059-5
定　　价：218.00 元

打击盗版举报电话：010-59787491　E-mail：WQ @ pmph.com
(凡属印装质量问题请与本社市场营销中心联系退换)

编委名单

主　编

顾承雄　首都医科大学附属北京安贞医院　　于　洋　首都医科大学附属北京安贞医院

副主编（按姓氏拼音顺序排列）

高铭鑫　首都医科大学附属北京安贞医院　　张红超　中国人民解放军空军总医院

编　者（按姓氏拼音顺序排列）

白　辰	首都医科大学附属北京安贞医院	刘长城	首都医科大学附属北京安贞医院
柴守栋	聊城市人民医院	卢家凯	首都医科大学附属北京安贞医院
陈圣杰	江苏大学附属医院	乔瑞国	首都医科大学附属北京安贞医院
戴龙圣	首都医科大学附属北京安贞医院	宋　伟	首都医科大学附属北京安贞医院
方　颖	首都医科大学附属北京安贞医院	唐　田	首都医科大学附属北京安贞医院
侯晓彤	首都医科大学附属北京安贞医院	汪　川	首都医科大学附属北京安贞医院
胡　晖	首都医科大学附属北京安贞医院	王　滨	首都医科大学附属北京安贞医院
黄信生	首都医科大学附属北京安贞医院	王家阳	首都医科大学附属北京安贞医院
景　赫	首都医科大学附属北京安贞医院	王粮山	首都医科大学附属北京安贞医院
李　波	首都医科大学附属北京安贞医院	王鹏程	首都医科大学附属北京安贞医院
李　晖	首都医科大学附属北京安贞医院	韦　华	首都医科大学附属北京安贞医院
李　琴	首都医科大学附属北京安贞医院	吴　震	首都医科大学附属北京安贞医院
李海涛	首都医科大学附属北京安贞医院	杨　玲	江苏大学附属医院
李京倖	首都医科大学附属北京安贞医院	杨俊峰	首都医科大学附属北京安贞医院
李俊玉	首都医科大学附属北京安贞医院	杨彦伟	首都医科大学附属北京安贞医院
李同勋	首都医科大学附属北京安贞医院	杨　毅	首都医科大学附属北京安贞医院
刘　锋	首都医科大学附属北京安贞医院	于文渊	首都医科大学附属北京安贞医院
刘　楠	首都医科大学附属北京安贞医院	张　帆	首都医科大学附属北京安贞医院
刘　锐	首都医科大学附属北京安贞医院	张　晶	首都医科大学附属北京安贞医院

主编简介

顾承雄 心脏外科主任医师，教授，博士生导师，首都医科大学附属北京安贞医院心脏外科副主任兼六病区主任。1985年考入中国医学科学院阜外医院攻读硕士学位，师从国内心脏外科著名教授朱晓东院士。1988年毕业后到首都医科大学附属北京安贞医院工作至今。1994年赴意大利米兰 St Donato 医院心脏外科进修，回国后主攻冠心病外科，最终把死亡率从38%降到1%以下，缩小了我国同类手术成功率与国外的差距。

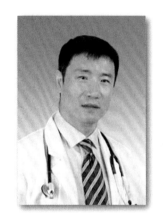

从事心脏外科治疗及研究工作30余年，年冠状动脉外科手术量达到1300多例、总数超过15 000例，成功率达到99.34%。发明和改良了30余项外科技术，从1988年首先提出可应用的生物瓣醛铬复合交联理论和实施方案，1996年开展全国首例非体外循环冠状动脉旁路移植术，开发非体外循环下室壁瘤成形术、双 IMA"Y"型序贯式冠状动静脉旁路移植术、无钳和水囊封堵近端口吻合技术、非体外循环下室壁瘤成形及瘤内附壁血栓清除术、非体外循环下室壁瘤成形及心外膜射频消融电隔离术、非体外循环下室壁间距调控二尖瓣成形术、主动脉近端吻合口支撑装置、临时闭合半月瓣的主动脉根部灌注技术、侧侧吻合技术应用于端侧吻合口、冠状动脉内膜热熨技术、非体外循环下心外膜二尖瓣微调技术，到2015年发明非体外循环下主动脉瓣成形技术等，推动了我国冠心病外科乃至心脏外科的发展。

作为课题负责人承担了6项国家级和省部级课题，包括一项国家自然科学基金项目。至今有70余篇论文发表于国内和国际杂志。主编著作两部；应邀参编英文著作 *Artery Bypass*；参编著作两部。获得国家专利30项，其中国家发明专利7项。担任中华医学会鉴定专家、北京医学会鉴定专家、北京医师协会心血管外科专家委员会委员、北京医学会医疗事故鉴定专家库鉴定专家、北京医师协会心血管外科专科医师分会常务理事和多个国际及国内核心期刊审稿专家等。

1992年获北京市卫生局科技进步二等奖；2005年获中国医师奖；2012和2014年度荣登冠心病外科中国名医百强榜；2013年获北京市科技进步三等奖；2014年获首都劳动奖章；2015年获首都十大健康卫士称号。

主编简介

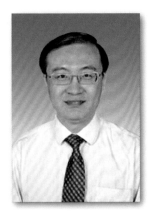

于洋 心脏外科主任医师,教授,博士研究生导师,首都医科大学附属北京安贞医院心脏外科六病区诊疗组组长。2000年博士研究生考入哈尔滨医科大学心脏外科专业,师从国内著名心脏外科移植专家夏求明教授,2003年博士毕业后到首都医科大学附属北京安贞医院心脏外科工作。

从事心脏外科治疗及研究工作15年。擅长冠心病外科(非体外循环下冠状动脉旁路移植术、弥漫性冠状动脉病变外科治疗、心梗后室性心律失常的外科治疗)和瓣膜病外科治疗等。目前,年心脏手术量达到300多例,总数超过4000余例,其中冠状动脉旁路移植术3000余例,治愈率达99%以上,死亡率低于1%。积极推动术式的革新和新技术的应用,特别针对弥漫性病变(病变长度>2cm,管径<1mm)这一手术难度大,死亡率高的特殊病变类型,应用冠状动脉内膜剥脱术、心中静脉动脉化等特殊冠状动脉旁路移植术方法术式,均取得了良好的疗效,一定程度上扩大了冠心病外科手术的适应证。

作为课题负责人承担了12项国家级和省部级课题,包括4项国家自然科学基金项目。至今,有50余篇论文发表于国内和国际杂志。主编著作两部;应邀参编英文著作 *Artery Bypass*。获得国家专利10余项,其中国家发明专利6项。研究方向主要包括冠状动脉弥漫性病变、室壁瘤并发室性心律失常和提高静脉桥血管远期通畅率的基础与临床研究、体外循环肺保护及心脏外科相关转化医学研究。目前担任中国医药教育协会医疗器械管理专业委员会心血管分会副组委,中华医学会医学科学研究管理学分会委员会青年委员会委员。同时,担任多个国际及国内核心期刊审稿专家及国家自然科学基金项目评审专家。

2006年获得北京市优秀人才、2008年获得北京市科技新星、2011年获得北京市卫生系统高层次卫生技术人才培养计划(学科骨干);2012年获得"十百千"卫生人才"百"层次人选;2015年获得首都十大杰出青年医生提名奖;2016年获得首都优秀青年医生奖。

自　序

　　冠心病的外科治疗经过近一个世纪的发展已经成为冠心病患者的有效治疗手段,但同时也是重症冠心病患者的最后防线。目前,国内年完成冠状动脉旁路移植术近4万例,整体死亡率约为3%。我们的心脏外科团队年完成冠状动脉旁路移植术1300余例,手术成功率达99%以上,死亡率低于1%;所在的首都医科大学附属北京安贞医院年心脏外科手术破万例,其中冠状动脉旁路移植术4000余例,具世界单中心前列。但全国年新增冠心病患者超过5万例,目前培养的心脏外科医生仍不能满足日益增长的患者需求,且目前患者的状况有冠状动脉及主动脉血管条件更差、冠心病并发症更重、冠心病合并症更多和冠心病患者围术期管理更难的趋势,传统冠心病外科手术已经不能有效解决上述患者病变。

　　冠心病外科手术总体上可分为两大类:冠状动脉旁路移植术和冠心病并发症的外科治疗。心脏外科医生该如何在尽量减轻心肌损伤的情况下选择非体外循环或体外循环下心脏不停跳或心脏停跳下冠状动脉旁路移植术?当弥漫性冠状动脉病变患者不能行冠状动脉介入治疗时,心脏外科医生该如何处理?对于桥血管质量差、吻合后塌陷影响远期通畅率时,心脏外科医生有哪些小技巧?术中遇到术前无法预测的主动脉严重钙化,心脏外科医生又有何措施?当冠心病合并室壁瘤、室性心律失常、瓣膜关闭不全等严重影响患者手术预后的并发症时,心脏外科医生又该选用哪种术式能同期高质量地完成并发症的手术处理?这都是每一位心脏外科医生必然会遇到的临床难点问题。同时,心脏外科医生不仅需要精湛的外科专业技术,同时还需要严格的手术质量控制方案,才能保证每一名患者的生命安全。

　　冠心病外科手术的成功仅是患者围术期顺利恢复的基础,维持手术后患者各脏器的平稳则为患者围术期顺利恢复提供了有力保障。同时,在临床工作中常会碰到合并颈动脉狭窄、重度阻塞性睡眠呼吸障碍、重症高血糖、肺动脉高压、极度肥胖的冠心病患者,如何在术前准确评估患者的各脏器功能,做好充分术前准备;如何在术中做出合适的评估、选择适当的治疗措施;如何在术后进行预防性治疗及一旦出现相应脏器并发症如何及时选择有效的针对性治疗方案,是每一位心脏外科医生应该了解并掌握的技能。

　　未来全国冠心病外科的发展方向已经不仅仅要保证患者的存活,而是在保证患者生命安全的前提下更加注重患者手术后的存活质量,同时扩大手术适应证,使原本应该但由于病情严重和医生技术原因而不能进行外科手术的重症冠心病患者重获希望。基于上述初衷,我们心脏外科团队对20余年冠心病外科临床管理及术中经验进行总结,联合多个相关科室共同撰写本书,旨在使我们这条冠心病患者最后的"钢铁长城"变得坚不可摧。最后,赋词一首以拉开"冠心病外科难点解析与处理"的序幕:

最高楼——善志心埋

生需健,难避病常来,疾苦莫可代。

期待仲景华佗现,除病救命再无哀。

望穿眼,千万盼,祷祝怀。

世纪变,祖国新貌泰,教育盛,莠庸没处在。

兴创造,胜闸开。

医道漫漫辛勤路,身铭善志内心埋。

奏仁音,精技术,站高台。

2018 年 5 月

前　言

　　冠心病已经成为威胁我国居民生命安全的"头号杀手",冠心病外科治疗是冠心病患者的最后治疗手段。随着冠心病患者数量的逐年增加,其发展的趋势也越发年轻化、老年化和多样化。冠状动脉及主动脉血管条件更差、冠心病并发症更重、冠心病合并症更多和冠心病患者围术期管理更难已经成为目前心脏外科医生进行冠状动脉外科手术时所遇到的四大难题,常规传统冠状动脉外科手术已经不能有效解决患者病变,严重影响患者预后。而目前仍缺乏针对冠心病外科难点解析与处理的系统性书籍。因此,我们心脏外科团队通过20余年冠状动脉外科术中及临床管理经验总结,形成了一套冠心病外科难点实践,旨在进一步扩大冠心病患者手术适应证、增强重症冠心病患者围术期恢复的平稳性并提高患者远期生存质量,同时与大家分享术中特殊冠心病患者的外科操作及处理经验。

　　本书分五篇共29章,包括冠状动脉旁路移植术中难点解析与处理篇、冠心病并发症的难点解析与处理篇、冠心病围术期器官保护篇、冠心病合并症患者围术期管理篇和冠心病外科质控方法篇。在整体框架安排上着重强调了非体外循环下冠心病外科和体外循环下心脏不停跳的冠心病外科难点处理技术和经验,增加了影像诊断、细胞分子生物学与冠心病外科内容,同时对微创手术也做了重点介绍,尽可能把冠心病外科难点实践的特殊方法和最新进展及发展方向介绍给广大心外科医生。

　　本书作为一本心脏外科专业参考书,其主要阅读对象为全国范围内的心脏外科医生、研究生、进修医生等,也可供心脏外科临床见习和实习医生参考。希望能够帮助广大心脏外科医生增加临床重症冠心病患者的处理经验并提高手术操作技能,进一步造福广大冠心病患者。

　　本书各章的作者是工作在临床一线的心脏外科、麻醉科、体外循环科、神经内科、脑卒中科、重症监护室等的医生和专家,在工作极为繁忙的情况下,把其丰富的经验与科研成果介绍给读者,充分体现了作者们高尚的医德和严谨的学风。谨此,我们表示由衷地感谢。

　　本书在组织编写中特别注意到整体的统一性,但由于作者来自多个医院和不同科室。各自的写作风格不尽相同,个别内容略有交叉,极少数英文名词的中文翻译尚未完全统一,我们在最后统稿中尽力作了调整,以便更好地适应读者需求。此外,由于编者水平有限,医疗技术的发展日新月异,本书难免有不足之处,希望广大读者提出宝贵意见,以便今后再版时不断改进。

于洋

2018 年 5 月

获取图书配套增值内容步骤说明

1. IOS 系统在 App Store 中,安卓系统在应用商店中搜索"人卫图书增值"下载客户端,或扫描下方二维码下载客户端。
2. 打开客户端,注册并登录。
3. 使用客户端"扫码"功能,扫描参考书中二维码即可直接浏览相应资源。

客服热线:4006-300-567(服务时间:8:00-21:30)

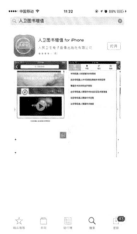

"人卫图书增值"客户端
下载二维码

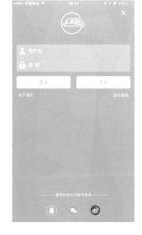
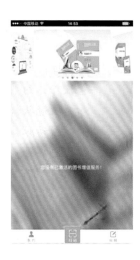

IOS 系统操作步骤示意图

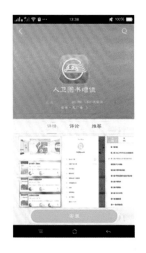

"人卫图书增值"客户端
下载二维码

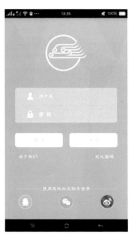
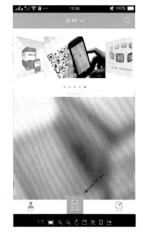

安卓系统操作步骤示意图

目　　录

第一篇　冠状动脉旁路移植术中难点解析与处理

第二篇　冠心病并发症的难点解析与处理

第三篇　冠心病围术期器官保护

第四篇　冠心病患者合并症的围术期管理

第五篇　冠心病外科特殊质控方法

附　录

网络增值视频目录

第 一 篇

冠状动脉旁路移植术中难点解析与处理

　　冠状动脉旁路移植术是冠心病患者的有效治疗手段,也是严重冠心病患者治疗的最后防线。据 2015 年中国心血管病报告显示,目前国内年完成冠状动脉旁路移植术近 4 万例,整体死亡率约为 3%。我们心脏外科团队年完成冠状动脉旁路移植术 1300 余例,手术成功率 99% 以上,死亡率低于 1%;所在的首都医科大学附属北京安贞医院年心脏外科手术破万例,其中冠状动脉旁路移植术 4 千余例,居世界单中心前列。目前冠状动脉旁路移植术的发展方向不仅要保证患者的存活,更要注重手术后患者的存活质量,同时进一步扩大手术适应证,使原本应该但由于医生技术原因而不能进行外科手术的重症冠心病患者重获希望。例如,当弥漫性冠状动脉病变患者不能行冠状动脉介入治疗且药物疗效甚微,心脏外科医生该怎么办?对于桥血管质量差、吻合后塌陷,右冠状动脉条件差且膈肌水平较高、远期极易出现吻合口闭塞,心脏外科医生该怎么办?术中遇到术前无法预测的主动脉严重钙化情况,心脏外科医生又该怎么办?此外,心脏外科医生该如何尽量减轻心肌损伤的情况下选择非体外循环冠状动脉旁路移植术、体外循环下心脏不停跳冠状动脉旁路移植术和体外循环下心脏停跳冠状动脉旁路移植术?我们心脏外科团队对二十余年冠状动脉外科临床及术中经验进行总结,就弥漫性冠状动脉病变的外科治疗、桥血管吻合口的保护装置、冠状动脉旁路移植术中桥血管最优选择策略、冠状动脉旁路移植术中桥血管的一种新型吻合技术、冠状动脉旁路移植术中升主动脉钙化的处理方法、非体外循环下冠状动脉旁路移植术围术期特殊情况处理、体外循环下心脏不停跳冠状动脉旁路移植术、非体外循环免锯胸骨冠状动脉旁路移植术这八项内容进行经验阐述,旨在进一步扩大冠心病患者手术适应证并提高患者远期存活质量,同时与大家分享术中遇到突发情况时的外科处理经验,使我们这条冠心病患者的"钢铁长城"变得坚不可摧。

第 一 章

弥漫性冠状动脉病变的外科治疗

弥漫性冠状动脉病变(diffuse coronary artery disease,DCAD)是冠状动脉粥样硬化的一种特殊表现形式,占冠心病患者总人数的12%~30%,尤其是右冠状动脉弥漫性狭窄病变。随着社会经济的发展和国民生活方式的改变,尤其是社会老龄化及城镇化进程的加速,国民冠心病死亡率逐年升高。2013年中国心血管病报告和 *Lancet* 资料显示,我国冠心病年死亡人数已达94.5万,年增长幅度为5.05%。非手术治疗的弥漫性冠状动脉病变患者1年心血管病死亡率达30%以上,5年生存率不足50%。但是,目前常规内外科治疗手段对弥漫性冠状动脉病变患者的疗效均不理想。所以,弥漫性冠状动脉病变治疗手段的匮乏与冠心病死亡率逐年增高密切相关。

第一节　弥漫性冠状动脉病变的治疗现状

弥漫性冠状动脉病变患者数量逐年增加。该病发生机制复杂、临床诊断模糊、治疗手段多样化但效果欠佳,是目前国内外冠心病领域研究的重点和难点。

一、弥漫性冠状动脉病变的发生机制

弥漫性冠状动脉病变同诸多发生机制相关联。多项研究表明,弥漫性冠状动脉病变患者多伴有一种或多种合并症或者某些基因水平的异常表达,导致冠状动脉病变范围和程度加重,最终形成冠状动脉弥漫性病变。

1. **糖代谢异常**　合并糖尿病或胰岛素抵抗的冠心病患者由于多种有毒代谢产物的刺激以及异常活化的炎症和免疫反应,使原有冠状动脉粥样硬化病变加重。研究显示,冠心病患者的胰岛素敏感性和血糖水平与其冠状动脉病变弥漫程度有关。合并糖尿病史的冠心病患者冠状动脉弥漫病变的比例高于无糖尿病史者。同时,无糖尿病的弥漫性病变患者中,伴有胰岛素指数下降以及糖耐量受损的比例显著高于胰岛素水平正常者。胰岛素抵抗可使机体中血管内皮细胞募集炎症细胞,分泌炎症因子(白介素-6、白介素-1、血纤维蛋白原)等,激活补体系统,产生攻击复合物,造成并加重内皮细胞损伤,进而舒血管物质一氧化氮(nitric oxide,NO)、前列环素等分泌减少,造成冠状动脉痉挛,管腔狭窄。此外,相关研究显示糖尿病患者体内高糖化血红蛋白(glycosylated hemoglobin,GB)等糖化终产物同样可以加速炎症细胞向内皮细胞趋化,加重冠状动脉的病变程度。

2. **脂代谢异常**　研究显示血清中血清脂蛋白 a(lipoprotein-a,Lp(a))和低密度脂蛋白循环免疫复合物(low density lipoprotein-immune complex,LDL-IC)水平与冠状动脉弥漫性病变以及其他冠状动脉复杂病变有关。弥漫性病变组 Lp(a)和 LDL-IC 水平高于局限性病变组患者及正常对照组,重度狭窄组 Lp(a)和 LDAL-IC 水平高于轻度狭窄组患者及正常对照

组。同时,弥漫性病变者血清中的氧化型低密度脂蛋白(oxidized-low density lipoprotein,ox-LDL)水平同样与冠状动脉弥漫性病变有关。其机制可能为由于 Lp(a) 和 LDL-IC 在血管壁的沉积,并促进胆固醇在富含巨噬细胞的泡沫细胞及脂质条纹中堆积,促进平滑肌细胞在斑块局部的增殖和迁移等,而血清中高 ox-LDL 水平会引起冠状动脉节段性痉挛,从而加重冠状动脉内皮损伤,最终导致弥漫性冠状动脉病变。

3. **肾功能异常**　弥漫性病变也发生于患有其他脏器功能异常的机体,其中以肾功能异常最为常见。研究显示,肾功能不全患者中,弥漫性冠状动脉病变的发生率显著高于肾功能正常组。由于冠心病肾功能不全,体内多种代谢产物无法正常经尿液排出,导致体内大量有毒代谢产物淤积,如同型半胱氨酸、尿酸、肌酐等,具有直接的血管毒性,与冠状动脉病变程度相关。同时,肾性高血压也是冠状动脉内皮损伤的危险因素,肾功能不全引起的脂质代谢异常可造成弥漫性冠状动脉病变,钙磷代谢异常可引起血管转移性钙化,加重冠状动脉病变。而长期接受血液透析的患者,因为钙的重新分布,往往导致冠状动脉弥漫性钙化。

4. **应激状态**　长期处于应激状态下的患者,血浆高敏 C 反应蛋白(high sensitive C reactive protein,hs-CRP)升高,其对机体代谢有显著影响,可以造成血糖升高,胰岛素抵抗增加,引起血脂代谢异常,激活炎症、免疫反应,促进血管内膜增生和血栓形成,加重冠状动脉粥样硬化病变,使弥漫性病变的发生率也有所提高。纤维蛋白原(fibrinogen,Fig)也属于急性期蛋白,研究表明人体内 hs-CRP 和 Fig 水平存在相关性,并且根据其水平可以预测弥漫性病变患者的预后。血管平滑肌细胞与 Fig 和(或)纤维蛋白结合物的黏附作用是动脉粥样硬化发展和血栓形成的关键。Fig 水平与冠状动脉病变复杂程度则呈正相关,即 Fig 水平与冠状动脉狭窄支数和冠状动脉病变严重程度有关。

5. **γδT 细胞功能异常**　研究显示,γδT 细胞功能异常可以导致冠状动脉的弥漫性病变。γδT 细胞可减缓免疫反应,阻止细胞凋亡、补体激活以及巨噬细胞黏附。然而某些个体会有 γδT 细胞功能异常,从而导致炎症反应不能被有效控制,进而导致弥漫性血管损伤。

二、弥漫性冠状动脉病变的诊断标准

目前,弥漫性冠状动脉病变并无明确的诊断标准,但在多个国际发表的研究结果中已经达到了专家共识。冠状动脉造影是弥漫性冠状动脉病变的主要诊断依据。冠状动脉造影显示病变的冠状动脉内径<1mm,病变冠状动脉长度>2cm 或多段冠状动脉病变,可诊断为冠状动脉弥漫性病变。病变冠状动脉内径大小可采用冠状动脉 CT 直接测量或冠状动脉造影与造影导管相对大小进行测量。且冠状动脉造影应采用多方位照射,特别是应该有两个以上相互垂直的平面投照(图 1-1-1~图 1-1-3)。

三、弥漫性冠状动脉病变的治疗手段

随着近些年来冠心病外科技术的提高、经皮冠状动脉介入设备的更新和临床药物的不断研发,弥漫性冠状动脉病变的治疗手段呈现多元化。

(一) 外科治疗

1. **冠状动脉内膜剥脱**　对于冠状动脉弥漫性病变患者,常规冠状动脉旁路移植术(cardiac artery bypass graft,CABG)不能完成冠状动脉血运重建。而在 CABG 术中同期完成冠状动脉内膜剥脱(coronary endarterectomy,CE),则可以有效地改善弥漫性病变患者冠状动脉远

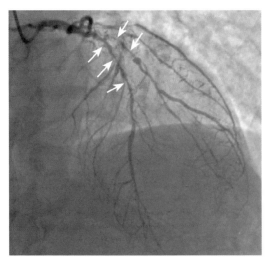

图 1-1-1　前降支弥漫性病变（箭头所示）

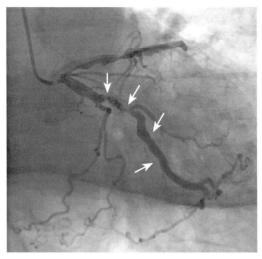

图 1-1-2　回旋支弥漫性病变（箭头所示）

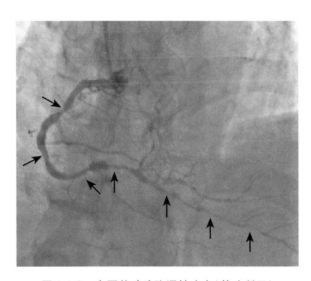

图 1-1-3　右冠状动脉弥漫性病变（箭头所示）

端的血供。CABG-CE 术式在 20 世纪 50 年代就已被提出，但因其围术期死亡率较高，手术难度较大，其应用一直不广泛。近些年，随着手术技术以及新型冠状动脉旁路移植术器械的应用，CABG-CE 的围术期死亡率已经有了显著下降。但 Soylu E 等人的荟萃分析显示，CABG-CE 患者围术期心肌梗死发生率依然较高，特别是行右冠状动脉内膜剥脱的患者。虽然 CABG-CE 的临床应用存在争议，但目前 CABG-CE 仍是治疗弥漫性冠状动脉病变的首选术式。此外，我们对 CABG-CE 手术进行了改进，手术疗效得到显著提高。

2. **选择性冠状静脉动脉化**　CABG 是目前冠心病血运重建的主要术式，但不适于冠状动脉广泛弥漫性病变且病变远端血管通畅不佳者。此时，通过冠状静脉系统逆行灌注心肌，即冠状静脉动脉化（coronary venous arterialization，CVA）也许是一种可替代的治疗选择。早在 1898 年就有学者提出了对于难治性心绞痛采用经冠状静脉系统逆行灌注血液的手术方式。但随着 CABG 和 PTCA 的出现，使得 CVA 这一术式被逐渐抛弃。后来研究者们发现 CABG 对弥漫性病变患者的疗效欠佳。而即便严重的冠状动脉粥样硬化患者，其冠状静脉系统依然不受影响,冠状静脉动脉化又被重新带入研究者们的视线。其后多年,各国学者探索了多种 CVA 的术式,主要以选择性心大静脉动脉化为主,但均存在冠状静脉血管重塑快、术后通畅率低等问题。近年,我们对 CVA 术式进行了改进,对其流量和受压给了了重视手术疗效显著提高。

3. **心肌激光打孔术**　1983 年问世,目前临床多采用 CO_2 激光、钬激光、准分子激光,经皮穿刺由心内膜打孔即经皮激光心肌血管重建术(percutaneous transmyocardial revascularization by laser,PTMR)。PTMR 是将装有钬激光光纤的导管经股动脉送入左心室,利用激光能量在心肌缺血区从心内膜向左心室壁形成非贯通心外膜的激光隧道,直接以心室血液灌注缺血心肌,并逐渐与冠状动脉血管网相交汇,实现缺血心肌血管重建,其优点是改善患者临床症状,创伤小,患者恢复快。但多数学者试验结果证明,激光打孔造成的孔道不能长期保持通畅,且在盲视下操作,打孔数目无法增多,打孔深度受限,只达室壁的 1/2 ~ 2/3 厚度,所以缺血心肌的再灌注区域远远不敷需要,术后心脏功能也有不同程度的下降,对弥漫性冠状动脉病变疗效极为有限。

4. **分子冠状动脉旁路移植术**　分子冠状动脉旁路移植术又称“治疗性血管再生”或“生物冠状动脉旁路移植术”,可形成和开放冠状动脉侧支循环,减轻心肌缺血,防止细胞坏死,预防和延缓缺血性心肌和室壁瘤的形成,改善患者的临床症状和预后。近年来,理论研究和临床试验常用的是血管内皮细胞生长因子、碱性成纤维细胞生长因子、胰岛素样生长因子 21、血小板源生长因子、表皮生长因子等。通常通过心包、冠状动脉内直接注射和转基因治疗达到促血管新生的作用。但促血管生长因子可能会造成血管内膜增生,引起肿瘤、关节、视网膜等部位不必要的血管生成等安全问题,尚需引起注意。

5. **心脏移植**　心脏移植是多种终末期心脏病的有效治疗方法,对于心肌大面积坏死,未发现有效血运重建的患者,心脏移植同样是有效的方法。但是,由于弥漫性冠状动脉病变是全身动脉系统病变在心脏的局部表现,因此心移植术后再发心肌梗死的概率依然很大。研究显示,因冠心病接受心脏移植的患者术后再发心肌梗死的概率显著高于因其他心脏疾病接受移植的患者。因此,虽然作为治疗弥漫性冠状动脉病变的最后手段,它仍存在相当大的风险。

(二) 介入治疗

1. **弥漫性冠状动脉病变的支架治疗**　随着近几年长支架和多种药物洗脱支架的出现,三支以下的弥漫性冠状动脉病变已经可以用支架治疗。就支架的选择而言,金属裸支架,药物洗脱的长、短支架、多支架均可用于弥漫性冠状动脉病变的治疗。对于弥漫性冠状动脉病变的支架治疗,包括单支长支架和短支架以及串联支架等不同方式。对于多数的弥漫性病变,短支架很难满足治疗需要。长支架组和串联支架组相比,长支架的远期通畅率要优于串联支架组。研究显示,对于药物洗脱支架植入术后的弥漫性病变患者,使用新型抗凝药依替巴肽,可有效地降低再狭窄风险。即便对于支架再狭窄的弥漫性病变患者,早期行药物洗脱球囊撑开,依然可以实现血运重建。但由于受制于支架材料以及冠状动脉的复杂走行,支架的长度无法过长,多种不同类型药物洗脱支架的术后疗效仍存在争议。同时,大部分的弥漫性冠状动脉病变涉及三支以上冠状动脉,内科介入治疗就已经不再适用。NIH Public Access 报道,对于弥漫性冠脉病变合并糖尿病患者,经皮冠状动脉介入治疗术后随访 5 年,发生不良心脑血管事件(major adverse cardiovascular cerebrovascular events,MACCE)的概率高达

55%,再次血管成形率达 43%,8 年生存率仅为 60%。

2. 冠状动脉旋磨技术 弥漫性冠状动脉病变患者的冠状动脉病变情况多复杂且病史较久。冠状动脉壁因长期受到各种刺激以及损伤,内皮细胞可化生为成骨细胞样表型,合成大量钙盐,导致严重的冠状动脉钙化,而钙化的冠状动脉顺应性极差,在介入治疗时,导丝很难通过,支架植入的难度大,传统的球囊扩张更是疗效甚微,即便是行外科 CABG 治疗,钙化的冠状动脉也给吻合带来极大难度。冠状动脉旋磨(coronary rotational atherectomy,ROTA)可以有效地治疗冠状动脉钙化,接受冠状动脉旋磨术后,冠状动脉顺应性得到改善,原本导丝无法通过的地方又可以进行 PCI 治疗。ROTA 联合药物洗脱支架植入(DES)治疗弥漫性特别是伴有严重钙化的冠状动脉病变效果好,近期和远期通畅率都有了明显改善。对于狭窄程度较轻的患者,冠状动脉旋磨也可以联合球囊扩张。但旋磨技术操作难度大,风险高,高速旋转的旋磨头常常带来严重的副损伤,而且术后再狭窄率高。此外,冠状动脉旋磨技术同样无法处理病变长度过大、弯曲程度严重或者多支多段病变。

3. 经皮原位冠状静脉冠状动脉旁路移植术 经皮原位冠状静脉冠状动脉旁路移植术类似于 CABG。经皮原位冠状静脉冠状动脉旁路移植术则就地取材,利用邻近冠状静脉为血管桥,应用常规及特殊的冠状动脉介入器材,建立动静脉通路,通过冠状静脉血管桥,使血液逆行灌注缺血心肌。经皮原位冠状静脉冠状动脉旁路移植术的治疗基础为几乎每一支冠状动脉都有与其伴行的静脉,而静脉往往不随动脉发生病变。其和外科进行的 CABG 和冠状静脉动脉化相比,经皮原位冠状静脉冠状动脉旁路移植术对患者而言副损伤较小,但较一般介入治疗的难度更大,目前开展较少,并且静脉系统能否承受动脉血流的长期负荷,尚需进一步观察。

(三)药物治疗

1. 他汀类药物治疗 近年来,他汀类药物对于血脂水平的控制以及改善心血管疾病预后方面的功效逐渐得到肯定。多项回顾性研究以及荟萃分析表明他汀类药物对于降低弥漫性冠状动脉病变患者近期及远期死亡率有统计学意义。究其机制,他汀类药物可降低 LDL、Lp(a)等血脂水平,延缓冠状动脉病变的进展速度,降低急性冠状动脉综合征发生率。另外,试验表明,瑞舒伐他汀可以降低人体内 hs-CRP 水平,减低冠状动脉内皮损伤程度,有效地改善弥漫性冠状动脉病变患者预后。同时弥漫性冠状动脉病变患者常常伴有冠状动脉内膜钙化,服用他汀类药物可降低体内甲胎蛋白、骨细胞生成素、成骨蛋白水平,而这些蛋白可以促进内皮细胞钙化。

2. 中成药"通心络"的治疗 近些年中成药被逐渐引入复杂性冠状动脉病变的治疗,其疗效也得到了肯定。研究表明,通心络对于降低弥漫性冠状动脉病变患者的长期死亡率、左室舒张末容积(LVEDV)、左室射血分数(LVEF)的改善均有统计学意义。对于接受了 PCI 及 CABG 后的患者再发心血管事件的概率也有显著下降。尤其是对于长期死亡率的改善要高于短期死亡率,对于长期心功能(LVEDV 和 LVEF)的改善也高于短期。推测通心络可促进血管生长因子分泌,促进冠状动脉侧支循环的形成,减缓巨噬细胞向受损的冠状动脉内膜募集,血管炎症相关的基因 *MiR-155* 和 *TNF-α* 基因于巨噬细胞中组成正反馈回路加速炎症反应,而通心络可以阻断 *MiR-155* 和 *TNF-α* 基因间的这种正反馈回路,延缓炎症反应、补体活化过程,进而改善缺血心肌的供血,保护无病变冠状动脉,因此对于患者远期预后改善好于近期。

3. 神经肽 Y 神经肽 Y(neuropeptide Y,NPY)是由 36 个氨基酸残基组成的多肽,属胰多肽家族,广泛分布于哺乳动物中枢和外周神经系统,是含量最丰富的神经肽之一。多项研究显示 NPY 在冠心病的发展中呈现多层面作用。NPY 的生理作用是通过其与多种受体结合而达成,NPY 与 Y-1R 和 Y-5R 结合,可使血管痉挛收缩,内皮增厚同时引发炎症反应;但和 Y-2R 结合后,可以诱导内皮细胞的活化、增殖、迁移和管腔的形成,NPY 也可诱导其他生长因子的表达,如碱性成纤维生长因子及血管内皮生长因子,这些都是 NPY 引起效应的一部分下游介质。因此,通过局部浸润给药的方式,激活特定受体,可以显著诱导缺血心肌中的侧支形成,改善局部供血,对于无法行血管重建的弥漫性冠状动脉病变患者,NPY 是一种可行的治疗方式,但仍未在临床大规模应用。

（四）基因治疗

通过基因治疗,促进缺血心肌的血管再生早已被人们提出。近些年,随着基因工程技术的发展,无法行血运重建的弥漫性冠状动脉病变的基因治疗也得到了发展。将血管内皮生长因子、成纤维细胞生长因子通过基因工程技术转染入心肌细胞,从而促进新生血管生成。相关研究提出了利用腺病毒,将血管生成因子基因 VEGF121 的 cDNA 转染进心肌细胞的方法,但仍处于基础实验阶段。

四、弥漫性冠状动脉病变治疗展望

虽然多年以来,国内外学者都在探索对于弥漫性冠状动脉病变有效的治疗方法,但弥漫性冠状动脉病变依然是冠心病治疗中的难点所在。原因还是患者病变复杂,心肌缺血严重,各种治疗方法难度均比较大。综合内外科治疗来看,药物治疗多为预防性治疗或以提高远期生存率的保守治疗为主,尚不能做到对因治疗,无论是他汀类或是通心络等药物,对于缺血心肌的血供改善都是有限的。内科的介入治疗对于病变支数少、长度小的患者疗效肯定,但无法处理复杂性病变;神经肽 Y 和基因治疗等技术尚不够完善。就外科治疗而言,冠状动脉内膜剥脱效果尚存争议。对于弥漫性冠状动脉病变,冠状静脉系统往往不受累,冠状静脉动脉化或许可以成为突破弥漫性冠状动脉病变治疗的节点。CVA 的原理早已提出并得到认可,对于难度小的 CVA,还可以通过介入实现。但目前尚无大组的临床试验或者荟萃分析来肯定其疗效。

总的来说,弥漫性冠状动脉病变的治疗应是以外科治疗为核心的内外科综合治疗。多数方法受限于适用范围的局限以及过高的操作难度。但国内外专家的创新已提供给我们很多新的方法。在未来,如果能通过研究进一步肯定其疗效,改善方法。相信弥漫性冠状动脉病变的治疗可以被突破。

（高铭鑫　于洋）

第二节　选择性心中静脉动脉化

选择性心中静脉旁路移植(selective middle coronary venous bypass graft,SCVBG)是选择性冠状静脉动脉化(selective coronary venous arterialization,SCVA)的一种特殊术式。Pratt 于 1898 年首次提出经冠状静脉系统逆行灌注动脉血可营养缺血心肌,并用此方法维持离体的猫心脏跳动 90 分钟。1948 年,Beck 等进行冠状静脉动脉化的研究。他们首先用移植血管(动脉或静脉)在主动脉与冠状窦之间行冠状动脉旁路移植术,使主动脉血流直接进入冠状窦,两个星期之后再部分结扎冠状窦,这就是著名的 Beck Ⅱ 术式。他们将这一外科技术在动物身上进行了多年的实验,最后对近 200 例缺血性心脏病患者施行该手术。经过 3 个月至 5 年的随访发现,约有 88% 的患者术后心肌缺血症状得到不同程度的缓解。然而,当时对冠状静脉逆行灌注的生理机制了解甚少,所以经冠状窦全静脉逆行灌注的死亡率很高,达到 26.1%,大大降低了后人对全冠状静脉动脉化的兴趣。全冠状静脉动脉化在 20 世纪 50 年代后期逐渐被淘汰,60 年代人们的研究重点转移到冠状动脉旁路移植术上。

但是,就在 CABG 应用仅 5 年后,研究者们就发现其在治疗难治性心绞痛患者方面存在弊端。虽然,近年随着药物洗脱支架及动脉桥的广泛应用,CABG 及 PTCA 的技术得到长足发展,但对难治性心绞痛的治疗仍感棘手,因为这类患者冠状动脉通常为弥漫性病变,无合适的靶血管以实施常规血运重建。经研究发现,即使冠状动脉存在严重粥样硬化病变,冠状静脉系统也不会受到影响。这重新激发了研究者们对冠状静脉系统作为逆行灌注心肌通路的研究热情。通过后期的分析,研究者们总结 Beck Ⅱ 术式失败的原因,较大冠状静脉的开口部位存在静脉瓣,以致引流不畅。因此,对冠状静脉系统的解剖及生理特点的了解显得尤其重要。

一、冠状静脉的解剖和生理

（一）冠状静脉的解剖

在心脏自身的血液循环中,冠状动脉的血液可以经小动脉、毛细血管、小静脉汇入冠状静脉窦,或经 thebesian 静脉、肌窦流入心腔。心脏的静脉回流系统由两个有内在联系的浅静脉系统和深静脉系统组成(图 1-2-1)。

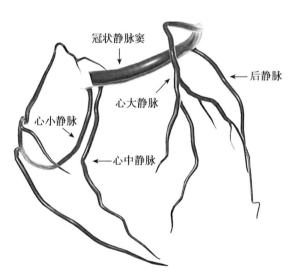

图 1-2-1　冠状静脉的解剖

1. 心脏浅静脉系统　心脏浅静脉系统起源于心肌,在心外膜下汇成网干,肉眼常常可透过心外膜看到,它们包括:

（1）通过冠状静脉窦回到右心房的三支静脉:占静脉血液回流量的 49%。

1）心大静脉:起源于心尖部,沿前室间沟与左冠状动脉前降支伴行,然后沿冠状沟向左绕行到心后面进入左房室沟,在回旋支浅面、上方继续行向左后,在靠近左心耳后缘处注入冠状窦。它接受来自左心房和两个心室的属支;在心底部,接受来自心左侧面(钝缘)上升的左缘静脉。

2）心中静脉:起源于心尖部,沿后室间沟与冠状动脉后降支伴行,它在冠状窦的右侧端附近开口,有时通过冠状窦入口附近,单独开口进入右心房。它接受左、右心室膈面的静脉血。

3）心小静脉:在右房室沟后面走行,与右冠状动脉的后部平行。开口于冠状窦的右侧端,偶尔直接开口于右心房。它接受右心房和右心室后壁的血液。

4）左室后静脉:位于左心室的膈面、心中静脉的稍左侧,通常开口于冠状窦中部,但有时也开口于心大静脉。引流心尖和左心室后壁的血液。

5）左房斜静脉：在左心房后壁沿房室沟向中线及尾侧斜行下降的一条小静脉，终止于冠状窦。

（2）直接回流到右心房的心前静脉：占静脉血液回流的24%。心前静脉收集右心室前壁和肺动脉圆锥部的静脉血。通常有2～3条，有时多达5条。它们从心外膜下上行，穿过房室沟右部，与右冠状动脉伴行。在房室沟附近，单独或不同程度地汇合后注入右心房。锐缘静脉，沿锐缘与右冠状动脉边缘支并行向右行走。收集右心室临近下缘部的血液。它可在左冠状沟内加入心小静脉，但更常见的是直接开口于右心房。

2. 心脏深静脉系统 心脏的深静脉系统：包括心最小静脉，动脉心腔血管，动脉窦状隙血管。

（1）心最小静脉：位于心肌内，连接冠状窦系、毛细血管和心腔，多以裂隙状小孔开口于心脏各腔。血液在两者之间双向流动，主要开口于右心房和右心室，偶尔也开口于左心房，甚至左心室。22%的静脉血通过心最小静脉回到心腔。

（2）动脉心腔血管：主要连接动脉系统和毛细血管床，它也与心腔相通。

（3）动脉窦状隙血管：连接冠状动脉和窦状间隙，开口于毛细血管床或心室腔（主要是左室腔）。心脏毛细血管网的血液可通过心耳和心室的多发性小孔（窦状隙）直接排入心腔。

1967年，Hammond等初步明确了冠状静脉系统的工作模式：表浅静脉系统负责心脏全部静脉血73%的回流，经心外膜层的冠状静脉窦系统和心前静脉汇入右心房；其余的静脉血由深静脉系统承担，经心内膜层的深静脉系统汇入心腔。

（二）冠状静脉的生理

人类心脏最重要的静脉系统就是冠状窦系统及其分支。跟外周的静脉不一样，心脏的静脉网瓣膜较少，大多存在于分支汇入主干静脉处。冠状静脉系统不会受到粥样硬化影响，在生理条件下不发生粥样硬化。在动脉闭塞心肌缺血情况下，心腔血液经心最小静脉逆流，向缺血区立即输送血液。因此，在冠状动脉发生弥漫性粥样硬化时可作为心肌灌注的替代途径。

在冠状静脉循环的各个水平上都存在着广泛的吻合，并在不同系统的静脉之间构成广泛的交通。冠状静脉窦系统的静脉和心前静脉在心表面有广泛的吻合：心尖部有心大静脉和心中静脉吻合；心左缘附近有心大静脉的属支与左缘静脉吻合；在左室后壁有左室后静脉与附近静脉之间的吻合；在右室前面有心前静脉与心小静脉、心大静脉属支间的吻合。冠状静脉的这种吻合就规模而论已超过了动脉间的吻合，而且丰富的静脉吻合形成了名副其实的静脉丛。不仅是相邻静脉间的相互连接，而且左冠状窦属支和心前静脉属支之间也存在丰富的吻合。静脉吻合丰富的部位在心尖及其前、后面附近区域。冠状静脉通过与心相连的大血管本身的营养管道与心外血管相连。

目前普遍认为，在心动周期的收缩期，心室的收缩妨碍了冠状动脉内的血流灌注，但却促进了静脉系统的血液回流。这样，在心脏收缩期促使冠状静脉内血液流动，而在舒张期促使冠状动脉内的血液流动。此外，研究发现约有50%的人心大静脉表面有左冠状动脉主要血管或其分支横跨，当发生冠状动脉粥样硬化时，近一半的心大静脉可能会受到硬化的左冠状动脉主要血管或其分支的压迫。这一点在应用冠状静脉时必须要有足够的认识。

二、选择性冠状静脉动脉化

上述冠状静脉系统的解剖及生理特点显示,主要的冠状动脉都有相应的冠状静脉伴随,这些冠状静脉回流的范围几乎和相应冠状动脉的供血区域一致,而且冠状静脉没有静脉瓣。在冠状动脉严重硬化的情况下,相邻冠状静脉往往无明显病变。此外,冠状静脉管腔内壁光滑,管径粗大,可以保证充足的血流量和极低的血流阻力,应用移植血管将动脉血导入这些冠状静脉可以起到类似动脉冠状动脉旁路移植术的作用。

(一)选择性冠状静脉动脉化的发展历程

1973 年,Arealis 等首先提出选择性冠状静脉动脉化(SCVA)的概念。他认为心外膜中表浅静脉系统内部存在大量沟通,结扎单根或两根冠状静脉后不会影响心脏静脉血的回流,通过桥血管选择性地与冠状静脉建立连接,可将动脉血经冠状静脉逆行灌注至缺血心肌。而靶血管通常选择与左前降支伴行的心大静脉和与后降支伴行的心中静脉。另外,冠状静脉主要分支在进入心大静脉的入口处有静脉瓣。因此,选择性冠状静脉动脉化较全冠状静脉动脉化更为可行。1974 年,Kolff 等首先通过结扎前降支动脉(LAD)造成急性心肌梗死模型并结扎前降支静脉近心端,然后将左乳内动脉(LIMA)与前降支静脉(LADV)吻合,即刻观察到 S-T 段明显回落,率先经动物实验证实了 SCVA 的疗效。同年,Magovern 等测量了SCVA 术后冠状静脉窦的血氧含量降低,推断出部分氧灌注到了心肌内。从此,引领了研究SCVA 的热潮。

在随后的研究中,迅速涌现出大量关于 SCVA 的报道。1974 年,Gardner 等通过比较结扎心大静脉近心端的 LIMA-LADV 模型与未结扎心大静脉的 LIMA-LADV 模型的冠状静脉窦内的氧饱和度的不同,可见未结扎心大静脉组的冠状静脉窦内的氧饱和度明显高于结扎心大静脉组,并推断恰恰是这部分多余的含氧血营养缺血心肌。但是,其未能计算出经 LIMA-LADV 营养心肌的含氧血的精确数值。Benedict 等经桥血管流量监测、放射性核素扫描及注射甲基蓝等方法间接证实了 SCVA 后逆行的血流灌注心肌。Buckberg 介绍了放射性彩色微球法定量分析心肌各层的血流灌注情况的技术,并于 1979 年被 Hochberg 等应用于 SCVA 后疗效的观察。实验中首先分别结扎 LAD 及 LADV 近心端,然后将大隐静脉吻合于主动脉与LADV 结扎线远端之间,术后于左心房内注射放射性彩色微球,经计算机分析显示前壁的穿壁血流量为 39.4±0.9ml/(100gm·min)。心内膜与心外膜的血流量比值为 1.4,而对照组于结扎 LAD 及 LADV45 分钟后,显示血流量由 100±3ml/100gm/min 降到 13±1ml/100gm/min,由此可见,SCVA 组存活如此长时间得益于 SCVA 后对缺血心肌各层充分地逆行灌注,而且这部分血流充分体现了经冠状静脉逆行灌注至心肌毛细血管水平的血流量。另外,较多比例的逆灌血流分布于心内膜层,能够挽救更多的缺血心肌,因为心内膜层的心肌更容易受到缺血的损害。近年,Resetar 等于左冠状动脉系统注射彩色微球以闭塞微血管,然后结扎 LAD造成急性心肌梗死,心电图可见 ST 段抬高,超声心动图提示心功能降低,建立 LIMA-LADV后 ST 段降至基线,心功能可恢复至正常的 77.5%±37.2%。

以上的研究多为 SCVA 即刻疗效的观察,那么其中远期疗效是否依然可靠,需要进行长期试验的观察。Chiu 等对羊实施 LIMA-LADV 后,于第 5 个月行病理检查提示心肌无出血、水肿,冠状静脉内膜无增生,心肌梗死面积明显小于对照组,证实 SCVA 的中期疗效肯定且安全。Hochberg 等的研究中,对 SCVA 的疗效观察 3～5 个月后行病理检查证实心肌无充血、水肿,冠状静脉系统无明显损伤,结合缺血心肌各层血液灌注情况的改善,充分说明

SCVA 中期疗效是肯定的。

（二）血流量和灌注压力是影响选择性冠状静脉动脉化通畅程度的重要因素

经 SCVA 逆行灌注的血流量是这一术式争议的焦点之一。Marco 等进行的慢性实验中未进行流量监测，IMA-LADV 术后 6 周可见 IMA 通畅。Zajtchuk 等对 IMA 桥血管的流量要求大于 20ml/min，13 只实验动物的桥血管流量为 30～115ml/min，术后死于急性心肌梗死的 4 只动物考虑与流量不足有关。Chiu 等在实验中发现过高的流量同样是有害的，100～150ml/min 的流量可因冠状静脉系统引流受阻而致心肌充血、水肿甚至梗死。Hochberg 等经实验证实桥血管流量至少为 50ml/min，才能保证缺血心肌有足够逆灌血流，术后病理检查未见心肌存在病理改变。国内顾氏等报道右乳内动脉与心中静脉吻合后血流量低于该值，但均未出现心肌梗死等表现。分析其原因可能是右冠状动脉弥漫性病变致其供应的心肌长期缺血、缺氧，仅需较少的血流量即可达到良好的灌注效果。

灌注压力是另外一个争议的焦点，逆行灌注的压力对缺血心肌的再灌注至关重要，但是过高的压力同样会损害冠状静脉系统。灌注压力的水平决定于冠状静脉系统的引流能力及顺应性。有学者在犬的试验中，推断当灌注压>60mmHg 时，可引起心肌与血管损伤。但是据 Verdouw 等观察，只有较高水平的灌注压才能保护心肌功能。Toscano 等利用体外循环机连接于颈动脉和 LADV 之间，控制灌注压力于 35～40mmHg，7 小时后心电图、心功能明显好转，心肌无出血、水肿。而对照组采用颈动脉吻合于主动脉与 LADV 之间，未对灌注压力进行控制，心电图存在缺血改变，病理可见心肌出血。Choy 等认为，小静脉的损伤是由于冠状静脉突然受到高压力动脉血的逆行灌注后造成的，并创造性地提出了解决方案，他们建议 SCVA 分两个阶段实施，首先选择性结扎冠状静脉，此时冠状静脉内压力可达 20～50mmHg，使冠状静脉在 2 周内动脉化，即造成静脉内膜增生以增加静脉系统的耐高压性，然后实施 SCVA，使冠状静脉能够承受 50～100mmHg 的压力，但是该方法在实际临床应用中并不可行。

血流量与灌注压力紧密相连，血流量的变化直接影响灌注压力的状态，合适的流量和恰当的压力是确保 SCVA 成功的关键。逆行灌注的血流量与压力之间呈线性关系，这意味着随着血流量的增加，压力呈一定比例增加，同时也间接说明冠状静脉系统几乎无自我调节能力。冠状静脉系统的充盈需要足够的压力，合适的压力可通过对血流量进行调节而实现，Byung-Hee 等采用 50mmHg 的压力向冠状静脉注射造影剂时，毛细血管不能显影，当通过调整注射流量使压力达到 100mmHg 时，毛细血管可充分显影。随着血流量的增加，缺血心肌功能的改善必然不是无限量的，当流量足够大时，心功能处在至高点，那么此时，再一味追求流量的增加对心功能的恢复并无益处，相反，过高的流量超过了静脉系统的引流能力，增加了毛细血管水平的压力，必然会导致心肌水肿，最终损害心肌功能。因此，当我们在临床上面临血流量和灌注压力两个问题时，针对不同患者有所区别地提出两种解决方案。其一是采用乳内动脉桥代替大隐静脉桥行冠状静脉动脉化，其二是对大隐静脉桥采用局部限流措施。

（三）选择性心中静脉动脉化

约有 50% 的人心大静脉表面有左冠状动脉主支或其分支横跨，因此，当发生冠状动脉粥样硬化时，近一半的心大静脉可能会受到硬化的左冠状动脉主支或其分支压迫，致靶血管灌注流量减少而影响疗效。此外，冠状动脉旁路移植术手术中常采用序贯冠状动脉旁路移植术的方式，此时右冠状动脉往往是最终吻合的位置，所以右冠状动脉弥漫性狭窄患者的外科处理更为棘手。在既往的手术中,对于此类患者通常的做法是强行吻合或放弃。不吻合右冠状动脉系统血管可能导致供血改善不彻底,患者会出现残留症状,影响疗效;强行吻合则可能由于冠状动脉流出阻力高造成吻合口血栓形成,一旦发生常会影响其他侧-侧吻合口,形成心肌梗死,危及患者生命。因此,与右冠状动脉后降支可能伴行的心中静脉成为旁路移植的理想靶点。

选择性心中静脉动脉化(图 1-2-2)是指将 CABG 手术过程中桥血管终末端与病变右冠状动脉后降支伴行的心中静脉进行吻合,使动脉血经心中静脉系统逆行灌注心肌,即通过毛细血管、心肌窦状隙系统及动、静脉交通支营养心肌,从而改善心肌缺血。此外,心中静脉作为终末旁路靶血管,可以保证足够的管腔和极低的血流阻力,解决重症患者血管远端阻力高的问题,显著降低旁路血流阻力,保证血流畅通,减少旁路血管内血栓形成,提高远期通畅率。因此,对于不适合常规冠状动脉旁路移植手术的冠状动脉病变广泛、管腔弥漫狭窄的患者,在严格掌握手术适应证的条件下,可以考虑行选择性冠状静脉旁路移植术。我们主张采用双乳内动脉序贯旁路移植加选择性心中静脉旁路移植治疗相对年轻的(≤70 岁)且未合并糖尿病的右冠状动脉弥漫性病变患者。采用大隐静脉序贯旁路移植加选择性心中静脉旁路移植(术中将靠近大隐静脉与心中静脉吻合口的大隐静脉节段进行适当限流)治疗高龄的(>70 岁)或合并糖尿病的右冠状动脉弥漫性病变患者。

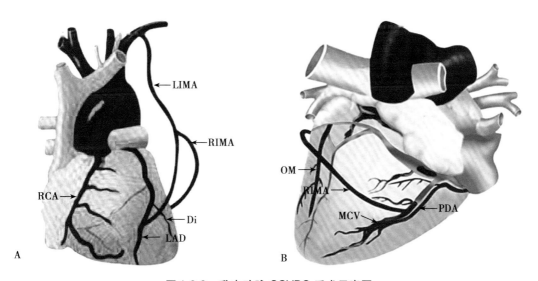

图 1-2-2　乳内动脉-SCVBG 手术示意图

三、右冠状动脉弥漫性狭窄的术前诊断

术前患者冠状动脉造影显示病变的右冠状动脉内径小于 1mm,病变冠状动脉长度大于 2cm 或多段冠状动脉病变,可诊断为右冠状动脉弥漫性病变。病变冠状动脉内径大小可采用冠状动脉 CT 直接测量或冠状动脉造影与造影导管相对大小进行测量。且冠状动脉造影应采用多方位照射,特别是应该有两个以上相互垂直的平面投照(图 1-2-3 ~ 图 1-2-5)。

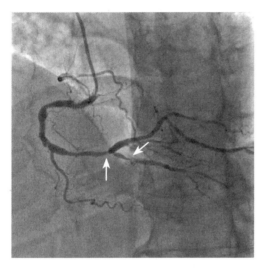

图 1-2-3 右冠状动脉多段局限性狭窄
（箭头所示）

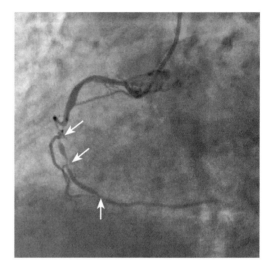

图 1-2-4 右冠状动脉多段局限性
狭窄（箭头所示）

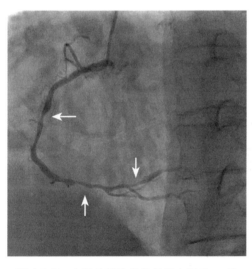

图 1-2-5 右冠状动脉多段长度大于 2cm 的
狭窄（箭头所示）

四、手术适应证与禁忌证

选择性心中静脉旁路移植术（SCVBG）是冠心病外科一项非常规术式。手术对象为右冠状动脉弥漫性病变患者，而该类患者其余冠状动脉条件同样较差，且合并症多，所以选择性心中静脉动脉化手术的适应证与禁忌证十分严格。

（一）适应证

1. 根据 2011 年美国 ACCF/AHA 冠状动脉旁路移植术指南和 2014 年欧洲 ESC/EACTS 冠状动脉血运重建指南推荐行 CABG 手术。

2. 冠状动脉造影显示患者右冠状动脉为弥漫性病变（右冠状动脉管腔≤1mm，病变长度≥20mm 或多段病变）。

3. 手术可在非体外循环下进行。

4. 术中无法行内膜剥脱或内膜剥脱术后桥血管流量低、阻力大。

5. 采用双乳内动脉行 SCVBG，患者需年龄≤70 岁。

6. 签署知情同意书。

（二）禁忌证

1. 超声心动图提示严重心力衰竭（射血分数≤35%）。

2. 合并心脏瓣膜病等非冠状动脉粥样硬化性心脏病。

3. 心肌梗死急性期内。

4. 需行体外循环下手术。

5. 辅助检查提示静脉桥血管材料不能使用。

五、双乳内动脉 Y 型吻合-选择性心中静脉动脉化（双乳内-SCVBG）

桥血管特性决定了桥的远期通畅率。在临床实践中,针对大隐静脉桥行 SCVBG 时发生的冠状静脉狭窄发生率较高的问题,我们吸取了在传统 CABG 时采用乳内动脉桥的远期(5 年以上)通畅率明显高于大隐静脉的临床经验,进行乳内动脉-SCVBG 动物实验,证实该术式可显著改善缺血心肌的血液供应,尤其可改善心内膜的血供。基于理论可行性及动物实验成果,我们从 2005 年率先采用乳内动脉代替大隐静脉作为桥血管行 SCVBG,获得了理想疗效。

（一） 乳内动脉作为 SCVBG 桥血管移植材料的优势

乳内动脉桥相比较大隐静脉桥对心中静脉血流影响的主要优势在于（表 1-2-1）：

表 1-2-1　乳内动脉与大隐静脉作为桥血管材料的比较

	大隐静脉	乳内动脉
来源位置	足背静脉弓内侧端发出,作为桥血管其下游血流压力大	锁骨下动脉发出,作为桥血管其下游血流压力可控
管壁结构	中层较薄	中层主要由弹力纤维和大量平滑肌组成,内膜结构完整致密,很少发生粥样硬化
分泌功能	分泌功能鲜见报道	可释放大量的保护性血管活性因子
冠状动脉匹配	匹配性差	匹配良好

1. **传统主动脉-大隐静脉桥和乳内动脉桥的血供来源位置是不同的**　主动脉-大隐静脉桥直接与升主动脉根部相接,桥血管内压力较高,血液流速较快;而乳内动脉桥由锁骨下动脉发出,血压相对大隐静脉桥较低,其内血流速度也低,对心中静脉血流动力学改变较小。

2. **大隐静脉和乳内动脉的管壁结构不同**　大隐静脉的中层较薄,对于血流量的调节能力差,使冠状静脉无法承受过多的流量,容易导致心肌出血、水肿;而乳内动脉中层主要由弹力纤维和大量平滑肌组成,可自主调节血流量,同时乳内动脉内膜结构完整致密,很少发生粥样硬化等病变。

3. **大隐静脉和乳内动脉的分泌能力不同**　与大隐静脉相比,乳内动脉可以释放大量的保护性血管活性因子,如内皮型一氧化氮合酶(eNOS)、诱导型一氧化氮合酶(iNOS)及前列腺素 I_2(PGI$_2$)等。研究显示,通过给予外源性的前列环素可以明显增加冠状动脉旁路移植术后冠状动脉血管的通畅性。所以,乳内动脉能通过分泌多种保护性血管活性因子抑制下游心中静脉内膜增生过程。

4. 乳内动脉口径与冠状动脉匹配,可保持较高的通畅率。

（二） 双乳内-SCVBG 手术操作

双乳内-SCVBG 手术过程主要分为三步:双乳内动脉 Y 型吻合;非体外循环下冠状动脉旁路移植;选择性心中静脉动脉化。

1. **双乳内动脉 Y 型吻合术**　在全身麻醉下采用胸骨正中切口手术,制备双侧乳内动脉,尽量保留胸壁组织。分离乳内动脉近端至锁骨下动脉开口前,远端到动脉分叉之后;清除乳内动脉周围组织,保证足够长的乳内动脉(一般 18～25cm)。取下右侧乳内动脉吻合于左侧乳内动脉成 Y 形,吻合口位置须根据所需冠状动脉旁路移植术血管的情况而定,一般于左乳内动脉第 1 吻合口(多数是对角支)近侧 3～4cm 处,用 8-0 聚丙烯缝线行端-侧吻合,以保证足够的血流量(详细步骤见第一篇第三章"冠状动脉旁路移植术中桥血管最优选择策略——双乳内动脉 Y 型吻合技术")。

2. **非体外循环下冠状动脉旁路移植术**　采用心脏固定器在心脏不停跳下完成左乳内动脉-前降支的端-侧吻合,右侧乳内动脉依次与冠状动脉中间支、回旋支(钝缘支、左室后支)行序贯式侧-侧吻合(详细步骤见第一篇第三章"冠状动脉旁路移植术中桥血管最优选择策略——双乳内动脉 Y 型吻合技术")。

3. **选择性心中静脉动脉化**

(1) 采用 6-0 聚丙烯线阻断心中静脉拟作吻合口的近心端,尽量靠近吻合口,以阻止血液按照正常途径向冠状静脉窦回流;

(2) 用 8-0 聚丙烯线将右乳内动脉与右冠状动脉后降支伴行的心中静脉行端侧吻合;

(3) 开放桥血管后,可见心中静脉结扎远端血流变红、出现搏动、下壁心肌运动幅度增强(图 1-2-8)。待循环稳定后,使用 VeriQ 血流量仪依次测量移植血管的血流量。

六、升主动脉-大隐静脉限流-选择性心中静脉动脉化(大隐限流-SCVBG)

在选择性心中静脉动脉化的临床应用中,通常采用大隐静脉作为桥血管与心中静脉相吻合来实施 SCVBG,短期内可以有效缓解心绞痛症状的复发,增加心功能,但在远期随访中发现,心中静脉存在较高的闭塞率。研究表明,大隐静脉桥 SCVBG 失败的主要原因是由于冠状静脉系统接受大隐静脉桥给予的体循环的高压力及高流量的动脉血,这种血流动力学的骤变会引起并加重冠状静脉血管内膜增生甚至闭塞。同时,冠状静脉无法转流过多的流量,导致心肌出血、水肿。所以,单纯大隐静脉作为桥血管在 SCVBG 术中应用受限。我们在实际临床应用中对大隐静脉桥进行了人为干预,通过对大隐静脉管径或者流量的限制,使大隐静脉桥的流量控制在 50～100ml/min 之间,既可满足缺血心肌的血液供应,同时也可以通过流量限制间接达到控制灌注压力的目的,进而减缓心中静脉的病变速度,提高大隐静脉-SCVBG 术后心中静脉的通畅率。

(一) 大隐静脉环缩限流技术原理

对于高龄或合并糖尿病的冠心病患者,不建议使用乳内动脉行冠状动脉旁路移植术,因此,针对冠状静脉系统不能长期耐受高压力环境的问题,我们有必要进一步研究限制大隐静脉的流量后能否改善 SCVBG 远期疗效的问题。

冠状静脉系统本身压力低,如果以中心静脉压计算,大约 4～8mmHg。文献报道,当移植血管与冠状静脉系统的压差高于 60mmHg 时,即可产生诸如静脉引流不畅、心肌水肿、甚至心肌内出血等严重并发症。因此,大隐静脉与心中静脉吻合后,其压力不应大于(60mmHg+中心静脉压),即 64～68mmHg。同时,有研究证明,移植血管对冠状静脉系统逆行灌注的血流量若 < 50ml/min,心肌仍会发生缺血,甚至梗死。故将限制大隐静脉流量的初步标准定为:血流量≥50ml/min;推算的冠状静脉系统灌注压力≤(60mmHg+中心静脉压)。流体力学遵循以下规律,即 $Q=P/R$,其中 Q 代表血流量;P 代表灌注压力;R 代表血管阻力。而 $R=8\eta L/\pi r^4$,其中 η 代表血液黏度;L 代表管道长度;r 代表管道半径。对于冠状静脉系统而言,一旦作为桥血管的大隐静脉与心中静脉吻合,阻力将变化不大,故 P 只与 Q 呈正相关。这意味着,只有对大隐静脉进行流量限制,才有可能降低过高的灌注压力。

那么如何对大隐静脉进行流量限制呢?根据公式 $Q=SV$,其中 Q 代表血流量;S 代表截面积;V 代表血流速度。V 又与血压呈正相关,由于大隐静脉近端压力变化不大,故 Q 与 S 同比变化。又因为 $S=\pi r^2=\pi D^2/4$,其中 r 代表大隐静脉半径,D 代表大隐静脉内径。所以, Q 与 D^2 成正比,即可以通过调节大隐静脉的内径来影响血流量的变化。在临床工作中,大隐静脉的内径不易测量,常忽略静脉本身厚度,以外径来代表。因此,冠状静脉系统灌注压力的调节可通过改变大隐静脉的直径来影响血流量来实现,具体关系可描述为 $P\propto Q\propto D^2$。假设将限制大隐静脉流量前的时点设为 0,限制大隐静脉流量后的时点设为 1,由上式还可推导出,$P0/P1=Q0/Q1=D0^2/D1^2$,即采取限制流量措施后,冠状静脉系统灌注压力可由大隐静脉血流量或外径的变化推算出来。反之,亦可按照合适的流量变化来指导对大隐静脉外径的环缩操作。

2010 年,我们为部分右冠状动脉弥漫性病变合并糖尿病的患者实施了心中静脉动脉化。手术中将左乳内动脉吻合于前降支,大隐静脉序贯吻合于对角支、钝缘支及心中静脉,并将吻合于心中静脉的大隐静脉远段环缩至 2mm,此处流量平均为 56ml/min。围术期恢复可,术后 6 个月复查心电图、超声心动图及冠状动脉造影检查,可见心功能较前好转,心肌缺血得到改善,所有桥血管及吻合口通畅。18 个月时患者仍无症状。由此可见,该术式短期疗效尚可,但远期疗效仍有待随访观察。

(二) 大隐静脉限流-SCVBG 手术操作

大隐静脉限流的 SCVBG 手术过程主要包括三个部分:非体外循环下冠状动脉旁路移植术;选择性心中静脉动脉化技术;大隐静脉限流技术。

1. 非体外循环下冠状动脉旁路移植术 依据术前双下肢深浅静脉彩超检查结果选取大隐静脉取材部位(通常为右侧小腿),采用 No-touch 技术获取大隐静脉桥血管材料,行大隐静脉-升主动脉近端吻合。采用心脏固定器在心脏不停跳下完成大隐静脉与冠状动脉对角支、中间支及回旋支分支(钝缘支、左室后支)的序贯式侧侧吻合。

2. 选择性心中静脉动脉化 采用 6-0 聚丙烯线阻断心中静脉的近心末端,阻止血液按照正常途径向冠状窦回流(图 1-2-6)。

3. 用 8-0 聚丙烯线将大隐静脉与右冠状动脉后降支伴行的心中静脉行端侧吻合(图 1-2-7)。

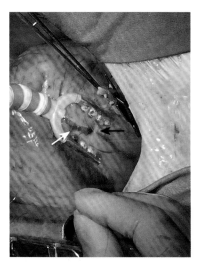

图 1-2-6 采用 6-0 Prolene 线阻断心中静脉的近心末端

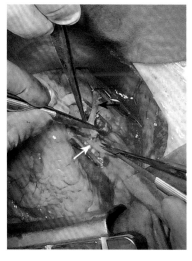

图 1-2-7 采用 8-0 聚丙烯线将大隐静脉与心中静脉行端侧吻合

4. 开放桥血管后可见心中静脉结扎远端血流变红、出现搏动、下壁心肌运动幅度增强（图 1-2-8）。待循环稳定后，使用 VeriQ 血流量仪依次测量移植血管的血流量。

5. **大隐静脉环缩限流技术**　若大隐静脉桥末端（SCVBG 吻合口前段）移植血管的血流量>100ml/min，应行大隐静脉限流术。用一根 5×14 的涤纶线将直径 1.5～2.0mm 的血管探条结扎于 SCVBG 吻合口前段的大隐静脉，抽出血管探条，用 VeriQ 血流量仪再次测量环缩后该吻合口之间的血流量，若<100ml/min 即可。若流量仍>100ml/min，则再次重复上述限流操作，直到 SCVBG 吻合口之间的静脉血流<100ml/min 为止（图 1-2-9）。

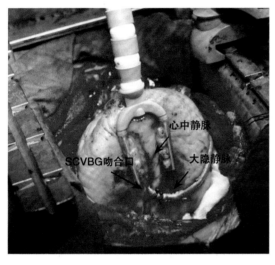

图 1-2-8　开放桥血管后可见心中静脉结扎远端血流变红

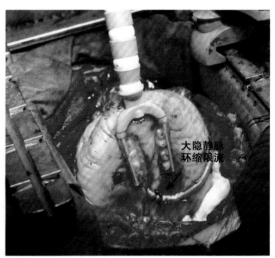

图 1-2-9　大隐静脉完成限流术

七、左乳内动脉-大隐静脉-选择性心中静脉动脉化（左乳大隐-SCVBG）

双乳内动脉获取时间长、难度大、胸骨愈合时间长、感染发生率高，增加术中及术后风险。但乳内动脉作为桥血管的术后远期通畅率高。而大隐静脉具有取材快捷、方便、胸骨感染及围术期心肌梗死发生率低等优点，但大隐静脉作为桥血管术后远期通畅率差。左乳内动脉与大隐静脉行 Y 型连接后，发挥了两种桥血管的优势互补。

（一）左乳内动脉-大隐静脉 Y 型吻合的临床应用

2011 年 *JAMA* 报道一项多中心、5 年的国际注册（研究完成时间为 2015 年）临床随机对照研究，该研究观察 535 例全动脉 CABG 与左乳内动脉-大隐静脉 Y 型吻合 CABG 1 年桥血管通畅率及 MACCE 事件发生无统计学差异。该结果同样见于 2004 年新英格兰报道的一项短期 RAPS 研究。此外，2013 年 *Korean J Thoracic Cardiovasc Surg* 报道一项单中心、5 年回顾性研究，该研究分析了倾向评分匹配后的 158 例全动脉 CABG 与左乳内动脉-大隐静脉 Y 型吻合 5 年桥血管通畅率及 MACCE 事件发生无统计学差异。证实左乳内动脉-大隐静脉 Y 型吻合具有与全动脉冠状动脉旁路移植术同样的临床预后。因此，若将左乳内动脉-大隐静脉 Y 型吻合用于 SCVBG，既保留了乳内动脉分泌保护性血管活性因子的功能和自身限流降低静脉桥高压力及高流量环境的功能，同时又发挥了大隐静脉容易、安全和有效的获取优势。

（二）左乳大隐-SCVBG 手术操作

左乳大隐-SCVBG 手术过程主要包括以下三个步骤：左乳内动脉与大隐静脉行 Y 型吻

合;非体外循环下冠状动脉旁路移植术;选择性心中静脉动脉化。

1. 左乳内动脉与大隐静脉行 Y 型吻合术　依据术前双下肢深浅静脉彩超检查结果选取大隐静脉取材部位(通常为右侧小腿),采用 No-touch 技术获取大隐静脉桥血管材料。将游离的左乳内动脉与大隐静脉近心端行 Y 型吻合。通常吻合位置距离大隐静脉的第一吻合口(多数是对角支)为 3~4cm,用 8-0 聚丙烯线行端侧吻合(详细步骤见第一篇第四章"冠状动脉旁路移植术中桥血管的一种新型吻合技术")。

2. 非体外循环下冠状动脉旁路移植术　采用心脏固定器在心脏不停跳下完成左乳内动脉-前降支的端侧吻合,大隐静脉与冠状动脉对角支、中间支及回旋支(钝缘支、左室后支)行序贯式侧侧吻合。

视频1

3. 选择性心中静脉动脉化　采用 6-0 聚丙烯线阻断心中静脉的回心端,阻止血液按照正常途径向冠状静脉窦回流;用 8-0 聚丙烯线将大隐静脉与右冠状动脉后降支伴行的心中静脉行端侧吻合。待循环稳定后,使用 VeriQ 血流量仪依次测量移植血管的血流量(视频 1)。

视频 1　选择性心中静脉动脉化手术

八、选择性心中静脉动脉化的注意事项

我们在非体外循环下实施心中静脉旁路移植术的体会是:

1. 非体外循环下不要损伤心中静脉后壁,因冠状静脉管壁较冠状动脉管壁明显薄弱,一旦损伤处理很困难。

2. 在吻合口两侧需要将移植血管固定在心肌表面,因乳内动脉和心中静脉由于血管壁厚度不一致,一旦扭曲会使吻合口堵塞。

3. 心中静脉的结扎位点尽量远离冠状静脉窦以减少心内分流。

4. 观察心中静脉结扎后的颜色变化很有意义,如结扎处两端分别呈现红色和黑色,说明结扎确切;否则,可能仍有残余血流而导致动静脉瘘样变化。

5. 观察 SCVBG 术后心中静脉远心端血流颜色变化,如桥血管与心中静脉吻合口以远的心中静脉血流由黑色变为红色,说明吻合成功;否则,说明吻合口不通畅。

6. 重视术中桥血管流量监测,及时纠正流量不当。

7. 避免损伤 SCVBG 以远的心肌,否则,静脉动脉化后的小静脉会因压力增加而出血难止。

九、围术期处理

选择性冠状静脉旁路移植术与传统冠状动脉旁路移植术围术期管理并无冲突,临床医生需要注意三点:

1. 加大抗凝力度　行选择性冠状静脉旁路移植术患者为右冠状动脉弥漫性病变,该类患者除右冠状动脉外,其余冠状动脉条件往往亦很差,多伴有 1~2 根冠状动脉靶血管需行内膜剥脱术,应减少行选择性冠状静脉旁路移植术患者术中鱼精蛋白对肝素的中和量并加强术后抗凝。根据我们经验,术中减少中和肝素的鱼精蛋白用量,可控制在全量肝素的 1/2 量或 1/3 量的鱼精蛋白;如果冠状动脉剥脱根数较多,术中也可不用鱼精蛋白中和,保持患者正常体温,增加肝脏对肝素的代谢,并密切观察术后出血量;如果术后患者引流量多,又不能排除是否有活动性出血,应及早开胸探查,而对使用止血药应谨慎。术后应提早使用抗凝药的时间并加强患者抗凝力度,在术后六小时就应开始行静脉肝素或低分子肝素抗凝;当患

者拔出呼吸机后应及早行口服双重抗血小板药物治疗并持续一年。此外,对于应用双乳内-SCVBG 患者,应考虑术后使用钙离子拮抗剂预防桥血管痉挛。

2. **控制血压**　本节前文提到血流量和灌注压力是影响选择性冠状静脉动脉化远期通畅率的重要因素。对桥血管的流量控制,我们在术中通过大隐静脉环缩限流可以加以控制。而在术后我们只能通过调节患者血压对桥血管的灌注压力进行间接控制。因此,根据我们经验,SCVBG 患者,尤其是大隐限流-SCVBG 术后患者,收缩期血压应控制在 140mmHg 以下。因为绝大多数 SCVBG 术后患者均会发生不同程度的心肌水肿,如果血压过高,则容易发生心力衰竭,使患者的死亡率增高。

3. **生命支持设备的使用**　弥漫性冠状动脉病变患者属于高危冠心病患者,冠状动脉靶血管条件极差,在行 SCVBG 术后较易出现心肌水肿,导致患者心功能下降,出现心力衰竭。此时,应该慎重考虑使用主动脉内气囊反搏术(IABP)。IABP 会增加冠状动脉舒张期血液供应,增加舒张期冠状动脉压力,进而增加心中静脉内的压力,导致心肌水肿和加重心力衰竭,往往适得其反。因此,对于这种情况应先考虑人工膜肺(ECMO)的使用。对于患者术后并发肾脏功能不全或衰竭,应及时采用连续性肾脏替代治疗(CRRT)。

十、诊疗流程(图 1-2-10)

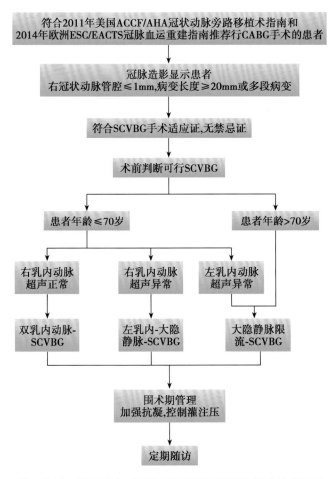

图 1-2-10　弥漫性右冠状动脉病变行 SCVBG 手术诊疗流程

十一、作者实践

在临床工作中,我们采用大隐静脉作为桥血管为50余例右冠状动脉弥漫性病变的患者施行了SCVBG,早期心肌灌注情况较好,但有2例出现了心肌出血和水肿,其中1例死亡。总结经验,可能由于移植静脉的血流量与压力过大所致。从2005年开始,我们先后为70余例弥漫性冠状动脉病变的患者施行了非体外循环下双乳内动脉序贯冠状动脉旁路移植术同时进行SCVBG,将乳内动脉和心中静脉进行吻合,术后对该17例患者进行早期随访结果显示,所有患者均未出现心绞痛,心电图示:下壁心肌缺血明显改善,心功能分级均较术前改善,生活质量提高。患者7例(术后3~6个月)行心肌核素扫描显示:下壁心肌的血液供应均得到明显改善;术后5~12个月行冠状动脉造影检查:动脉化后的心中静脉内有滋养下壁心肌的充足血流,无动静脉瘘形成。我们对该7例SCVBG患者进行了最长十年的随访,CTA检查结果显示全部通畅。与大隐静脉桥相比,使用乳内动脉桥可以明显提高中远期桥血管和心中静脉远段的通畅性,提高了患者的长期生存率(图1-2-11、图1-2-12)。

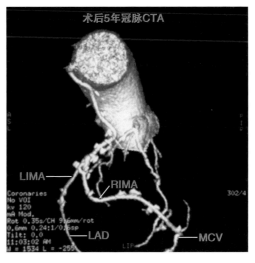

图1-2-11　乳内动脉桥SCVBG术后6年随访的冠状动脉CTA结果
结果显示乳内动脉桥对心中静脉的灌注良好。LIMA,左乳内动脉;RIMA,右乳内动脉;LAD,左前降支;MCV,心中静脉

综合前期工作积累,我们认为乳内动脉行SCVBG能有效改善右冠状动脉狭窄导致的心肌缺血,也许可以作为治疗弥漫性冠状动脉狭窄病变的有效手术方式。但是在临床实践中仅能通过冠状动脉CTA来了解心中静脉的通畅与否,并不能很直观比较心中静脉发生的病理结构和分子表达的变化。因此,我们将通过动物实验来探讨乳内动脉桥行SCVBG的机制,从而为弥漫性冠状动脉粥样硬化的治疗提供更强的理论依据。

作者在北京市科技新星计划课题"选择性心中静脉冠状静脉动脉化的实验研究"中成功建立了右冠状动脉慢性重度弥漫性狭窄模型。国家自然科学基金小额探索项目"乳内动脉行心中静脉动脉化改善心肌缺血的作用与机制"以北京市科技新星计划的成果为基础,对实施心中静脉动脉化的小型猪进行了为期12周的远期疗效观察(图1-2-14~图1-2-18)。在对小型猪进行的实验中,首先,在心中静脉远心端结扎,以防止其向冠状静脉窦回流并尽量

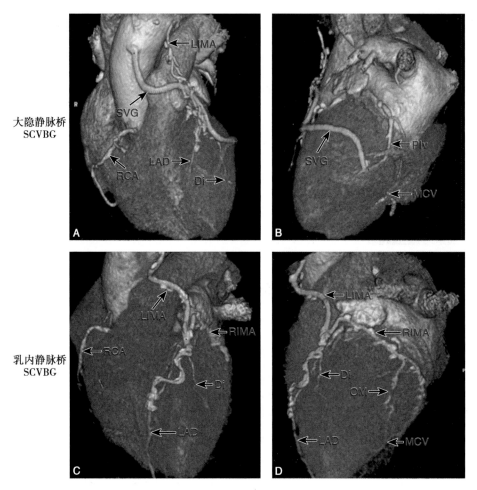

图 1-2-12　患者术后复查冠状动脉 CTA 结果

大隐静脉桥行 SCVBG 术后第 6 年的冠状动脉 CTA 心脏正位图（A）和侧后位图（B）；乳内动脉桥行 SCVBG 术后第 6 年的冠状动脉 CTA 心脏正位图（C）和侧后位图（D）。SVG，大隐静脉；LIMA，左乳内动脉；RIMA，右乳内动脉；RCA，右冠状动脉；LAD，左前降支；Di，对角支；OM，钝缘支；Plv，左室后支；MCV，心中静脉

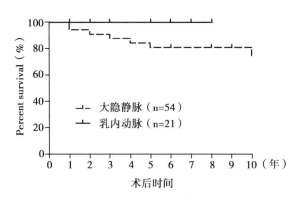

图 1-2-13　两组患者的生存曲线分析

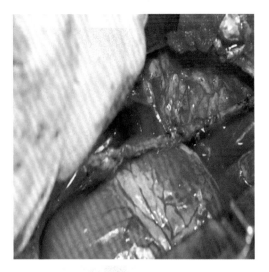

图 1-2-14　游离右乳内动脉

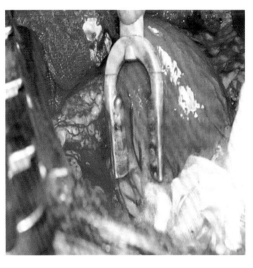

图 1-2-15　暴露心中静脉

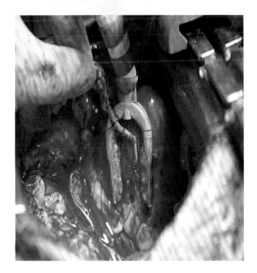

图 1-2-16　右乳内动脉行 SCVBG

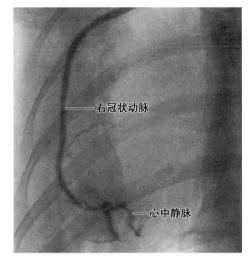

——右冠状动脉

——心中静脉

图 1-2-17　SCVBG 术后即刻

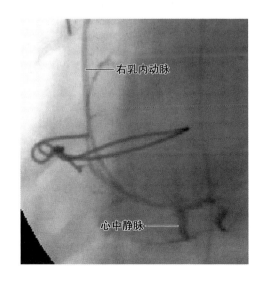

——右乳内动脉

心中静脉——

图 1-2-18　SCVBG 术后 12 周

减少心内分流,然后,将完全游离的右乳内动脉与心中静脉吻合,若心中静脉由蓝色变为红色,则证实吻合确切。3 个月后复查冠状动脉造影、超声心动图、桥血管流量及采用非放射性彩色微球法检测缺血心肌的微循环灌注情况。冠状动脉造影可见有造影剂经乳内动脉桥进入心中静脉,桥血管及吻合口通畅。术后的桥血管流量较前明显增加,微循环灌注情况良好,心功能保持正常。经左心房注射非放射性彩色微球,检测心肌微循环再灌注情况,心肌各层均存在血流,并且心内膜层的血流量大于心外膜层,因此可推断 SCVBG 后血流重新分布,较多比例的再灌注血液分布于心内膜。正常心壁的血液供应自心外膜向心内膜进行,心内膜作为血液供应的末梢,其血供少于心外膜,因此心内膜是心肌最易受到缺血损伤的部位,SCVBG 后更多的血流进入心内膜可挽救更大面积的心肌(表 1-2-2)。同时发现,术后乳内动脉桥的血管活化因子内皮一氧化氮合酶(eNOS)、诱导型一氧化氮合酶(iNOS)及前列腺素 I_2(PG I_2)的含量较未手术的乳内动脉明显增高,而内皮素(ET)与血栓素 A_2(TXA$_2$)受体的含量则明显下降。上述基础实验研究结果初步阐述了 SCVBG 对弥漫性冠状动脉病变的治疗机制,但这些因子的具体分子调控机制仍需进一步研究。

表 1-2-2　非放射性彩色微球法测定心肌各层血流量(ml/g·min)

组别	心内膜下心肌	心外膜下心肌	穿壁心肌
右冠狭窄组	0.14±0.04	0.22±0.03	0.19±0.03
SCVBG 组	0.37±0.06	0.29±0.05	0.33±0.05
t 值	−7.931	−2.917	−5.185
P 值	0.000	0.014	0.000

十二、选择性心中静脉动脉化应用前景展望

弥漫性冠状动脉病变易发生于右冠状动脉,该类患者近中期死亡率高达 30% ~50% ,是冠心病治疗的重点和难点。选择性心中静脉动脉化是治疗冠状动脉弥漫性病变的重要手段,该术式扩大了弥漫性冠状动脉病变患者手术适应证的范围并能提高危重患者的手术成功率,提高患者的生活质量,减轻患者及社会经济负担。这项技术现已在国内多家医院得以推广,并得到国际的广泛关注。我们参编的英文著作 *Artery Bypass* 中的章节"Surgical Treatment for Diffuse Coronary Artery Diseases"半年时间内被下载次数达到了 1000 余次(图 1-2-19)。但是,目前选择性心中静脉动脉化的研究仍处于初级阶段。

1. 对于双乳内-SCVBG 手术来说,目前临床实践和基础研究均肯定了其对弥漫性冠状动脉病变的中远期疗效。同时,基础研究初步阐明了该术式的作用机制。但是,对于乳内动脉分泌的保护性血管活性因子是如何通过具体细胞通路进行调控等问题仍有待进一步研究。

2. 对于大隐静脉限流-SCVBG 术式来说,如何进行精细的大隐静脉流量与压力控制是冠心病外科的重点和难点。此外,大隐静脉桥除了压力和流量因素外,是否有其他因素参与了心中静脉病变,仍有待进一步研究。

3. 对于左乳大隐-SCVBG 手术来说,目前仍缺乏大规模临床随机对照试验来验证该术

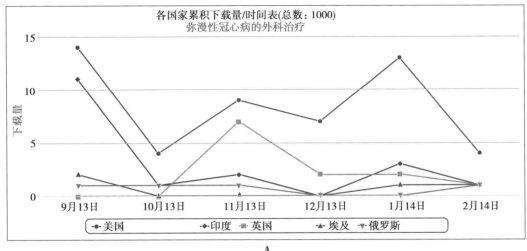

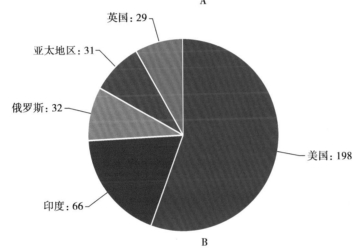

图 1-2-19　著作 *Artery Bypass* 中参编章节的引用情况（上图）；引用次数前 5 名国家（下图）

式对弥漫性冠状动脉病变的疗效。作者于 2015 年承担首都临床特色重点项目"新型选择性心中静脉动脉化术式改善弥漫性冠状动脉病变患者疗效的临床随机对照研究"，将系统阐述左乳大隐-SCVBG 对弥漫性冠状动脉病变的疗效。

（于洋　顾承雄）

【主编述评】

我们现在临床应用的选择性心中静脉动脉化是对 20 世纪 70 年代国际淘汰的冠状静脉动脉化术式的彻底革新，并衍生出 3 种术式：双乳内动脉 Y 型吻合-选择性冠状静脉旁路移植术、升主动脉-大隐静脉环缩限流-选择性冠状静脉旁路移植术和左乳内动脉-大隐静脉 Y 型吻合-选择性冠状静脉旁路移植术。前者临床疗效已经得到肯定，而后两种术式的结果仍需进一步随访、观察，且这两种术式更容易被接受并推广，希望广大兄弟医院在应用该术式时及时与我们沟通并交流经验。此外，我们一直苦于寻找对于弥漫性冠状动脉疗效的评价手段。去年，首都医科大学附属北京安贞医院引进了两台 PET/CT 机，通过与影像学专家沟通，发现 PET/CT 可以对弥漫性冠状动脉病变患者行选择性心中静脉动脉化前后的心肌功能状态进行"形态学"、"功能学"和"心肌代谢"三位一体的评估。因此，PET/CT 不失为对弥漫性冠状动脉病变的一种新的评价手段。

（顾承雄）

　　心中静脉是选择性冠状静脉动脉化手术的终末靶血管,其通畅程度决定了手术患者的预后,而血管重塑在心中静脉狭窄中发挥了核心作用。国内外研究均证实桥血管血流量和灌注压力是影响选择性冠状静脉动脉化通畅程度的重要因素。但是,我们认为桥血管的分泌作用对于心中静脉重塑的影响同样重要。桥血管大隐静脉在 SCVBG 手术后同样会发生血管重塑。其释放有害性血管活性因子和大量炎症介质及生长因子,随桥内动脉血流入下游心中静脉,作用于下游心中静脉内膜,加速心中静脉 SMCs 增殖、迁移和细胞外基质的沉积。而乳内动脉则分泌大量保护性血管活性因子。因此,通过蛋白组学研究,我们可能会发现不同桥血管行选择性冠状静脉旁路移植术对心中静脉重塑的差异性调控机制和相关基因,从而有利于寻找延缓血管重塑的分子新靶点。

（于　洋）

第三节　侧侧吻合技术

　　随着内科介入水平的提高以及支架材料的革新,冠状动脉支架的适用人群逐年扩大。但与此同时,冠心病外科所收治的冠状动脉弥漫性病变且管径细小的患者较以前明显增多,这类患者是冠心病外科处理的重点和难点。其主要原因为冠状动脉旁路移植术靶冠状动脉的管径过于细小,管腔多数≤1.5mm,其大致可以分为两类:一类是靶冠状动脉的管径先天并不细小,而是由于病变导致管壁逐渐增厚,最终引起管腔狭小;另一类则是先天冠状动脉管腔发育细小。序贯冠状动脉旁路移植术时,终末吻合口的通畅性决定了整个序贯桥的通畅性。另外,序贯冠状动脉旁路移植术的终末吻合口多数来自右冠状动脉系统,当靶冠状动脉的管径细小而无法高质量地实施冠状动脉旁路移植术,右心室心肌以及心脏传导系统的血运重建则无法实现。

一、右冠状动脉血运重建的特殊方法

　　针对右冠状动脉管径细小难于进行常规冠状动脉吻合的问题,根据我们的临床经验,处理手段有以下五种:

　　1. 提高细小靶冠状动脉的吻合质量,最为简易的方法是,采用8-0甚至9-0聚丙烯线代替通常使用的7-0线。我们术中通过对桥血管流量的测定,已经证实8-0、9-0的聚丙烯线的吻合质量要明显优于7-0线,方法已在第五篇第二章第二节"冠状动脉旁路移植术术中缝线选择"中详述。

　　2. 如果靶冠状动脉先天并非细小(管径>2.0mm),只是因为壁厚腔小,可直接对后降支实施内膜剥脱术,随后进行冠状动脉旁路移植术;如果后降支管径发育细小,且能清晰游离出右冠状动脉主干时,应该对右冠状动脉主干实施内膜剥脱术联合冠状动脉旁路移植术,方法在第一篇第一章第四节"冠状动脉内膜剥脱术"中详述。

　　3. 若患者的靶冠状动脉普遍偏细,同时年龄较轻,可采用双乳内动脉 Y 型序贯吻合的方法,但手术时间偏长,技术要求较高,方法在第一篇第三章"冠状动脉旁路移植术中桥血管最优选择策略-双乳内动脉 Y 型吻合技术"中详述。

　　4. 对于后降支细小的患者,应该一律采用远端吻合口保护技术,以缓冲心脏膈面与横膈之间的挤压,进而在一定程度上降低吻合口的闭塞率,方法在第一篇第二章"桥血管吻合口的保护装置"中详述。

5. 对于后降支管径细小,而大隐静脉桥管径过粗(二者管径比≥5)或者大隐静脉桥周径上厚薄不一,导致大隐静脉桥与靶冠状动脉显然不匹配时,建议实施序贯冠状动脉旁路移植术时,采用侧侧吻合技术替代常规使用的端侧吻合技术。

以上5种针对性的措施可单独使用,必要时须联合应用,以达到术中及术后较好的桥血管通畅性。本文将重点介绍侧侧吻合技术。

二、侧侧吻合技术的产生

实施冠状动脉旁路移植术,对桥血管的设计方式主要包括两种,即序贯桥和单支桥。序贯吻合法实施冠状动脉旁路移植术是一项非常成熟的技术,已被广泛采用。应用序贯桥技术的优点是可节省移植物、减少近端吻合口(尤其是当主动脉根部合并钙化时更加突显此优点)、缩短手术时间以及获得远期更好的通畅率。决定桥血管血流的因素包括桥的直径、桥的阻力和靶血管阻力,在桥血管直径相对固定、桥阻力忽略不计的情况下,靶血管阻力对流量起着决定性作用,因此吻合口更多的序贯桥必然较单支桥阻力低,血流速度也更快。O'Neill 等证实了序贯桥的近段血流速度较单支桥更快。

大隐静脉因取材方便,长度充足等原因,依然是最为广泛应用的序贯桥血管材料。采用序贯桥技术实施冠状动脉旁路移植术时,近端及终末端均采用端侧吻合,中间的吻合口采用侧侧吻合。终末端吻合口的通畅性至关重要,它不仅决定了该靶冠状动脉所支配心肌的血运重建程度,同时对整个序贯桥的通畅性也发挥关键性作用。因此,序贯端侧吻合时应尽量将条件较好的冠状动脉作为终末靶血管,以提高整个序贯桥的通畅性。

当终末靶冠状动脉较为细小时,通常的做法是勉强对序贯桥末端采用端侧吻合、改用单根桥端侧吻合或者放弃吻合。序贯桥末端行端侧吻合时,因靶冠状动脉与大隐静脉桥管径不匹配,会降低终末吻合口及整个序贯桥的通畅性。虽然,单根桥规避了不良终末吻合口导致整个序贯桥闭塞的风险,但是其未能改变端侧吻合技术缝合细小靶冠状动脉的弊端。另外,不处理细小冠状动脉,不能完全重建心肌血运,无法彻底改善心肌缺血,甚至会增加术后发生心律失常。对此,国内外学者提出了一些解决方案,包括选择性冠状静脉动脉化及激光心肌血管重建术。选择性冠状静脉动脉化时桥血管的动脉血经冠状静脉系统逆行灌注缺血心肌,可改善心肌缺血。序贯吻合使用的桥血管通常为大隐静脉,采用大隐静脉实施选择性冠状静脉动脉化时,可因较高的桥血管压力可能导致心肌出血、水肿。激光心肌血管重建术则通过激光从心肌外膜朝心内膜打孔,使左心室血液通过与激光孔相通的心肌血管丛直接灌注心肌来改善心肌供血。但激光打孔造成的孔道不能长期保持通畅,且在盲视下操作,为防止心包填塞而使打孔深度受限,所以并不能有效改善心肌供血。

靶冠状动脉阻力是决定序贯桥通畅性的关键因素,其又与吻合口的血流动力学状态密切相关。因此,应通过改善吻合口血流动力学状态以提高桥血管的通畅性。影响吻合口血流动力学的因素主要包括低血管壁剪切力及高管腔壁剪切力压差等。血管壁剪切力指血液流动时对血管壁产生的切向应力,是一项重要的血管壁力学参数,在多种血管病变的发生过程中发挥重要作用。血流动力学指标和桥血管与靶冠状动脉直径比、桥血管与靶冠状动脉之间夹角及吻合口的形态紧密相连。Qiao 等研究证实,当大隐静脉桥与靶冠状动脉直径之间比例为 1.46 时的血流动力学状态优于直径比例为 0.8。但当二者比例进一步增加时,血流动力学会影响吻合口通畅性,这正如我们在临床中所遇到的问题。大隐静脉桥与靶冠状动脉直径相差较大,导致端侧吻合时,桥血管与靶冠状动脉之间的夹角增大。研究发现,端侧吻合时桥血管与靶冠状动脉之间存在夹角,桥血管血流强烈冲击冠状动脉血管床,在吻合口的足跟部位产生较大涡流,是导致血管壁剪切力降低、管腔壁剪切力梯度增加的主要因素,增加了前向血流阻力,导致搏动指数增大,血流量减小。当大隐静脉桥与靶冠状动脉之间的管径比例失调时,涡流会导致更加剧烈的血流动力学变化。针对这一难题,我们提出采用侧侧吻合技术,将大隐静脉桥末端与细小靶冠状动脉缝合,侧侧吻合消除了桥血管与冠状动脉之间的夹角,减少了涡流,使血流更加平顺,改善血流动力学指标,进而提高了终末吻合口的缝合质量,解决了大隐静脉与细小靶冠状动脉之间不匹配的问题,有望提高整个序贯桥血管的通畅性。

三、侧侧吻合技术的操作

所有患者均在全身麻醉下采用胸骨正中切口进行手术。常规取左乳内动脉和大隐静脉备用。在非体外循环下,将左乳内动脉吻合于左前降支,其余采用大隐静脉序贯冠状动脉旁路移植术。在非体外循环下,借助侧壁钳或者近端吻合装置,采用 6-0 聚丙烯线将大隐静脉与主动脉根部进行端侧吻合,然后采用序贯方式,并按照对角支-钝缘支-左室后支-后降支的顺序,施行侧侧吻合。

1. 采用侧侧吻合方式缝合终末端吻合口时(图 1-3-1),首先分别沿血管长轴切开冠状动脉及大隐静脉桥近末端处,后者去掉直径 2~3mm 的一小块静脉壁更好。

2. 使用 8-0 或 9-0 聚丙烯线将大隐静脉与冠状动脉行侧侧吻合。

3. 在大隐静脉桥远端距吻合口 2~3mm 处为顶点,斜向大隐静脉近端约 45°剪掉过长部分的桥血管,并使用 7-0 聚丙烯线缝闭断端(图 1-3-2)。

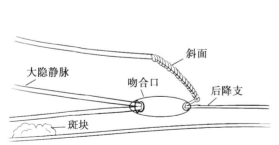

图 1-3-1　序贯桥终末端侧侧吻合示意图

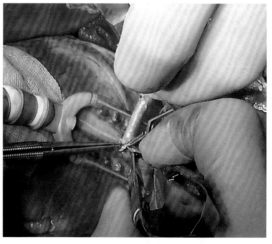

图 1-3-2　使用 7-0 聚丙烯线缝闭桥血管断端

4. 将断端同吻合口四周的心外膜缝合以固定,操作完成(图 1-3-3)。

缝合结束后,采用即时血流测量仪检测桥血管流量及搏动指数。当桥血管流量低于 10ml/min 并且搏动指数>5.0 时,务必重新进行桥血管吻合。

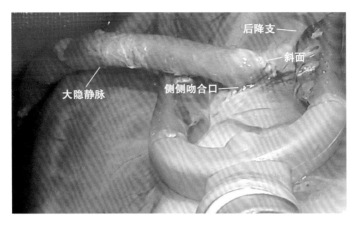

图 1-3-3 序贯桥终末端侧侧吻合实物图

四、侧侧吻合技术的注意事项

施行序贯侧侧吻合技术缝合终末吻合口时需注意以下几点：

1. 此技术适用于大隐静脉与靶冠状动脉的管径比≥5，此时靶冠状动脉的直径多小于1~1.5mm，大隐静脉的直径多大于5~7mm。但在临床实践中还会发生由端侧吻合临时改用侧侧吻合的患者，因此，我们仍然在摸索精确的比例。

2. 该方法还可应用于大隐静脉壁厚、且不均匀的患者，将管壁较薄的部分与靶血管进行吻合。

3. 吻合口的缝合线采用8-0或9-0聚丙烯线，可增加吻合口有效面积。

4. 缝闭桥血管断端时，使其末端呈45°斜面，有利于将桥血管的血流充分导引入吻合口，减少断端残留血液，使血流更加平顺，减小灌注阻力。

5. 如果侧侧吻合的冠状动脉管径<1mm或者为弥漫性冠状动脉病变，可于侧侧吻合完毕后放置桥血管远端保护装置，具体过程详见第一篇第二章第二节"桥血管远端吻合口保护装置"（图1-3-4）。

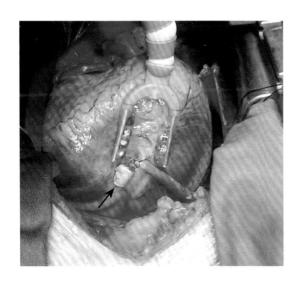

图 1-3-4 箭头所示为桥血管远端吻合口保护装置

（李海涛 顾承雄）

第四节　冠状动脉内膜剥脱术

冠状动脉内膜剥脱术(coronary endarterectomy,CE)是50余年前由 Bailey 等首先提出并应用于冠心病外科治疗的手术方法,其可改善心绞痛症状,但术后内膜剥脱的冠状动脉内易形成栓塞,由此引起的并发症发生率和死亡率较高;随着冠状动脉旁路移植术(coronary artery bypass graft,CABG)的兴起,该术式在临床上较少被使用。近年来,由于药物治疗和介入治疗水平的不断提高,CABG 患者呈现老龄化、复杂化、冠状动脉病变严重化的趋势,CABG 术中时常能够遇到弥漫性狭窄的冠状动脉病变甚至慢性完全闭塞的冠状动脉。这些血管无法进行常规的冠状动脉旁路移植术吻合,只有将粥样硬化斑块剥除后才有可能完成心肌血运重建。而随着 CE 手术技术的提高和围术期处理的改进,近期国内外多个报道均显示 CE 可获得良好的近期和远期效果。我们多年以来一直将 CE 作为治疗弥漫性冠状动脉病变的有效方法,并且疗效显著,死亡率小于2%。

一、冠状动脉内膜剥脱术的术前评估

术前患者冠状动脉造影显示病变的冠状动脉内径小于1mm,病变冠状动脉长度大于2cm或多段冠状动脉病变,可诊断为冠状动脉弥漫性病变。病变冠状动脉内径大小可采用冠状动脉 CT 直接测量或冠状动脉造影时对比造影导管的大小进行测量。尤其适用于病变冠状动脉近端呈现弥漫性病变或者闭塞,而远端该冠状动脉有逆行冠状动脉显影的患者。该冠状动脉很有可能在术中实施冠状动脉内膜剥脱术,主刀医生术前需做好充分准备(图1-4-1、图1-4-2)。

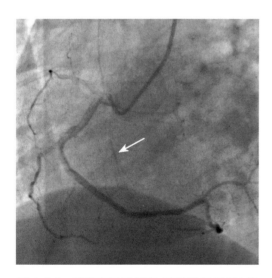 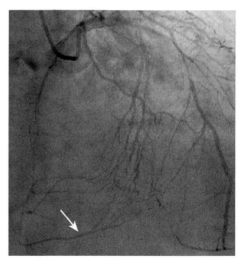

图1-4-1　前降支近端闭塞,远端逆行显影(箭头所指为逆行显影的前降支)

图1-4-2　后降支近端闭塞,远端通过间隔支与前降支逆行显影

箭头所指为逆行显影的后降支

二、手术适应证与禁忌证

CABG 术中,应仔细观察并用手指探查冠状动脉病变(常常变硬)的位置和程度,结合术前冠状动脉造影的结果,选择在病变远端进行冠状动脉旁路移植术吻合,原则上应尽量避免

使用 CE 术。

（一）手术适应证

1. 根据 2011 年美国 ACCF/AHA 冠状动脉旁路移植术指南和 2014 年欧洲 ESC/EACTS 冠状动脉血运重建指南推荐行 CABG 手术。

2. 冠状动脉病变严重，手术中切开病变冠状动脉后没有管腔或者不能通过 1mm 冠状动脉探子，但冠状动脉造影显示阻塞病变远端有逆行血流。

3. 术中切开病变冠状动脉后没有管腔或者不能通过 1mm 冠状动脉探子，但术中直视状态下可判断阻塞病变为局限性闭塞。

（二）手术禁忌证

1. 支架已植入冠状动脉全程。

2. 冠状动脉的内膜为不稳定斑块或炎症样改变。

三、手术方式

CE 的方法有闭式内膜剥脱和开放式内膜剥脱。开放式内膜剥脱由于损伤较大，手术时间较长，且由于吻合口过长，术后血栓形成以及远期通畅率并不理想，故我们在此仅推荐闭合式冠状动脉内膜剥脱术。

（一）体外循环和非体外循环对冠状动脉内膜剥脱术的影响

冠状动脉旁路移植术根据患者冠心病合并症的情况（如冠心病合并室壁瘤、二尖瓣关闭不全、室间隔破裂等）及主刀医生的个人手术操作习惯可以分为体外循环下冠状动脉旁路移植术和非体外循环下冠状动脉旁路移植术。对于冠状动脉弥漫性病变患者，如果术前通过患者冠状动脉影像学检查判断可能手术中对其进行内膜剥脱，则主刀医生最好考虑行非体外循环下冠状动脉旁路移植术。其主要原因有以下三方面：

1. 心脏在跳动情况下，能够比较准确、直观地判断出病变冠状动脉所支配心肌区域的缺血情况，能够明确是否必须对该病变冠状动脉进行内膜剥脱并行桥血管吻合。如果该病变冠状动脉所支配的心肌活动度良好，表明该区域心肌组织缺血后形成的侧支循环代偿良好，在患者生命体征不允许或者操作难度极大的情况下可放弃该病变冠状动脉的吻合；如果该病变冠状动脉所支配的缺血区心肌活动度较差，则应尽最大努力尝试冠状动脉内膜剥脱，为桥血管吻合做准备；

2. 心脏在跳动情况下可以根据心脏自身收缩期与舒张期交替产生的牵张力方便实施冠状动脉内膜剥脱术，避免体外循环下强行用力造成冠状动脉损伤；

3. 心脏在跳动情况下可以根据实施冠状动脉内膜剥脱术后冠状动脉远端回血情况确定冠状动脉内膜剥脱术是否彻底。

（二）确定需要剥脱的病变冠状动脉

如果病变冠状动脉所支配区的心肌活动度良好，表明该区域心肌组织缺血后形成的侧支循环代偿良好，在患者生命体征不允许或者操作难度极大的情况下可放弃该病变冠状动脉的吻合；如果病变冠状动脉所支配的缺血心肌活动度较差，则应尽最大努力尝试冠状动脉内膜剥脱，定位所需要剥脱的冠状动脉内膜方法有两种：

1. 若冠状动脉病变严重，术中切开病变冠状动脉后没有管腔或者不能通过 1mm 冠状动脉探子，但冠状动脉造影显示阻塞病变远端有逆行血流，则应对冠状动脉的该病变位置实施内膜剥脱。

2. 术中切开病变冠状动脉后若没有管腔或者不能通过1mm冠状动脉探子,但术中直视状态下可判断阻塞病变为局限性闭塞,也应对冠状动脉的该病变位置实施内膜剥脱。

(三) 冠状动脉内膜剥脱术的实施

应用心脏固定器稳定靶血管局部后,纵行剖开冠状动脉8～15mm,应用精细镊子及potts剪剥离硬化的内膜,轻夹增厚钙化的内膜,逐渐加力并借助心脏搏动轻轻向外牵拉将病变内膜自冠状动脉远端剥离拔出。在此过程中,同时应用精细镊子或potts剪逆向反推冠状动脉外膜,尽量拔出完整的钙化内膜条索。然后同样方法将病变内膜自冠状动脉近端剥离抽出。在拔出内膜条索后可见远端和近端血流喷出。冲洗可能残留的内膜碎片,然后与移植血管进行吻合,完成冠状动脉旁路移植手术。这里需要注意的是对靶血管做内膜剥脱后,其开口往往变大,需要用8-0聚丙烯线缝闭一部分开口使之与桥血管的开口大小相匹配,尤其当静脉桥血管过细(如直径<2.5mm)时更要注意这一细节,以防止吻合后桥血管扭曲塌陷妨碍通畅。On-pump心脏停搏后,冠状动脉内膜剥脱方法与off-pump术类似(图1-4-3、图1-4-4)(视频2)。

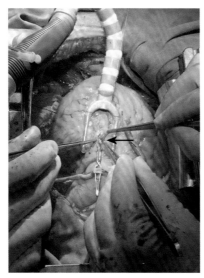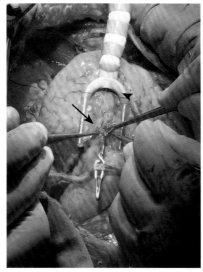

图 1-4-3　切开病变冠状动脉,剥离动脉粥样硬化内膜

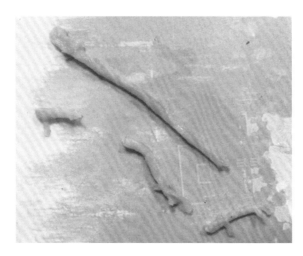

图 1-4-4　取出粥样硬化的冠状动脉内膜,进行桥血管吻合　　　　　视频 2　冠脉内膜剥脱术

四、冠状动脉内膜剥脱术注意事项

进行冠状动脉内膜剥脱术过程中可能会遇到冠状动脉切口长度不足、剥脱冠状动脉粗细不一,如何延长冠状动脉切口、延长后如何处理以及如何根据冠状动脉条件选择桥血管吻合缝线?

1. **冠状动脉切口长度不足**　进行冠状动脉内膜剥脱术中可能会遇到冠状动脉原有切口过小,不足以剥脱出完整的内膜斑块,需要被迫延长切口。遇到这种情况我们需要把握一个原则:既然我已经进行冠状动脉内膜剥脱术,就要保证所剥脱出的内膜斑块的完整性,否则剥脱冠状动脉远端则会由于残存内膜斑块产生活瓣效应,增加围术期心肌梗死风险。向冠状动脉远端延长切口后,如果冠状动脉可以通过 2.0mm 探条,则可选用 8-0 聚丙烯线进行线性缝合;如果冠状动脉仅能通过 1.5mm 以下探条,可以采用大隐静脉进行剥脱冠状动脉的补片扩大,保证吻合后的桥血管血流量并降低血流阻力。

2. **剥脱冠状动脉粗细不一,如何选择桥血管缝合线**　弥漫性病变的冠状动脉可发生在左前降支、对角支、回旋支、左室后支、后降支及右冠状动脉主干等各个部位,可以单独发生,也可以多支合并出现。因此,在对不同病变冠状动脉进行内膜剥脱术后对桥血管吻合用的缝线选择也有所差异。首先,对于冠状动脉管径相对较细的前降支、对角支、回旋支、左室后支、后降支,在行冠状动脉内膜剥脱术后可以选用 8-0 聚丙烯线进行桥血管吻合,如果冠状动脉条件极差,可以根据自己的缝合能力选用 9-0 聚丙烯线进行桥血管吻合;其次,弥漫性病变多发生在右冠状动脉,甚至出现在右冠状动脉的主干,此时进行冠状动脉内膜剥脱术风险极大,必须保证在最短时间内完整地剥脱冠状动脉内膜,否则患者术中可能发生严重的室性心律失常。这类患者由于右冠状动脉主干管径较粗、管壁较厚,主刀医生可以选择 7-0 聚丙烯线进行桥血管吻合。另外,7-0 聚丙烯线缝针较大,操作相对容易,可以快速完成右冠状动脉主干的桥血管吻合,减少右冠状动脉主干的缺血时间。在内膜剥脱后的吻合过程中需注意桥血管吻合口的内径变大而管壁变得很薄;缝合时应利用缝合部分血管旁的心外膜组织,提高吻合质量,减少吻合口的出血;完成所有靶血管吻合后,通过桥血管流量以及搏动指数的检测以确保各吻合口的通畅性。

3. **冠状动脉内膜热熨技术**　冠状动脉内膜剥脱术后对冠状动脉最严重的急性损伤为冠状动脉内膜的不完整性,我们可以通过术中对剥脱后的病变冠状动脉采用热熨技术尽量使冠状动脉内层变得光滑,降低围术期冠状动脉血栓事件的发生(具体内容见本章第五节"冠状动脉内膜热熨技术")。

五、围术期处理

冠状动脉内膜剥脱术与传统冠状动脉旁路移植术的围术期管理并无冲突,临床医生需要注意三点:

(一) 适当加大抗凝力度

冠状动脉内膜剥脱术后患者的冠状动脉血管条件极差、内膜不平整,容易发生急性炎症反应,这均会增加患者围术期心肌梗死的发生风险。因此,行冠状动脉内膜剥脱术的患者一定要加大围术期的抗凝力度。

1. 应减少行选择性冠状静脉旁路移植术患者术中鱼精蛋白中和肝素的使用量并加强术后抗凝。根据我们经验,术中应减少中和肝素的鱼精蛋白用量,以使用相当于全量肝素的

1/2 量或 1/3 量的鱼精蛋白为宜;如果冠状动脉剥脱根数较多,术中可不行鱼精蛋白中和,通过升高患者体温,加快肝脏对肝素的代谢,并密切观察术后出血量。

2. 在患者手术后安全转入 ICU 后密切观察患者引流管的引流量,如果手术后 6 小时的引流量少于 50ml/h,即可开始给予小剂量肝素抗凝,维持激活凝血时间(activited clotting time,ACT)在 200 秒左右;如果术后引流量偏多,不排除活动性出血,应尽早开胸探查,对止血药的使用应谨慎。术后应提早抗凝并加强抗凝力度。

3. 当患者拔除呼吸机后应及早行口服阿司匹林 100mg/d 和氯吡格雷 75mg/d 或替格瑞格(每次 90mg,每天 2 次)行双重抗凝治疗,并持续 1 年。对于围术期心肌酶标志物升高的患者,可以选择三抗治疗(阿司匹林 100mg/d、氯吡格雷 75mg/d 或替格瑞格(每次 90mg,每天 2 次)和低分子肝素 60mg/d),病情稳定后转为双抗治疗。

(二) 生命支持设备的使用

行冠状动脉内膜剥脱术患者属于高危冠心病患者,冠状动脉血管条件极差,桥血管血流阻力较高,且患者心功能较差,易发生桥血管灌注压不足所导致的围术期心肌梗死。因此,及时使用主动脉内气囊反搏术(IABP)对于出现术后心源性休克的患者尤为重要。及时使用 IABP 有助于患者顺利渡过围术期。另外,围术期积极控制患者的房颤,也有助于提高桥血管内的血流灌注。

(三) 前列腺素 E1 的使用

前列腺素 E1(prostaglandin E1,PGE1)是广泛存在于体内的生物活性物质,其作用包括:

1. 改善血流动力学,通过增加血管平滑肌细胞内的腺苷一磷酸含量,发挥其扩血管作用,降低外周阻力;

2. 改善血液流变学,PGE1 可抑制血小板凝集,降低血小板的高反应性和血栓素 A_2(thromboxane A_2,TXA_2)水平,可抑制血小板活化,促进血栓周围已活化的血小板逆转并改善红细胞的变形能力;

3. PGE1 可激活脂蛋白酶及促进甘油三酯水解,降低血脂和血黏度;

4. PGE1 可刺激血管内皮细胞产生组织型纤溶性物质,具有一定的直接溶栓作用;

5. 通过抑制血管平滑肌细胞的游离 Ca^{2+},抑制血管交感神经末梢释放去甲肾上腺素,使血管平滑肌舒张,改善微循环。

因此,对于冠状动脉内膜剥脱术后患者围术期使用 PGE1,可有效改善患者微小血管灌注,对预防患者围术期心肌梗死的发生有重要意义。

六、作者实践

对于 CE 技术的应用,最重要的一点是明确手术指征。冠状动脉造影检查有时无法准确地反映血管壁的病变情况,内膜剥脱的决定多是在术中根据冠状动脉具体病变做出的。如果靶血管的条件尚好,原则上应当尽量避免使用 CE;慢性闭塞或接近闭塞的重要冠状动脉分支才是实施 CE 的指征。这是由于慢性冠状动脉粥样硬化病变多已发生了机化、纤维化甚至钙化,血管内有增生的内膜、粥样硬化斑块和血栓等混合形成的纤维化栓柱,易于与冠状动脉壁完全剥离,若手术方法得当,冠状动脉壁不会遭受明显损伤;而成熟度不够的冠状动脉粥样硬化病变因没有完全纤维化,质地显得较软,很难被完整剥离;若强行 CE 会出现剥脱不全。因此准确把握指征是 CE 手术成功的基础。早期经验认为前降支的 CE 相关并发症较多,主要是由于间隔支和对角支等分支较多,完全剥除斑块的难度较大;而近期的报道显示,只要具备足够的经验,前降支 CE 相较其他冠状动脉并不增加死亡和并发症发生率,亦能获得良好的中远期效果。

我们的实践经验发现,提高内膜剥脱技术临床效果的关键在于尽可能保证内膜的完整,剥脱远段有良好的回血是内膜剥脱满意的标志。剥离内膜时需注意用力得当,尽力避免内膜断裂,一旦出现断裂,应适当延长切口或做跳跃式切口去净病变增厚的内膜。如冠状动脉切口过大可采用静脉补片行冠状动脉成形。完成剥脱术后使用血管探针确保剥脱后血管的通畅性,同时可通过冠状动脉近端、远端有无回血观察到剥脱的效果。在内膜剥脱后的吻合过程中需注意适当扩大桥血管吻合口的内径;可以同时缝合血管旁的部分心外膜组织,提高吻合口强度,减少吻合口的出血情况;完成所有靶血管吻合后,通过桥血管流量以及搏动指数的检测以确保各吻合口的通畅性。

（王家阳　于洋）

【主编述评】

冠状动脉内膜剥脱术并非冠状动脉外科新术式,但其是弥漫性冠状动脉病变的高危冠心病患者行外科手术可选择的有限方法之一。虽然这种手术方式可以改善弥漫性冠状动脉病变患者近期缺血心肌的血流量,但是患者围术期心肌梗死发生率仍会高于常规冠状动脉旁路移植术手术患者,且远期桥血管通畅率可能较低,预后较差。该手术方式仍有改进空间,但首先我们必须明确手术本身问题出现在哪,其实内膜剥脱之后冠状动脉内层不完整、欠光滑是其发生血栓的主要原因,如能够减轻手术本身对冠状动脉内膜的损伤,通过特殊手段使内膜剥脱后的冠状动脉内壁恢复完整性、保持内壁平整光滑,则可在一定程度上改善该手术的疗效。

（顾承雄）

第五节　冠状动脉内膜热熨技术

【主编述评】

问:为什么要研发冠状动脉内膜热熨技术?

答:对于冠状动脉弥漫性病变患者,常规冠状动脉旁路移植术(cardiac artery bypass graft,CABG)不能完成冠状动脉血运重建。而在 CABG 术中同期完成冠状动脉内膜剥脱(coronary endarterectomy,CE),则可以有效地改善弥漫性病变患者冠状动脉远端的血供。CABG-CE 术式在 19 世纪 50 年代就已被提出,但因其围术期死亡率较高,手术难度较大,应用一直不广泛。近些年,随着手术技术以及新型冠状动脉旁路移植术器械的应用,CABG-CE 的围术期死亡率已经有了显著下降。但 Soylu E 等人的荟萃分析显示,CABG-CE 患者围术期心肌梗死发生率依然较高,较常规 CABG 手术围术期心肌梗死发生率增加10%,死亡率增加7%,特别是行右冠状动脉内膜剥脱的患者。同时,我们也对1977—2014 年24 篇 CABG 联合冠状动脉内膜剥脱术的观察性研究进行荟萃分析显示,联合手术后30 天的全因死亡率是单纯 CABG 的1.87 倍。虽然 CABG-CE 的临床应用存在争议,但是,目前 CABG-CE 仍是治疗弥漫性冠状动脉病变的首选方式。此外,我们对 CABG-CE 手术进行了改进,手术疗效得到提高。

冠状动脉内膜热熨技术是从冠状动脉内膜剥脱术衍生出来的一个手术过程,是对于冠状动脉弥漫性狭窄病变外科内膜剥脱后防止急性血栓形成的重要治疗步骤之一。随着社会老龄化的加速,尤其是心脏内科介入治疗水平的不断发展,心脏外科收治的患者呈现病情重、血管病变弥漫等特点。针对弥漫性冠状动脉疾病的外科治疗,冠状动脉内膜剥脱术被越来越多的外科医生所认可和采纳。然而对于剥脱术后冠状动脉剩余外膜及剥脱断端的再处理与探讨还很缺乏。如果不对剥脱后的冠状动脉进行处理,剥脱断端的内膜在血运重建后可能受到血流冲击,从而进一步与外膜剥离,在局部形成梗阻从而血小板聚集、血栓形成而影响靶血管远段通畅。

问:冠状动脉内膜热熨技术具体如何操作?

答:我们在临床实践中摸索出冠状动脉电凝烧灼法(冠状动脉内膜热熨技术),用1.5mm探条插入剥脱后的冠状动脉近远段内部,对上述两端进行电热熨烫,功率为20J,持续时间1~2秒,此方式可不同程度地平整剩余血管外膜内侧毛糙面,同时使得断端内外膜贴合,血流通过时不易产生活瓣样梗阻,并且进一步提高冠状动脉旁路移植术后的桥血管远期通畅率(图1-5-1,图1-5-2)。但是此方法还需要确切的病理学支持以及临床长期跟踪随访。

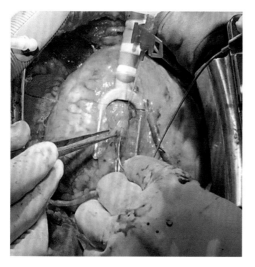

图1-5-1　用1.5mm冠状动脉探条插入冠状动脉内膜剥脱后

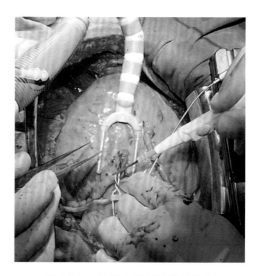

图1-5-2　将插入冠状动脉的探条进行热熨烫

(汪川　顾承雄)

参 考 文 献

1. Fiorelli A, Accardo M, Carelli E, et al. Harmonic technology versus neodymium-doped yttrium aluminiumgarnet laser and electrocautery for lung metastasectomy:anexperimental study. Interact Cardiovasc Thorac Surg,2016,23(1):47-56.

2. E. Soylu, L. Harling, H. Ashrafian, et al. Adjunct coronary endarterectomy increasesmyocardial infarction and early mortality after coronary artery bypass grafting:ameta-analysis, Interact Cardiovasc Thorac Surg,2014,19(3):462-473.

3. Sirivella S, Gielchinsky I, Parsonnet V. Parsonnet. Results of coronary artery endarterectomy and coronary artery bypass grafting for diffuse coronary artery disease, Ann. Thorac Surg,2005,80(5):1738-1744.

4. Holub Z, Jabor A, Sprongl L, et al. Inflammatory response and tissue trauma in laparoscopic hysterectomy:comparison of electrosurgery and harmonic scalpel. Clin Exp ObstetGynecol,2002,29(2):105-109.

5. Shapira OM, Akopian G, Hussain A, et al. Improved clinical outcomes in patientsundergoing coronary artery bypass grafting with coronary endarterectomy. Ann Thorac Surg, 2005, 68(6):2273-2278.

6. Liang JJ, Xue W, Lou LZ, et al. Correlation of restenosis after rabbit carotid endarterectomy andinflammatory cytokines. Asian Pac J Trop Med. 2014, 7(3):231-236.

7. 陈伟伟, 高润霖, 刘力生, 等.《中国心血管病报告 2015》概要. 2016, 31(6):521-528.

8. Mannheimer C, Camici P, Chester MR, et al. The problem of chronic refractory angina; report from the ESC Joint Study Group on the Treatment of Refractory Angina. Eur Heart J, 2002, 23(5):355-370.

9. Yang G, Wang Y, Zeng Y, et al. Rapid health transition in China, 1990-2010; findings from the Global Burden of Disease Study 2010. Lancet. 2013, 381(9882):1987-2015.

10. Khalifa AA, Cornily JC, David CH, et al. Medium-term survival of diffuse coronary artery disease patients following coronary artery reconstruction with the internal thoracic artery. Cardiology. 2011, 120(4):192-199.

11. Yaghootkar H, Scott RA, White CC, et al. Genetic evidence for a normal-weight "metabolically obese" phenotype linking insulin resistance, hypertension, coronary artery disease and type 2 diabetes. Diabetes, 2014, 21:DB_140318.

12. Calvo C, Olmos A, Ulloa N, et al. Lipoprotein particles LpA-I, LpA-I:A-II and LpB in coronary artery disease. Rev Med Chil, 2000, 128(1):9-16.

13. Abaci A, Sen N, Yazici H, et al. Renal dysfunction is the most important predictor of the extent and severity of coronary artery disease in patients with diabetes mellitus. Coron Artery Dis, 2007, 18(6):463-469.

14. Firdous S. Correlation of CRP, fasting serum triglycerides and obesity as cardiovascular risk factors. J Coll Physicians Surg Pak, 2014, 24(5):308-313.

15. Li Y, Wu Y, Zhang C, et al. γδT Cell-derived interleukin-17A via an interleukin-1β-dependent mechanism mediates cardiac injury and fibrosis in hypertension. Hypertension, 2014, 64(2):305-314.

16. Di Sciascio G, Patti G, Nasso G, et al. Early and long-term results of stenting of diffuse coronary artery disease. Am J Cardiol, 2000, 86(11):1166-1170.

17. Soylu E, Harling L, Ashrafian H, et al. Adjunct coronary endarterectomy increases myocardial infarction and early mortality after coronary artery bypass grafting: a meta-analysis. Interact Cardiovasc Thorac Surg, 2014, 19(3):462-473.

18. Benedict JS, Buhl TL, Henney RP. Cardiac vein myocardial revascularization. An experimental study and report of 3 clinical cases. Ann Thorac Surg, 1975, 20(5):550-557.

19. Fitzgerald PJ, Hayase M, Yeung AC, et al. New approaches and conduits: in situ venous arterialization and coronary artery bypass. urr Interv Cardiol Rep, 1999, (2):127-137.

20. Allen KB. Transmyocardial laser revascularization as an adjunct to coronary artery bypass grafting. Semin Thorac Cardiovasc Surg, 2006, 18(1):52-57. Review.

21. Katayama Y, Takaji K, Shao ZQ, et al. The value of angiogenic therapy with intramyocardial administration of basic fibroblast growth factor to treat severe coronary artery disease. Ann Thorac Cardiovasc Surg, 2010, 16(3):174-180.

22. Waldron R, Malpus Z, Shearing V, et al. Illness, normality and identity: the experience of heart transplant as a young adult. Disabil Rehabil 2017, 39(19):1976-1982.

23. Baschet L, Bourguignon S, Marque S, et al. Cost-effectiveness of drug-eluting stents versus bare-metal stents in patients undergoing percutaneous coronary intervention. Open Heart, 2016, 25; 3(2):e000445.

24. Aronson D, Edelman ER. Revascularization for coronary artery disease in diabetes mellitus: angioplasty, stents and coronary artery bypass grafting. Rev Endocr Metab Disord, 2010, 11(1):75-86.

25. Tohamy A, Klomp M, Putter H, et al. Very Long-Term Follow-Up After Coronary Rotational Atherectomy: A Single-Center Experience. Angiology, 2016, 23. pii:0003319716664282.

26. Frostegård J, Zhang Y, Sun J, et al. Oxidized Low-Density Lipoprotein (OxLDL)-Treated Dendritic Cells Promote Activation of T Cells in Human Atherosclerotic Plaque and Blood, Which Is Repressed by Statins: microRNA let-7c Is Integral to the Effect. J Am Heart Assoc. 2016,5(9). pii:e003976.

27. Jeong HC, Ahn Y, Park KH, et al. Effect of statin treatment in patients with acute myocardial infarction and left ventricular systolic dysfunction according to the level of high-sensitivity C-reactive protein. Int Heart J,2014,55(2):106-112.

28. Morse LR, Nguyen N, Battaglino RA, et al. Wheelchair use and lipophilic statin medications may influence bone loss in chronic spinal cord injury: findings from the FRASCI-bone loss study. Osteoporos Int. 2016 Jul 13. [Epub ahead of print].

29. Wang X, Mu C, Mu T, et al. Effects of Tongxinluo on myocardial fibrosis in diabetic rats. J Chin Med Assoc. 2016,79(3):130-136.

30. Zhang RN, Zheng B, Li LM, et al. Tongxinluo inhibits vascular inflammation and neointimal hyperplasia through blockade of the positive feedback loop between miR-155 and TNF-α. Am J Physiol Heart Circ Physiol,2014,15;307(4):H552-H562.

31. Parizadeh SA, Jamialahmadi K, Rooki H, et al. Lack of an association between a functional polymorphism in the neuropeptide Y gene promoter and the presence of coronary artery disease in an Iranian population. Ann Nutr Metab,2014,65(4):333-340.

32. Rosengart TK, Bishawi MM, Halbreiner MS, et al. Long-term follow-up assessment of a phase 1 trial of angiogenic gene therapy using direct intramyocardial administration of an adenoviral vector expressing the VEGF121 cDNA for the treatment of diffuse coronary artery disease. Hum Gene Ther,2013,24(2):203-208.

33. HAHN RS, KIM M, BECK CS. Revascularization of the heart; observations on the circulation following arterialization of the coronary sinus. Am Heart J. 1952;44(5):772-780.

34. GREGG DE. Physiological basis for arterialization of the coronary sinus (Beck operation) in the treatment of coronary heart disease. Trans Am Coll Cardiol,1954,3:7-15.

35. Davies AL, Hammond GL, Austen WG. Direct left coronary artery surgery employing retrograde perfusion of the coronary sinus. JThorac Cardiovasc Surg,1967,54(6):848-855.

36. Kheyi J, BenelmekkI A, Bouzelmat H, et al. Cardiac resynchronization therapy and challenging coronary sinus angiography. J Saudi Heart Assoc,2016,28(4):283-284.

37. Arealis EG, Volder JG, Kolff WJ. Arterialization of the coronary vein coming from an ischemic area. Chest, 1973,63(3):462-463.

38. Jarvik R, Volder J, Olsen D, et al. Venous return of an artificial heart designed to prevent right heart syndrome. Ann Biomed Eng,1974,2(4):335-342.

39. Gardner JF, Smith OH, Fredricks WW, et al. Secondary-site attachment of coliphage lambda near the thr operon. J Mol Biol,1974,90(4):613-631.

40. Hochberg HM. The process of product selection in the medical instrument market. Med Instrum,1979,13(6):344-346.

41. Resetar ME, Ullmann C, Broeske P, et al. Selective arterialization of a cardiac vein in a model of cardiac microangiopathy and macroangiopathy in sheep. J Thorac Cardiovasc Surg,2007,133(5):1252-1256.

42. Chiu CJ, Mulder DS. Selective arterialization of coronary veins for diffuse coronary occlusion. An experimental evaluation. J Thorac Cardiovasc Surg,1975,70(1):177-182.

43. Marco JD, Hahn JW, Barner HB, et al. Coronary venous arterialization: acute hemodynamic, metabolic, and chronic anatomical observations. Ann Thorac Surg,1977,23(5):449-454.

44. Choy JS, Luo T, Huo Y, et al. Compensatory Enlargement of Ossabaw Miniature Swine Coronary Arteries in Diffuse Atherosclerosis. Int J Cardiol Heart Vasc,2015,6:4-11.

45. Choi DH1,Lee SJ,Kang CD,et al. Nonalcoholic fatty liver disease is associated with coronary artery disease in Koreans. World J Gastroenterol,2013,19(38):6453-6457.

46. Yu Y,Li HT,Gao MX,et al. Outcomes of middle cardiac vein arterialization via internal mammary/thoracic artery anastomosis. PLoS One,2013,8(11):e80963.

47. 于洋,李海涛,顾承雄,等. 乳内动脉行心中静脉动脉化改善心肌缺血的作用与机制. 中国胸心血管外科临床杂志,2012,19(5):538-542.

48. Hillis LD,Smith PK,Anderson JL,et al;American College of Cardiology Foundation/American Heart Association Task Force on Practice Guidelines. 2011 ACCF/AHA guideline for coronary artery bypass graft surgery:executive summary:a report of the American College of Cardiology Foundation/American Heart Association Task Force on Practice Guidelines. J Thorac Cardiovasc Surg,2012,143(1):4-34.

49. Windecker S,Kolh P,Alfonso F,et al. 2014 ESC/EACTS Guidelines on myocardial revascularization:The Task Force on Myocardial Revascularization of the European Society of Cardiology(ESC)and the European Association for Cardio-Thoracic Surgery(EACTS)Developed with the special contribution of the European Association of Percutaneous Cardiovascular Interventions(EAPCI). EuroIntervention,2014,3. pii:20140826e.

50. YU Yang,YAN Xiao-lei,WEI Hua,et al. Off-pump sequential bilateral internal mammary artery grafting combined with selective arterialization of the coronary venous system. Chin Med,2011,124(19):3017-3021.

51. Benedetto U,Amrani M,Gaer J,et al. Harefield Cardiac Outcomes Research Group. he influence of bilateral internal mammary arteries on short-and long-term outcomes:A propensity score matching in accordance with current recommendations. J Thorac Cardiovasc Surg,2014,14. pii:S0022-5223(14)01112-X.

52. Goldman S,Sethi GK,Holman W,et al. Radial artery grafts vs saphenous vein grafts in coronary artery bypass surgery:a randomized trial. JAMA,2011,305(2):167-174.

53. Desai ND,Cohen EA,Naylor CD,et al. Radial Artery Patency Study Investigators. A randomized comparison of radial-artery and saphenous-vein coronary bypass grafts. N Engl J Med,2004,351(22):2302-2309.

54. Wi JH,Joo HC,Youn YN,et al. Comparison of Radial Artery and Saphenous Vein Composite Y Grafts during Off-pump Coronary Artery Bypass. Korean J Thorac Cardiovasc Surg,2013,46(4):265-273.

55. Gu cheng-xiong,YU Yang,Wang Chuan. Surgical treatment for diffuse coronary artery diseases:Wilbert Aronow(Chief editor). Artery Bypass,InTech-Open Access Publisher,2013.

56. Li JR,Liu YM,Zheng J,et al. The patency of sequential and individual vein coronary bypass grafts:a systematic review. Ann Thorac Surg,2011,92(4):1292-1298.

57. van Brussel BL,Plokker HW,Voors AA,et al. Differentclinical outcome in coronary artery bypass with single andsequential vein grafts:a fifteen-year follow-up study. J Thorac Cardiovasc Surg,1996,112(2):69-78.

58. Christenson JT,Schmuziger M. Sequential venous bypassgrafts:results 10 years later. Ann Thorac Surg,1997,63(5):371-376.

59. Yu Y,Zhang F,Gao MX,et al. The application of intraoperative transittimeflow measurement to accurately assess anastomotic quality in sequential vein grafting. Interactivecardiovascular and thoracic surgery,2013,17(6):938-943.

60. 张帆,于洋,李京倖,等. 心脏非体外循环下冠状动脉旁路移植术中应用8-0 Prolene 缝线的即时血流效果评价. 中国胸心血管外科临床杂志,2014,21(5):599-603.

61. LaPar DJ,Anvari F,Irvine JN,et al. The impact of coronary artery endarterectomy on outcomes during coronary artery bypass grafting. J Card Surg,2011,26(3):247-253.

62. Eryilmaz S,BahadirInan M,Akalin H. Coronary endarterectomy with off pump coronary artery bypass surgery. Ann Thorac Surg,2003,75(6):865-869.

63. Reyna GC,Garrido DS,Luna ST,et al. Coronary endarterectomy and bypass grafting without cardiopulmonary bypass. Rev Esp Cardiol,2003,56(8):515-518.

64. Gu CX,Yang JF,Zhang HC,et al. Off-pump coronary artery bypass grafting using a bilateral internal mammary artery Y graft. J Geriatr Cardiol,2012,9(3):247-251.

65. Yang JF,Gu CX,Wei H,et al. Off-pump coronary artery bypass grafting with only bilateral internal mammary artery composite Lima-Rima Y graft. Zhonghua Wai Ke Za Zhi,2006,44(22):1529-1531.

66. Kikuchi K,Une D,Endo Y,et al. Minimally invasive coronary artery bypass grafting using bilateral in situ internal thoracic arteries. Ann Thorac Surg,2015,100(3):1082-1084.

67. 李海涛,顾承雄,于洋,等.侧侧吻合术在序贯桥终末端细小靶血管缝合中的应用.中国胸心血管外科临床杂志,2014,21(2):241-243.

68. Li H,Xie B,Gu C,et al. Distal end side-to-side anastomoses of sequential vein graft to small target coronary arteries improve intraoperative graft flow. BMC Cardiovasc Disord,2014,14:65.

69. 李波,顾承雄,李海涛,等.序贯桥终末端与细小靶冠状动脉侧侧和端侧吻合的疗效对比.心肺血管病杂志,2014,33(4):539-543.

70. Christenson JT,Simonet F,Schmuziger M. Sequential vein bypass grafting:Tactics and long-term results. Cardiovasc Surg,1998,6(3):389-397.

71. Ouzounian M,Hassan A,Yip AM,et al. The impact of sequential grafting on clinical outcomes following coronary artery bypass grafting. Eur J Cardiothorac Surg,2010,38(8):579-584.

72. Christenson JT,Schmuziger M. Sequential venous bypass grafts:Results 10 years later. Ann Thorac Surg,1997,63(6):371-376.

73. Garatti A,Castelvecchio S,Canziani A,et al. Long-term results of sequential vein coronary artery bypass grafting compared with totally arterial myocardial revascularization:A propensity score-matched follow-up study. Eur J Cardiothorac Surg. 2014;46(6):1006-1013.

74. Christenson JT,Simonet F,Schmuziger M. Sequential vein bypass grafting:tactics and long-term results. Cardiovasc Surg,1998,6(4):389-397.

75. Gao C,Wang M,Wang G,et al. Patency of sequential and individual saphenous vein grafts after off-pump coronary artery bypass grafting. J Card Surg,2010,25(6):633-637.

76. Vural KM,Sener E,Taşdemir O. Long-term patency of sequential and individual saphenous vein coronary bypass grafts. Eur J Cardiothorac Surg,2001,19(2):140-144.

77. 王明岩,高长青,王刚,等.非体外循环冠状动脉旁路移植术后大隐静脉序贯桥与单支桥中期通畅率的比较.中国胸心血管外科临床杂志,2011,18(5):399-403.

78. O'Neill MJ,Jr,Wolf PD,et al. A rationale for the use of sequential coronary artery bypass grafts. J Thorac Cardiovasc Surg,1981,81(3):686-690.

79. AlRuzzeh S,George S,Bustami M,et al:The early clinicaland angiographic outcome of sequential coronary arterybypass grafting with the off-pump technique. J ThoracCardiovasc Surg,2002;123(8):525-530.

80. Sadaba JR1,Nair UR. Selective arterialization of the coronary venous system. Ann Thorac Surg,2004;78(4):1458-1460.

81. Yu Y,Yan XL,Wei H,et al. Off-pump sequential bilateral internal mammary artery grafting combined with selective arterialization of the coronary venous system. Chin Med J(Engl). 2011,124(19):3017-3021.

82. Soran O. Alternative therapy for medically refractory angina:enhanced external counterpulsation and transmyocardial laser revascularization. Heart Fail Clin,2016,12(1):107-116.

83. Kabinejadian F,Ghista DN. Compliant model of a coupled sequential coronary arterial bypass graft:Effects of vessel wall elasticity and non-Newtonian rheology on blood flow regime and hemodynamic parameters distribution. Med Eng Phys,2012,34(7):860-872.

84. Kabinejadian F,Chua LP,Ghista DN,et al. A novel coronary artery bypass graft design of sequential anastomoses. Ann Biomed Eng,2010,38(10):3135-3150.

85. Rauenfelder T, Boutsianis E, Schertler T, et al. Flow and wall shear stress in end-to-side and side-to-side anastomosis of venous coronary artery bypass grafts. Biomed Eng Online, 2007, 6:35.

86. Bonert M, Myers JG, Fremes S, et al. A numerical study of blood flow in coronary artery bypass graft side-to-side anastomoses. Ann Biomed Eng, 2002, 30(5):599-611.

87. Qiao AK, Liu YJ. Influence of graft-host diameter ratio on the hemodynamics of CABG. Biomed Mater Eng, 2006, 16(3):189-201.

88. Staalsen NH, Ulrich M, Winther J, et al. The anastomosis angle does change the flow fields at vascular end-to-side anastomoses in vivo. J Vasc Surg, 1995, 21(3):460-471.

89. Fei DY, Thomas JD, Rittgers SE. The effect of angle and flow rate upon hemodynamics in distal vascular graft anastomoses: a numerical model study. J Biomech Eng, 1994, 116(3):331-336.

90. Fukui T, Takanashi S, Hosoda Y. Long segmental reconstruction ofdiffusely diseased left anterior descending coronary artery with leftinternal thoracic artery with or without endarterectomy. Ann ThoracSurg, 2005, 80(8):2098-2105.

91. Authors/Task Force MWindecker S, Kolh P. 2014 ESC/EACTS guidelines on myocardial revascularization: The task forceon myocardial revascularization of the European Society of Cardiology(ESC) and the European Association for Cardio-ThoracicSurgery (EACTS) developed with the special contribution of theEuropean Association of Percutaneous Cardiovascular Interventions(EAPCI) Eur Heart J, 2014, 35(8):2541-2619.

92. Christakis GT, Ivanov J, Weisel RD. The changing pattern of coronary artery bypass surgery. Circulation, 1989, 80(9):I151-I161.

93. Yoo JS, Kim JB, Jung SH. Coronary artery bypass grafting inpatients with left ventricular dysfunction: predictors of long-termsurvival and impact of surgical strategies. Int J Cardiol, 2013, 168(11):5316-5322.

94. Soylu E, Harling L, Ashrafian H. Adjunct coronary endarterectomyincreases myocardial infarction and early mortality aftercoronary artery bypass grafting: a meta-analysis. Interact Cardiovasc Thorac Surg, 2014, 19(5):462-473.

95. Sirivella S, Gielchinsky I, Parsonnet V. Results of coronary arteryendarterectomy and coronary artery bypass grafting for diffusecoronary artery disease. Ann Thorac Surg, 2005, 80(4):1738-1744.

96. Silberman S, Dzigivker I, Merin O. Does coronary endarterectomyincrease the risk of coronary bypass? J Card Surg, 2002, 17(9):267-271.

97. Tiruvoipati R, Loubani M, Lencioni M, et al. Coronary endarterectomy: impact on morbidity and mortality when combined withcoronary artery bypass surgery. Ann Thorac Surg, 2005, 79(11):1999-2003.

98. Downs SH, Black N. The feasibility of creating a checklist for theassessment of the methodological quality both of randomised andnon-randomised studies of health care interventions. J EpidemiolCommunity Health, 1998, 52(14):377-384.

99. Parmar MK, Torri V, Stewart L. Extracting summary statistics toperform meta-analyses of the published literature for survivalendpoints. Stat Med, 1998, 17(2):2815-2834.

100. Gale AW, Chang VP, Shanahan MX. Right coronaryendarterectomy: a procedure with increased risk of perioperativeinfarction. Aust N Z J Surg, 1977, 47(9):515-518.

101. Kamath ML, Schmidt DH, Pedraza PM. Patency and flowresponse in endarterectomized coronary arteries. Ann Thorac Surg, 1981, 31(2):28-35.

102. Miller DC, Stinson EB, Oyer PE. Long-term clinicalassessment of the efficacy of adjunctive coronary endarterectomy. J Thorac Cardiovasc Surg, 1981, 8(9)1:21-29.

103. Livesay JJ, Cooley DA, Duncan JM. Early and late resultsofcoronary endarterectomy in 3369 patients. Adv Cardiol, 1988, 36(11):27-33.

104. Walter PJ, Armbruster M, Amsel BJ. Endarterectomy in patients with diffuse coronary artery disease. Adv Car-

diol,1988,36(5):41-53.

105. Huysmans HA,Aytug Z,Buis B. Treatment of peripheralcoronary artery disease by endarterectomy. Adv Cardiol,1988,36(8):13-18.

106. Brenowitz JB,Kayser KL,Johnson WD. Results of coronary arteryendarterectomy and reconstruction. J Thorac Cardiovasc Surg,1988,95(11):1-10.

107. Christakis GT,Rao V,Fremes SE. Does coronary endarterectomy adversely affect the results of bypass surgery? J Card Surg. 1993;8(5):72-78.

108. Demirtas M,Tarcan S,Sungu U. Results of endarterectomy combinedwith angioplasty in aortocoronary bypass. Ann Cardiol Angeiol,1994,43(5):526-531.

109. Christenson JT,Simonet F,Schmuziger M. Extensive endarterectomyof the left anterior descending coronary artery combinedwith coronary artery bypass grafting. Coron Artery Dis,1995,6(15):731-737.

110. Tasdemir O,Kiziltepe U,Karagoz HY. Long-term results ofreconstructions of the left anterior descending coronary artery indiffuse atherosclerotic lesions. J Thorac Cardiovasc Surg,1996,112(5):745-754.

111. Shapira OM,Akopian G,Hussain A. Improved clinicaloutcomes in patients undergoing coronary artery bypass grafting withcoronary endarterectomy. Ann Thorac Surg,1999,68(17):2273-2278.

112. Asimakopoulos G,Taylor KM,Ratnatunga CP. Outcome of coronaryendarterectomy:a case-control study. Ann Thorac Surg,1999,67(18):989-993.

113. Jonjev Z,Redzek A,Radovanovic N. Late results of myocardialrevascularization in patients with coronary artery endarterectomy. Med Pregl,2000,53(5):373-377.

114. Butt M,Khair OA,Dwivedi G,et al. Myocardialperfusion by myocardial contrast echocardiography and endothelial dysfunctionin obstructive sleep apnea. Hypertension,2011,58(22):417-424.

115. Akchurin RS,Brand I,Barskova T. Assessment of efficacy ofendarterectomy of coronary arteries. Khirurgiia,2003,10:21-24.

116. Abid AR,Farogh A,Naqshband MS. Hospital outcome ofcoronary artery bypass grafting and coronary endarterectomy. AsianCardiovasc Thorac Ann,2009,17:59-63.

117. Binsalamah ZM,Al-Sarraf N,Chaturvedi RK,et al. Mid-termoutcome and angiographic follow-up of endarterectomy of the leftanterior descending artery in patients undergoing coronary arterybypass surgery. J Card Surg,2014,29(24):1-7.

118. LaPar DJ,Anvari F,Irvine JN Jr,et al. The impact of coronaryartery endarterectomy on outcomes during coronary artery bypassgrafting. J Card Surg,2011,26(15):247-253.

第　二　章

桥血管吻合口的保护装置

大隐静脉是冠状动脉旁路移植术(CABG)中最常用的桥血管材料之一。然而CABG后，大隐静脉会逐渐形成严重的狭窄或闭塞，10年的通畅率大约为50%。随着桥血管使用时间的延长，大隐静脉会发生再狭窄、闭塞，多数患者需要行再次冠状动脉血运重建治疗，而大隐静脉容易发生再狭窄的位置为桥血管近段及远端吻合口。目前治疗大隐静脉再狭窄仍然是再血管化治疗的主要挑战之一。我们心脏外科团队通过多年临床经验进行了桥血管吻合口保护装置的研发，旨在进一步提高大隐静脉桥血管的近远期通畅率。

第一节　桥血管近端吻合口保护装置

桥血管近端吻合口为大隐静脉与升主动脉端-侧吻合位置，此处桥血管血流剪切力最大。一项纳入84例患者的CABG术后大隐静脉再狭窄的研究中，有17例出现近端吻合口的狭窄或闭塞；而且80%的大隐静脉吻合口狭窄多发生在CABG术后1年。该研究中84例患者均接受经皮冠状动脉介入治疗(PCI)，然而相比较大隐静脉体部和远端吻合口狭窄或闭塞，近端吻合口PCI治疗的成功率最低(分别为91.7%，79% vs 70.6%，$P<0.01$)。PCI术后随访24.3±16.9个月，18.57%的患者发生不良心血管事件(major adverse cardiacand cerebrovascular events，MACCE)，然而近端吻合口PCI治疗后MACCE事件发生率最高。鉴于CABG后大隐静脉吻合口狭窄或闭塞所造成的严重后果，我们试图在行CABG的同时使用大隐静脉近端吻合口保护装置(自主研发)，力求减少术后大隐静脉近端吻合口再狭窄发生率，尤其是术后早期再狭窄或闭塞。

一、大隐静脉再狭窄的发生机制

静脉桥血管和吻合口闭塞主要是因为血管内膜增生，导致内膜增生的因素有很多，包括物理作用力，细胞形态学改变及生化反应。了解静脉桥血管内膜增生的机制将有助于提高远期预后。

1. **血管壁**　血管壁通常由三层组成：内膜、中膜和外膜。内膜是在最里面，由一层内皮细胞和内弹力板组成，内弹力板含有Ⅳ型胶原蛋白、层粘连蛋白和硫酸乙酰肝素蛋白聚糖。中层由血管平滑肌细胞和细胞外基质构成，外面覆盖结缔组织和外弹力板。动脉壁含有较多的平滑肌细胞和弹力纤维，一般要比静脉壁厚；平滑肌和弹力纤维富有弹性，可随着血管张力改变而改变直径。外膜包含成纤维细胞，细胞外基质和神经。

正常情况下，细胞外基质和平滑肌细胞的相互作用使平滑肌细胞处于相对静止的状态。转化生长因子-β(transforming growth factor-β，TGF-β)，肝素及肝素样分子可抑制平滑肌细胞增生和迁徙。肝素可结合纤维母细胞生长因子，中和其对平滑肌细胞的促有丝分裂作用。

TGF-β 也能抑制平滑肌细胞增殖和迁徙,并固定细胞外基质限制平滑肌细胞的移动性。

内皮细胞对血管病的完整性和功能的维持至关重要。它们能合成某些血管活性物质,并促进内皮细胞层的生理功能。正常的内皮细胞层能分泌前列腺素 I2(prostaglandin I2, PGI2)和内皮衍生舒张因子即一氧化氮(nitric oxide,NO)。NO 对维持血管健康具有重要作用,并可调节血管张力。血小板聚集是内膜增生的始动环节,NO 与 PGI2 共同抑制血小板的激活、黏附、聚集,进而抑制内膜增生。NO 还有抗炎症作用,可抑制细胞因子分泌和黏附分子的表达(ICAM-1,VCAM-1)。剪切力能影响内皮一氧化氮合酶生成 NO。乳内动脉作为桥血管被公认比静脉好,因为动脉内皮保存相对完好,以致具有更好的 NO 的代谢。此外,乳内动脉对 NO 释放的刺激因子更加敏感,如乙酰胆碱、缓激肽、组胺、P 物质和机械剪切应力,反过来能更好地应对血管紧张度的变化。另外,NO 能保护周围细胞包括平滑肌细胞免受血小板相关血管活性物质的影响。内皮细胞还能表达内皮素-1,它是很强的血管收缩物质,能引起静脉平滑肌收缩,但对动脉平滑肌作用较弱。NO 对乳内动脉的重要保护作用可能是乳内动脉桥血管再狭窄率低的原因。

内膜和中层改变的病因学仍然未阐明。然而,几个潜在的因素被证明直接或间接与内膜增生有关,包括血管痉挛,缺血,血流动力学改变以及晚期动脉粥样硬化。桥血管获取过程操作不当和移植后的痉挛是桥血管闭塞的始动环节。滋养血管损伤引起的缺血会造成内皮损伤,最终导致内膜增生。血管外膜的滋养血管为较大动静脉血管壁提供氧和营养物质。据观察所见,静脉滋养血管分布要比动脉紧密。在获取静脉的过程中,外膜常被去除,这样减少了血管壁氧和营养物质的供应,这已被证明与较高的内膜增生发生率有关。冠状动脉旁路移植术后,静脉桥压力增大会造成血管扩张及内皮损伤。血管管径大小的调整可以对抗血管剪切力,实验发现完整的内皮能对抗剪切力,任何对内皮的损伤会减弱这个作用。静脉桥血管粥样硬化同样是桥闭塞的重要原因之一。几乎所有的静脉在冠状动脉旁路移植术 1 年后均有不同程度的粥样硬化改变,3 年时达到 30%。术后 5 年,静脉桥闭塞主要是由粥样硬化造成的。

2. 内膜增生的机制　内膜增生主要包括以下几个阶段(表 2-1-1)

(1)血小板激活和表面反应:血小板反应是血管应对损伤的始动环节,与内膜损伤程度成正相关,通常包括黏附、聚集、激活。内皮损伤暴露皮下基质造成血小板黏附和聚集。血小板黏附牵涉到血小板受体 Gp1b、血浆血管性假血友病因子、纤连蛋白、聚集需要组织因子、纤连蛋白和血小板受体 GpⅡb-Ⅲa 的参与。黏附的血小板释放二磷酸腺苷激活花生四烯酸途径合成血栓素 A2,促进平滑肌细胞增殖。血小板激活后释放许多活性物质,启动平滑肌细胞增生机制。这些活性物质有生长因子、血小板源生长因子(platelet-derived growth factor,PDGF)、TGF-β、细胞因子 IL-1、IL-6、IL-8 以及凝血酶等。血小板激活也能造成血栓形成,同时 CD40L 识别血小板促进组织因子表达。CD40L 还与黏附蛋白的表达有关。随着血小板的激活,血小板表面开始发生反应。P 选择素和 α 颗粒黏附分子结合到白细胞表面的 p-选择素糖蛋白配体-1(PSGL-1),随后白细胞被激活。

(2)白细胞聚集:白细胞聚集会造成慢性炎症,是桥血管再狭窄进程开始的标志。剪切力造成内皮细胞损伤,导致白细胞在损伤部位聚集和浸润。刚开始时,白细胞附着松散,通过 PSGL-1、血小板 P 选择素向前滚动黏附血小板。激活的白细胞随着血小板迁移,并通过白细胞整合素 Mac-1,GPI-α,ICAM-2 介导浸润血管壁。平滑肌细胞、内皮细胞和炎性细胞能分泌趋化因子,诱导白细胞聚集。IL-8 诱导中性粒细胞聚集,IL-1、IL-6、TNF-α 与活性氧、蛋白水解酶、生长因子共同参与调节炎性反应。据报道,炎性反应与损伤程度成正相关。血管内支架造成内皮损伤,随之炎性细胞如中性粒细胞、单核/巨噬细胞大量聚集。外膜炎症反应也会导致内膜增生,通过 E 选择素调节白细胞聚集。mAb 能拮抗 E 选择素显著减少炎症反应。

表 2-1-1　静脉内膜增生过程

冠状动脉旁路移植术后血流动力学改变
湍流损伤内皮细胞
血小板黏附于血管壁
数小时后激活炎症反应
损伤部位周围的细胞 1 小时开始凋亡,在 6 小时达到高峰
炎症反应持续 3 天
24 小时后中层平滑肌细胞开始合成 DNA,细胞增生到 20~30 倍
内皮细胞开始从边缘向中心再生
4 天后,平滑肌细胞增生到达峰值,开始迁入内膜
损伤 7 天后,平滑肌细胞开始表达细胞外基质
新生内膜平滑肌细胞增生到 2 周 弹性蛋白、胶原蛋白、糖蛋白、蛋白多糖等细胞外基质的分泌使新生内膜进一步增生
成纤维细胞迁入损伤部位,进一步分化为纤维细胞

（3）凝血途径激活:血管损伤造成组织因子释放到血液中,启动凝血反应生成凝血活酶。组织因子和单核细胞结合Ⅶ因子开始凝血酶联反应。抑制组织因子可减少血栓形成以及内膜增生。循环中的组织因子在激活的血小板和微粒之间通过 PSGL-1、P 选择素结合到血栓。生成的凝血酶通过诱导血小释放 PDGF 直接或间接刺激平滑肌细胞增生。因此,凝血途径可概括为 3 个不同阶段:①组织因子释放;②血小板磷脂表面促进凝血酶生成;③血小板表面大量凝血酶生成,随后纤维蛋白聚合。

（4）平滑肌细胞迁移:在上述过程刺激下,中层的平滑肌细胞受表型调节由静态转化为动态,导致平滑肌细胞迁移到内膜。许多细胞外刺激和细胞内信号转导通路被认为参与了此途径。主要细胞外因子包括生长因子、细胞因子、细胞外基质蛋白质和细胞表面受体。

（5）平滑肌细胞增生:增生的本质是细胞数量的增加。内皮损伤后 7~30 天,平滑肌细胞快速增殖导致内膜病变。在大鼠的血管,每天平滑肌细胞增加的百分比从 0.06% 到 10%~30% 不等,随后造成血管病变。目前确切的机制尚不清楚,但可以明确的是平滑肌细胞进入细胞周期有复杂的调控机制。PDGF、胰岛素样生长因子-1（IGF）、凝血酶、FGF、血管内皮生长因子、TGF-β 与细胞因子 IL-6、IL-1 共同参与调控平滑肌细胞增生。损伤部位再内皮化后即中止增生,可能与内皮细胞重新释放 NO 和肝素有关。细胞外基质的增加可促进损伤部位愈合,而胶原蛋白、弹力蛋白、蛋白多糖是新生内膜后期的主要成分。外膜成纤维细胞在自分泌和旁分泌因子中起重要作用,进而调节增生和结缔组织的沉积。

3. **静脉自身因素**　大隐静脉本身发育细小,其直径小于3mm,而手术时打孔器在升主动脉上所打孔径多为4~5mm,造成大隐静脉与主动脉切口不匹配,导致大隐静脉吻合口处张力增加,静脉在吻合口处与主动脉贴敷较紧,造成血液湍流,吻合口处静脉壁因张力增加而代偿性肥厚。

4. **靶血管因素及操作技术的因素**

(1) 非常细小的靶血管,直径通常小于1mm,桥血管流量低,阻力高(流速<10cm/s;搏动阻力指数>5.0);或桥血管扭转成角、弯曲等,通常行冠状动脉旁路移植术1个月后,由于高压动脉血流的持续冲击,增大了静脉壁的张力,导致静脉内膜增生;

(2) 由于手术本身及操作技术因素导致的静脉内皮损伤,炎性细胞因子释放,使得静脉内壁血小板聚集,管壁平滑肌细胞增生,静脉吻合口出现严重纤维化,也可导致狭窄。

二、大隐静脉再狭窄或闭塞的治疗现状

目前治疗大隐静脉再狭窄的主要方法是PCI治疗,但是术后近期及远期效果仍不乐观。大隐静脉PCI治疗后,桥血管再阻塞的主要原因是受损内皮的存在,导致不可避免的进展性血栓性或粥样硬化性再狭窄。并且大隐静脉PCI治疗增加了无复流现象的风险,无复流现象将导致严重的心血管事件,甚至死亡。

自从1997年SAVED临床试验以后,金属裸支架介入治疗冠状动脉旁路移植术后大隐静脉再狭窄成为桥血管再血管化的标准治疗。然而最近两项随机对照的临床试验SOS和RRISC证实:接受金属裸支架治疗后6~12个月后,仍有25%~50%的大隐静脉出现再狭窄或闭塞。因此,介入治疗大隐静脉粥样硬化性、血栓性及退化行再狭窄仍存在技术上的挑战,并且具有较高的围术期并发症的发生率,例如MACCE事件等。对于药物涂层支架和金属裸支架在治疗冠状动脉旁路移植术后大隐静脉再狭窄的临床效果孰优孰劣仍不清楚。一些研究揭示:使用药物涂层支架进行大隐静脉PCI治疗可显著降低围术期死亡率,改善患者的长期预后。一项纳入4个随机对照试验和19个队列研究的meta分析显示:同金属裸支架相比,药物涂层支架在降低死亡率、MACCE事件、靶病变血管重建和靶血管再血管化方面具有优势。而且2011年美国ACC/AHA指南也强烈推荐使用药物涂层支架行大隐静脉桥再狭窄的PCI治疗。然而Pucelikova T等报道冠状动脉旁路移植术后大隐静脉桥再狭窄患者尽管使用药物涂层支架,治疗后1年死亡率为8%,而且MACCE事件发生率高达31.7%。

三、外科治疗观点

目前针对冠状动脉旁路移植术后大隐静脉再狭窄的PCI治疗呈现压倒性趋势,然而其尚存在不太乐观的近期及远期治疗效果。我们率先提出在行冠状动脉旁路移植术的同时施行大隐静脉近端吻合口保护装置来预防或减少冠状动脉旁路移植术后大隐静脉近端吻合口的狭窄或闭塞。

四、近端口保护装置

该装置是钛合金材质的半圆弯管状支撑网,近端保护装置的直径4mm,与一般大隐静脉基本匹配。质地偏硬但又有韧性,可以对静脉桥的近端吻合口起到支撑的作用(图2-1-1)。

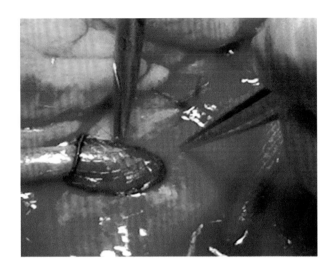

图 2-1-1　近端吻合口保护装置

五、适应证

该装置适用于所有患者,但若有以下情况其优越性将会更加突出:

1. 大隐静脉偏细(直径通常小于 3mm),与升主动脉切口不匹配的患者;

2. 近端吻合完毕后,大隐静脉出现扭曲或容易成角,造成血液湍流的患者。

六、手术操作

具体操作步骤如下:

1. 冠状动脉旁路移植术后,根据大隐静脉粗细选择相应尺寸的保护装置。然后确定放置该保护装置的方向;

2. 使用 6-0 Proline 线间断缝合,将近端保护装置的底圈缝合于主动脉壁并打结;

3. 根据吻合口处静脉壁可能塌陷的程度,用 7-0 Proline 线将静脉壁同近端口保护装置的顶部网丝吻合 3~4 针;

4. 最后将医用化学胶(α-Cyanoacrylate)喷涂于近端段保护装置上,使静脉壁与保护装置紧密贴合,起到塑形固定作用(图 2-1-2)。

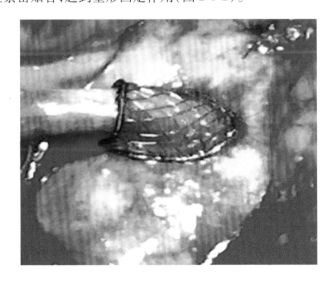

图 2-1-2　近端吻合口保护装置

七、应用前景

我们自主研发的近端吻合口保护装置,不仅解决了术中因大隐静脉与主动脉吻合口不匹配所引发的静脉壁可能塌陷的问题,而且可以纠正因大隐静脉缝合方向不当及主动脉粥样硬化范围大,缝合于非最佳位置所造成的近端吻合口处静脉扭曲或成角。最重要的是该装置具有塑形固定作用,不仅避免了术后早期近端吻合口再狭窄或闭塞,并且可以防止因术后前纵隔血块压迫近端吻合口导致桥血管的早期闭塞。我们通过动物实验证实:静脉喷涂医用化学胶能够减轻静脉内皮和中层炎性增厚,该文章已经发表于 *European Journal of Cardio-Thoracic Surgery*,IF3. 6。该装置仍处于动物实验及初步临床试验中,其用于临床后的远期治疗效果仍需进一步研究。

(刘长城　顾承雄)

第二节　桥血管远端吻合口支撑装置——"墩子"

桥血管的通畅性是评价冠状动脉旁路移植术患者预后的最重要的指标之一。静脉和动脉桥血管通常一起用来血运重建,动脉桥多用于左前降支,而静脉桥除了用于左冠状动脉系统外,还被用于右冠状动脉系统的血运重建。由于静脉桥远期堵塞率要高于动脉桥,而且发自右冠状动脉系统的后降支多数处在心脏膈面和横膈的挤压区,所以右冠状动脉系统的桥血管远期通畅率较低。据 *Circulation* 文献报道,静脉桥 1 年内的闭塞率为 10%~20% ,5 年闭塞率为 15%~30% ,10 年闭塞率为 35%~55% 。研究表明,与左冠状动脉系统相比,右冠状动脉系统的桥血管通畅率更低。目前尚无提高静脉桥血管远期通畅性的有效措施,因此寻找预防静脉桥闭塞的方法是冠状动脉外科亟需解决的问题。

一、桥血管吻合口远端闭塞的机制

过去的 30 年,全世界已完成数百万例冠状动脉旁路移植术,但静脉桥闭塞一直是很棘手的问题。桥血管近中期闭塞多与吻合口内膜增生有关,晚期多因吻合口动脉粥样硬化引起。吻合口的内膜增生与吻合口血流动力学变化关系密切。因此,吻合口血流动力学环境的好坏将直接影响患者的预后。而桥血管吻合口远端发生闭塞的主要原因为吻合口位置的血流动力学异常变化(图 2-2-1)。

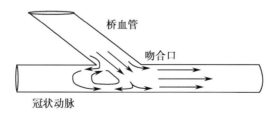

图 2-2-1　吻合口示意图

右冠状动脉起自主动脉右窦,经肺动脉根部及右心耳之间,沿右冠状沟行走,绕过心右缘,继续在膈面的冠状沟内行走,在房室交界点附近发出后降支,即后室间支。冠状动脉旁路移植术时桥血管一般吻合于膈面的后降支或者右冠状动脉主干上。由于与膈肌紧贴,吻合于右冠上的静脉桥血管特别是吻合口的位置很容易受到挤压。

当吻合口受压时,吻合口由类圆形变成椭圆形,其血流动力学发生了复杂变化。在一定压力条件下,吻合口面积减小,血流量减少,靶血管的远端供血减少。据文献报道,桥血管流量越大,远期通畅率越高,反之不然。同时吻合口变形,血管内出现湍流,各个壁面剪切力峰值增高,易造成内皮损伤继发内膜增生。再者,吻合口受压所形成的涡流使血细胞滞留时间延长,增加血栓形成风险。因此,吻合口受压变形,冠状动脉供血减少,血流动力学改变,都易造成血栓形成及内膜增生,进而加大了桥血管远期闭塞的风险。为此,我们开发了桥远端支撑装置(DAS)。

二、桥血管远端吻合口保护装置——"墩子"

为解决移植到右冠状动脉系统的静脉桥血管免受膈肌压迫的问题,我们采用桥血管远端的支撑装置"墩子",将其缝在吻合口旁边使心脏膈面同横膈之间产生一个空隙,起到支撑吻合口的作用。"墩子"的制作方法为:剪取2cm×3cm大小的自体心包片和2cm×2cm的毡片,将此毡片卷成一个小卷,将上述心包包裹毡片小卷并用6-0聚丙烯线将两者缝合在一起(图2-2-2)。

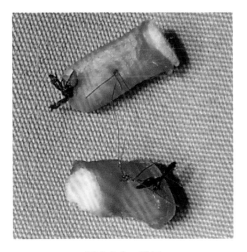

图2-2-2 墩子

三、适应证

1. 远端吻合口支撑装置"墩子"适用于移植于容易受压的桥血管吻合口,一般用于右冠状动脉系统如后降支的桥吻合口;

2. 适用于靶冠状动脉直径<1.5mm的患者;

3. 行选择性心中静脉动脉化的患者;

4. 行冠状动脉动脉内膜剥脱术的患者;

5. 心脏 LVDd>55mm;

6. 静脉桥血管与靶血管直径严重不匹配者。

四、手术方法

1. **常规 OPCABG 手术** 全身麻醉下采用胸骨正中切口,常规获取左乳内动脉及大隐静脉备用。然后在非体外循环下行冠状动脉旁路移植术。通常将乳内动脉吻合于左前降支,其余采用大隐静脉按照对角支、钝缘支、左心室后支、后降支的顺序进行序贯吻合。术中利用心表固定器对冠状动脉吻合部位作局部固定,结合头低位和手术床右倾充分显露靶血管。切开冠状动脉前仅阻断切口近端血流,用8-0聚丙烯线连续缝合远端吻合口。关胸前测定桥血管流量。

2. **墩子的缝合** 按上法制作墩子,在吻合口两侧或单侧用7-0聚丙烯线将墩子固定于心外膜(图2-2-3,图2-2-4)。墩子的数量及位置可根据需要酌情变动(视频3)。

五、注意事项

1. 如何确定墩子的固定位置要根据患者站立时与吻合口的位置关系,以及与膈肌的位

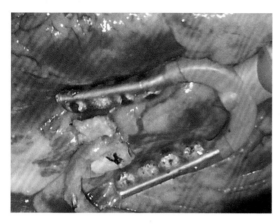 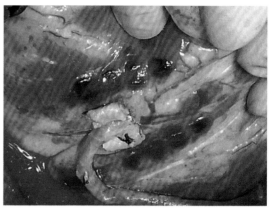

图 2-2-3　墩子缝合于静脉桥远端吻合口的两侧　　　图 2-2-4　墩子缝合于静脉桥远端吻合口的两侧

视频 3　桥血管吻合口远端保护装置

置关系,缝合时应尽量躲开心表面的粗大动脉分支;

2. 墩子固定在心表面一定要确保牢固,松动或移动反而有可能压迫桥血管或者吻合口。

六、作者实践

从 2013 年 5 月开始,我们先后为 70 余例终末靶冠状动脉直径<1.5mm、冠状动脉内膜剥脱术后或心中静脉动脉化的患者在施行了非体外循环下冠状动脉旁路移植术时使用了桥远端支撑装置——"墩子"。对其中术后两年的 20 例患者进行了随访。结果显示,1 例患者出现心绞痛,行冠状动脉造影示乳内动脉到左前降支的吻合口存在40% ~50% 狭窄,而静脉桥的所有吻合口通畅,余 19 例患者均未出现心绞痛,心功能分级均较术前改善,行冠状动脉 CTA 检查示 1 例患者左室后支到后降支段静脉桥闭塞,其余吻合口通畅,通畅率为 95% 。同时选取了同一时间段 17 例只行非体外循环下冠状动脉旁路移植术的患者进行配对随访观察,结果显示,6 例患者出现了心绞痛,行冠状动脉 CTA 显示吻合至后降支的大隐静脉桥血管出现严重狭窄或闭塞。其余患者复查无症状,桥血管通畅,移植到后降支桥血管通畅率为64.7% 。因此,与对照组相比,使用桥血管远端支撑装置可以明显提高中期后降支桥血管的通畅性($P<0.001$),并提高患者的生活质量(图 2-2-5、图 2-2-6)。

七、应用前景

综合以上结果,我们认为桥血管远端支撑装置——"墩子"能起到部分支撑膈肌和心脏膈面间的挤压,减轻吻合口所受挤压力的作用,有利于提高桥血管中期通畅性。但能否保护

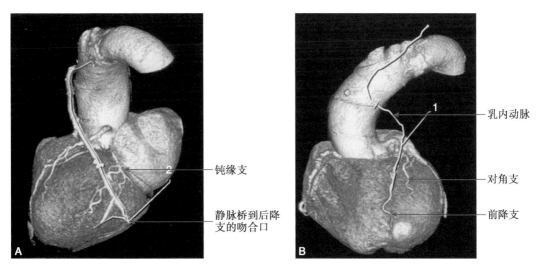

图 2-2-5　OPCABG+DAS 术后 2 年复查冠状动脉 CTA 结果

上图为 OPCABG+DAS 术后 2 年随访冠状动脉 CTA 结果,显示序贯静脉桥通畅,乳内动脉桥通畅。A 为左前头位,B 为右前头位

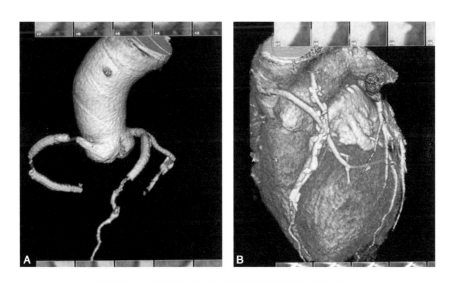

图 2-2-6　CABG 术后 2 年复查冠状动脉 CTA 结果

上图为 CABG 术后 2 年随访冠状动脉 CTA 结果,显示序贯静脉桥对角支至左室后支段显影淡,左室后支至后降支段闭塞

远期通畅性还需进一步观察,同时还需更大样本量的病例随访。而且在临床实践中仅能通过冠状动脉造影或 CTA 来评价桥血管的通畅与否,并不能直观对比 CABG+DAS 与 CABG 桥血管吻合口受压情况、血流动力学变化以及吻合口内膜的增生情况。因此,我们将进一步进行动物实验来探索 DAS 对桥血管吻合口的保护作用及机制,从而为临床实践提供理论依据。

(王粮山　顾承雄)

参 考 文 献

1. Hess CN, Lopes RD, Gibson CM, et al. Saphenous vein graft failure after coronary artery bypass surgery: insights from PREVENT IV. Circulation, 2014, 130(17): 1445-1451.

2. Sabik JF Lytle BW, Blackstone EH, et al. Comparison of saphenousvein and internal thoracic artery graft patency by coronary system. The Annals of thoracic surgery, 2005, 79(2): 544-551; discussion-51.

3. Sabik JF, Lytle BW, Blackstone EH, et al. Does competitive flowreduce internal thoracic artery graft patency? The Annals of thoracic surgery, 2003, 76(5): 1490-1497.

4. Kinoshita T, Asai T, Suzuki T. Preoperative SYNTAX score and graft patency after off-pumpcoronary bypass surgery. European journal of cardio-thoracic surgery: official journal of the EuropeanAssociation for Cardio-thoracic Surgery, 2013, 44(1): e25-31.

5. Pereg D, Fefer P, Samuel M, et al. Native coronary artery patencyafter coronary artery bypass surgery. JACC Cardiovascular interventions, 2014, 7(7): 761-767.

6. Sankaranarayanan M, Chua L P, Ghista D N, et al. Computational model of blood flow in the aorto-coronary bypass graft. Biomed Eng Online, 2005, 4: 14.

7. Haruguchi H, Teraoka S. Intimal hyperplasia and hemodynamic factors in arterial bypass and arteriovenous grafts: a review. J Artif Organs, 2003, 6(4): 227-235.

8. Papaioannou T G, Stefanadis C. Vascular wall shear stress: basic principles and methods. Hellenic J Cardiol, 2005, 46(1): 9-15.

9. Hirotani T, Kameda T, Shirota S, et al. An evaluation of the intraoperative transit timemeasurements of coronary bypass flow. European journal of cardio-thoracic surgery: official journalof the European Association for Cardiothoracic Surgery. 2001; 19(6): 848-852.

10. Papaioannou TG, Stefanadis C. Vascular wall shear stress: basic principles and methods. Hellenicjournal of cardiology: HJC = Hellenike kardiologike epitheorese, 2005, 46(1): 9-15.

11. Fry DL. Acute vascular endothelial changes associated with increased blood velocity gradients. Circulation research, 1968, 22(2): 165-197.

12. Widimsky P, Straka Z, Stros P, et al. One-year coronary bypass graft patency: A randomized comparison between off-pump and on-pump surgery angiographic results of the prague-4 trial. Circulation, 2004, 110(22): 3418-3423.

13. Goldman S, Zadina K, Moritz T, et al. Long-term patency of saphenous vein and left internal mammary artery grafts after coronary artery bypass surgery: Results from a department of veterans affairs cooperative study. J Am Coll Cardiol, 2004, 44(11): 2149-2156.

14. Wang JH, Liu W, Du X, et al. Long term outcomes of saphaneous vein graft intervention in elderly patients with prior coronary artery bypass graft. J Geriatr Cardiol, 2014, 11(1): 26-31.

15. Motwani JG, Topol EJ. Aortocoronary saphenous vein graft disease: pathogenesis, predisposition, and prevention. Circulation, 1998, 97: 15.

16. SAVAGE MP, DOUGLAS JS, FISCHMAN D, et al. Stent placement compared with balloon angioplasty for obstructed coronary bypass grafts. The New England Journal of Medicine, 1997, 337: 740-747.

17. Brilakis ES, Lichtenwalter C, de Lemos JA, et al. A randomized controlled trial of a paclitaxel-eluting stent versus a similar bare-metal stent in saphenous vein graft lesions the sos (stenting of saphenous vein grafts) trial. J Am Coll Cardiol, 2009, 53(11): 919-928.

18. Vermeersch P, Agostoni P, Verheye S, et al. Randomized double-blind comparison of sirolimus-eluting stent versus bare-metal stent implantation in diseased saphenous vein grafts: Six-month angiographic, intravascular ultrasound, and clinical follow-up of the rrisc trial. J Am Coll Cardiol, 2006, 48(12): 2423-2431.

19. Lavi S, Ivanov J, Appleby CE, et al. Selective use of embolic protection devices during saphenous vein grafts interventions: A single-center experience. Catheter Cardiovasc Interv, 2010, 75(7): 1037-1044.

20. Wright RS, Anderson JL, Adams CD, et al. 2011 accf/aha focused update of the guidelines for the management of patients with unstable angina/non-st-elevation myocardial infarction (updating the 2007 guideline): A report of the american college of cardiology foundation/american heart association task force on practice guidelines developed in collaboration with the american college of emergency physicians, society for cardiovascular angiography and interventions, and society of thoracic surgeons. J Am Coll Cardiol, 2011, 57(19): 1920-1959.

21. Pucelikova T, Mehran R, Kirtane AJ, et al. Short-and long-term outcomes after stent-assisted percutaneous treatment of saphenous vein grafts in the drug-eluting stent era. Am J Cardiol, 2008, 101(1): 63-68.

22. Dai L, Gao M, Gu C, et al. Perivenous application of cyanoacrylate tissue sealants reduces intimal and medial thickening of the vein graft and inflammatory responses in a rabbit model of carotid artery bypass grafting. Eur J Cardiothorac Surg, 2015.

第 三 章

冠状动脉旁路移植术中桥血管最优选择策略——双乳内动脉 Y 型吻合技术

一、动脉移植物的历史回顾

自 20 世纪 80 年代已有的较多临床研究证实,乳内动脉作为冠状动脉旁路移植术的移植血管,其早期的通畅率约为 95%,更重要的是,术后 10 年的通畅率仍能高达 90% 以上。研究表明,乳内动脉的一些生理和解剖特点决定了乳内动脉作为桥血管的优良表现。粥样硬化的冠状动脉中的血管内皮功能是异常的。正常血管内皮产生的生物活性物质,如前列腺素和一氧化氮可通过抑制血小板的聚积和血管内血栓形成引起血管扩张,对阻止动脉粥样病变具有重要作用。因此,一个不存在病变的乳内动脉移植到具有病变的冠状动脉上对受体冠状动脉循环将产生特殊的病理生理作用,其价值可能超过了仅仅是一根供血桥的作用。

乳内动脉(internal mammary artery,IMA)首先由 Vineberg 于 1946 年用于心肌再血管化,当时只是将 IMA 远端结扎后置于左室心肌隧道内。将乳内动脉用于动脉间旁路移植始于 1954 年,随后开始了直接冠状动脉再血管化。1961 年 Goetz 为一位反复剧烈心绞痛的出租车司机实施了 IMA 移植,首次将右侧乳内动脉(right internalmammary artery,RIMA)移植至右侧冠状动脉,在其远端套入一钽环,然后将末端血管外翻包住钽环并固定。接着结扎狭窄的右侧冠状动脉近心端,然后切开狭窄的远端血管,插入已处理好的 IMA,最后在冠状动脉外方扪及钽环再套环结扎,用非吻合方法完成了 CABG 历史上第 1 例 IMA 移植术,效果满意。1964 年 Kolesov 在列宁格勒第一次成功地将 IMA 血管蒂与钝缘支做了吻合。1967 年 Kolesov 首次通过左前胸切口在心脏跳动状态下将左侧乳内动脉(left internal mammary artery,LIMA)吻合于左前降支,患者术后整整存活了 17 年。Kolesov 一直坚持自己的工作,到 1976 年一共有 132 位患者接受了采用 IMA 的 CABG 术,奠定了用 IMA 移植治疗冠心病的基石。

由于大隐静脉(saphenous vein,SV)取材方便,不受长度限制,SV 曾一度成为 CABG 的首选材料,而 IMA 移植被认为比较复杂、对患者创伤大而不被看好。但是随着使用 SV 冠状动脉旁路移植术例数的迅猛增长,人们逐渐发现 SV 桥有着较高的闭塞率,而同期 IMA 桥的通畅率却非常之高。这一发现很快引导人们更多地使用 IMA。自 1982 年以来,在许多医疗中心的冠心病患者手术治疗时至少用一条乳内动脉作为桥血管,其中,还有 50% ~90% 的患者接受了序贯式乳内动脉冠状动脉旁路移植术(sequential internal mammary artery grafting,s-IMAG)。1986 年 Cleveland Clinic 的 Loop 等报道了用 IMA 后 10 年 CABG 血管桥通畅率的随访结果,证实了 IMA 是更好的移植材料。之后,用乳内动脉于冠状动脉旁路移植成为常规。Carpentier 等于 1971 年尝试用桡动脉(radial artery,RA)作为游离的移植血管,但近期效果令人失望。随后,胃网膜、腹直肌下、肩胛下、桡、尺动脉等均被尝试应用于临床。除 RA 外,其他移植血管均未被广泛接受。自此,对 IMA 的应用终于从外科医生的个人喜好发展到被普遍认同,IMA 是左前降支冠状动脉旁路移植术的首选材料。以后,人们又提出了用双乳内动脉实施全动脉化冠状动脉旁路移植术的概念。

二、动脉桥血管材料的临床分类

过去数十年来,乳内动脉桥血管已经被用于冠状动脉旁路移植术中。乳内动脉属于传导动脉,与其他动脉移植物一样,它们具有共同的特征。但是,它们又分布在身体的不同部位,并且因为它们灌注的器官有不同的生理作用而有各自的生理功能。为了满足生理需求,这些动脉有不同的解剖结构以及对血管活性物质有着不同的生理和药理反应性。

有国外学者在血管反应性实验研究的基础上,结合解剖、生理以及胚胎考虑,提出了一个可能对临床有用的动脉移植物的功能分类。按其建议将动脉移植物分为三类:Ⅰ型躯干动脉(乳内动脉、腹壁下动脉、肩胛下动脉);Ⅱ型肢体动脉(桡动脉和尺动脉);Ⅲ型内脏动脉(胃网膜动脉、肠系膜下动脉)。Ⅱ型与Ⅲ型动脉移植物对血管收缩剂都有较高的反应性,其比Ⅰ型动脉移植物更倾向于痉挛。与Ⅱ型、Ⅲ型移植动脉物相比,Ⅰ型动脉移植物可以释放更多的一氧化氮,并且有更高的血管内皮超级化因子引导的血管舒张以及细胞膜超极化,因此拥有更好的内皮功能。

乳内动脉作为Ⅰ型动脉移植物的代表,其抗痉挛、内皮保护功能均有很好的表现,所以,能够很好地保证血管移植物的远期通畅率。

三、双乳内动脉冠状动脉旁路移植术的国内外现状

目前国内外冠状动脉旁路移植术,大多采用左乳内动脉加静脉移植物或全静脉冠状动脉旁路移植术两种方式。运用大隐静脉作为桥血管进行冠状动脉旁路移植术时,因静脉内膜增生及吻合口部位血流量较低,术后第 1 年的闭塞率更高。在早期的报告中显示,第 1 年 SVG 的闭塞率约 10% ~ 26% ,10 年后的闭塞率可高达 50% ,而且在仍旧通畅的 SVG 中,可发现约有一半静脉内有明显的动脉粥样硬化改变。动脉移植物因较少发生内膜增生,其口径及动脉壁结构与冠状动脉相近,即使在血流量较低的情况下仍能保持较高的通畅率。近年来,大部分的报道持续支持动脉移植物的优越性。墨尔本的 Tatoulis 和他的同事在报告中指出,15 年来 2127 例冠状动脉旁路移植术血管桥已经清楚地显示 LIMA 的 5 年通畅率是 98% ,10 年通畅率是 95% ,15 年通畅率是 88% ,且术后心绞痛复发事件及需再干预治疗者的比例均明显少于全静脉冠状动脉旁路移植术组,通畅的左前降支是冠心病患者存活的主要因素。IMA 是最早应用于临床的动脉移植材料,也是目前为止保持通畅率最高的自体冠状动脉移植血管。从解剖和组织学分析得出 IMA 内膜结构完整致密,中层主要由弹力纤维和少量平滑肌组成,致密的内弹力纤维几乎没有缝隙。这种独特的屏障结构使平滑肌细胞不易进入内膜导致增生,避免出现管腔狭窄性阻塞。IMA 又是肌性血管移植材料,适应能力强,可根据心肌代谢的情况扩张和收缩管腔而增减其血流量。IMA 能释放更多的血管扩张因子,如一氧化氮和前列环素等,因而具有更强的抗血栓能力。联合应用双乳内动脉,至少可以做 3 ~ 4 个远心端吻合口或更多。因此,乳内动脉这样一个天然的"药物洗脱血管桥"的临床价值已经得到证实,随着研究的深入和认识的提高,乳内动脉的使用价值会得到进一步的公认,双侧乳内动脉的使用也将越来越多。自 20 世纪 90 年代以来,全动脉化冠状动脉旁

路移植术因其良好的近期治疗效果及中远期通畅率而越来越受人推崇。

四、乳内动脉的解剖

乳内动脉,即胸廓内动脉(图 3-0-1),是冠状动脉旁路移植术最常用的桥血管。80% 以上的乳内动脉(interal thoracic artery)直接起源于锁骨下动脉第 1 段,也可以起自锁骨下动脉第 2 段、第 3 段、甲状颈干或者横动脉。沿胸骨侧缘外 1 ~ 2cm 处下行,走行于上 6 肋软骨和肋间内肌的深面,胸横肌和胸内筋膜的浅面。

其终支平面最高可位于第 4 肋间隙,最低可至第 7 肋间隙,但 80% 是在第 6 肋软骨或第 6 肋间隙平面。其中一个分支下行进入腹直肌鞘处分为腹壁上动脉和肌膈动脉两终支。而另一支在第 7 ~ 9 肋软骨后方斜向外下方,直至心包下部和横膈。在第 1 肋附近,从胸廓内动脉发出心包膈动脉与膈神经伴行经肺根前方,在心包与纵隔胸膜之间下行至横膈,沿途发出分支至心包和胸膜。胸廓内动脉在下行经过上 6 位肋间隙处发出肋间前支和穿支,前者向外侧走行并与肋间动脉终末支及其侧副支末端相吻合;后者分布于胸前壁浅层结构。胸廓内动脉有两条静脉与之伴行,分支亦有同名静脉伴行。胸廓内动脉的内径约 2 ~ 3mm,全程长约 15 ~ 26cm,平

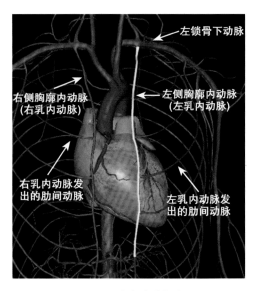

图 3-0-1　乳内动脉解剖图

均长度为 20cm,左胸廓内动脉长度大于但其直径略细于右胸廓内动脉。

胸廓内动脉发出心包膈动脉供血器官有:心包、纵隔胸膜、前纵隔内部分脏器如胸腺;胸廓内动脉在下行经过上 6 位肋间隙处发出肋间前支和穿支,供血器官有胸前壁包括胸骨、乳房;胸廓内动脉发出腹壁上动脉供血器官有上腹壁;胸廓内动脉发出肌膈动脉供血器官有心包下部和膈肌。胸廓内动脉还可发出迷走支气管动脉及交通支向支气管供血;在特殊情况下胸廓内动脉的终末支如腹壁上动脉和肌膈动脉通过分支向肝脏供血。

五、乳内动脉的生物特征

经研究证实,在冠状动脉旁路移植术中使用乳内动脉作为桥血管,其远期通畅率更高,而乳内动脉的优点主要体现在它的生理和物理特性。

1. **动脉桥优于静脉桥**　静脉桥由于缺血或静脉腔内压力增加会使内皮细胞受到破坏,大隐静脉移植到动脉系统后 24 小时,其内皮便可受到损害。Saurvage 指出,单纯动脉压力对于犬静脉的作用 3 周后,可使静脉壁增厚 4 ~ 6 倍,而动脉桥则不存在这些问题。同时也发现用乳内动脉搭到前降支后 9 年,其标本的组织学及血管厚度与没有移植过的血管完全相似。

2. **与冠状动脉分支的管径匹配良好**　IMA 的直径与冠状动脉直径相似,而大隐静脉的直径与冠状动脉的直径相差甚大。血管外科的实践表明,移植血管远心端的动脉直径大 2 ~ 3 倍的远期闭塞率明显高于移植血管和远心端动脉比例相近的病例。而且细的移植血管流速比粗的快,试验证明乳内动脉的血流速度比大隐静脉的高 4 倍。

3. **血管内膜增生较晚**　乳内动脉对动脉粥样硬化有"免疫性",较少发生内膜增生。很多观察发现,IMA 粥样硬化率比冠状动脉的发生率低得多。在尸体随机抽样检查中也发现动脉硬化率仅为 0.9%。Barner 在 800 例中仅发现 1 例有明显的粥样硬化。在 60 岁到 70 岁的患者中,IMA 仍不发生动脉硬化,而这种情况似乎也可以持续到 IMA 被当做移植血管以后。通常静脉对粥样硬化是有"免疫力"的,但是静脉移植到动脉系统之后,内环境发生了完全不一样的改变。缺血、手术创伤、压力增高等因素都会导致内膜增生变厚、脂肪沉积,导致粥样硬化的发生发展。动物试验结果表明,高脂血症未能造成乳内动脉粥样硬化,但在静脉移植物中却出现了轻度的粥样硬化。

4. **拥有更多弹性结构**　IMA 通畅率高的原因之一是其含有有功能的平滑肌,能对冠状动脉阻力作出相应的自身调节,可以随心肌耗氧量的增加而变粗,也会随着冠状动脉血管流出情况而变细,即使在血流量较低的情况下仍能保持较高的通畅率。

5. **产生前列环素**　前列环素不仅可以扩张血管,也可以抑制血小板的黏着和聚集,防止血栓形成,而且不同部位的血管分泌前列环素的能力不同。一般来讲动脉比静脉分泌得多。

6. **痉挛发生率**　冠状动脉旁路移植术中最重要的问题是移植物包括吻合口的远期通畅性。除了技术因素,远期通畅性和内皮功能有关。而血管的易痉挛性也和其远期通畅率有关。正如早期应用桡动脉时所见的严重桡动脉痉挛可导致术后移植血管的通畅率降低。乳内动脉相比于内脏动脉,对于血管收缩剂的药理反应较弱。临床观察发现,无论在生理还是病理状态下,通常位于近端的动脉更不容易发生痉挛。

7. **长度足够**　用 LIMA 冠状动脉旁路移植术到 LAD 具备足够的长度。IMA 的平均长度约为 20cm 左右,对于 LAD 的吻合可以说是绰绰有余,而完全游离下来的 RIMA 和 LIMA 组成 Y 型血管桥,其长度也可用于 OM 及 RCA 等靶血管的吻合。

8. **滋养血管**　乳内动脉具有完整的滋养血管,对早期和晚期的通畅率有积极的影响。

六、双乳内动脉冠状动脉旁路移植术的临床效果

为了提高桥血管的长期通畅率,减少或避免患者二次冠状动脉旁路移植术,就要更多地采用动脉材料当做桥血管,以增加全动脉化完全心肌血运重建术的比例。

开始人们怀疑 IMA 是否能给心脏提供足够的血流,因为人们没有适宜的方法来测量。但实际上从临床的角度评价 IMAG 的效果是更加实际和合理的间接方法。特别是与常规应用的大隐静脉桥的效果相比,更能说明问题。用乳内动脉冠状动脉旁路移植术与大隐静脉冠状动脉旁路移植术相比,单纯 IMAG 组的死亡率为 0~5%,而用大隐静脉冠状动脉旁路移植术的死亡率为 0~6.3%;围术期心肌梗死发生率分别为 1.3%~3.3% 和 1.3%~11.5%。如果单纯行前降支 IMAG,死亡率为 1.4%~5%;围术期心肌梗死为 3.7%~6.6%。当用 IMAG 远心端吻合口增加到平均 3.0 个/人时,死亡率为 0~4%;围术期心肌梗死率为 0~7.5%。Saurvage 报告 41 例双侧 IMAG,人均吻合口为 3.6 个(2~6 个),手术死亡率为 2.5%,而围术期心肌梗死率为 0。Lythe 报告 76 例,人均吻合口 3.2 个(2~7 个),手术死亡率从 1982 年的 1.6% 下降到 1.3%,围术期心肌梗死率从 3.2% 下降到 2.4%。IMAG 的死亡率、围术期心肌梗死率并不比传统的大隐静脉冠状动脉旁路移植术高。

接受 IMAG 后的患者运动试验阴转率也相当高。Kamath 报告 87 例患者,远心端吻合口数为 2~4 个。术后 64 例做了运动试验,57 例为阴性。在这 87 例患者中,术后随访了 8~52 个月,约有 79 例患者心绞痛缓解。Tector 报告了 100 例,人均吻合口 3.2 个(3~6 个),其中

59 例做了运动试验,有 58 例为阴性。国外有学者比较了住院死亡率,发现双侧乳内动脉组患者的死亡率较单支乳内动脉组低。可见单用 IMA 给患者进行冠状动脉血运重建,患者术后心肌缺血情况可得到明显改善。说明乳内动脉可以提供充足的血供,改善心肌供氧,同时并不增加围术期并发症和死亡率。

乳内动脉桥的通畅率比大隐静脉桥高。乳内动脉桥 1 年的通畅率为 93% ~ 99%,5 年通畅率为 81% ~ 97.5%,10 年为 69% ~ 95%;而大隐静脉桥的通畅率分别为 52% ~ 93.4%;64% ~ 82% 和 20% ~ 50%。当然,较高的通畅率必然带来较高的存活率。Loop 报告了一大组单纯用乳内动脉搭前降支或者同时用大隐静脉冠状动脉旁路移植术共 2300 例与 3625 例单纯用大隐静脉桥患者相比,他们的十年生存率,一支血管病变者分别为 93.4% 和 88%(P=0.05),二支血管病变者为 90.0% 和 79.5%(P<0.001),而三支血管病变者,其通畅率分别为 82.6% 和 71%(P<0.0001)。Lytle 等通过 10 ~ 15 年的随访观察发现,运用双侧乳内动脉行 CABG 能明显降低心绞痛的复发率,并有效减少再次手术率。

目前,对于 LIMA 已被公认为是左前降支(LAD)最佳动脉移植血管。关于 RIMA 的通畅率,早期报道结果并非一致:RIMA 血管造影通畅率是 95.1% ~ 96.7%。然而,最近墨尔本对过去 15 年以上 2127 例冠状动脉旁路移植术的大组研究报告已经清楚地显示,LIMA 5 年通畅率为 98%,10 年为 95%,15 年为 88%;而 RIMA 5 年通畅率为 96%,10 年为 81%,15 年为 65%,而且从手术到血管造影的间隔和 IMA 通畅率无关。

综上所述,MAG 的临床效果与传统的大隐静脉冠状动脉旁路移植术相比,前者远期通畅率远高于后者,而且手术并发症较低。目前有些医院心脏中心已弃用大隐静脉,一律采用乳内动脉。只要游离下来的乳内动脉无损伤、无动脉硬化、有搏动且血流喷射良好均可被应用于冠状动脉旁路移植术。高龄患者已不是应用乳内动脉的禁忌证。由于游离乳内动脉及吻合难度大,需不断总结操作经验,逐步扩大应用范围。但由于手术难度较大,游离乳内动脉需要较长时间,不适合急诊冠状动脉旁路移植术。

七、如何选择乳内动脉作为移植血管

选择 IMA 作为移植血管必须注意其质量:①游离过程中 IMA 是否受到损伤;②IMA 本身有无动脉硬化;③游离端血流量和直径是否合适,如果发现有损伤、血肿、烫伤或动脉硬化,或无搏动性血流就应当弃之不用。

仅根据 IMA 切断端的血流量来决定其是否可为移植血管尚无统一意见。有人认为远心端的血流分别小于 30ml/min、40ml/min 或 50ml/min 就不应该选用;Rankin 则认为,如果血流为 50ml/min 可做单支桥,若接近 100ml/min 可以选做序贯式冠状动脉旁路移植术的移植血管;Gibbon 认为,如果血流量<60ml/min,而经动脉内注入罂粟碱(30mg/100ml 生理盐水)或探条扩张以后,血流量不能增到 100ml/min 以上则不应选用;Tector 和 Grondin 积累了上千例 IMAG 经验指出:从没有发现 IMA 血流量不足的临床证据。游离下来的 IMA 只要有搏动性血流就可以应用,而测量游离端的血流量并不十分重要。

在获取乳内动脉时,关键是防止动脉痉挛与损伤。有报道认为乳内动脉桥失败的主要原因是游离 IMA 和吻合技术不当。所以,具体操作时应注意:

1. 游离 IMA 时不必强求保持纵隔胸膜的完整性,关键是使 IMA 有良好的显露,保证 IMA 桥不致过度紧张,对大心脏或左室射血分数低者原则上应打开左侧胸膜以免心包填塞(一旦发生,常来不及抢救)。

2. 游离IMA血管蒂时,应注意"No-touch"技术。从IMA分出的第1肋间动脉较粗,需切断,以防术后"窃血"。游离IMA上段必须至第1肋骨水平,使其有足够的长度。

3. 若获取IMA时间偏长,手指不能触及IMA搏动时,应尽早肝素化后再游离IMA,以免内膜血栓形成。

4. 制备好的IMA血管蒂需有足够的流量(表现为有直线的末梢射血)才能用于吻合。流量不足时,可采用直径1～1.5mm探条缓慢探查及向腔内注射罂粟碱盐水,以减轻或解除痉挛,增加IMA流量。但做腔内注射时须注意避免形成夹层。

5. IMA吻合口一般缝10～15针,要求吻合口通畅,而判断通畅的有效方法是观察灌注心肌色泽的变化和用流量仪测试。

6. 对急性心肌梗死急症手术的患者,特别是血流动力学不平稳者,首选大隐静脉作为桥血管。

对于多大直径的IMA可以选用为移植血管的看法不一。大多数作者认为,IMA直径只要和所要冠状动脉旁路移植术的靶血管一样粗或略粗一些即可用。如果直径>2.0mm可以做序贯式冠状动脉旁路移植术,而直径<1.0mm不应做侧侧吻合。直径在1.0～1.5mm可以用来做单支桥。直径1.5～2.0mm可以给大的冠状动脉靶血管进行冠状动脉旁路移植术。从生理学方面看,人们发现乳内动脉移植桥是一个"活"桥,它的直径和血流可以随心肌对氧需求量的增加而增大。因此,有人认为远心端血管与所供应冠状动脉血管不一定一样粗,只要能安全做好吻合即可。

八、乳内动脉获取技术

(一) 乳内动脉获取步骤(左侧乳内动脉)

乳内动脉剥离需要有良好的显露,因此术者应戴头灯及双目放大镜,要有较好的电刀、专用胸骨牵开器及止血钛夹。

1. 正中开胸,用专业的乳内动脉牵开器,向上向左牵开胸骨。术者取坐位,手术台升高并左倾,视线与乳内动脉走行齐平。推开胸膜,仔细观察乳内动脉及其两侧所伴行静脉的位置(图3-0-2)。

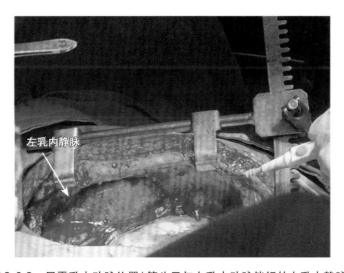

左乳内静脉

图3-0-2　显露乳内动脉位置(箭头示与左乳内动脉伴行的左乳内静脉)

2. 剥离脏层胸膜(图 3-0-3)

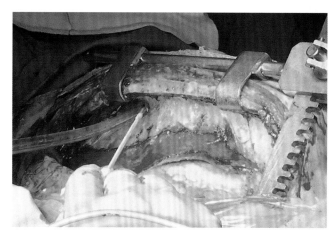

图 3-0-3　电刀剥离乳内动脉下方的脏层胸膜

3. 于平行乳内动脉两侧并相距 1.0~1.5cm 处,从第 4、5 肋间开始,也可从远端开始,用电刀切开壁胸膜和肋间肌肉组织(图 3-0-4)。

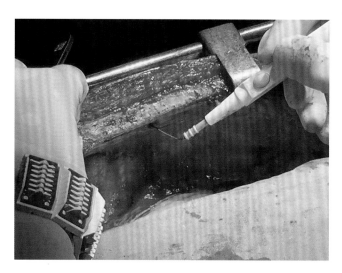

图 3-0-4　用电刀切开乳内动脉两侧壁层胸膜

4. 在全身肝素化后游离乳内动脉远端至剑突,用钛夹夹闭乳内动脉远端并离断(图 3-0-5)。

5. 游离乳内动脉和肋间分支至第 1 肋,将其分支近端用银夹夹闭,远端用电凝止血(图 3-0-6)。

6. 将稀释的罂粟碱溶液(30mg/支罂粟碱稀释至 100ml 生理盐水中)打入乳内动脉外的壁层胸膜,同时用热盐水纱布包裹乳内动脉 5 分钟以缓解乳内动脉痉挛(图 3-0-7)。

7. 用电刀,以不超过 30J 的能量剥除乳内动脉下的壁层胸膜,使其达到骨骼化,这样可以充分延长乳内动脉的长度并防止远期乳内动脉外膜钙化(图 3-0-8)。

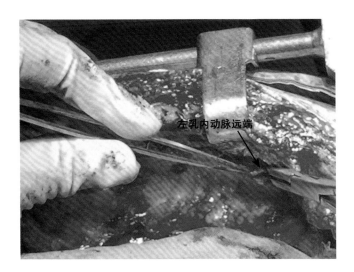

左乳内动脉远端

图 3-0-5　银夹夹闭乳内动脉远端并离断（箭头所示）

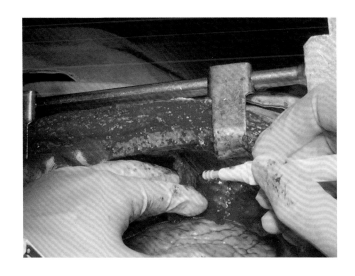

图 3-0-6　用电刀剥离乳内动脉与胸壁间隙

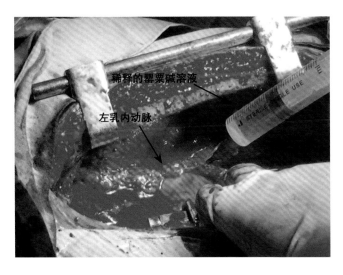

稀释的罂粟碱溶液

左乳内动脉

图 3-0-7　将稀释的罂粟碱溶液打入乳内动脉外的壁层胸膜

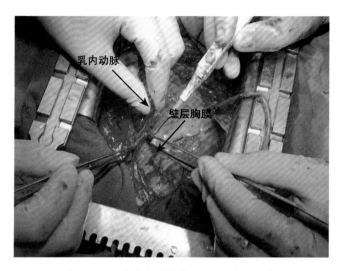

图 3-0-8　用电凝剔除乳内动脉壁层胸膜

8. 将稀释后的罂粟碱注入乳内动脉腔内,进一步防止其痉挛,同时可检查乳内动脉分支是否全部夹闭止血(图 3-0-9)。

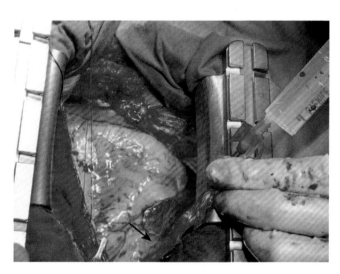

图 3-0-9　将稀释后的罂粟碱注入乳内动脉腔内,箭头所示为未夹闭的分支

在整个剥离过程中,动作要轻巧,尤其不能过分牵拉乳内动脉以避免损伤乳内动脉,内膜一旦损伤会形成节段性动脉夹层。电刀也可能伤及乳内动脉,要加以注意。一旦乳内动脉有破裂出血,可酌情用 8-0 聚丙烯线缝合,若流量不理想,应弃用。吻合前要注意观察乳内动脉的长度、方向、角度及血流量,并检查腔内是否有小的血栓形成。若长度足够,应剪除乳内动脉远端的"何氏肌",以防乳内动脉痉挛。

(二) 乳内动脉获取方式(表 3-0-1)

1. 带蒂乳内动脉获取技术　获取带蒂乳内动脉的优点是简单且周围组织可以保护乳内动脉,带蒂乳内动脉可能更接近生理状态。此外,带蒂乳内动脉具有完整供应移植物血管壁的血管网,而骨骼化乳内动脉血管壁只能从腔内血液中获得营养。最后,从生理角度看,它可能对移植物作为一个器官的完整性起积极作用并提高其移植后的远期通畅率;缺点是对胸壁的损伤较大,且 IMA 的长度较采用骨骼化技术获取时要短。

表 3-0-1　乳内动脉获取方式

获取技术	定义和举例
骨骼化(skeletonized)	单纯获取动脉移植血管,不含任何周围组织
半骨骼化(semiskeletonized)	动脉移植血管和伴随静脉一起获取。如获取桡动脉时连同伴随的静脉一起获取
原位(in situ)	原位动脉移植血管的 2 个例子是乳内动脉和胃网膜右动脉,前者近端仍与锁骨下动脉相连,后者与胃十二指肠动脉相连
带蒂(pedicled)	动脉移植血管连同伴随静脉和周围组织一起获取。如带蒂乳内动脉包括胸横肌和筋膜、胸膜外组织、胸膜、神经,以及引流的淋巴管等
连游离动脉移植血管(arterial free graft)	离断动脉移植血管的所有的解剖连接

2. **半骨骼化乳内动脉获取技术**　半骨骼化 IMA 获取技术可以获取较长的 IMA,从而可以直接再血管化左侧冠状动脉的所有分支或右侧冠状动脉的远端,并且减少了对胸壁侧支循环的损伤,这对于老年患者、糖尿病患者和慢性支气管炎肺气肿可能因胸壁缺血更易致感染的患者来说尤为重要。

3. **骨骼化乳内动脉获取技术**　骨骼化 IMA 获取技术只游离 IMA 本身,其技术本身与半骨骼化 IMA 获取技术相似,但需要更精密的器械和更仔细的操作。骨骼化 IMA 获取技术可以获取更长的 IMA,且可更好地保护胸壁的侧支循环,从而减少或防止胸骨缺血不愈合或感染的发生。

九、双乳内动脉冠状动脉旁路移植术的手术方式

桥血管的通畅率决定着患者的远期生存率及生活质量。动脉移植物与静脉移植物显著不同,静脉桥的远期通畅率明显低于动脉桥,乳内动脉因其口径与冠状动脉相似流速快、涡流少,使左乳内动脉十年的通畅率达到 90%。而大隐静脉的十年通畅率只有 50% 左右。应用双侧乳内动脉的近期死亡率与传统的左乳内动脉加大隐静脉相近,但十年死亡率及心肌梗死等心脏事件的发生率明显减少。

采用双侧乳内动脉进行心肌的再血管化治疗通常有三种方式,两种为原位移植血管桥:

1. 左侧乳内动脉(LIMA)与左前降支和右侧乳内动脉(RIMA)经横窦与旋支的原位吻合;

2. 先完成 RIMA 与右冠状动脉系统的吻合,其次为回旋系统,然后将其近端在左心耳水平与原位 LIMA 吻合完成 T 型桥。接着测量 LIMA 到前降支所需血管桥的长度,将其远段剪下,该段血管的远端与对角支吻合,其近端同样吻合于原位 LIMA,而后完成 LIMA 远端与前降支的吻合,构成"小"Y 型桥。最终,由 T 型桥和"小"Y 型桥共同组成 π 型桥;

3. **第三种为 Y 型吻合**　即完全游离 RIMA,将其近端与 LIMA 进行端侧吻合而形成 Y 型,其远端与靶血管再做吻合,此法目前临床最常用。

采用原位 RIMA 进行吻合的双侧乳内动脉桥技术存在着一些问题,即再次手术容易损伤横跨的 RIMA 血管桥,或者由于长度的限制,RIMA 只能和回旋支的近端做吻合。采用 Y型双乳内动脉桥解决了桥血管的长度问题,再加上 Y 型双乳内动脉桥到冠状动脉靶血管的数个侧-侧序贯吻合口,进一步加快了桥内血流速度,使其远期通畅率得以进一步提高。Y型乳内动脉桥在临床上能使更大范围的靶血管得到更彻底的再血管化,从而实现了对冠状动脉血管全部病变部位的完全血运重建,实现全心的再血管化。

另外,还有所谓 K 型桥(片字桥)、X 型桥(义字桥或十字桥)、U 型桥(品字桥)、H 型桥(工字桥)、IMA 环型桥(IMA loop,6 字桥)、吊带型桥(sling)、TY 型桥、Y 上 Y 型桥、双 Y 型桥(后三者均可称为从字桥)等,均是动脉桥血管构型在临床实践中的具体灵活运用。有兴趣的读者可以参见相关文献。其中 K 型桥、X 型桥和 U 型桥的区别就在于第 2 支动脉桥血管与原位 LIMA 是水平侧侧吻合、垂直侧侧吻合还是端侧吻合。但部分心脏外科医师不建议或推荐过于复杂的桥血管构型,主要问题是桥主干血流量有限,有可能难以担负整个心脏的供血任务,或在某些情况下(如吻合技术、桥血管痉挛或血栓形成等因素)导致整个桥血管完全失败。

经过多年的研究与实践,对于年轻的冠状动脉旁路移植术患者,如年龄在 45 岁以下,男性,冠状动脉病变弥漫以及大隐静脉曲张或被摘除术后而没有合适的静脉血管可以采用的病例多采用双乳内动脉冠状动脉旁路移植术技术。我们主张采用游离右乳内动脉与左乳内动脉组成 Y 型血管桥,其长度理想,对于左心室无严重扩张的患者,可用于前降支、回旋支系统及右冠状动脉,无需其他血管材料便可达到完全的心肌血运重建,手术近期效果满意。

十、用 Y 型双乳内动脉行冠状动脉旁路移植术的手术方法

近年来,非体外循环下冠状动脉旁路移植术因其创伤小,减少体外循环对人体生理的影响,且无心肌血供阻断后的再灌注损伤和血液系统及其他重要器官的并发症以及术后早期死亡率显著降低而逐渐成为外科治疗冠心病的常规手术方式。移植血管的通畅率决定了患者的远期生存率及生活质量,就早期和远期通畅率而言,左乳内动脉是心肌血运重建的最佳血管。长期的临床随访及冠状动脉造影提示,造成冠状动脉旁路移植术远期通畅率下降的主要原因是静脉桥的狭窄甚至闭塞。有关研究显示右乳内动脉用于左前降支旁路移植的远期通畅率与左乳内动脉一致,为了提高远期生存率,临床上增加了双乳内动脉的应用。

(一) 术前乳内动脉评估

虽然 IMA 轻度内膜增生较常见,但很少受动脉粥样硬化的影响,所以很少有不能用的情况。主要禁忌证是主动脉弓或锁骨下动脉狭窄。二次手术的患者应常规行 IMA 造影或 IMA超声以排除以前手术对 IMA 的可能损伤(图 3-0-10、图 3-0-11)。

(二) 双侧乳内动脉的获取

1. 左侧乳内动脉的获取 患者常规平卧位消毒铺巾,正中开胸,制备双侧乳内动脉,先取左侧乳内动脉,在全身肝素化前,用 IMA 胸骨牵开器牵开左侧胸骨,用电烧或超声刀游离LIMA 及其伴随静脉在内的宽约 1cm 的胸内组织。在看到或触到的 LIMA 内侧和外侧切开胸内筋膜,切口一般始于第 3 肋间。一旦游离开一部分,牵拉游离蒂就可以显露进入肋间的动静脉血管分支。较大的分支在 IMA 侧用小钛夹夹闭,而胸壁侧或夹闭,或用电烧、超声刀

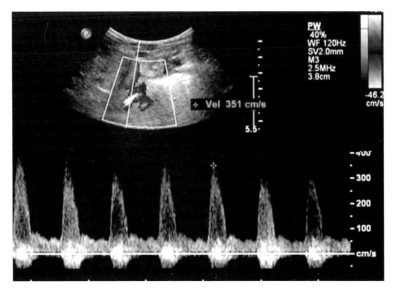

图 3-0-10　左锁骨下动脉狭窄超声

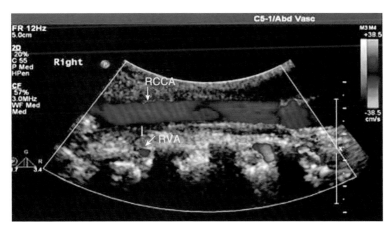

图 3-0-11　右锁骨下动脉狭窄超声

处理。第一部分血管蒂游离后,筋膜切口可以向下延伸到剑突,向上延伸到 LIMA 起于锁骨下动脉处,用同样的方法处理血管分支。采用"快接触"技术分离乳内动脉近端至锁骨下动脉开口前,远端到动脉分叉之后(剑突水平),全身肝素化后(1mg/kg),切断血管桥远端,连同乳内静脉及周围组织一起取下,在乳内动脉表面注射罂粟碱(4mg/ml)并用温生理盐水纱布包裹乳内动脉。而后清除乳内动脉周围组织,保证足够长的乳内动脉(一般 18～25cm)(图 3-0-2～图 3-0-9)。

2. **右侧乳内动脉的获取**　左侧乳内动脉取完后,再以相同的方法取右侧乳内动脉。在手术中由于右乳内动脉冠状动脉旁路移植术需要的路径较长,因此右乳内动脉应游离足够的长度,尤其是近端应尽量到达其从右锁骨下动脉的起源处;远端也应尽量游离,但要注意如远端游离过长,动脉口过小,会影响右乳内动脉的血流量。游离第二和第一穿支后,应继续解剖到 RIMA 消失在右侧头臂干静脉下缘的后方。在 RIMA、乳内静脉和膈神经形成的三角形内切断到心包膈、胸骨柄、胸骨甲状腺和纵隔的分支。切断上述分支并且向上和头臂静脉下缘后方游离可以使乳内动脉多游离约1cm。但应注意膈神经在此与RIMA相伴而行,二者之间一定程度地像"麻花"一样扭在一起,误伤膈神经会导致膈肌麻痹而影响患者术后呼吸功能,可能需要延长呼吸机辅助呼吸时间以提高术后患者生活质量。

(三) 双乳内动脉Y型吻合技术

1. 双乳内动脉Y型吻合 首先检测两条乳内动脉的流量,然后将取下右侧乳内动脉吻合于左侧乳内动脉组成Y型桥,吻合口位置须根据所冠状动脉旁路移植术血管的情况而定,一般于左侧乳内动脉第1吻合口(多数是对角支)近侧3~4cm处,用8-0缝线行端侧吻合,吻合口径约为动脉口径的1.5倍,以保证足够的血流量(图3-0-12,图3-0-13)。

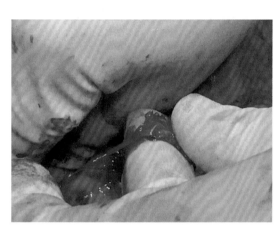

图 3-0-12 检测乳内动脉血流流畅性

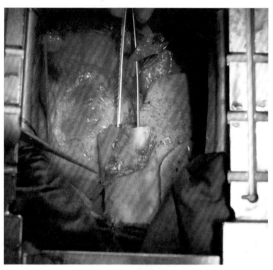

图 3-0-13 将 LIMA 与 RIMA 行 Y 型吻合

2. LIMA 吻合于前降支 行非体外循环冠状动脉旁路移植术,首先修剪乳内动脉远端吻合口部位,然后采用瑞克等心脏固定器,将左乳内动脉吻合至左前降支(LAD)或先以侧侧方式吻合于对角支后再吻合左前降支(图3-0-14,图3-0-15)。

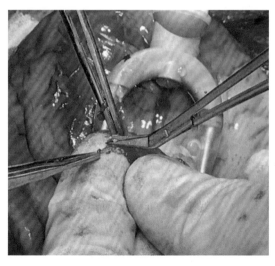

图 3-0-14 修剪乳内动脉吻合口

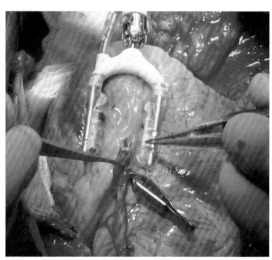

图 3-0-15 LIMA 吻合于 LAD

3. **RIMA 序贯吻合**　将 Y 型桥的右侧乳内动脉部分序贯吻合于中间支、钝缘支(OM)、左室后支(PLA)和后降支(PDA)。心脏侧壁的靶血管应按走行方向同桥血管行交叉方式侧侧吻合,口径约为冠状动脉口径的 2 倍左右,除最后的吻合口为端侧吻合外,其余均为侧侧吻合。做 IMA 和冠状动脉吻合口难度较大,吻合口大小的选择:一般可为 3～4mm。吻合口的部位应该选在没有动脉硬化、表浅而且相对较粗的冠状动脉靶血管上。侧侧吻合口的角度极为重要,应注意防止扭曲。但是,为了用有限长度的 IMA 做更多的吻合口,要仔细地测算吻合口之间的距离。缝毕每一个吻合口打结前,务必用细探条探查有无梗阻或不畅,同时观察桥血管开放后心肌血流灌注情况。在桥血管的走行途中要采取多点固定于心表面,以避免血管滚动或打折形成死角,以期保持桥血管的通畅。所有冠状动脉吻合口均用 8-0 聚丙烯缝线。待全部血管吻合完毕而且循环稳定后,采用 Veri Q 流量计测定桥血管流量。合并室壁瘤的患者可同期在心脏不停跳下行室壁瘤折叠成形术;冠状动脉腔内近乎闭塞的患者可行内膜剥脱术,然后再行冠状动脉旁路移植术;如遇到后降支细小、冠状动脉呈现弥散性病变的患者,右乳内动脉终末端可与心中静脉吻合,同时缝闭静脉的回心端,实现选择性中静脉动脉化(图 3-0-16、图 3-0-17)。

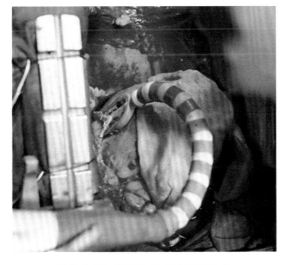 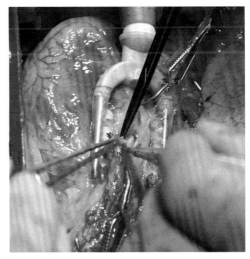

图 3-0-16　RIMA 与 OM 进行吻合　　　　图 3-0-17　RIMA 与 PDA 进行吻合

(四) 术后常见并发症

脑血管意外是冠状动脉旁路移植术后的严重并发症之一。OPCABG 虽然避免了体外循环对脑及神经系统的损害,但进行近端口吻合时,动脉硬化斑块的脱落仍然存在脑损害的潜在风险。冠状动脉旁路移植术后脑部并发症的发生有约 80% 是升主动脉钳夹时斑块脱落所致。“无接触”概念和技术在冠状动脉旁路移植术中的采用,减少了术后尤其是高龄及严重主动脉粥样硬化者发生脑血管意外的概率。我们采用的双侧乳内动脉 Y 型冠状动脉旁路移植术方式在实现心肌完全血运重建同时,没有任何主动脉上的操作,把脑部并发症的风险降到了最低。在笔者所积累的病例中,约 21% 的患者术前合并有陈旧性脑梗死或腔隙性脑梗死病史,有约 40% 的患者合并不同程度的颈动脉狭窄和粥样硬化斑块,手术后均无脑血管意外发生。

冠状动脉旁路移植术手术后胸骨及纵隔感染也是较严重的并发症(图 3-0-18),特别多

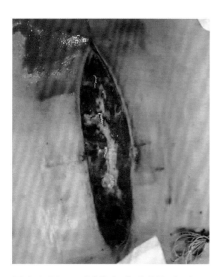

图 3-0-18　双侧乳内动脉获取术后 10 天胸骨愈合不良进行二次清创手术

见于糖尿病和女性患者。其通常延长手术后恢复时间,并增加近期病死率。对于乳内动脉的获取而破坏胸骨的血管床是否会增加术后感染几率,有学者认为,单侧乳内动脉的获取不增加胸骨感染的危险;而双侧乳内动脉的获取是术后胸骨及纵隔感染的危险因素,尤其是合并糖尿病的患者更为明显。单纯乳内动脉的获取较常规获取带蒂乳内动脉术后感染率低。也有作者认为,即使高危病例(如糖尿病、高龄、肥胖等),通过改善手术操作,减少切口和胸壁损伤及更严格的无菌操作,双侧带蒂乳内动脉的获取也不会明显增加手术后胸骨感染的发生率。熊利华等发现骨骼化游离双侧乳内动脉(即 skeleton 法),在游离过程中仅沿乳内动脉床分离并切断其分支,对肋间动脉穿支等影响较小。而保留伴行的静脉和淋巴管,对胸骨的血液和淋巴循环影响也会较小,因此可减少术后胸骨愈合不良的机会。

我们认为只要做到术前采用正确的呼吸和咳嗽方法训练、手术时采取避免胸骨牵开器过度牵开以防止胸骨断裂;减小电凝范围;获取乳内动脉时尽量保留胸壁组织和血管网;适量应用骨蜡;关胸前仔细冲洗,牢固固定胸骨、术后控制血糖、加强伤口的护理等,则不会增加双侧乳内动脉旁路移植术后的感染几率。

十一、应用现状

我国 CABG 开展较晚,尽管数量在逐年增加,但在成人心脏外科领域,其尚未形成主导地位。在掌握了基本手术技术和技巧之后,尤其当手术死亡率降到 1% 左右后,应更多考虑移植血管的长期通畅性,从而提高患者的远期生存率和生存质量。更加积极地采用动脉血管作为移植血管材料是解决这一问题的关键。近年来的临床研究和大量的病例已能充分证明:

1. 双侧乳内动脉 Y 型冠状动脉旁路移植术是安全、有效的,可以很好地实现冠状动脉全动脉化的完全血运重建,但该术式有一定的技巧要求,否则可能损伤整个血管桥;

2. 无论有无糖尿病,采用双侧乳内动脉旁路移植组的长期存活率均优于采用单支乳内动脉旁路移植的患者;

3. 无论左心室功能受损程度是否严重,采用双侧乳内动脉旁路移植组的长期存活率均优于采用单支乳内动脉旁路移植的患者。

研究证实,带蒂的左、右乳内动脉移植到左前降支有相似的通畅率,但若分别移植到对角支、回旋支和右冠状动脉系统,则通畅率分别为 96%、92% 和 82%。我们采用半骨骼化获取双侧乳内动脉,将右乳内动脉完全游离并与左乳内动脉组成 Y 型血管桥,其长度基本足够,可用于左前降支、回旋支系统及右冠状动脉等序贯吻合,且桥血管各吻合口之间过大的牵张力,无需其他血管材料便可达到对所有靶血管的血运重建,而且所有移植血管走行于心脏左侧,不必越过胸骨切口,术后对移植血管血流量的测定证明,双侧乳内动脉 Y 型冠状动脉旁路移植术可以达到较满意的血流量。

我国患者同西方国家的相比,体型较小、体重较轻、普遍缺乏较强的体育运动,我国的冠心病患者接受手术治疗的时机大多数也偏晚、病情偏重,术前有较长的心肌缺血时间而限制了患者的运动。这些特点在女性患者显得尤为突出,使有些患者的乳内动脉直径较细、长度与流量有限,这些因素都是影响该术式的预后。为此,在手术中应更小心、仔细地游离乳内动脉及其吻合,包括采用"不接触"(No touch)技术来获取两侧乳内动脉。采集过程中避免对乳内动脉内膜的损伤及采用半骨骼化技术,可以充分延长乳内动脉蒂的长度,还可保留一定的血管周围组织和神经,对血管桥有一定的支持和营养作用,防止血管发生痉挛,也便于术中对桥血管的固定。尽管使用双侧乳内动脉血管移植较用大隐静脉的血管移植更复杂,对外科医师的技术要求更高,但只要方法正确,即使是在较危重的冠心病患者仍可安全地使用双侧乳内动脉,包括糖尿病、不稳定型心绞痛和左主干病变的患者。这种手术方法操作时间较长,要求精细程度较高,建议戴手术放大镜和照明灯来操作。由于双侧胸腔可能会被打开,对于有慢性阻塞性肺病的患者,术前需做肺功能检查,做好术前评估,与麻醉师进行良好沟通,手术中确保不损伤膈神经。对于心脏功能低下、左主干病变、严重心肌缺血的危重患者,术前最好预防性使用IABP,以降低手术危险性。

随着冠状动脉外科的广泛开展,临床经验的不断积累,特别是OPCABG术已逐渐趋向成熟,双侧乳内动脉将越来越多地成为外科医师在冠状动脉旁路移植术中首选的桥血管材料,使患者在术后获得更大裨益。

十二、双乳内动脉Y型桥吻合技术应用前景展望

随着人口老龄化日益严重,冠心病发病率逐年上升。冠状动脉介入治疗技术不断进步,其适应证也得到不断扩大。由于受到内科介入技术不断发展的挑战,冠状动脉外科必然要在两个方面继续突破和创新。一是在继续保持远期通畅率高的基础上,加强如何进一步提高远期通畅率方面的研究;二是要使外科手术变得更加微创。同时结合机器人微创冠状动脉旁路移植术以及PCI介入治疗相结合的杂交手术也是未来发展的可能趋势。

双乳内动脉化CABG不是一项太新的技术,但双乳内动脉化CABG始终是一个研究的热点领域,尤其是双乳内动脉Y型桥吻合技术更是如此。在美国第94届AATS会议上,关于全动脉化CABG再次成为热点话题。Buxton等报道了澳大利亚八个心脏中心从1995—2010年2998例三支血管病变行双乳内动脉化CABG的长期随访结果。与对照组相比,双乳内动脉化CABG无论在短期还是长期生存率方面均明显高于对照组。

(白辰　杨俊峰　顾承雄)

参 考 文 献

1. Puskas JD,Williams WH,Mahoney EM *et al*. Off-pump vs conventional coronary artery bypass grafting:early and 12 years graft patency,cost,and quality of life outcomes:a randomized trial. JAMA,2004,291(15):1841.

2. Loop FD,Lytle BW,Cosgrove DM *et al*. Influence of the internal mammary artery graft on 10 years survival and other cardiac events. N Engl J Med,1986,314-316.

3. Goetz RH,Rahman H,Hailer JD,et al. Internal mammary-coronary artery anastomosis:a nonsuture method employing tantalum rinm[J]. J Thorae Cardiovase Surg,1961,41(3):378-386.

4. Kolesov VI. Mammary artery—coronary artery anastomosis as method of treatment for angina pectoris[J]. J Thorac Cardiovasc Stag,1967,54(4):535-544.

5. Olearchyk AS,Vasilii I,Kolesov. A pioneer of coronary revascularization by internal mammary-coronary artery

grafting. J Thorac Cardiovasc Surg. 1988;96(1):13-8.

6. loop FD,Lyth BW,Cosgrove DM,et al. Influence of the internal mammary artery graft on 10 years survival and other cardiac events〔J〕. N Ellgl J Med,1986,314(1):1-6.

7. Carpentier A,Guermontrez JL,Deloche A et al. The aorta2to2coronary radial bypass graft:a technique avoiding pathological changes in graft s. Ann Thorac Surg,1973,111-116.

8. Acar C,Jebara V,Portoghese M et al. Rivival of the radial artery for coronary artery bypass grafting. Ann Thorac Surg,1992,652-654.

9. Shuhiber J H,Evans AN,Massad MG,et al. Mechanisms and future directions for prevetion of vein graft failure in coronary bypass surgery. Review. Eur J Cardiothorac Surg,2002,22:387-390.

10. Barner HB,Standeven JW,Reese J. Twelve experience with internal mammary artery for coronary bypass. J Thorac Surg,1985,90:668-671.

11. Lytle BW. Long-term results of coronary bypass surgery. Is the internal mammary artery graft superior？ Postgrad Med,1998,83:66-68.

12. Seung KB,Park DW,Kim YH,et al. Stents versus coronary-artery bypass grafting for left main coronary artery disease. N Engl JMed,2008,358:1781-1792.

13. Kaufer E,Facto r SM,F rame R,et al. Patho logy of the radial and internal tho racic arteries used as co ronary artery hypass grafts. A nn Tho rac Surg,1997,63:1118-1122.

14. Verma S,Szmitko PE,Weisel RD,et al. Should radial arteries be used routinely for coronary artery bypass grafting? Circulation,2004,110:402-406.

15. Sauvage LR,Wu HD,Kowalsky TE,et al. Healing basis and surgieal techniques for the left ventricle using only the internal mammary arteries・AnnThoracSurg,1986,42:499-456.

16. Kamiya H,Watanabe G,Takemura H,et al. Total arterial revascularization with composite skeletonized gastro-epiploic artery graft in off-pump coronary artery bypass grafting〔J〕. J Thorac Cardiovasc Surg,2004. 127(4):1151-1157.

17. Munerette c,Negri A,Manfradi J,et al. Safety and usefulness ofcomposite grafts for total arterial myocardial revascularization:Aprospective randomized evaluation〔J〕. J Thorac Cardiovasc Surg,003,25(4):826-835.

18. Bulkley BH,Hutchins GM. Accelerated atheroscterosis:A morphologic study of 97 saphenous vein coronary artery bypass grafts. Cireulation,1977,55:163-169.

19. Huddleston CB,Stoney WS,Alford WC Jr,et al. Iternal mammary artery grafts:Technical faetors infleucing patency. AnnThoraeSurg,1986,42:543-548.

20. Tector AJ,Schmahl TM,Canino VR. ,et al. The internal mammary artery graft:The best choice for bypass of the diseased left anterior descending coronary artery,Cireulation,1984,68(2),936-942.

21. Chaikhouni A,Crawford FA,Kochel PJ,et al Human internal mammary artery produces more prostacyclin than saphenous vein. J Thorac Cardiovasc Surg,1986,92:88-102.

22. Fisk RL,Bruoks CH,Callaghan JC,et al. Experience with the radial artery graft for coronary bypass. Ann Thorac Surg,1976,21:513-518.

23. Acar C,Jebara VA,Portoghese M,et al. Revival of the radial artery for coronary bypass grafting. Ann Thorac Surg 1992,54:652-660.

24. He GW,Yang CQ. Comparison among arterial grafts and coronary artery. An attempt at functional classification. J Thorac Cardiovac Surg,1995,109:707-715.

25. Grondin CM,Campeau L,Lesperance J,et al. Comparision of late change in internal mammary artery and saphenous vein grafts in two consecutive series of Patients 10 years after operation. Cireulation,1984,70(3 Pt 2):208-213.

26. Galbut DL,Traad EA,Dorman MJ,et al. Twelve-year experience with bilateral internal mammary artery grafts.

AnnThoracSurg,1985,40（3）:264-270.

27. Tector AJ. Fifteen years experience with the internal mammary artery graft. Ann Thorac Surg,1986,42（6 Suppl）:522-526.

28. Petriffy AP. Sequential Internal mammary artery grafts for myocardial revascularization. J Cardiovasc,1987,28（Suppl toissue No 5）,1-5.

29. Lytle BW,Cosgrove DM,Saltus GL,et al. Multivessel coronary revaseularization without saphenous vein:long-term results of bilateral internal mamrnary artery grafting. Ann Thorac Surg,1983,36（5）:540-545.

30. Kamath ML,Matysik LS,Schmidt DH,et al. Sequential internal mammary artery grafts,expanded utilization of an ideal conduit. J. Thorae CardiovaseSurg,1985,89（2）:163-166.

31. Tector AJ,Schmahl TM,Canino VR. Expanding the use of the internal mammary artery to improve pateney in coronary artery bypass grafting. J Thorac Cardiovasc Surg,1986,91（1）:9-14.

32. Ura M,Sakata R,Nakayama Y,et al. Bilateral pedicled internal thoracic artery grafting. Eur J Cardiothorac Surg,2002,21（6）:1015-1019.

33. Lytle BW,Blackstone EH,Loop FD,et al. Two internal thoracic artery grafts are better than one. J Thorac Cardiovasc Surg,1999,117（5）:855-872.

34. Rankin JS,Newman GE,Bashore TM,et al. Clinical and angiographic assessment of complex mammary artery bypass grafting. J Thorac Cardiovasc Surg. 1986,92（5）:832-838.

35. Gibbon's,Surgery of the Chest Fourth Edition,ed. Sabiston DC,Spencer FC. 1983. 1451-1457.

36. Grondin CM,Cartier R,Louagie Y,et al. The IMA graft:Current application and technique. J Card Surg,1986,（4）1:313-316.

37. Grardner TJ,Green PS,Rykel MF,et al. Routine use of the left internal mammary artery graft in the elderty. Ann Thorac Surg. 1990,49（2）:118-121.

38. Kelle S,Hays AG,Hirsch GA,et al. coronary artery distensibility assessed by 3. 0 tesla coronary magnetic resonance imaging in subjects with and without coronary artery disease. Am JCardiol. 2011,108（4）:491-497.

39. Co sgrove DM,L ytle BW,Loop FD,et al. Do se bilateral IMA grafting increase surgical risk? J Tho rac Cardiovasc Surg,1988,95（3）:850-856.

40. Tavilla G,Kappetein AP,Braun J,et al. Long-term follow-up of coronary artery bypass grafting in three-vessel disease using exclusively pedicled bilateral internal thoracic and right gastroepiploic arteries. Ann Thorac Surg 2004;77（3）:794-799.

41. John R,choudhriA F,weinbergA D,et al. Multicenter review of p reoperative risk factovs for stroke after coropary artery bypass grafting. Ann Thorac surg. 2000,69（1）:30-55.

42. Virmani R,Farb A,Guigliumi G,et al. Drug-eluting stents:caution and concerns for long-term outcome. Coron Artery Dis 2004;15（6）:313-318.

43. Taggart DP,D'Am ico R,Altman DG. Effect of arterial revascularisation on survival:a systematic review of studies comparing bilateral and single internal mammary arteries. L ancet,2001,358（9285）:870-875.

44. Ioannidis JP,Galano sO,KatritsisD,et al. Early mo rtality and mo rbidity of bilateral versus single internal thoracic artery revascularization:p ropensity and risk modeling. J Am Co ll Cardio l,2001,37（2）:521-528.

45. Taggart DP. Respiratory dysfunction after cardiac surgery:effects of avoiding cardiopulmonary bypass and the use of bilateral internal mammary arteries. Eur J Cardiothorac Surg. 2000,18（1）:31-37.

46. Calafiore AM,Di Giammarco G,Teodori G,et al. Late results of first myocardial revascularization in multiple vessel disease:single versus bilateral intemal mammary artery with or without saphenous vein grafts. Eur J Cardiothorac Surg. 2004,26（3）:542-548.

47. Muneretto c,Negri A,Manfredi J,et al. Safety and usefulness of composite graft s for total arterial myocardial revascularization:A prospective randomized evaluation. J Thorac Cardiovasc Surg,2003. 125（4）:826-835.

48. Jung SH, Song H, Chao SJ, et al. Comparison of radial artery patency according to proximal anastomosis site: direct aorta to radial artery anastomosis is superior to radial artery composite grafting. J Thorac Cardiovasc Stag, 2009. 138(1): 76-83.

49. Ali E, Saso S, Ashrafian H, et al. Does askeletonized or pedicled left internal thoracic artery give the best graft patency? Interact Cardiovasc Thorac Surg 2010, 10(1): 97-104.

50. Ali E, Saso S, Aluncd K, et al. When harvested for coronary Jartery bypass graft surgery, does askeletonized or pedicled radial attery improve conduit patency. Interact Cardiovasc Thorac Surg, 2010, l0(2): 289-292.

51. Matata BM, Sosnowski AW, Galinanes M, et al. Off-pump bypass graft operation significantly reduces oxidative stress and inflammation. Ann Thorac Surg. 2000, 69(3): 785-791.

52. Kim KB, Kang CH, Chang WI, et al. Off-pump coronary artery bypass with complete avoidance of aortic manipulation. Ann Thorac Surg. 2002, 74(4): 1377-1382.

53. Halbersma WB, Arrigoni SA, Mecoszi G, et al. Four years outcome of OPCAB no-touch with total arterial Y-graft: making the best treatment a daily practice. Ann Thorac Surg, 2009, 88(3): 796-801.

54. Peterson MD, Borger MA, Rao V, et al. Skeletonization of bilateral internal thoracic artery grafts lowers the risk of sternal infection in patients with diabetes. J Thorac Cardiovasc Surg, 2003, 126(5): 1314-1319.

55. Saso S, James D, Vecht JA, et al. Effect of skeletonization of the internal thoracic artery for coronary revaseularization on the incidence of sternal wound infection[J]. Ann Thorac surg, 2010, 89(2): 661-670.

56. Kamiya H, Watanabe G, Takemura H, et al. Total arterial revascularization with composite skeletonized gastroepiploic artery graft in off-pump coronary artery bypass grafting[J]. J Thorac Cardiovasc Surg, 2004, 127(4): 1151-1157.

57. Bonacchi M, Prifti E, Maiani M, et al. Skeletonized bilateral internal mammary arteries for non-elective surgical revascularization in unstable angina, Eur J Cardiothorac Surg, 2005, 28(1): 120-126.

58. Murry G, Porchemn R, Hilario J, et al. Anastomosis of systemic artery to the coronary[J]. Can Med Assoe J, 1954, 71(6): 594-597.

59. Kolessov VI. Mammary artery—coronary artery anastomosis as method of treatment for angina pectoris[J]. J Thorac Cardiovasc Stag, 1967, 54(4): 535-544.

60. Goto M, Kohsaka S, Aoki N, et al. Risk stratification after Successful coronary revascularization. Cardiovasc Revasc Med, 2008, 9(3): 132-139.

61. 于洋, 顾成雄, 李海涛. 非体外循环双乳内动脉序贯旁路移植加选择性心中静脉动脉化手术的疗效分析 中国胸心血管外科临床杂志. 2011, 18(5): 394-398.

62. Kim KB, Kang CH, Chang WI, et al. Off-pump coronary artery bypass with complete avoidance of aortic manipulation. Ann Thorac Surg. 2002, 74(4): 1377-1382.

63. Stevens LM, Carrier M, Perrault LP, et al. Single versus bilateral intemal thoracic artery grafts with concomitant saaphenous vein grafts for multivessel coronary artery bypass grafting: effects on mortality and event-free survival. J Thorac Cardiovasc Surg. 2004, 127(5): 1408-1415.

64. Peterson MD, Borger MA, Rao V, et al. Skeletonization of bilateral internal thoracic artery grafts lowers the risk of sternal infection in patients with diabetes. J Thorac Cardiovasc Surg, 2003, 126(5): 1314-1319.

65. Tavolacci MP, Merle V, Josset V, et al. Mediastinitis after coronary artery bypass graft surgery: influence of the mammary grafting for diabetic patients. J Hosp Infect, 2003, 55(1): 21-25.

66. Ura M, Sakata R, Nakayama Y, et al. Bilateral pedicled internal thoracic artery grafting. Eur J Cardiothorac Surg. 2002, 21(6): 1015-1019.

67. 熊利华, 华平, 李佳, 等. 乳内动脉 skeleton 取材法在冠状动脉旁路移植术中的应用. 中国胸心血管外科临床杂志. 2007, 14(4): 252-255.

68. Raja SG, Haider Z, Zaman H, et al. Skeletonized bilateral internal mammary arteries for total arterial myocardial

revascularization. Heart Lung Circ. 2004. 13（4）:1395-398.

69. Tatoulis J, Buxton BF, Fuller JA. Patencies of 2127 arterial to coronary conduits over 15 years. Ann Thorac Surg,2004,77（1）:93-101.

70. Kim WS,Lee J,Lee YT,et al. Total arterial revascularization in triple-vessel disease with off-pump and aortic no-touch technique. Ann Thorac Surg,2008,86（6）:186-1865.

第　四　章

冠状动脉旁路移植术中的一种新型"桥"吻合技术——左乳内动脉-大隐静脉序贯吻合技术

冠状动脉旁路移植术是治疗严重冠心病的主要治疗方式之一,也是内科 PCI 失败或者不能实施 PCI 的冠心病患者的最后防线。CBAG 通过近一个世纪的摸索与发展,从1910 年 Carrel 首次将犬颈动脉游离与冠状动脉吻合开始,到 1964 年 Garrett 首次成功施行冠心病患者的静脉冠状动脉旁路移植术;1967 年俄罗斯外科医生 Kolessov 采用乳内动脉-冠状动脉旁路移植术治疗心绞痛患者,到目前国内中等城市以上都可以常规开展的CABG 手术。目前桥血管的吻合方式与桥血管材料的选择已经非常成熟,其所带来的疗效也有目共睹,但是通过围术期及远期随访,我们依然可以看见动脉移植物取材及静脉移植物自身闭塞所带来的问题,这迫使心脏外科医生不能止步于现在,必须在现有的基础上探索新的外科吻合方式并尽量降低围术期动脉移植物取材带来的伤口愈合和远期静脉移植物使用寿命等问题。因此,我们通过多年经验摸索出了左乳内动脉-大隐静脉序贯吻合技术。

一、目前桥血管的吻合方式

(一) 左乳内动脉与前降支吻合

目前,通常采用端侧缝合技术将左乳内动脉吻合于前降支。首先,观察前降支走行,必要时通过触诊以确定左前降支远端斑块的位置及其长度,并初步判断是否需要同时行内膜剥脱术。然后,修剪乳内动脉,将其末端剪成与长轴成45°,切口的长度须与靶冠状动脉的切口匹配,可稍长于冠状动脉的切口,以免收紧缝线时造成吻合口缩窄或前端塌陷。然后,使用心表固定器固定冠状动脉旁路移植术区域的心表面,用小圆刀切开靶血管外膜,在冠状动脉中心位置用尖刀挑开,用 POTTS 剪(前向剪刀)和(或)回头剪(后向剪刀)进一步扩大切口,切口长度约为冠状动脉直径的 2~3 倍,可用探条探查吻合口近远端的通畅情况。用哈巴狗钳阻断靶血管近端,以确保手术视野清晰。

吻合时采用 8-0 聚丙烯缝线,对于管径 1mm 的左前降支,应用 9-0Peters 缝线更好。首先缝合脚跟部位,即在冠状动脉切口的脚跟处由内向外预置一针,再换另外一针,由外向内穿过桥血管,然后反手从内向外缝合冠状动脉切口的相应部位,依次缝合直至脚尖处。跨越脚尖部位后,再用正手缝合桥血管与冠状动脉切口两针。最后,再换成早先预置的那一针,从脚跟向右侧用正手完成缝合。吻合完毕后,收紧缝线打结,打结最好选择在吻合口侧面。若行序贯吻合,可先吻合对角支,再做前降支。由于左前降支的重要性,一般不建议用乳内动脉行序贯吻合(图 4-0-1)。

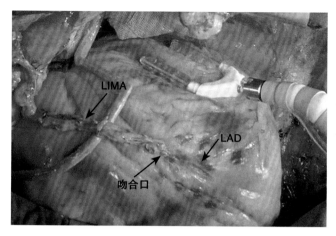

图 4-0-1　乳内动脉（LIMA）与前降支（LAD）吻合（箭头所示）

（二）大隐静脉桥序贯吻合

大隐静脉桥序贯吻合也是目前心脏外科医生首选的吻合方式。实施大隐静脉桥序贯吻合时，需遵循以下规则：大隐静脉桥长度充足；吻合部位的靶冠状动脉病变轻微；相邻吻合口之间的大隐静脉桥长度适宜；大隐静脉桥的管径须与终末靶冠状动脉直径匹配，如相差较大时，建议采用侧侧吻合技术；尽量避开分支及静脉瓣；合理设计静脉桥走行。吻合时，可先缝合大隐静脉桥近端，也可首先吻合其远端，主要由主刀医师的习惯和局部吻合条件决定。

1. 先吻合大隐静脉桥远端的手术方法　使用干净的肝素生理盐水充盈大隐静脉桥，根据冠状动脉病变情况，大体判断冠状动脉旁路移植术位点及桥血管走行，初步判断桥血管长度是否合适。修剪大隐静脉外膜，沿血管长轴切开大隐静脉，检查切口内有无静脉瓣，必要时将其剪除，以免影响吻合口的通畅性。随后切开冠状动脉，采用端侧吻合技术缝合大隐静脉桥末端与靶冠状动脉（通常为后降支，其次为左室后支或右冠状动脉主干，再次为其他血管）。缝合时首先缝合脚跟部位，正针由外向内缝合桥血管 3~4 针，反针由内向外缝合靶冠状动脉的相对位置，然后用同一针沿脚跟缝合对侧，正针由外向内缝合桥血管，反针由内向外缝合靶冠状动脉，跨越脚尖后，用同一针正针分别缝合桥血管和靶冠状动脉，剩余 2~3 针时，换用另外一针，正针缝合相遇后打结。吻合结束后，通过向吻合口打水，来判断有无渗血，确定是否需要补针。

端侧吻合完毕后，准备行侧侧吻合术。缝前准备步骤同前。同样首先缝合脚跟部位，正针由内向外缝合桥血管 3~4 针，反针由内向外缝合靶冠状动脉相对位置。然后用同一针沿脚跟缝合对侧，反针由外向内缝合桥血管与靶冠状动脉跨越脚尖后，改用正针缝合，剩余 2~3 针，换用另外一针，正针缝合相遇后打结。

最后缝合近端吻合口。首先，触诊升主动脉根部的潜在吻合区域，如无钙化时，可使用侧壁钳阻断部分主动脉，以辅助行吻合术。如果主动脉部分区域钙化，可借助近端吻合器如易扣、Heartstring 辅助缝合。确定好桥血管走行，修剪桥血管后，对主动脉进行打孔。首先吻合脚跟部位，反针由外向内缝合桥血管 2~3 针，反针由内向外缝合主动脉。然后，反针由外向内缝合桥血管至脚尖，正针由内向外缝合主动脉。然后，换另外一针沿脚跟缝合，正针由外向内缝合桥血管 1~2 针，反针由内向外缝合主动脉。然后，正针由外向内缝合桥血管至脚尖，正针由内向外缝合主动脉，相遇后打结。

2. 先吻合大隐静脉桥近端的手术方法（图 4-0-2~图 4-0-4）　每个吻合口的缝合方法

与先吻合大隐静脉桥远端相似,只是吻合顺序不同。本文作者优先选择先吻合大隐静脉桥近端的手术方法,因为由近及远吻合的方法,能够在冠状动脉旁路移植术过程中,达到血管重建的目的,即完成一个吻合口后,就能够立刻改善该处的心肌缺血,使手术过程更加安全。使用此种方法时,每完成一个吻合口时,即可采用桥血管流量检测仪,实时测量桥血管流量是否满意,能够使术者及时纠正。而由远及近的方法,只有缝合所有吻合口后,才能实现心肌血运重建。缝合每个吻合口的时候,均首先缝合脚跟部位,先缝合距离主刀位置偏远一侧,桥血管由外向内缝合,靶冠状动脉由内向外缝合。

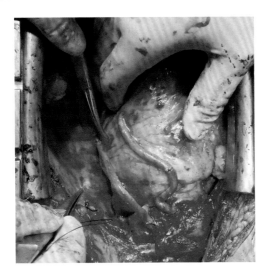

图 4-0-2　大隐静脉与对角支(DIAG)进行序贯吻合(箭头所示)

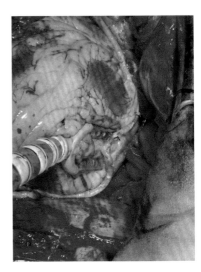

图 4-0-3　大隐静脉与钝缘支(OM)进行序贯吻合(箭头所示)

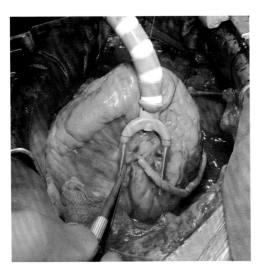

图 4-0-4　大隐静脉与后降支(PDA)进行序贯吻合(箭头所示)

(三)　动脉-静脉或静脉-静脉的吻合方法

在冠心病患者中有 12% ~ 30% 存在弥漫性冠状动脉硬化,不适于行冠状动脉旁路移植术和经皮冠状动脉成形术等常规治疗。本中心经实践证实选择性冠状静脉动脉化,能够解决此类难题。目前选择性冠状静脉动脉化的靶血管主要为与后降支伴行的心中静脉。主要的移植血管包括右乳内动脉和大隐静脉。

1. 乳内动脉与心中静脉吻合　已经游离的右乳内动脉与左乳内动脉行 Y 型吻合。通常吻合位置的近端距离乳内动脉的第一吻合口(多数是对角支)为 3 ~ 4cm,端侧吻合采用 8-0 聚丙烯线缝合。右乳内动脉序贯吻合于对角支和回旋支(钝缘支和左心室后支)。然后,采用 6-0 聚丙烯线阻断心中静脉的近心末端,以阻止血液按照正常途径向冠状窦回流;最后,用 7-0 聚丙烯线将右乳内动脉与心中静脉行端侧吻合。吻合方法同乳内动脉与冠状动脉吻合的方法(图 4-0-5),但需注意以下几点：①不要损伤心中静脉后壁，因冠状静脉管壁较冠状动脉管壁明显薄弱，一旦损伤，处理很困难；②在吻合口两侧需要将移植血管固定在心肌表面，因乳内动脉和心中静脉由于血管壁厚度不一致，有扭曲倾向；③观察心中静脉结扎后的颜色变化很有意义，如结扎处两端分别呈现红色和黑色，说明结扎确切；否则，可能仍有残余血流。

2. **大隐静脉与心中静脉吻合**　吻合方法同大隐静脉与冠状动脉吻合的方法。如果桥血管流量>50ml/min时，须使用丝线在靠近吻合口的大隐静脉打结，同时再次测量桥血管流量，使流量<50ml/min。因为过高的流量和压力，会造成冠状静脉系统渗血，进而造成心肌充血、水肿（图4-0-6）。

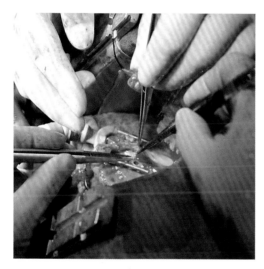

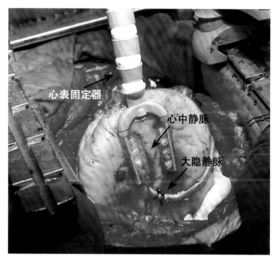

图4-0-5　右乳内动脉（RIMA）与心中静脉吻合（箭头所示）

图4-0-6　大隐静脉与心中静脉吻合（箭头所示）

二、常用移植物的优点与局限性

（一）乳内动脉

1. **乳内动脉优点**　乳内动脉（interal thoracic artery），即胸廓内动脉，是冠状动脉旁路移植术最常用的动脉血管。乳内动脉其80%以上直接起始于锁骨下动脉第1段，也可以起自锁骨下动脉第2段、第3段、甲状颈干或者横动脉。沿胸骨侧缘外侧1～2cm处下行，居于上6肋软骨和肋间内肌的深面，胸横肌和胸内筋膜的浅面。其终支平面最高可位于第4肋间隙，最低可至第7肋间隙，但80%是在第6肋软骨或第6肋间隙平面处分为腹壁上动脉和肌膈动脉两终支。前者下行进入腹直肌鞘后者在第7～9肋软骨后方斜向外下方，分支至心包下部和膈。在第一肋附近，从胸廓内动脉发出心包膈动脉，与膈神经伴行经肺根前方，在心包与纵隔胸膜之间下行至膈，沿途发出分支至心包和胸膜。胸廓内动脉在下行经过上6位肋间隙处发出肋间前支和穿支，前者向外侧走行并与肋间动脉终末支及其侧副支末端相吻合；后者分布于胸前壁浅结构。胸廓内动脉有两条静脉与之伴行，分支亦有同名静脉伴行。胸廓内动脉的内径约2～3mm，全程长约15～26cm，平均长度为20cm，左胸廓内动脉长于右胸廓内动脉。乳内动脉的广泛应用使CABG远期效果明显改善。左乳内动脉吻合前降支，1年通畅率达95%，10年通畅率在90%以上，明显优于大隐静脉。如用右乳内动脉，应有足够长度才可能吻合到后降支上，如与右冠状动脉主干吻合，则此血管偏细。用右乳内动脉时应注意如从心脏表面吻合到左冠状动脉上,可能引起再手术损伤,因此作为游离血管桥可能更好。游离乳内动脉桥血管 10 年通畅率可达 90% 以上,5% ~ 10% 的血管桥晚期可能发生狭窄,但这种狭窄可能并不发展为完全堵塞。

其原因可能为乳内动脉桥与大隐静脉桥对下游心中静脉血流影响的主要区别在于:①乳内动脉桥下游心中静脉的血流动力学变化较小:大隐静脉桥直接与升主动脉根部相接,而乳内动脉桥由锁骨下动脉发出,血压相对较小,血液流速小,且乳内动脉中层由弹力纤维和大量平滑肌组成,可自主调节血流量。遂下游心中静脉内血流动力学变化小;②乳内动脉可分泌多种保护性血管活性因子:与大隐静脉相比,乳内动脉可以释放大量的保护性血管活性因子,如内皮型一氧化氮合酶(eNOS)、诱导型一氧化氮合酶(iNOS)及前列腺素 I2(PGI2)等。研究显示,*eNOS* 基因敲除小鼠的血管内膜增生程度明显高于野生型对照小鼠,而通过给予外源性的前列环素可以明显增加冠状动脉旁路移植术后冠状动脉血管的通畅性。

2. 乳内动脉局限性　①乳内动脉壁薄、腔细、质脆、易痉挛、分支多、易出血、长度有限,需要较高的吻合技术,对初学者来说最好有在体外循环下用静脉行 CABG 的经验和基础才容易掌握。乳内动脉冠状动脉旁路移植术能否成功除了动脉本身有无硬化、狭窄以及口径大小等情况外,更主要决定于手术技术。如果吻合不好、不通畅、扭曲、长度不够或剥离过程中造成损伤,形成夹层、腔内血栓等,均可产生致命的并发症,此种情况是导致患者死亡的重要的原因。特别是做"游离血管桥"时,主动脉近端的吻合口要格外小心,不能成角或出现狭窄,吻合应一次成功,避免吻合口出血。不论远端还是近端,在出血后修补过程中均可能导致管腔的不通畅,有时不得不再次手术。如术中有可疑情况,术后患者发生严重低心排血量,不论心电图和心肌酶谱有无明显变化,都应积极到手术室开胸探查,必要时重新吻合。②双乳内动脉获取时间长、难度大、胸骨愈合时间长、感染发生率高,增加术中及术后风险。

(二) 桡动脉

1. 桡动脉优点　20 世纪 70 年代,桡动脉(radial artery,RA)首次被应用于冠状动脉旁路移植术。自 20 世纪 80 年代末期,桡动脉被逐渐增多地应用于冠状动脉旁路移植,并被认可具有良好的中远期效果。采用桡动脉的解剖基础是,前臂主要靠尺动脉供血,拇指和桡侧示指虽全靠桡动脉供血,但发育良好的掌动脉弓足以使桡动脉阻断后代偿其血运。桡动脉口径比胸廓内动脉大,壁厚并富有弹力,对近远端吻合都很方便,其长度可达任何靶冠状动脉。桡动脉的获取:自腕关节线上方 2cm 至肘窝以远 3cm 作弧形皮肤切口分离前臂筋膜,显露桡动脉并将其连同伴行静脉和邻近组织一并游离,分支用钛夹夹闭。全程游离后分别结扎离断桡动脉的近、远端。当患者年龄不大于 50 岁时,常选用桡动脉行完全动脉化的 CABG。2014 年欧洲 ESC/EACTS 冠状动脉血运重建指南建议 70 岁以上的冠状动脉旁路移植术患者都该考虑行全动脉化冠状动脉旁路移植术手术。对此,桡动脉可作为序贯桥的首选材料。2011 年美国 AHA 冠状动脉血运重建指南建议桡动脉可应用于左侧冠状动脉狭窄 >70%,以及右侧冠状动脉狭窄 >90% 的患者。

2. 桡动脉局限性　①一般多采用左侧桡动脉,术后手部并发症少,但有极少数患者术后感到拇指小范围麻木,可能与取动脉时损伤相伴的神经分支有关。雷诺病、血液透析、桡动脉为前臂优势动脉、前臂动脉硬化或解剖异常以及有外伤史者,均不宜取用桡动脉。严重糖尿病患者可能产生桡动脉非梗阻性中层增厚,也不宜采用。②桡动脉桥的中层较厚,且完全由致密排列的平滑肌细胞构成,作为桥血管更易发生痉挛、血栓形成以及闭塞,可能增加术后近期尤其是围术期心肌缺血或心肌梗死等不良事件的发生几率。1989 年以来,有些医师认识到此种痉挛可用钙离子拮抗剂等控制,且远期通畅率高,1 年通畅率为90%,5 年通畅率为84%,桡动脉作为桥血管明显优于大隐静脉。

(三) 大隐静脉

1. 大隐静脉优点 1967 年,Favaloro 首次应用大隐静脉行 CABG 取得成功,由于其取材方便并有足够的长度,可达任何有病变的冠状动脉,故仍是目前应用最多的桥血管。大隐静脉是最常用和易于取材的血管,内径和大多数冠状动脉相匹配,长度一般均够用,血管壁厚薄较适于修剪和吻合。在行急诊冠状动脉旁路移植术时,为缩短手术时间、抢救缺血心肌免于心肌梗死时多采用大隐静脉桥。最常用的是小腿的大隐静脉,其次为大腿部的大隐静脉。大隐静脉的获取方法为:于内踝上方纵行切开皮肤。游离大隐静脉远端,向近心端延长切口至所需的长度。严格遵循不接触技术(no touch)要求,操作要轻柔,尽量避免直接牵拉静脉。用 1 号线结扎静脉分支结扎时不宜过分靠近主干以免造成狭窄。也不可过远易致湍流及血栓形成。静脉取下后由远端注入肝素盐水,使血管扩张,冲净其内血块,同时检查有无破口。但注水的压力不能过大以免损伤静脉内膜。

2. 大隐静脉局限性 大隐静脉由于内膜损伤、过分牵拉和其他原因易导致术后内膜增厚和血管硬化,1 年内便可能发生静脉吻合口近端狭窄、血栓形成,10 年通畅率在 50% 左右,长期效果不如乳内动脉。

三、左乳内动脉-大隐静脉序贯吻合

1. 静脉桥血管重塑是再狭窄的重要因素 静脉桥血管重塑被认为是一个血管适应环境(管壁剪切力和压力的增加)的必要响应,其特征性的变化为内膜增生,病理表现为血管壁增厚,血管各层平滑肌细胞增殖和细胞外基质的沉积增多等。其主要的生物学过程包括:①血流环境的变化,血管内皮受损,血小板激活相关事件;②单核巨噬细胞的招募引起的血管炎症反应;③凝血级联反应的激活;④血管平滑肌细胞的迁移和增殖。桥血管大隐静脉在 CABG 手术后会发生血管重塑。当动脉血流经大隐静脉,大隐静脉内保护性血管活性因子一氧化氮(nitric oxide,NO)和前列腺素-2(prostacyclin-2,PGI2)合成减少,而释放有害性血管活性因子和大量炎症介质及生长因子,如肿瘤坏死因子、白介素、血小板源性生长因子、转化生长因子等,这些因子作用于大隐静脉内膜,进一步加速静脉 SMCs 增殖和迁移和细胞外基质的沉积。主动脉-大隐静脉作为桥血管行序贯桥血管吻合远期通畅率不高与静脉桥血管系统发生血管重构有关,这是由大隐静脉的生物学特性所决定的。

2. 乳内动脉较大隐静脉的优势 桥血管特性决定了桥的远期通畅率。CABG 时采用乳内动脉桥的远期通畅率要明显高于大隐静脉。较大隐静脉而言,我们认为乳内动脉在三个方面具有显著优势:其一,传统主动脉-大隐静脉桥和乳内动脉桥的供血来源的位置是不同的:主动脉-大隐静脉桥直接与升主动脉根部相接,血压较大,血液流速较快;而乳内动脉桥由锁骨下动脉发出,血压相对大隐静脉桥要小,血液流速慢。其二,大隐静脉和乳内动脉的管壁结构不同:大隐静脉的中层较薄,对于血流量的调节能力差,而乳内动脉中层主要由弹力纤维和大量平滑肌组成,可自主调节血流量,同时乳内动脉内膜结构完整致密,很少发生粥样硬化等病变。其三,大隐静脉和乳内动脉的分泌能力不同:与大隐静脉相比,乳内动脉可以释放大量的血管扩张因子,如内皮型一氧化氮合酶(eNOS)、诱导型一氧化氮合酶(iNOS)及前列腺素 I2(PGI2)等,具有较强的舒张血管及抗血栓形成的能力。

3. 现有桥血管吻合方式的局限性 目前我们心脏外科医生对于桥血管和吻合方式的

选择主要按照以下共识:70 岁以上高龄患者主要选择大隐静脉作为桥血管;70 岁以下 50 岁以上选择乳内动脉加大隐静脉作为桥血管;50 岁以下年轻患者,尤其是合并大隐静脉曲张的冠心病患者,以及大隐静脉剥脱术后无大隐静脉可取的患者,可选用双乳内动脉 Y 型吻合;有些医者会选择桡动脉作为桥血管,其效果与乳内动脉相近,但是由于桡动脉较容易发生血管痉挛,因此,需对其进行抗痉挛药物预处理以防止血管痉挛导致冠状动脉旁路移植术失败。

单纯按照桥血管自身生物学特性来选择,冠心病患者最佳的桥血管吻合方式为双侧乳内动脉 Y 型吻合,10 年桥血管通畅率可达 90% 以上;同时 2014 年欧洲 ESC/EACTS 冠状动脉血运重建指南 70 岁以下的冠状动脉旁路移植术患者都应考虑行双乳内动脉冠状动脉旁路移植术。但由于双乳内动脉获取时间长、难度大、胸骨愈合困难、感染发生率高等因素,会增加术中及术后风险。因此,我们仅对 50 岁以下符合条件的冠心病患者采用双乳内动脉 Y 型吻合技术。对于 50 岁以下 70 岁以上符合条件的冠心病患者,我们主要使用乳内动脉-前降支和升主动脉-大隐静脉序贯吻合方式,这样可以保证胸骨一侧的动脉血供并发挥大隐静脉获取便捷的优势,这类桥血管吻合方式的应用最为广泛,手术方式也非常成熟,但是静脉桥血管 10 年 50% 的闭塞率不容忽视。

4. **左乳内动脉-大隐静脉序贯吻合** 由于获取双乳内动脉时间长、难度较大、胸骨愈合时间长、感染发生率可能高,增加术中及术后风险。而大隐静脉获取方式具有取材快捷、方便、胸骨感染及围术期心肌梗死发生率低的优势,因此,我们将左乳内动脉与大隐静脉行 Y 型吻合,既保留了乳内动脉自身限流和内分泌功能,同时又发挥了大隐静脉容易获取的优点,形成优势互补,成为冠状动脉旁路移植术桥血管吻合方式的理想选择(表 4-0-1)。

表 4-0-1 不同桥血管吻合方式的优点与局限性

吻合方式	适用对象	优点	局限性
全静脉	70 岁以上患者; 乳内动脉狭窄或获取失败的患者; 急诊 CABG 手术患者	获取安全、便捷; 冠状动脉吻合难度低; 胸骨并发症不多见	远期桥血管通畅率较低; 10 年通畅率约 50%
动静脉混合	70 岁以下的绝大多数患者	胸部伤口并发症低; 远期预后尚可	静脉桥远期通畅率较低
全动脉	指南推荐 70 岁以下 CABG 患者行双乳内; 70 岁以上 CABG 患者也可使用全动脉化吻合方式	远期桥血管的通畅率较高	胸部伤口并发症发生率较高; 双乳内吻合技术操作难度较大
左乳内动脉-大隐静脉序贯吻合	适用于桥血管材料正常的所有 CABG 患者	伤口并发症低; 静脉获取便捷; 桥的远期通畅率较高; 左乳内-大隐静脉吻合技术低于双乳内动脉	左乳内-大隐静脉吻合技术难度高于升主动脉-大隐静脉

左乳内动脉-大隐静脉 Y 型吻合可降低传统 CABG 主动脉-大隐静脉吻合方式中静脉桥高压力及高流量环境。2011 年 *JAMA* 报道一项多中心、5 年的国际注册临床随机对照研究,该研究观察 535 例全动脉 CABG 与左乳内动脉-大隐静脉 Y 型吻合行 CABG,1 年桥血管通

畅率及 MACCE 事件发生无统计学差异。该结果同样见于 2004 年新英格兰报道的一项短期 RAPS 研究。此外,2013 年 *Korean J Thorac Cardiovasc Surg* 报道一项单中心、5 年回顾性研究,该研究分析了倾向评分匹配后的 158 例全动脉 CABG 与左乳内动脉-大隐静脉 Y 型吻合 5 年桥血管通畅率及 MACCE 事件发生无统计学差异。证实左乳内动脉-大隐静脉 Y 型吻合具有与全动脉冠状动脉旁路移植术同样的临床预后。因此,临床目前已经证实左乳内动脉-大隐静脉 Y 型吻合技术是安全的,中远期疗效明显优于单纯静脉序贯吻合患者,并且疗效与全动脉化桥血管吻合技术无明显差异。

四、适应证与禁忌证

左乳内动脉-大隐静脉 Y 型吻合技术是常规冠状动脉旁路移植术吻合技术的衍生,适用于乳内动脉和大隐静脉能够作为桥血管使用的所有患者,适应证与禁忌证相对宽泛。

(一)适应证

1. 符合 2011 年美国 ACCF/AHA 冠状动脉旁路移植术指南和 2014 年欧洲 ESC/EACTS 冠状动脉血运重建指南推荐行 CABG 手术的患者。

2. 患者年龄应≤70 岁。

(二)禁忌证

1. 心肌梗死急性期内。

2. 辅助检查提示以下情况的桥血管移植物不能使用。

(1)左锁骨下动脉狭窄和(或)左乳内动脉病变。

(2)右乳内动脉病变患者不能行双乳内动脉吻合。

(3)不可获取质量合格的大隐静脉者不能行左乳内动脉-大隐静脉 Y 型吻合。

五、手术方法

左乳内动脉大隐静脉-CABG 手术过程主要分为三步:左乳内动脉与冠状动脉前降支吻合;大隐静脉与左乳内动脉行 Y 型端侧吻合;大隐静脉与冠状动脉靶血管行序贯吻合。

1. 左乳内动脉-前降支吻合(本章研究内容一"目前桥血管吻合方式"中已经详述)。

2. **左乳内动脉与大隐静脉行 Y 型吻合术**　依据术前双下肢深浅静脉彩超检查结果确定大隐静脉取材部位,采用 No-touch 技术获取大隐静脉桥血管材料。游离的左乳内动脉与大隐静脉行 Y 型吻合。通常吻合位置的近端距离大隐静脉的第一吻合口(多数是对角支)为 3~4cm,用 8-0 聚丙烯线行端侧吻合(图 4-0-7)。

3. **完成大隐静脉血管吻合**　采用心脏固定器,在心脏不停跳下完成左乳内动脉-前降支的端侧吻合,大隐静脉与冠状动脉对角支、中间支及回旋支(钝缘支、左室后支)行序贯式侧侧吻合,最后与后降支行端侧吻合。

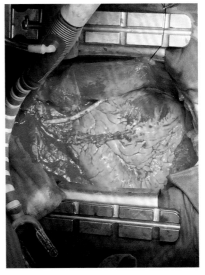

图 4-0-7　左乳内动脉与大隐静脉行 Y 型吻合

4. 桥血管流量测定　待冠状动脉旁路移植术中全部吻合口吻合完毕,血压、心率等血流动力学指标稳定后,应用 TTFM 仪器行桥血流量测量,并记录和打印相关数据,评价桥血管通畅情况。目前,国际上较为统一的吻合口质量评价标准是:吻合口处的测值符合以下条件则说明吻合口通畅:①测量图形中的波形形态良好,且以舒张期血流灌注为主,即舒张期血流灌注率(diastolic filling, DF)值大于 50%,符合冠状动脉血流特点;②搏动指数(pulsatility index, PI)值在要求范围内,即 PI 值<5。如果任一测量值不符合上述条件,说明相关吻合口存在问题,需要重建。

六、围术期管理

1. 术前应常规停服阿司匹林 1 周后再手术。对于完全停服抗凝药物有顾虑的患者,如严重左主干病变、其他主要分支血管严重狭窄者,则停服阿司匹林后改用低分子肝素抗凝,术前 1~2 天再停用后者。

2. 除急诊手术外,术前应做好充分的准备:力争控制心绞痛发作,降低心率,改善心功能,控制高血压、高血糖、呼吸道感染、哮喘,还应纠正贫血、水电解质失衡,改善和纠正低氧血症。

3. 术后保持充足的血容量,维持血流动力学的稳定,必要时适当使用正性肌力药物,应维持血红蛋白在 100g/L 以上。控制心率在 60~90 次/min 以利于降低心肌耗氧。

4. 器械辅助呼吸时可以使用呼吸末正压(PEEP)5cmH_2O,以预防肺不张和肺水肿;保持呼吸道通畅和充分给氧;应尽可能缩短气管插管和辅助呼吸时间,只要患者呼吸恢复,就要考虑拔除气管插管。

5. 心律失常　如室上性心动过速或快速房颤,会使患者感觉不适,焦虑不安;可使心排量降低,心肌耗氧量也会增加。必须维持良好的氧供、电解质和酸碱平衡。术后 2 天静脉滴注利多卡因可减少室性早搏。快速房颤应首选毛花苷 C 并且要达到洋地黄化,可取得满意的效果,或者选用胺碘酮静脉滴注。倍他洛克、胺酰心安、艾斯洛尔等 β_2 阻滞剂易降低血压,应注意剂量及血压的变化,对哮喘和呼吸功能不好的患者应慎用。

6. 保持"桥"血管的通畅:术后常规静脉滴注硝酸甘油,防止动脉痉挛效果满意。

七、作者实践

在前期用双乳内动脉行选择性心中静脉动脉化(SCVBG)治疗弥漫性冠心病(DCAD)基础上,我们结合左乳内动脉-大隐静脉 Y 型吻合技术,创新性提出使用左乳内动脉-大隐静脉-SCVBG 手术方式治疗 DCAD 患者。既保留了乳内动脉自身限流和内分泌功能,同时又发挥了大隐静脉安全、有效的获取优势,形成优势互补,使 SCVBG 这一术式得到完善。通过严格设计的大样本、长期随访的临床随机对照试验评价了左乳内动脉-大隐静脉 Y 型吻合与双乳内动脉 Y 型吻合并行选择性心中静脉动脉化两种术式对弥漫性冠状动脉病变患者治疗效果,同时探讨该术式的作用机制,扩大了左乳内动脉-大隐静脉 Y 型吻合技术的应用范围,为临床冠心病外科的治疗提供新思路和指导依据,有助于该治疗模式全面推广应用。

(高铭鑫　于洋)

【主编述评】

左乳内动脉-大隐静脉 Y 型吻合技术充分利用了乳内动脉自身限流及其内分泌功能,规避了双乳内动脉获取时间长、难度大、胸骨愈合困难、感染发生率高的风险；发挥了大隐静脉获取快捷、方便、胸骨感染及围术期心肌梗死发生率低的优势，提高了静脉序贯桥的使用寿命，可以作为一种冠状动脉旁路移植术桥血管吻合方式的选择，尤其适合于年龄较小无法施行双乳内动脉手术的患者和弥漫性冠状动脉病变的患者。但是，将大隐静脉Y型吻合同左乳内动脉与单纯静脉Y型吻合技术不同，操作难度相对较大；同时，术后一定要警惕乳内动脉发生痉挛，围术期积极应用钙离子拮抗剂有不错的预防作用。

（顾承雄）

参 考 文 献

1. Carrel A. LAtent life of arteries. J Exp Med,1910,12(4):460-486.

2. Garrett HE,Howell JF,MADDY CD,DEBAKEY ME. CORONARY ARTERIOGRAPHY THROUGH THE OPEN CHEST:A PRELIMINARY REPORT. Cardiovasc Res Cent Bull. 1964;92:48-53.

3. Kolessov VI. Mammary artery-coronary artery anastomosis as method of treatment for angina pectoris. J Thorac Cardiovasc Surg. 1967;54(4):535-544.

4. Zarrabi K,Dehghani P,Abdi Ardekani A,et al. The Comparison Between Two Surgical Methods for Left Internal Mammary Artery（LIMA）Anastomosis on Left Anterior Descending（LAD）Artery in Patients with Severe Diffuse Lesions:Short to Mid-Term Results. Acta Med Iran. 2015;53(6):369-372.

5. Haberal I,Gurer O,Ozsoy D,et al. Coronary flow reserve in patients with left anterior descending artery-left internal mammary artery long patch plasty anastomosis:a prospective study. J Cardiothorac Surg. 2015;10:51.

6. Kinoshita T,Asai T,Suzuki T. Reoperative median sternotomy following the use of a right internal mammary artery pedicle graft crossing the midline to the left anterior descending artery. J Card Surg. 2015;30(5):396-399.

7. Khan H,Chaubey S,Jakaj G,et al. A giant saphenous vein graft aneurysm causing left internal mammary artery to left anterior descending artery graft compression. Am J Cardiol. 2013;112(11):1840-1841.

8. 于洋,顾承雄,闫晓蕾,等. 3703 例非体外循环冠状动脉旁路移植术. 中华胸心血管外科杂志. 2010,26(4):227-231.

9. 李琴,顾承雄,于洋,等.45 岁以下冠状动脉旁路移植术患者 71 例临床观察. 心肺血管病杂志. 2011,30(1):41-43.

10. Li H,Xie B,Gu C,et al. Distal end side-to-side anastomoses of sequential vein graft to small target coronary arteries improve intraoperative graft flow. BMC Cardiovasc Disord. 2014 May 9;14:65.

11. 王明岩,高长青,王刚,等. 非体外循环冠状动脉旁路移植术后大隐静脉序贯桥与单支桥中期通畅率的比较. 中国胸心血管外科临床杂志. 2011,18(5):399-403.

12. Yu Y,Li HT,Gao MX,et al. Outcomes of middle cardiac vein arterialization via internal mammary/thoracic artery anastomosis. PLoS One. 2013;8(11):e80963.

13. Yu Y,Yan XL,Wei H,et al. Off-pump sequential bilateral internal mammary artery grafting combined with selective arterialization of the coronary venous system. Chin Med J（Engl）. 2011;124(19):3017-3021.

14. Khan Z,Latif F,Dasari TW. Internal mammary artery graft dissection:a case-based retrospective study and brief review. Tex Heart Inst J. 2014;41(6):653-656.

15. 杨俊峰,顾承雄,韦华,等.非体外循环下双侧乳内动脉Y型桥的冠状动脉旁路移植术 125 例. 中华外科杂志. 2006,44(22):1529-1531.

16. 孔晴宇,迟立群,张健群,等. 乳内动脉在 70 岁以上患者冠状动脉旁路移植手术中的应用. 中华胸心血管外科杂志. 2013,29(5):294-296.

17. Fu J,Han Y,Wang J,et al. Irisin Lowered Blood Pressure by Augmenting Acetylcholine-Mediated Vasodilation via AMPK-Akt-eNOS-NO Signal Pathway in the Spontaneously Hypertensive Rat. J Am Soc Hypertens. 2016

Jul;10 Suppl 1:e4.

18. Benedetto U, Amrani M, Gaer J, et al. Harefield Cardiac Outcomes Research Group. he influence of bilateral internal mammary arteries on short-and long-term outcomes: A propensity score matching in accordance with current recommendations. J Thorac Cardiovasc Surg. 2014 Aug 14. pii:S0022-5223(14)01112-X.

19. Ruzieh M, Moza A, Siddegowda Bangalore B, et al. Effect of Transradial Catheterisation on Patency Rates of Radial Arteries Used as a Conduit for Coronary Bypass. Heart Lung Circ. 2016. pii:S1443-9506(16)31547-1545.

20. Curtis E, Fernandez R, Lee A. Effectiveness of vasodilatory medications on radial artery spasm in patients undergoing transradial coronary artery procedures: a systematic review protocol. JBI Database System Rev Implement Rep. 2016;14(8):26-33.

21. Özbek K, Katlandur H, Keser A, et al. Screening of coronary artery anomalies in 11,707 patients reveals that the radial approach is safe for cannulating coronary anomalies. Eur Rev Med Pharmacol Sci. 2016;20(6):1161-1167.

22. 刘晓飞,程兆云,权晓强,等. 桡动脉-冠状动脉旁路移植术61例临床分析. 中国实用医刊. 2014,41(9):1.

23. Windecker S, Kolh P, Alfonso F, et al. 2014 ESC/EACTS Guidelines on myocardial revascularization:The Task Force on Myocardial Revascularization of the European Society of Cardiology(ESC) and the European Association for Cardio-Thoracic Surgery(EACTS) Developed with the special contribution of the European Association of Percutaneous Cardiovascular Interventions(EAPCI). EuroIntervention. 2014 Sep 3. pii:20140826e.

24. 佟宏峰,甄文俊,王永忠,等. 桡动脉获取技术及对前臂影响的探讨. 中华外科杂志. 2001,39(4):308-310.

25. Kilic S, Hermanides RS, Ottervanger JP, et al. Zwolle Myocardial Infarction Study Group. Effects of radial versus femoral artery access in patients with acute myocardial infarction: A large centre prospective registry. Neth Heart J. 2016 Aug 25.〔Epub ahead of print〕

26. Tsai FC, Yeh TF, Jing Lin P. Use of graft flow measurement and computerized tomography angiography to evaluate patency ofendoscopically harvested radial artery as sequential graft in coronary artery bypass surgery. Cardiovasc Surg(Torino). 2014;55(3):415-422.

27. Effler DB, Groves LK, Suarez EL, et al. Direct coronary artery surgery with endarterotomy and patch-graft reconstruction. Clinical application and technical considerations. J Thorac Cardiovasc Surg. 1967;53(1):93-101.

28. Cohn JD, Caggiati A, Korver KF. Accessory and great saphenous veins as coronary artery bypass conduits. Interact Cardiovasc Thorac Surg. 2006;5(5):550-554.

29. Yoshitake M, Hashimoto K. Great saphenous vein. Nihon Rinsho. 2016;74 Suppl 4 Pt 1:492-495.

30. Gaudino M, Cellini C, Pragliola C, et al. Arterial versus venous bypass grafts in patients with in-stent restenosis. Circulation. 2005;112(9 Suppl):I265-1269.

31. Kurushima A, Fukata Y, Horike K, et al. A difficult case of antiphospholipid syndrome with repeated restenosis of coronary artery and grafts. Kyobu Geka. 2002;55(10):883-886.

32. Dash D. An update on coronary bypass graft intervention. Heart Asia. 2014;6(1):41-45.

33. Goldman S, Sethi GK, Holman W, et al. Radial artery grafts vs saphenous vein grafts in coronary artery bypass surgery:a randomized trial. JAMA. 2011;305(2):167-174.

34. Desai ND, Cohen EA, Naylor CD, et al. Radial Artery Patency Study Investigators. A randomized comparison of radial-artery and saphenous-vein coronary bypass grafts. N Engl J Med. 2004;351(22):2302-2309.

35. Wi JH, Joo HC, Youn YN, et al. Comparison of Radial Artery and Saphenous Vein Composite Y Grafts during Off-pump Coronary Artery Bypass. Korean J Thorac Cardiovasc Surg. 2013;46(4):265-273.

36. Hillis LD, Smith PK, Anderson JL, et al. American College of Cardiology Foundation/American Heart Associa-

tion Task Force on Practice Guidelines. 2011 ACCF/AHA guideline for coronary artery bypass graft surgery:executive summary:a report of the American College of Cardiology Foundation/American Heart Association Task Force on Practice Guidelines. J Thorac Cardiovasc Surg. 2012;143(1):4-34.

37. Yu Y,Zhang F,Gao MX,et al. The application of intraoperative transit time flow measurement to accurately assess anastomotic quality in sequential vein grafting. Interact Cardiovasc Thorac Surg,2013,17(6):938-943.

第 五 章

冠状动脉旁路移植术中升主动脉
钙化的处理方法

神经系统并发症是冠状动脉旁路移植术(CABG)后最常见的并发症之一,其致残、致死率高。有研究证实,70岁以上的老年人主动脉粥样硬化(AAA)发生率高达32%;有尸检发现,AAA患者施行CABG后体循环栓塞的发生率约为37%,而升主动脉正常者仅2%。因非体外循环下冠状动脉旁路移植术(off-pump coronary artery bypass grafting,OPCABG)的优越性,使OPCABG在CABG中所占的比例越来越高。我院施行OPCABG已达98%以上。OPCABG术因其避免了体外循环导致的全身多器官功能的损伤,被视为CABG发展史上的里程碑,也被视为最有效的微创手术。随着非体外循环下冠状动脉旁路移植术的广泛开展,因主动脉插管造成的冠状动脉旁路移植术后神经系统并发症的发生概率明显下降。但大隐静脉仍是绝大多数冠状动脉旁路移植术的主要选材,冠状动脉旁路移植术中的大隐静脉-主动脉吻合口采用手工方法连续缝合已有近半个世纪的历史,需要在升主动脉上进行外科钳夹及打孔操作。因此,仍然存在升主动脉斑块脱落的危险,其仍然是术后神经系统并发症的主要原因之一。升主动脉钙化是OPCABG术后发生脑血管事件的独立手术危险因素,尤其是术前合并有脑血管意外史的患者,术后脑卒中发生率可高达17.6%,比没有合并脑血管意外者高近10倍(1.7%)。因此,认真探查和正确处理升主动脉病变至关重要。临床上非体外循环冠状动脉旁路移植术(OPCABG)中近端吻合时主要有两种方法:①应用侧壁钳部分阻断升主动脉进行吻合;②应用近端吻合辅助装置吻合。近年来大量的桥血管近端吻合辅助器械应运而生,其可满足安全、简单、可靠、快速地完成大隐静脉-主动脉吻合,无需钳夹升主动脉。

第一节　Enclose 技术

随着OPCABG的出现及推广,用侧壁钳钳夹升主动脉后行大隐静脉-升主动脉吻合是冠状动脉旁路移植术中近端吻合的经典方法。然而对于伴有升主动脉病变的患者,例如严重的升主动脉粥样硬化、结缔组织病性大动脉炎及梅毒性主动脉炎等,侧壁钳的钳夹因产生侧向切割力可能造成主动脉内膜机械性损伤,从而导致主动脉破裂、夹层以及粥样硬化斑块破裂和脱落等造成严重的围术期并发症。相关文献已经报道:侧壁钳技术可造成严重的神经系统和循环系统并发症,尤其是主动脉本身存在粥样硬化的患者。针对侧壁钳技术的不足,冠状动脉旁路移植术近端辅助吻合装置应运而生。目前有三种较为常用的近端口吻合辅助装置,包括Symmetry吻合装置、Heart-String吻合装置和Enclose吻合装置,这些装置旨在避免钳夹主动脉侧壁,以减少神经系统及主动脉本身的并发症。对于接受冠状动脉旁路移植术的患者,我们主要采用 OPCABG。为了减少侧壁钳钳夹主动脉壁所带来的脑部并发症的风险,对于严重的升主动脉粥样硬化的患者,选择性使用 Enclose 近端吻合装置。因此,本节同大家分享我们使用 Enclose 吻合装置的经验与体会。

一、Enclose Ⅱ吻合装置的构成及原理

该装置是由上、下两个菱形机械臂构成。上旋钮可调节上臂的垂直运动,可以使上臂与下臂对合在升主动脉吻合位置形成一个低压腔,下旋钮可控制下臂末端的菱形隔膜伞的打开与闭合,让近端吻合时形成一个无血的视野(图 5-1-1,图 5-1-2)。

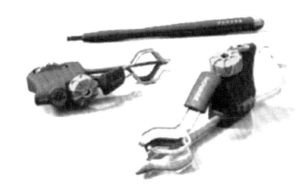

图 5-1-1　Enclose Ⅱ近端吻合装置及旋杆

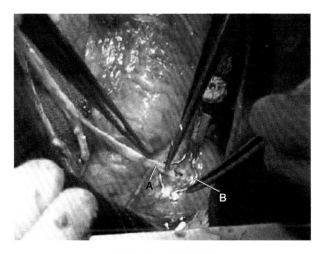

图 5-1-2　实用图例
A 为大隐静脉;B 为主动脉吻合口

二、Enclose 使用方法

(一) 选位

术者应常规探查升主动脉,尽力避开动脉壁上的粥样硬化区,在升主动脉前壁最柔软的部位选择穿刺部位,吻合区域直径约 1cm。

(二) 放置

1. 首先用 2-0 聚丙烯缝线于置入点处行一荷包缝合加橡胶套管备用,然后通过药物调

节将平均动脉压维持于 60mmHg(1mmHg = 0.133kPa)左右,用 Enclose 自带的穿刺针头,于荷包缝合的中央位置刺穿动脉壁。

2. 通过上述穿刺口将 Enclose 下臂插入主动脉并置于预选的吻合口位置,收紧套管以限制出血。

3. 用 Enclose 自带的旋杆旋开下臂末端的隔膜伞。

4. 术者调节上臂的旋钮将上臂垂直向下臂移动,贴附主动脉外膜后继而旋紧固定架,下臂的吸引管中无血液流出时,内膜和动脉壁之间则形成了无血环境,吸引管后可连接一50ml 注射器以便吸除吻合区少量渗血。

5. 使用圆刀在预选吻合位置垂直于重叠在隔膜伞之上的下臂金属杆切开主动脉壁。

6. 用 Enclose 自带的打孔器穿过主动脉切口进行打孔,打孔器紧贴下臂金属杆确保全层打孔。

(三) 吻合

使用 6-0 聚丙烯缝线将大隐静脉吻合于升主动脉上,影响缝合术野的局部渗血可使用吸引器吸除,同时维持体循环收缩血压于 90 ~ 100mmHg 水平以减少渗血并确保主动脉壁全层缝合,最后排气打结。

(四) 移除

吻合完毕后关闭隔膜伞,松解 Enclose 并拔除,助手将荷包缝合线打结并用 2-0 聚丙烯缝线带毡垫片褥式加固缝合(图 5-1-3)。

三、Enclose 使用技术要点

1. **选位**　相当比例的冠心病患者合并有升主动脉粥样硬化,除明显钙化可以在动脉表面凭借手指触感判断外,很多粥样硬化软斑块如"牙膏状"存在于升主动脉中层,因此在应用侧壁钳钳夹后极易破溃脱落,并随血行造成脏器栓塞。另外,除了穿刺置入点和吻合口位置的主动脉组织要求尽量健康外,两点之间也应尽可能选择健康组织,避免由于两点间动脉壁存在硬化或钙化导致固定不紧,造成过多出血;或由于挤压造成斑块脱落。

2. **避免损伤吻合器隔膜伞**　此项多发生于圆刀切开主动脉壁和缝合过程中。应尽量垂直于连杆方向切开动脉壁,以免进刀过深划破隔膜。而缝合时应小心紧贴动脉内壁由内向外进针,避免由外向内或垂直进针过深刺破吻合器隔膜造成大出血。轻微损伤隔膜可能导致术野出血增多,一般在控制血压和充分吸引下可以继续完成操作。如破损过大,为避免造成大量失血,多数不得不改用其他方法。

3. **穿刺点加固**　虽然我们针对应用 Enclose 的病例均于术中用 2-0 聚丙烯缝线行穿刺点加固缝合,但仍有极少数患者术后在 ICU 出现清醒后心包引流液突然增多且引流液呈鲜红色,急诊开胸止血时发现均为穿刺点渗血。以 2-0 聚丙烯缝线加毡垫片行二次加固缝合,均能有效止血。出血原因可能为术中缝合过浅或不确切,麻醉状态下血压平稳未见明显出血,但当术后血压波动较大时可能造成动脉压力过大而撕脱。

4. **机械故障**　我们曾遇见几例 Enclose 隔膜伞无法打开而更换器材的情况,考虑与生产环节中的技术及工艺有关。其中第 1 例则被误认为是隔膜损伤而改用主动脉侧壁钳,后 3 例则在更换 Enclose 后完成血管吻合。因此,每次置入主动脉前,应事先测试隔膜能否顺利开放闭合。

5. **主动脉壁损伤**　置入和使用 Enclose 主动脉近端吻合器还可能导致主动脉壁的损

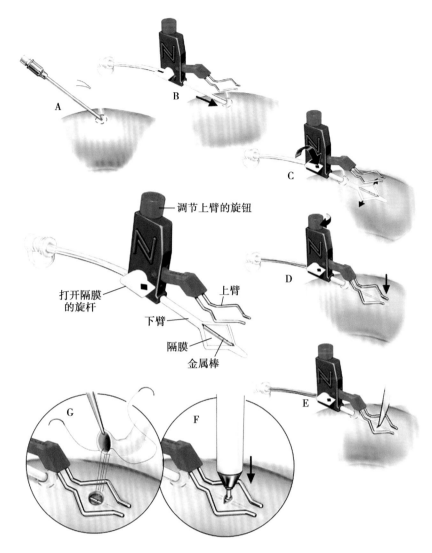

图 5-1-3　Enclos 应用示意图例

伤、破裂甚至动脉瘤的形成。其可能由于将 Enclose 的下臂插入升主动脉的壁间，也可能由于压迫过紧造成主动脉内膜损伤，在血压升高时极易形成动脉瘤。因此，在操作过程中控制血压至关重要，同时在保证操作区域无血环境的前提下，尽量旋松旋钮以减小对主动脉壁的过度压迫。

6. **二次置入**　多见于乳内动脉损伤后或乳内动脉桥流量差怀疑乳内动脉内膜夹层时不得不改为全静脉冠状动脉旁路移植术时进行二次植入。缝合口与打孔处相距不宜过远（≤5cm），否则影响菱形薄膜的止血效果。应将稳定器的吸引管与吸引器或 50ml 注射器相连，以排除可能出现的积血，保持术野的清洁。

四、Enclose 技术的优点与局限性

（一）优点

1. Enclose 的应用在很大程度上降低了因钳夹升主动脉导致斑块脱落的概率，而且对吻

合口区域的要求较低,能够寻找到直径约 1cm 的相对柔软健康的区域即可。

2. 相对于 Heartstring 等一次性主动脉近端吻合装置,Enclose 可以支持 2 个甚至更多个吻合口的操作,尤其适用于高龄、主动脉粥样硬化严重,行全静脉化冠状动脉旁路移植术的患者。

3. 我们使用过 Enclose 第一代与第二代产品,与 I 代产品相比,Enclose II 将以 I 代的手推旋钮开启主动脉内隔膜伞的方式改进为旋杆操作,避免了在狭小的心包腔内进行操作的不便性;同时六边形的缝合环的设计也较上一代产品的菱形缝合环更加合理。

（二）局限性

1. Enclose 至少需要两个主动脉健康区域,一个是置入点,另一个是吻合点,对于升主动脉大面积弥漫钙化的患者其应用受到一定限制;

2. 不能保证提供一个完全无血的术野,在牵拉缝线过紧时会出现不同程度的渗血;

3. 由于生产环节中的技术及工艺的关系,Enclose 的隔膜伞会出现无法打开而需更换器材的情况,然而该机械故障发生率很低,我们应用了 600 多例,仅遇见 4 例隔膜伞无法打开的现象;

4. Enclose II 价格相对昂贵,在一定程度上增加了患者的医疗费用。

五、Enclose 技术的临床意义

脑血管并发症是冠状动脉旁路移植术后最常见的并发症之一。其主要原因除抗凝过度或一过性血压骤升导致脑血管破裂出血外,绝大部分病例源于术中及术后升主动脉或颈动脉粥样硬化斑块或新生血栓脱落栓塞所致。而动脉粥样硬化是一组全身性疾病,血管内皮细胞功能失调被广泛认为是其进程中最重要的始动环节,而且存在于动脉粥样硬化的全过程。动脉粥样硬化是一种慢性、进行性、多发性血管内膜疾病,可累及多处大中型动脉。我们的体会是对于冠状动脉粥样硬化严重的患者,尤其是年龄大于 70 岁的冠状动脉主干病变患者,其出现主动脉粥样硬化或钙化的几率较高。因此,采用非钳夹主动脉的近端吻合口缝合辅助装置可减少因主动脉粥样硬化所导致的脑血管并发症。

六、作者实践

我们总结了 600 例 Enclose II 主动脉近端吻合器在非体外循环冠状动脉旁路移植术中的应用经验。全组病例中,男性 420 例,女性 180 例;年龄 35～83 岁,平均（63.2±9.1）岁。全组患者均于术前行头部 CT、正位侧位胸片及双侧颈动脉彩色多普勒超声以明确各部位动脉硬化程度及是否存在陈旧性脑梗死病灶。合并高血压病 420 例,合并糖尿病 298 例,双侧颈动脉超声提示存在颈动脉斑块 240 例,其中造成颈动脉中度以上狭窄 76 例;头部 CT 提示有腔隙性脑梗死 118 例,其中既往有明确陈旧性脑梗伴后遗症 56 例。全组术后死亡 2 例,死亡原因均为术后急性左心功能不全合并多脏器功能衰竭。3 例于术后恢复期下地活动后出现突发脑梗死,经过积极对症治疗恢复良好。5 例因置入点出血行二次开胸止血术,其余患者均于术后 7～14 天痊愈出院。5 例 1 年后行冠状动脉造影复查,其中 1 例提示近端吻合口发生中度狭窄。Enclose II 主动脉近端吻合器,在非体外循环冠状动脉旁路移植术中的应用具有良好的安全性和稳定性,可明显降低术后脑血管并发症的发生率。王盛宇等前瞻性地将 Enclose 吻合器与传统侧壁钳技术进行对比,以观察两者在 OPCABG 后脑保护方面的效果差别。应用 Enclose 主动脉近端吻合器的 150 例 65 岁以上老年患者作为试验组;随机选

择同手术组同期相同手术应用侧壁钳钳夹主动脉侧壁手术的 200 例 65 岁以上的老年患者作为对照组。两组患者术前冠状动造影均提示三支血管病变,既往均有高血压及高脂血症病史。两组患者术前资料差异无统计学意义(P>0.05)。两组患者均在非体外循环下行左乳内动脉和(或)大隐静脉冠状动脉旁路移植术,术后 24 小时引流量 200～600ml,与常规术式无显著统计学差异,无二次开胸止血者。两组术后随访 6 个月,试验组患者脑梗死发生率、一过性脑缺血发作(TIA)发生率、死亡率和呼吸机使用时间均好于对照组,P<0.05。Sary F. Aranki 等纳入 50 例患者,平均年龄 74.36 岁,40 例男性,共有 76 位患者应用 Enclose 近端吻合装置,平均吻合时间小于 8 分钟,平均随访 23 个月,无装置相关的并发症,无粥样硬化栓塞并发症。其中一位患者接受术后冠状动脉造影,吻合口通常无狭窄。

对于新技术的应用,理想的评判包括安全、有效、稳定、能达到预期效果和可以接受的费用。Enclose Ⅱ 主动脉近端吻合器在非体外循环冠状动脉旁路移植术中的应用表现出了良好的安全性和稳定性,明显降低了术后脑血管并发症的发生率,近期疗效确切,远期预后有待进一步随访。

(刘长城　方颖)

第二节　Heartstring 技术

Heartstring 近端吻合系统适合用于在冠状动脉旁路移植术(CABG)中不使用主动脉钳而实现血管移植物与主动脉的近端吻合。2002 年 Guidant 公司推出了第一代 Heartstring 近端吻合系统,经过不断的技术改进,目前最常用的是 Maquet 公司的 Heartstring Ⅲ 近端吻合系统。2014 年美国胸外科年鉴一篇关于 1380 例主动脉钙化患者的研究,发现使用 Heartstring 的所有患者脑卒中的预测风险减少了 44%,特别是对于主动脉钙化 Ⅱ 级以上的患者。

一、主动脉硬化分级

已经明确主动脉硬化是脑卒中的危险因素之一。有研究报道,行 CABG 的患者有近 30% 有主动脉病变,因此识别主动脉病变及预防来自主动脉的栓塞尤为重要。升主动脉硬化的发病率随着年龄的增长而增高,50～59 岁的患者有 20% 的发病率,60～69 岁的患者上升到 60%,而 75 岁以上的老年人已达到 80%。有尸检发现,主动脉硬化患者施行 CABG 后体循环栓塞的发生率约为 37%,而升主动脉正常者仅为 2%。一些研究者认为升主动脉硬化会增加心脏手术后脑卒中及其他并发症的风险。

冠状动脉旁路移植术后脑卒中发生率随年龄的增长而增高。51～60 岁的患者冠状动脉旁路移植术后脑卒中的发病率为 1%,而 80 岁以上的患者为 9%。随着冠状动脉旁路移植术患者的老龄化,外科医生将面临越来越多主动脉硬化明显的患者。一般来说,术者会在冠状动脉旁路移植术前检查和触摸升主动脉,评价其硬化情况。然而,相对于直接超声检查,视诊和触诊会低估主动脉硬化的发生率及严重程度。因此,升主动脉的超声检查可能有助于减少围术期脑卒中的风险。

目前用来诊断升主动脉硬化的影像学检查主要包括主动脉外膜超声(EAU)和经食管超声(TEE)。最近的研究认为 EAU 对升主动脉硬化斑块的成像要优于 TEE,在升主动脉的中远段,TEE 有时容易漏诊明显的病变(>3 级)。虽然 EAU 需要术中额外的时间,但它可能会被证实有利于减少术后并发症。

主动脉硬化的分级是根据病变形态来定义的(表 5-2-1):Ⅰ级,正常;Ⅱ级动脉内膜增厚>2mm,有或没有钙化;Ⅲ级,粥样斑小于 4mm;Ⅳ级,粥样斑≥4mm;Ⅴ级,任何不稳定斑块或溃疡,有或没有钙化。

表 5-2-1　主动脉硬化分级

主动脉硬化分级	病变形态
Ⅰ	正常
Ⅱ	内膜增厚大于 2mm,钙化(±)
Ⅲ	斑块小于 4mm,钙化(±)
Ⅳ	斑块≥4mm,钙化(±)
Ⅴ	不稳定斑块或溃疡,钙化(±)

也有专家根据病变在主动脉上所处的位置进行分级:Ⅰ级,正常;Ⅱ级,病变仅累及主动脉后壁;Ⅲ级,病变累及主动脉前壁或侧壁。这个分级比较粗糙,适用于视诊和触诊来初步评价主动脉硬化情况。

二、Heartstring 近端吻合系统装置图

Heartstring 近端吻合系统由近端吻合装置(图 5-2-1)、输送装置(图 5-2-2)、装载装置(图 5-2-3)和主动脉打孔装置(图 5-2-4)组成。Heartstring 吻合装置通过主动脉打孔装置建立的主动脉切口进入主动脉并提供一个吻合区域以便于进行近端吻合术。输送装置是一个带活塞的注射器状管体,用于将 Heartstring 吻合装置置入到主动脉内。装载装置用于卷合Heartstring 吻合装置,以及将 Heartstring 吻合装置装载到输送装置中。主动脉打孔装置是一个一次性(仅用于一次主动脉打孔术)装置,由手柄、打孔装置、主动脉挡块、盖子、针头、安全锁和动作按钮组成。该装置用于为吻合术建立主动脉切口。

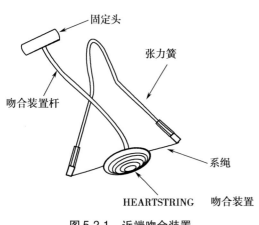

图 5-2-1　近端吻合装置

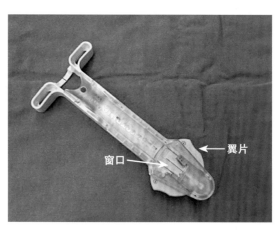

图 5-2-2　输送装置

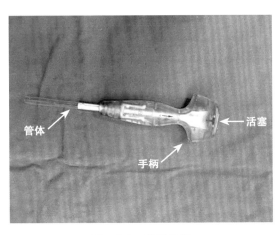

图 5-2-3　装载装置

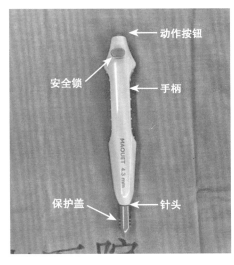

图 5-2-4　主动脉打孔装置

三、Heartstring 技术的适应证与禁忌证

（一）适应证

2014 年欧洲 ESC/EACTS 冠状动脉血运重建指南认为,对于有动脉粥样硬化高危因素的患者,升主动脉硬化的可能性增大,需要减少或避免对主动脉的操作。一个严格的主动脉不接触技术可以最有效地减少斑块栓塞事件的发生。这就需要使用主动脉近端吻合辅助装置。Heartstring 近端吻合系统供医师在 CABG 手术中使用,用于保持术中止血状态以及在不使用动脉侧壁钳的情况下完成近端吻合术。

（二）禁忌证

1. 如果由于某个主动脉部位存在明显疾病而不能进行传统吻合术,请勿在该部位使用 Heartstring 近端吻合系统。也可以根据超声波心动图做出判断。

2. 请勿在主动脉直径<2.5cm 的患者身上使用 Heartstring 近端吻合系统。

四、使用方法

（一）患者准备

按照 CABG 标准操作程序用肝素对患者进行处理。

（二）取出装置

从无菌包装中取出装置并确保安全锁是锁住的(图 5-2-5)。

注意事项:如果安全锁已解锁,则在开箱、装载和移动 Heartstring 近端吻合装置的过程中,注意避免意外地按压输送装置的活塞。准备好将 Heartstring 近端吻合装置置入主动脉之前,请勿开启输送装置手柄上的安全锁。如果产品存在缺陷、Heartstring 近端吻合装置破裂或输送装置与装载装置分离,则请勿使用 Heartstring 近端吻合装置。

（三）装载装置

将 Heartstring 吻合装置装载到输送装置管中。

注意事项:请小心避免意外触动装载装置的翼片。将 Heartstring 近端吻合装置装载到输送装置的过程中,请注意避免损坏 Heartstring 吻合装置;装载时,避免触发输送装置。

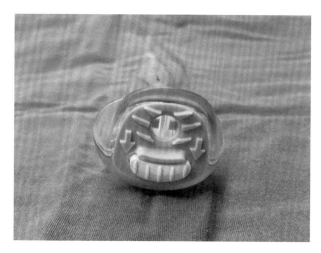

图 5-2-5　输送装置安全锁

1. 托住输送装置和装载装置,用指尖同时紧压装载装置的两个翼片(图 5-2-6)。①号观察提示符应在临近的窗口中出现目视确认 Heartstring 近端吻合装置处于卷合状态。继续按住蓝色翼片直到在步骤 3 中要求松开。

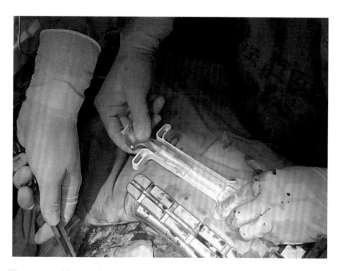

图 5-2-6　按住蓝色翼片,装载 HEARTSTRING Ⅲ 近端吻合装置

2. 在持续按住蓝色翼片的同时,用轻微的力推压输送装置顶部的蓝色区域,使输送装置缓慢前进,直到②号观察提示符完全出现在相应的窗口中。此过程中请不要推动白色活塞。

3. 按 Heartstring 近端吻合装置窗口中③号箭头所示的方向松开蓝色翼片。检查 Heartstring 近端吻合装置以确保其已被正确装载到输送装置管中且未张开。

（四）从装载装置中取出输送装置

1. 握住输送装置和装载装置。

2. 托住装载装置主体的同时,朝④号箭头所示的方向拉动输送装置。在这一步中避免从靠近蓝色翼片的位置握住装载装置。取出输送装置时,请勿按压装载装置上的蓝色翼片。

3. 装载完成后,将 Heartstring 近端吻合装置旋转 360°以进行全方位检查。确保 Heart-string 近端吻合装置绞线之间或 Heartstring 吻合装置末端无脱层("开裂")。

注意:如果装载过程中出现脱层,请勿使用 Heartstring 近端吻合装置。

4. 确保 Heartstring 近端吻合装置未装入输送装置管中的部分不会张开到大于输送装置管的直径(图 5-2-7)。

注意:如果 Heartstring 近端吻合装置未装入输送装置管中的部分张开到大于输送装置管的直径,请勿使用 Heartstring 近端吻合装置。

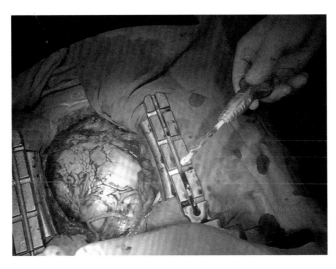

图 5-2-7　近端吻合装置检查

5. 确保张力簧末端已对齐,以便 Heartstring 吻合装置给进过程中与 Heartstring 吻合装置的两个近端边缘接触。

（五）解锁

向箭头所示的方向滑动以解锁(图 5-2-8)。

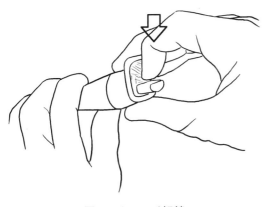

图 5-2-8　双手解锁

（六）建立主动脉吻合口

按照制造商说明,使用专用于开放式主动脉的打孔装置/主动脉打孔装置建立一个直径 3.8~4.5mm 的主动脉切口。如果使用主动脉开打装置来建立主动脉切口,请按照步骤 1~6 进行。

1. 选择实施吻合术的位置。清洁主动脉表面,移除疏松组织并确保组织上无异常变化。

注意:在已改变的组织上(例如心脏停搏液孔、主动脉切开术切口等)使用可能导致主动脉内的"草帽"状塞无法被装置夹住。

2. 小心地取下覆盖在打孔装置和针头上的保护盖。完全按下安全锁,直到安全锁与装置外壳齐平,使打孔装置做好准备。

注意:避免意外地触动主动脉打孔装置。安全锁被按下后,主动脉打孔装置即做好随时启动准备。

3. 将主动脉打孔装置放置到将进行吻合术的主动脉区域。装置上的主动脉挡块应与主动脉表面齐平。内含的针头无需完全穿透主动脉壁。

注意:确保平均血压大于55mmHg,收缩压<120mmHg,以降低主动脉打孔装置造成主动脉后壁穿透的风险(图5-2-9)。

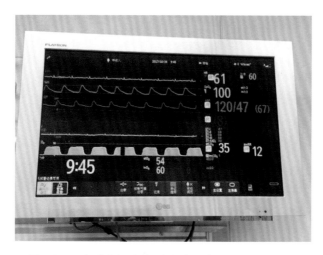

图5-2-9　主动脉打孔前,确保高压在120mmHg以下

4. 拿住主动脉打孔装置,如(图5-2-10)所示,一只手托住装置主体,另一只手准备按照使用注射器的方式启动装置。

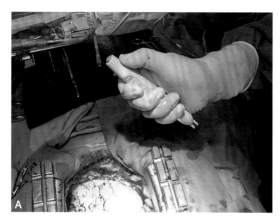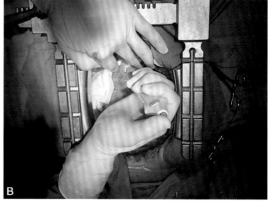

图5-2-10　启动装置(A),主动脉打孔(B)

5. 确保主动脉打孔装置与主动脉表面垂直,并按下动作按钮以启动主动脉打孔装置。

注意:启动主动脉打孔装置时不要过于用力向下推压,以降低主动脉后壁穿透的风险。

6. 主动脉开孔术完成后,从主动脉取出主动脉打孔装置并迅速用示指压住主动脉上的圆孔止血。

注意:取出时注意避开针尖和打孔装置。

（七）将 Heartstring 近端吻合装置输送到吻合点

1. 将输送装置尖端插入上述主动脉圆孔内并推动活塞,以置入 Heartstring 近端吻合装置的小"草帽"(图 5-2-11)。听到咔哒声即表示置入成功。

注意:输送装置里有血液出现即表明插入正确。插入输送装置时请小心操作,以降低主动脉后壁穿透的风险。

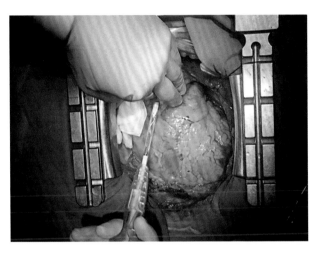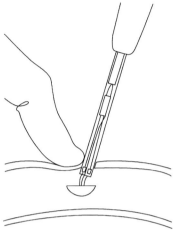

图 5-2-11　将 Heartstring 近端吻合装置置入到主动脉切口内,抽出输送装置

2. 缓慢向后拉动输送装置的同时,用另一或两根手指按住吻合装置侧面,使之固定。

3. 抽出输送装置后,轻轻向后拉动近端吻合装置的张力簧直到张力簧打开(图 5-2-12)。如果止血不满意,可使用吹雾管、细小吸引头或盐水注射器清除。如果仍不能止血,则请轻轻调整张力簧,确保其置放妥当。如果仍然还是止血不理想,则请使用手指暂时止血,取出 Heartstring 近端吻合装置并更换。

注意:为了防止塞子移动,请勿通过移动主动脉来调整 Heartstring 近端吻合装置。

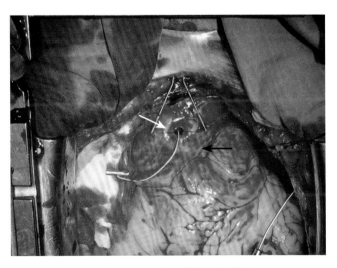

图 5-2-12　置放妥当的吻合装置

白色箭头:放置妥当的吻合装置;黑色箭头:升主动脉

4. 固定头将压低靠近固定头的吻合装置杆段（距离吻合术点最远处）并提供清晰的缝合视野。证实打孔装置或其建立的主动脉切口可用于构建吻合。

（八）Heartstring 近端吻合装置到位后的吻合

1. 使用自内向外的缝合技术在主动脉上缝合。确保 Heartstring 近端吻合装置保持在吻合术第一个和最后一个入针点之间。

2. Heartstring 近端吻合装置与缝合线尾部的水平距离应足够大，以便于取出 Heartstring。

注意：缝合时应避免缝合疏忽或 Heartstring 近端吻合装置移动或缝合线在吻合装置杆周围缠绕。如果上述情况发生，则请退针并确保止血良好。如果止血不足，则请使用部分咬合夹，取出 Heartstring 近端吻合装置并使用主动脉夹完成吻合术。

（九）取出 Heartstring 近端吻合装置

1. 松开紧邻吻合装置杆的两处缝线（每侧一处缝线）。应松开移植物与主动脉组织间的缝线，使缝线在移植物与主动脉间形成一个直径大约为 1cm 的圈，或留出长度大约为 3cm 的缝线（图 5-2-13），这部分缝线不受力。

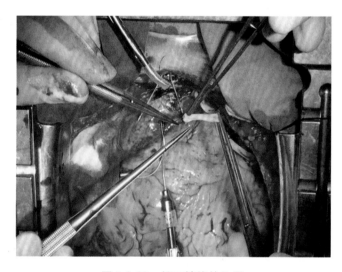

图 5-2-13　松开缝线的位置

2. 取出 Heartstring 近端吻合装置时，让助理捏住松开的缝线末端。

3. 在固定吻合装置杆的同时，切断其中一侧系绳，将张力簧与余下的系绳一同取走（图 5-2-14）。

4. 为了取出 Heartstring 近端吻合装置，请用拇指和示指压稳吻合口的缝线及其周围组织。拇指和示指向下用力有助于取出 Heartstring 近端吻合装置。

5. 从固定头下方捏紧吻合装置杆并轻轻地拉，以拆开和取出 Heartstring 近端吻合装置（图 5-2-15）。取出 Heartstring 近端吻合装置时要时刻注意所感受到的阻力。

注意：请勿通过拉固定头来拆开 Heartstring 近端吻合装置。

6. Heartstring 近端吻合装置被完全取出前，如果感觉到拆开吻合装置遇到较大的突发性阻力，则请立即停止拉吻合装置杆并执行步骤①。如果在取出 Heartstring 近端吻合装置期间未感觉到额外阻力，则请执行步骤 7 并根据使用要求完成吻合装置的取出操作。

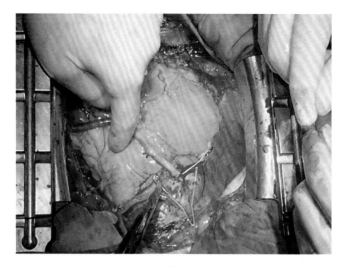

图 5-2-14　固定吻合装置杆,切断一侧的系绳

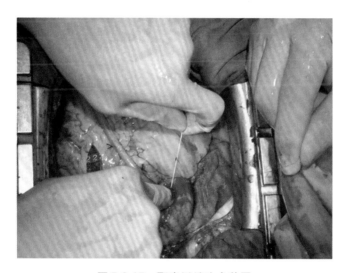

图 5-2-15　取出近端吻合装置

（1）轻轻将一只手的示指置于主动脉与移植物的结合部位并施加轻微压力以止血。

（2）用另一只手拉吻合装置杆,将余下的 Heartstring 近端吻合装置从吻合口切口抽出（像步骤 5 一样）。调整示指的压力,以最大程度减小 Heartstring 近端吻合装置从移植物与主动脉缝合面的临时缝隙抽出时遇到的阻力。

注意:如果在抽出 Heartstring 近端吻合装置时不断感觉到阻力,或无创吻合装置抽出不成功,则请勿继续抽拉吻合装置杆。请使用主动脉侧壁钳,撤销原吻合术,取出 Heartstring 近端吻合装置并使用主动脉侧壁钳继续完成吻合术。

7. 如果看见拆开的吻合器末端的成角切口,则表明 Heartstring 近端吻合装置取出成功。小心地在牵拉缝线的自由端,将松开的缝线拉紧,实现止血吻合。按照标准外科手术操作完成吻合术。

（十）同一主动脉使用两个以上 Heartstring 装置

主动脉打孔装置是一次性(仅用于一次主动脉切开术)装置;但是,如果需要在升主动脉

上做多个近端吻合口,则按照如下步骤进行:

1. 选择一个距离前一次吻合术位置至少 1.5cm 的位置。

2. 用打孔装置去掉一小块主动脉组织。

3. 重复步骤二至八。

五、Heartstring 技术的注意事项

1. 使用 Heartstring 近端吻合系统前,医生应经过适当培训。

2. 一次性使用。切勿重新灭菌。一次性医疗器械可能含有极小和(或)结构复杂的组件。因此,很难除去器械上的血液、组织、体液和病原体。此外,清洁和重新灭菌流程可能会损坏器械的材料和功能。

3. 请勿使用部分咬合夹住主动脉来错误地使用 Heartstring 近端吻合系统,以防止患者因出血而面临危险。

4. 由于系绳(图 5-2-1)可能带来主动脉切口侧面撕裂的潜在风险,所以请勿在主动脉壁较薄的患者身上使用 Heartstring 近端吻合系统。

5. 为确保能够有效止血,进行多重吻合术前,请确保各个吻合口之间至少相隔 1.5cm。

6. 请勿重复使用或重复消毒 Heartstring 近端吻合系统或其部件。

7. 如果包装已被破坏或已被打开,请勿使用 Heartstring 近端吻合系统。

8. 请检查装置以确定运输过程中装置未发生损坏。

9. 主动脉打孔装置是一次性使用(仅用于一次主动脉切开术的装置)。重复使用主动脉打孔装置可能导致空气或组织栓子进入主动脉。

10. 主动脉开孔装置仅限在未经改变的主动脉组织上使用。在已改变的组织上(例如存在心脏停搏液孔和(或)主动脉切开术切口)使用可能导致主动脉开口无法被装置塞住以及栓子进入主动脉。

六、Heartstring 技术的优点与局限性

(一) 优点

Heartstring 是一种可以有效降低主动脉粥样硬化斑块脱落或夹层概率的近端吻合器。其优点在于:

1. 对吻合口区域的要求较低,能够寻找到直径约 1cm 的相对健康区域即可,尤其适合于升主动脉有多处斑块者。

2. Heartstring 的操作简便,不需要在升主动脉的其他位置进行打孔和缝合操作。

3. Heartstring 的密封伞为线状环绕的凹陷圆盘形构成,具有良好的贴附性,吻合结束后,“草帽”状的密封伞可以直接经吻合口线性拉出,避免了其他吻合器经吻合口拔除时可能造成主动脉壁的损伤危险。

(二) 局限性

使用近端吻合器械时,有时存在一些局限,如应用 Heartstring 进行近端吻合时,由于钙化的主动脉内壁凹凸不平,可导致塞状的伞帽与升主动脉内壁贴合不严,引起吻合口持续出血,影响操作。

七、Heartstring 技术与脑卒中

脑卒中是冠状动脉血运重建术最严重的并发症之一,其发病率、病死率及治疗费用均较

高。以前的研究报道它的发病率为 1%～5%，取决于手术的类型、围术期的合并症和患者的一般状况等。高危因素主要包括周围血管病、左主干病变、糖尿病、动脉壁的粥样硬化及钙化程度。OPCABG 术后脑卒中的发生率已被降低，死亡风险相对缩小，特别是对于高危人群和老年患者更是如此。然而，脑卒中的原因是多方面的，不是某个单一的技术，包括 OPCABG，能完全避免术后脑卒中的发生。非体外循环下全动脉冠状动脉旁路移植术，其为血运重建提供了一个相对的"无接触方式"，是减少神经系统并发症的有效手段。近年来，大量研究证明主动脉不接触技术是安全有效的，而且能减少高危患者的神经系统并发症的发生。尽管不接触技术可能是最好的临床选择，但它不可能适用于每一个患者，也不能在大部分中心常规开展。当高危患者确实需要近端吻合时，Heartstring 能辅助完成主动脉不接触的近端吻合。

1. **OPCABG 与脑卒中**　观察性实验表明，OPCABG 特别有益于高危患者，包括那些左心功能不全、升主动脉钙化严重、年龄>75 岁、糖尿病、肾衰竭、左主干病变、二次手术、慢性肺疾病以及欧洲心脏手术风险评分(EuroSCORE)>5 分的患者。相反，在前瞻性的冠状动脉旁路移植术手术试验中，Moller 等比较了随机分配到非体外循环组(off-pump)和体外循环组(on-pump)的 341 例患者的临床结果。术后 3 年，两组主要心脑血管不良事件(MACCE)差异无显著性统计学意义。然而，到目前为止，只有一个多中心的随机对照试验比较了高危患者 OPCABG 与体外循环冠状动脉旁路移植术的治疗结果，另外，至少有两个试验评估了高危人群行 OPCABG 的益处。由牛津大学和布里斯托尔的心脏中心发起的 CRISP 试验是一项针对 5000 例以上高危患者的国际多中心试验，EuroSCORE>5 的患者是纳入的标准之一。最近，德国一个多中心的随机对照实验对接受 OPCABG 术的老年人进行了研究(GOPCABG)，它纳入了 2539 例 75 岁以上的患者，结果表明 off-pump 和 on-pump 两组术后神经系统并发症发生率并无显著差异，OPCABG 组脑卒中发生率为 2.2%，但研究未提及是否采用了主动脉"无接触"技术。

然而，越来越多的证据表明，OPCABG 能显著减少脑血管并发症。在对 STS 成人心脏手术数据库超过 42 477 例单纯行 CABG 患者术后 30 天结果的倾向配对分析，发现与传统的冠状动脉旁路移植术相比，OPCABG 减少了脑卒中 35% 的发病率。2012 年一个包含 59 个随机对照试验的荟萃分析结果提示，OPCABG 比 ONCABG 减少了 30% 脑卒中的发生。

2. **Heartstring 技术与脑卒中**　通过避免体外循环对主动脉的操作和阻断，和传统的冠状动脉旁路移植术相比，OPCABG 术后脑卒中的发病率更低。然而，近端吻合时侧壁钳的使用仍会显著增加脑卒中的风险。全动脉化冠状动脉旁路移植术(如双乳内动脉 Y 型桥)避免了主动脉的钳夹，其术后脑卒中的发生率要比传统的冠状动脉旁路移植术和用侧壁钳的 OPCABG 都要低。

2011 年一个包含七个回顾性试验的荟萃分析发现，无钳 OPCABG 组和传统 CABG 组相比可以显著降低脑卒中的风险(0.38% vs 1.87%；*RR* 0.27；95% *CI* 0.14～0.58；*P*<0.0001)，无钳 OPCABG 组和使用侧壁钳的 OPCABG 相比也显著降低脑卒中的风险(0.31% vs 1.35%；*RR* 0.34；*CI* 95% 0.18～0.65；*P*=0.001)。另一个纳入 11 398 例患者的荟萃分析比较了 OPCABG 有和无主动脉操作两组术后神经系统并发症，发现全动脉化冠状动脉旁路移植术可以减少几乎一半的神经系统并发症(*OR* 0.46；95% *CI*，0.29～0.72；*P*=0008)。

近来，Halbersma 等将近四年全动脉冠状动脉旁路移植术 OPCABG 的结果与 SYNTAX 的评分结果比较之后发现，主动脉不接触组明显降低了脑卒中的发生率，为 0.8%；而主动脉操作组为 2.2%。因此 Halbersma 等以及其他专家提出将全动脉化 OPCABG 视为减少术后神经系统并发症的金标准。然而,并不是每一个患者都适用这种术式。对于很多病例来说,近端吻合是必要的。在这种情况下,近端吻合可以使用 Heartstring 技术从而避免使用侧壁钳。2014 年欧洲 ESC/EACTS 冠状动脉血运重建指南认为,对于存在动脉粥样硬化高危因素的患者,升主动脉硬化的可能性增大,需要减少或避免对主动脉的操作。一个严格的主动脉不接触技术可以最有效地减少斑块栓塞事件的发生。对于不适合全动脉冠状动脉旁路移植术的患者,就需要主动脉近端吻合装置的辅助。

在过去的几年,越来越多的证据表明相对侧壁钳,Heartstring 技术能显著将动脉粥样硬化栓塞和神经系统并发症极小化,但研究未对主动脉病变进行分级。另一个来自埃默里大学的随机对照试验表明,动脉粥样硬化栓塞低危患者使用 Heartstring 技术能显著减少微粒栓塞;对于主动脉硬化 Ⅰ 级或 Ⅱ 级的患者,Heartstring 技术能减少 35% 的固体栓塞。Maximilian 等以全动脉冠状动脉旁路移植术为金标准,使用 Heartstring 技术的 OPCABG 组脑卒中和 MACCE 发生率分别为 0.7% 和 6.7%,使用侧壁钳的 OPCABG 组分别为 2.3% 和 10.8%,全动脉化冠状动脉旁路移植术组为 0.8% 和 7.9%。

其他关于采用 Heartstring 技术减少脑卒中的发生证据是来自几个病例系列报道。Hilker 等连续用 Heartstring 技术给 412 例患者做了 542 个近端吻合。之前有 15% 的患者术后发生了脑血管事件,此病例系列术后脑卒中的发生率为 0.48%,而术前脑卒中预测为 1.3%。2014 年美国胸外科年鉴一项回顾性实验发现,术后脑卒中的发生率与主动脉硬化分级有关;总的来说,Heartstring 技术减少了 44% 的脑卒中预测风险,其对主动脉 Ⅰ 级硬化的患者益处较小,对主动脉 Ⅱ 级以上硬化的患者最有益,主动脉重度硬化的患者也均没有发生脑卒中。

最后,近来纳入了 4314 例患者的倾向性配对分析比较了传统冠状动脉旁路移植术、使用侧壁钳的 OPCABG 及使用 Heartstring 技术的 OPCABG,发现 Heartstring 技术能有效降低脑卒中和主要不良心脑血管事件的发生,并有和全动脉冠状动脉旁路移植术类似的结果。更重要的是,传统的冠状动脉旁路移植术和使用侧壁钳的 OPCABG 术后脑卒中的发生率并无明显差异,说明并不是钳闭的方式,而是钳闭本身是增加脑卒中风险的独立因素。

神经系统的结果如何在选择冠心病手术治疗还是介入治疗的争论中至关重要。OPCABG 与近端吻合无钳策略的结合减少了脑卒中的发生。OPCABG 与 Heartstring 技术的结合不仅实现了血运重建,还有着和 PCI 相当的较低神经系统并发症发生率,相比传统的体外循环冠状动脉旁路移植术又前进了一步。

八、Heartstring 技术与桥的通畅性

由于大隐静脉的可获得性和易用性,它仍是目前最常用的桥血管材料,但大量的临床研究结果表明,静脉的远期通畅性要低于乳内动脉。桥血管的远期造影研究显示,静脉桥 1 年闭塞率为 15%~20%,10 年闭塞率为 40%。静脉桥的通畅性主要受三个因素影响:血栓,血管内膜纤维增生,桥动脉样硬化。血栓形成是导致术后 1 个月桥血管闭塞的主要原因,但术后 1 年仍可出现。血管内膜增生主要发生在术后 1 年到 5 年,静脉动脉样硬化可能从术后 1 年就开始,但一般术后 5 年才充分发展。桥血管闭塞和冠心病的临床结果类似:复发性心绞痛,心肌梗死,额外的血运重建过程,过早死亡。纳入几个随机试验的荟萃分析表明,OPCABG 显著增加了术后 1 年桥血管闭塞的风险。这些结果提示低的静脉桥通畅率与桥血

管的类型、桥血管的摆放和质量的稳定、OPCABG 患者促凝血活动的增加有关。凝血因子的激活是存在于一般手术的普遍现象，OPCABG 术后 24 小时内显著增加。这种现象可能增加静脉血栓形成的风险并影响冠状动脉吻合口的通畅性。因此行 OPCABG 的患者围术期应给予比传统冠状动脉旁路移植术更强的抗凝。2014 年欧洲 ESC/EACTS 冠状动脉血运重建指南建议 OPCABG 术后 1 年内患者应行双抗治疗。

目前，唯一关于使用 Heartstring 技术的 OPCABG 术后桥血管中期通畅性的研究发现，高脂血症是桥血管闭塞唯一的影响因素，静脉桥早期和术后 1 年的通畅率分别为 95.7%、83.0%，Heartstring 组和主动脉侧壁钳组桥血管通畅率相近：早期 97.3% vs 98.1%，$P=0.729$；1 年 87.0% vs 81.3%，$P=0.316$。两组的再血管化率无显著性差异（6.8% vs 10.1%，$P=0.623$）。这些值均和传统冠状动脉旁路移植术后静脉通畅率类似。近来，Magee 等的一项前瞻性随机对照试验发现非体外循环和体外循环下冠状动脉旁路移植术后 1 年桥血管的闭塞率均为 25%，并认为靶血管的质量、手术时间、是否序贯冠状动脉旁路移植术、体重大小、是否借助内窥镜大隐静脉获取技术以及桥血管的质量都是独立影响因素。

近端吻合器是另一种吻合装置，通过自动的连接器和部署系统进行吻合。一前瞻性随机对照试验发现，相比手工缝合的 0% 狭窄率，Symmetry 吻合器有 38% 的吻合口狭窄率。鉴于吻合口的狭窄率，许多外科医生中止了它进一步的临床使用。桥血管通畅率低的原因如下：如果近端吻合口位置选择不当，静脉桥与升主动脉成 90° 会导致桥血管扭曲甚至闭塞；将静脉放在硬质管道系统可能会造成内膜损伤进而内膜增生；镍钛合金可能会刺激新的内膜增生。

近来，虽然一种新的吻合器 PAS-Port 装置已被引入使用，我们认为连续的手工缝合仍然是近端血管吻合的金标准。Heartstring 技术是简便的近端吻合辅助装置，它结合手工缝合，中期的随访血管造影表明，OPCABG 术后的桥血管有相当好的通畅性。术后第一年，采用 Heartstring 技术和侧壁钳技术缝合的静脉桥均表现出良好的通畅性。

九、升主动脉钙化使用近段吻合器流程

升主动脉钙化使用近段吻合器流程具体见图 5-2-16。

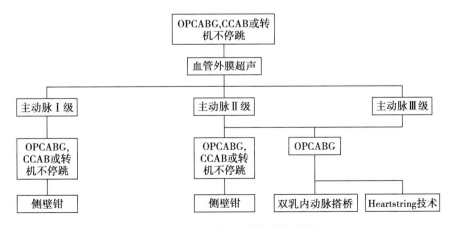

图 5-2-16　近段吻合器使用流程图

十、作者实践

2006 年，我们对 60 例 OPCABG 患者应用 Heartstring 主动脉近端吻合器的经验和体会进行了总结。

1. 资料和方法　本组中男 47 例，女 13 例；年龄 49～70 岁。心功能 Ⅱ 级 5 例，心功能 Ⅲ 级 8 例。术前冠状动脉造影均提示 3 支血管病变，既往均有高血压及高脂血症病史。后前位 X 线胸片均可见主动脉线性钙化影。超声心动图提示升主动脉硬化 54 例。头颅 CT 均提示既往有单发或多发陈旧性腔隙性脑梗死病灶。颈动脉 B 超均可见大小不等的斑块及局部狭窄，其中轻度 37 例，中度 17 例，重度 6 例。

正中开胸，肝素抗凝（1mg/kg），维持 ACT 300 秒以上，取左乳内动脉及大隐静脉备用。行升主动脉近端吻合之前，术者首先用手探查升主动脉以了解斑块的硬度及分布范围，如果估计应用侧壁钳导致斑块脱落的危险性较大时，则应当选用 Heartstring。首先行左乳内动脉至左前降支冠状动脉旁路移植术，大隐静脉近端吻合口应用 Heartstring 完成。

具体操作步骤是：①术者常规探查升主动脉前壁，选择健康的或柔软均匀的部位作为吻合口位置，吻合区域直径约需 1cm 左右。②使用前的预处理：将 Heartstring 的密封伞浸泡在 50℃ 的温盐水中 5 分钟，可使其密封性和稳定性达到最佳状态，置入时更容易。③置入：用附带的打孔器于预先定位处打孔，将经过预处理并折叠好的 Heartstring 置入主动脉内。④吻合：应用 6-0 聚丙烯缝线行大隐静脉与主动脉的端侧吻合。对于局部渗血可用吹管或小头吸引器去除，同时请麻醉师维持收缩期血压 100mmHg 左右以减少渗血。⑤全部吻合完毕后，剪断固定线，抽出 Heartstring（此时为线状）并打结。

2. 结果　全组均在非体外循环下行左乳内动脉及大隐静脉冠状动脉旁路移植术。1 例同期行室壁瘤闭式折叠成形术。均于术后 24 小时内顺利拔除气管插管，术后 24 小时的引流量为 200～500ml，与常规术式的差异无统计学显著性意义。无病例需二次开胸止血。术后恢复良好，无一例出现明确的神经系统并发症，术后 7～10 天出院。术后 3 个月，对 58 例患者进行了随访，无一例出现迟发神经系统并发症；2 例失访。

3. 体会　对于经术前检查高度怀疑或明确存在主动脉内粥样斑块或钙化者，Heartstring 的应用在很大程度上降低了因钳夹主动脉导致斑块脱落的风险。其优点主要体现在：①对吻合口区域的要求较低，能够寻找到直径约 1cm 的相对健康区域即可，尤其适合于升主动脉有多处斑块者。②Heartstring 的操作简便，不需在其他位置进行打孔和缝合的操作。③Heartstring 的密封伞为线状环绕的凹陷圆盘"草帽"，同主动脉壁具有良好的贴附性。吻合结束后，盘状的密封伞可以直接经吻合口线性拉出，避免了其他吻合器经旁口拔除时可能造成主动脉损伤的危险。

当然，在使用 Heartstring 的过程中，几乎所有病例的吻合区均出现不同程度的缓慢渗血。我们观察渗血量与以下因素有关：①术中血压：据文献报道，在动物实验中，当血压为 120/65mmHg（1mmHg=0.133kpa）时，渗血量为（3.0±0.5）ml/min；当血压为 200/95mmHg 时，渗血量为（9.0±15）ml/min。因此，术中一方面应该用 Cellsaver 进行血液回收及回输，另一方面要求麻醉师尽量维持循环血压于最低有效水平，如收缩压 100mmHg 左右。②技术失误：首次置入失败可能造成 Heartstring 变形或者出现密封线松脱。虽然仍然可以使用，但必然会造成更加明显的渗血。③Heartstring 打孔器口径单一，目前只有 4.5mm 一种尺寸。

④Heartstring 是一种一次性使用产品。对于如要行主动脉多个吻合口时,我们建议使用其他可多次应用的近端吻合辅助器。

随着冠状动脉旁路移植术患者的老龄化,主动脉硬化的患者越来越多,Heartstring 已成为我们近端吻合常规使用的装置,我们选择近端吻合方式的规范程序如图5-2-22 所示。图5-2-22 主动脉分级是根据病变的位置分级的:Ⅰ级,正常;Ⅱ级,病变仅累及主动脉后壁并且分散;Ⅲ级,病变累及主动脉前壁或侧壁并且呈片状。

总之,Heartstring 技术为主动脉硬化的患者提供了一个相对安全的手术机会,降低了术后脑卒中的发生率,在我们使用过程中效果良好,近中期静脉桥的通畅率尚可,远期疗效有待进一步随访。

（王粮山　于洋）

第三节　水囊封堵技术

非体外循环下冠状动脉旁路移植术(off-pump coronary artery bypass grafting,OPCABG)由于避免了体外循环对多脏器的损害,术后早期死亡率显著降低,并发症也明显减少,在临床上已得到广泛应用。但在大隐静脉与升主动脉进行吻合时,需用侧壁钳钳夹升主动脉,由此可能引起钳夹部位升主动脉硬化斑块脱落,增加脑梗死的危险,脱落斑块还可能阻塞大隐静脉桥、降低其通畅率。我们对严重升主动脉钙化的冠状动脉粥样硬化性心脏病（冠心病）患者行 OPCABG 时应用了自创的水囊封堵法,取得了良好效果。

一、水囊封堵技术的产生

伴有严重升主动脉钙化的患者,OPCABG 中行升主动脉与大隐静脉吻合后,发生脑卒中的可能性较大。升主动脉壁因钳夹受损导致内壁粥样硬化斑块松动、脱落或血栓脱落是最常见的原因。Lev-Ran 等分析了 160 例 75 岁以上的 OPCABG 患者,使用主动脉侧壁钳的 57 例患者术后脑卒中发生率明显高于不用侧壁钳的 103 例患者（3% vs. 12% ,$P<0.05$）,多因素分析显示,使用主动脉侧壁钳是术后发生脑卒中最重要的独立危险因素,可使术后脑卒中发生率增加 6 倍。提示存在严重升主动脉钙化的指标包括颈动脉狭窄、高血压病、外周血管疾病或腹主动脉瘤、男性、肾功能不全和年龄>65 岁的左主干病变等。此外,我们的资料显示,升主动脉钙化组患者左主干病变及脑梗死的发生率较对照组高,提示这两种因素也可能预测升主动脉钙化的发生。

迄今为止,解决升主动脉钙化患者近端吻合问题主要有两种方法,即使用近端吻合器械和运用升主动脉无接触冠状动脉旁路移植术技术。前者主要包括 Enclose、Heartstring 和IPAD 等器械的应用;后者主要指不对升主动脉进行操作的冠状动脉旁路移植术方法,如双乳内动脉及其他形式的全动脉化冠状动脉旁路移植术等。使用近端吻合器械时,有时存在一些局限,如应用 Heartstring 进行近端吻合时,由于钙化的主动脉内壁凹凸不平,可导致内部的伞帽与升主动脉内壁贴合不严,引起吻合口持续出血,影响操作;而使用 Enclose 进行近端口吻合时,需要在升主动脉上至少打两个孔,增大了动脉硬化斑块脱落的机会,而且针尖可能刺破具有止血作用的隔膜,引起难以控制的大出血。对于升主动脉无接触技术,虽然桥血管的远期通畅率较高,但受中国患者的体型、胸廓内动脉直径和长度的制约,其适应证受到较一定限制,而且对手术操作的要求甚高,不宜普及。此外,采集双侧乳内动脉会减少胸骨的血供,影响胸骨的愈合,还可能引起术后胸骨松动、延迟愈合及切口感染等并发症;桡动脉也常用于全动脉化的冠状动脉旁路移植术,但是相比较于乳内动脉,管壁较厚,容易产生痉挛,从而影响手术效果。

针对上述情况,我们在临床实践中摸索出了水囊封堵近端口吻合法,其近、中期疗效与使用侧壁钳的无升主动脉钙化的患者相似,没有患者发生脑卒中或近端吻合口狭窄等并发症。一项针对700例OPCAB患者的研究显示,虽然升主动脉无接触组主动脉钙化高于常规组(17.4% vs 5.1%,$P<0.01$),但术后脑卒中发生率却更低(0.2% vs 2.2%,$P<0.05$),相关回归分析也显示使用主动脉侧壁钳是唯一的独立危险因素,脑卒中危险可增加至不用主动脉侧壁钳的28倍。由此可见,OPCABG结合避免使用主动脉侧壁钳可以进一步减少手术后脑卒中的发生率。

二、手术方法

"水囊封堵法"是指行大隐静脉或桡动脉与升主动脉吻合时,不使用侧壁钳钳夹升主动脉而完成近端口吻合的方法。(视频4)具体方法为:

1. 常规取左胸廓内动脉和大隐静脉备用。OPCABG时通常将胸廓内动脉吻合于左前降支,其余采用大隐静脉序贯冠状动脉旁路移植术。

2. 在大隐静脉与升主动脉进行近端吻合时,在升主动脉打孔位置剪除动脉外膜(图5-3-1)。

视频4

视频4　水囊封堵法

3. 在剪除心外膜的升主动脉壁中央用尖刀刺一小口,用手指按压止血(图5-3-2)。

4. 使用打孔器进行打孔(图5-3-3)。

5. 迅速将一支12~14F导尿管插入主动脉,经注水孔注入无菌生理盐水8~10ml,使水囊充水膨胀并将远端固定,使水囊卡紧吻合口,使之不溢血(图5-3-4)。

6. 常规使用6-0聚丙烯线将大隐静脉与升主动脉进行端侧吻合,其中主动脉壁进针方

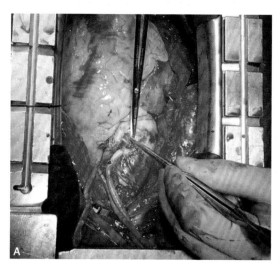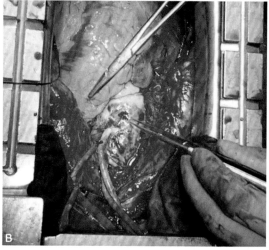

图5-3-1　升主动脉打孔位置减去动脉外膜

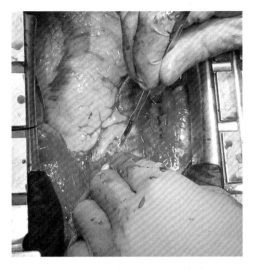

图 5-3-2 升主动脉打孔位置中央用尖刀刺一小口

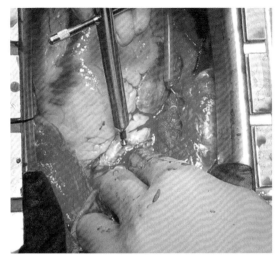

图 5-3-3 对升主动脉切开位置进行打孔

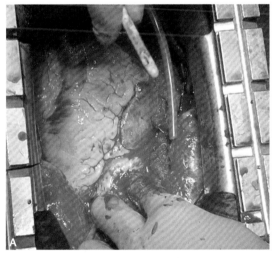

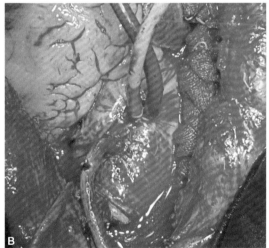

图 5-3-4 经主动脉打孔位置插入导尿管,注水使之膨胀

向为从里向外,不需穿透动脉壁全层,总针数为 8～10 针(图 5-3-5)。

7. 使用注射器抽吸出水囊中的生理盐水,快速撤除导尿管,放下大隐静脉,收紧缝线并打结(图 5-3-6)。

8. 最后使用另一根 6-0 聚丙烯线沿吻合口对主动脉壁进行全层缝合一圈。

三、水囊封堵法使用过程中的注意问题

1. 由于吻合时针尖容易刺破水囊,可先使用聚丙烯线进行非全层缝合,打结后再以另一根聚丙烯线进行全层缝合,以保证吻合口的确切性。

2. 水囊注水时应注意观察动脉压力的变化,尽可能不影响循环指标;水囊的注水量一般不超过 10ml,否则易引起水囊爆裂或影响左心室排血。

3. 水囊注水后固定导尿管远端时,应使橡胶管保持一定张力,使水囊贴紧动脉内壁。

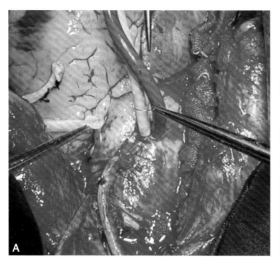
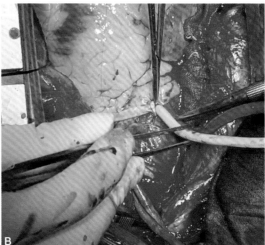
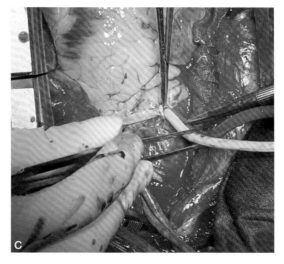

图 5-3-5　水囊下进行大隐静脉与升主动脉不全层吻合

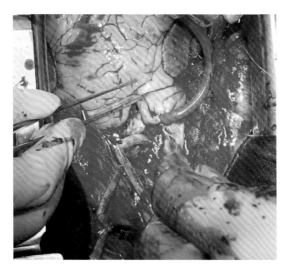

图 5-3-6　抽取球囊并收紧缝线

4. 在打孔时,麻醉医生应控制好血压并调慢心率,以尽量减少出血。

四、作者实践

我科曾经进行的一项回顾性研究:患者年龄 53～72 岁,平均 64.3 岁;其中男 4 例,女 2 例。心功能 II 级者 2 例,III 级者 4 例。患者均存在多支冠状动脉病变,平均冠状动脉旁路移植术(3.1±1.3)支;术前 X 线胸片或核磁共振显像及术中主动脉触诊均证实患者存在严重升主动脉钙化;术中皆使用大隐静脉与升主动脉进行吻合。使用"水囊封堵法"吻合平均时间为 15 分钟,总手术时间为(3.1±1.3)小时。术后 7～10 天出院,无脑梗死、心肌梗死等并发症。

（王家阳　顾承雄）

【主编述评】

我们采取的水囊封堵法无需增添过多额外的医疗费用,且操作过程简单,疗效确切,能最大限度地减少由于钳夹主动脉壁造成动脉硬化斑块脱落导致的脑梗死。由于水囊柔软,与主动脉内壁的贴合较好,操作过程中出血较少,即使破碎也不易造成栓塞,安全性相对较高。此外,对于使用 Heartstring 和 Enclose 失败的患者可以考虑采用水囊封堵法进行补救。对严重升主动脉钙化患者行近端吻合时,水囊封堵法是一种合理的选择,具有广泛的临床应用和推广价值。

（于　洋）

第四节　无钳缝合技术

非体外循环下冠状动脉旁路移植术(OPCABG)期间,当使用大隐静脉与升主动脉进行吻合时,需钳夹部分升主动脉壁,由此可能引起钳夹部位升主动脉粥样硬化斑块脱落,导致脑栓死的发生,同时还可能引起大隐静脉桥阻塞、降低其通畅率。我们对少数严重主动脉钙化的冠心病患者行 OPCABG 手术中应用"无钳缝合法",取得了良好效果。下图是常规近端口吻合方法。

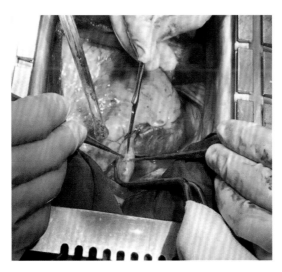

图 5-4-1　常规近端口吻合方法

一、无钳缝合法技术的产生

虽然非体外循环冠状动脉旁路移植术（OPCABG）避免了体外循环,使因脑部气栓、灌注不足等造成的脑损害大大减少,但其神经系统并发症（包括脑卒中、脑短暂缺血性发作、昏迷、术后谵妄或癫痫发作等）发生率仍达 1.1% 左右,神经系统并发症是冠状动脉旁路移植术后最常见的并发症之一。其中,脑梗死多与在主动脉上操作造成主动脉内粥样斑块或钙化破碎脱落有关,而脑出血也可能同梗死后出血有关。由于此种病变多发生于术中或术后早期,患者常表现为术后清醒延迟或长期昏迷,但由于处于呼吸辅助状态,搬动不便,不易行头颅 CT 或 MRI 检查,不能及时诊断,往往延误治疗造成更严重后果。除此之外,钳夹主动脉还会产生主动脉壁的机械性损伤,如损伤内膜,严重者可能形成主动脉夹层。在所有危险因素中,钳夹升主动脉所造成钙化斑块脱落是最主要的危险因素,钳夹严重钙化的升主动脉将引起致死性脑卒中的发生率高达 25%。所以,避免钳夹升主动脉就成为降低 OPCABG 神经系统并发症、主动脉夹层的发生率,提高术后生存率的关键。应用近端吻合装置辅助吻合或不借助侧壁钳完成主动脉近端口的吻合可以有效避免传统的主动脉根部近端吻合时钳夹升主动脉所带来的诸如对主动脉壁的损伤以及粥样斑块脱落等引起的并发症。严重升主动脉钙化的指标包括颈动脉狭窄、高血压、外周血管疾病或腹主动脉瘤、男性、肾功能不全和年龄大于 65 岁等。而无钳缝合法作为一种创新的缝合方法,能最大限度地减少由于钳夹主动脉壁造成动脉硬化癥块脱落导致的全身性梗死发生,且操作过程并不复杂,无需增添额外费用,疗效确切。因此,在对严重升主动脉钙化患者行 OPCABG 术时,无钳缝合法具有广泛的实用和推广价值。

二、手术方法

无钳缝合法是指行大隐静脉与升主动脉吻合时,不使用侧壁钳钳夹主动脉壁。具体操作过程如下（视频 5）:

视频5　无钳缝合法

1. 在升主动脉打孔前使用 6-0 聚丙烯线按照逆时针方向进行端侧吻合,其中主动脉壁进针方向为从里向外穿透动脉壁全层（图 5-4-2）;

2. 将聚丙烯线分为两簇,分别使用 1 根 7 号丝线将其向相反的方向牵拉,以充分暴露吻合口位置（图 5-4-3）;

3. 在吻合口中央位置用尖刀刺穿动脉壁,用手指按压止血,然后使用打孔器进行打孔（图 5-4-4）;

4. 随之拆除牵引线,放下大隐静脉,收紧聚丙烯线并打结。至此,操作完成（图 5-4-5）;

5. 最后使用另一根 6-0 聚丙烯线沿吻合口对主动脉壁进行全层缝合一圈。

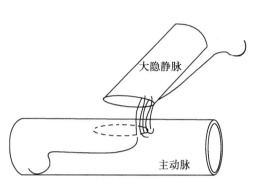

图 5-4-2　将大隐静脉与升主动脉进行端侧吻合

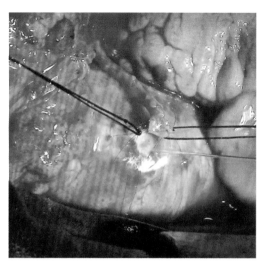

图 5-4-3　用 7 号线将 Prolene 线反向牵拉

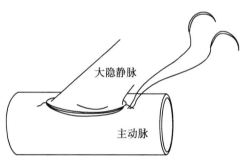

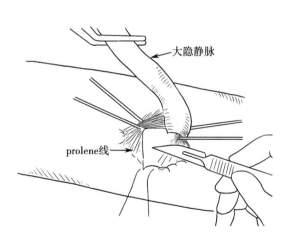

图 5-4-4　尖刀穿刺动脉壁,用手指按压止血

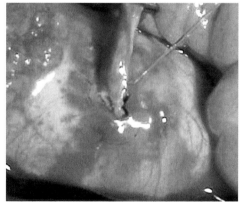

图 5-4-5　收紧聚丙烯线并打结

三、使用无钳缝合法的注意问题

1. 用聚丙烯线行主动脉壁缝合前,要进行升主动脉触诊,尽量避开粥样硬化瘢块和局部增厚之处,以防脱落;

2. 两根牵引线应下压,尽量贴近心脏表面,以最大限度地暴露吻合口;

3. 打孔器打孔前应准确定位,以防打孔时损伤聚丙烯缝线;

4. 打孔时,麻醉医生应做好控制性降压并调慢心率,以尽量减少出血;

5. 由于聚丙烯线在主动脉壁内行程较远,在收紧时可能感觉生涩,应使用神经拉钩逐根收紧。

四、作者实践

我科曾经进行的一项回顾性研究显示:9 例患者术中应用无钳缝合法。患者年龄为 43～74 岁,平均 65.4 岁,其中男性 6 例、女性 3 例。心功能 Ⅱ 级者 4 例,Ⅲ 级者 5 例。患者均存在多支冠状动脉病变,平均冠状动脉旁路移植术支数为(3.2±0.9)支,术中均使用大隐静脉与升主动脉进行吻合。所有患者均存在严重升主动脉钙化,确诊依据主要包括术前胸部 X 线片或磁共振成像检查及术中主动脉触诊结果。本组 9 例患者手术均获成功。使用无钳缝合法吻合时间约为 12 分钟,总手术时间(3.24～1.10)小时。患者均于术后 7～10 天出院,无脑梗死及心肌梗死等并发症发生。

（于文渊　于洋）

【主编述评】

栓子脱落是行 OPCABG 术后出现脑卒中最常见的原因,这与升主动脉进行性动脉硬化密切相关。我们采取的无钳缝合法操作过程简单,疗效确切,能最大限度地减少由于钳夹主动脉壁造成动脉硬化瘢块脱落导致的梗塞。因此,在对严重升主动脉钙化患者施行 OPCABG 术时,无钳缝合法具有实用和推广价值。另外,基于多年的临床经验与总结,在遇到主动脉粥样硬化斑块时,可首先选用近端吻合器进行主动脉近端吻合,这样可以尽最大可能避免主动脉粥样硬化斑块的脱落或主动脉夹层损伤。但是,当近端吻合器故障或缝合失败也应尝试用水囊法。当然,作为一种新技术,这两种缝合法还应增加病例及延长随访时间以进一步确定其疗效。

（顾承雄）

参 考 文 献

1. Kim KB, Lim C, Lee C. Off-pump coronary artery bypass may decrease the patency of saphenous grafts. Annals of ThoracicSurger. 2001;17(1):24-33.

2. Davila-roman VG, Barzilai B, Wareing TH. Atherosclerosis of the ascending aorta. Prevalence and role as an independent predictor of cerebrovascular events in cardiac patients. 1994;109(11):1637-1643.

3. Barbut D, Hinton RB, Szatrowski TP. Cerebral embolidetected during bypass surgery are associated with clamp removal. Stroke. 1994;28(3):266-78.

4. Goto T, Baba T, Matsuyama K, et al. Aortic atherosclerosis and postoperative neurological dysfunction in elderly coronary surgical patients. The Annals of Thoracic Surgery. 2003;7(5):556-563.

5. Akpinar B, Guden M, Sagbas E, et al. Clinical experience with the Novare Enclose II manual proximal anastomotic device during off-pump coronary artery surgery. European Journal of Cardio Thoracic Surgery. 2005;63(11):1100-1109.

6. Abu-Omar Y, Balacumaraswami L, Pigott D, et al. Solid and gaseous microembolization during off-pump, on-pump, and open cardiac surgery procedures. Journal of Thoracic and Cardiovascular Surgery. 1994;109(11):1637-1643.

7. Sylivris S, Levi C, Matalanis G, et al. Pattern and significance of cerebral microemboli during coronary artery by-

pass grafting. The Annals of Thoracic Surgery. 2013;9(6):1062-70.

8. Lev-Ran O, Braunstein R, Sharony R, et al. No-touch aorta off-pump coronary surgery: the effect on stroke. Journal of Thoracic and Cardiovascular Surgery. 2011;343:d5928.

9. Medalion B, Meirson D, Hauptman E, et al. Initial experience with the heartstring proximalanastomotic system. Journal of Thoracic and Cardiovascular Surgery. 2012;164(3):402-9.

10. VicolC, Oberhoffer M, NollertG, et al. Firstclinicalexperience with the Heartstring a device for proximalanasto-moses in coro-narysurgery. The Annals of Thoracic Surgery. 2012;109(5):724-8.

11. Patel NC, Pullam DM, Fabri BM. Does off-pump total arterial revascularization without aortic manipulation in-fluence neurolojical outcome. The Heart Surgery Forum. 1994;109(11):1637-1643.

12. Calafiore, AM, Bar-El, Y, Vitolla, G. Early clinical experience with a new sutureless anastomotic device for proximal anastomosis of the saphenous vein to the aorta. Journal of Thoracic and Cardiovascular Surgery. 2003;7(5):556-563.

13. Lorusso R, Gelsomino S, Carella R. Impact of prophylacticintra-aortic balloon counter-pulsation on postopera-tiveoutcome in high-risk cardiac surgery patients: a multicentre, propensity-score analysis. Eur J Cardiothorac Surg 2010;38(5):585-591.

14. Gutfinger DE, Ott RA, Miller M, et al. Aggressive preoperativeuse of intraaortic balloon pump in elderly patient-sundergoing coronary artery bypass grafting. Ann ThoracSurg 1999;67(9):610-613.

15. Christenson JT, Simonet F, Badel P, et al. Optimal timing ofpreoperative intraaortic balloon pump support in high-riskcoronary patients. Ann Thorac Surg 1999;68(15):934-939.

16. Miceli A, Fiorani B, Danesi TH, et al. Prophylactic intra-aorticballoon pump in high-risk patients undergoing coronaryartery bypass grafting: a propensity score analysis. InteractCardiovasc Thorac Surg 2009;9(15):291-294.

17. Dietl CA, Berkheimer MD, Woods EL, et al. Efficacy andcost-effectiveness of preoperative IABP in patients withejection fraction of 0.25 or less. Ann Thorac Surg 1996;62(17):401-408.

18. Christenson JT, Badel P, Simonet F, et al. Preoperativeintraaortic balloon pump enhances cardiac performance andimproves the outcome of redo CABG. Ann Thorac Surg1997;64(8):1237-1244.

19. Mathison M, Edgerton JR, Horswell JL, et al. Analysis ofhemodynamic changes during beating heart surgical pro-cedures. Ann Thorac Surg 2000;70(9):1355-1360.

20. Vassiliades TA Jr, Nielsen JL, Lonquist JL. Hemodynamiccollapse during off-pump coronary artery bypass graft-ing. Ann Thorac Surg 2002;73(10):1874-9.

21. Suzuki T, Okabe M, Handa M, et al. Usefulness of preoperativeintraaortic balloon pump therapy during off-pumpcoronary artery bypass grafting in high-risk patients. AnnThorac Surg 2004;77(5):2056-9.

22. Holzmann MJ, Ryden L, Sartipy U. Acute kidney injury andlong-term risk of stroke after coronary artery bypass surgery. Int J Cardiol 2013;168(2):5405-10.

23. Patel N C, Hemli J M. Anastomotic devices in coronary artery surgery: it is about the anastomosis? Multimed Man Cardiothorac Surg,2013,2013:mmt019.

24. Thourani V H, Razavi S A, Nguyen T C, et al. Incidence of postoperative stroke using the Heartstring device in 1,380 coronary artery bypass graft patients with mild to severe atherosclerosis of the ascending aorta. Ann Tho-rac Surg,2014,97(6):2066-2072;discussion 2072.

25. Wilson M J, Boyd S Y, Lisagor P G, et al. Ascending aortic atheroma assessed intraoperatively by epiaortic and transesophageal echocardiography. Ann Thorac Surg,2000,70(1):25-30.

26. Lamm P, Eifert S, Kilian E, et al. Preventing blood loss during application of the HEARTSTRING proximal seal

system. Ann Thorac Surg,2009,88(1):310-312.

27. Kanemitsu S,Tanaka K,Suzuki H,et al. The HEARTSTRING proximal seal system is a possible source of athe-roembolism. Circ J,2006,70(5):638-640.

28. Emmert M Y,Seifert B,Wilhelm M,et al. Aortic no-touch technique makes the difference in off-pump coronary artery bypass grafting. J Thorac Cardiovasc Surg,2011,142(6):1499-1506.

29. Wang B,Jia M,Jia S,et al. Influencing factors for early acute cerebrovascular accidents in patients with stroke history following off-pump coronary artery bypass grafting. Heart Lung Circ,2014,23(6):560-565.

30. Emmert M Y,Grunenfelder J,Scherman J,et al. HEARTSTRING enabled no-touch proximal anastomosis for off-pump coronary artery bypass grafting:current evidence and technique. Interact Cardiovasc Thorac Surg,2013,17(3):538-541.

31. ElZayat H,Puskas J D,Hwang S,et al. Avoiding the clamp during off-pump coronary artery bypass reduces cer-ebral embolic events:results of a prospective randomized trial. Interact Cardiovasc Thorac Surg,2012,14(1):12-16.

32. Biancari F,Mosorin M,Lahtinen J,et al. Results with the Heartstring anastomotic device in patients with dis-eased ascending aorta. Scand Cardiovasc J,2006,40(4):238-239.

33. Shimokawa T,Manabe S,Sawada T,et al. Intermediate-term patency of saphenous vein graft with a clampless hand-sewn proximal anastomosis device after off-pump coronary bypass grafting. Ann Thorac Surg,2009,87(5):1416-1420.

34. 刘锐,顾承雄,陈长城,等. Heartstring 无阻断近端吻合系统在 OPCAB 术中的应用. 中华胸心血管外科杂志. 2006,22(5):347.

35. Sylivris S,Levi C,Matalanis G,et al. Pattern and significance of cerebral microemboli during coronary artery bypass grafting. Ann Thorac Surg. 1998;1774-1778.

36. Fukuda I,Daitoku K,Minakawa M,et al. Shaggy and calcified aorta:Surgical implications. Gen Thorac Cardio-vasc Surg. 2013;61(6):301-313.

37. Chavanon O,Carrier M,Cartier R,et al. Increased incidence of acute ascending aortic dissection with off-pump aortocoronary bypass surgery? Ann Thorac Surg. 2001;117-121.

38. Traverse JH,Mooney MR,Pedersen WR,et al. Clinical,angiographic,and interventional follow-up of patients with aortic-saphenous vein graft connectors. Circulation. 2003;108(4):452-456.

39. Wolf LG,Abu-Omar Y,Choudhary BP,et al. Gaseous and solid cerebral microembolization during proximal aor-tic anastomoses in off-pump coronary surgery:The effect of an aortic side-biting clamp and two clampless de-vices. The Journal of Thoracic and Cardiovascular Surgery. 2007;133(2):485-493.

40. Calafiore AM,Bar-El Y,Vitolla G,et al. Early clinical experience with a new sutureless anastomotic device for proximal anastomosis of the saphenous vein to the aorta. The Journal of Thoracic and Cardiovascular Surgery. 2001;121(5):854-858.

41. Akpinar B,Guden M,Sagbas E,et al. Clinical experience with the novare enclose ii manual proximal anastomot-ic device during off-pump coronary artery surgery. European Journal of Cardio-Thoracic Surgery. 2005;27(6):1070-1073.

42. Manabe S,Fukui T,Miyajima K,et al. Impact of proximal anastomosis procedures on stroke in off-pump coro-nary artery bypass grafting. Journal of Cardiac Surgery. 2009;24(6):644-649.

43. Tabas I,Garcia-Cardena G,Owens GK. The cell biology of disease:Recent insights into the cellular biology of atherosclerosis. The Journal of Cell Biology. 2015;209(1):13-22.

44. 刘锐,顾承雄,张兆光,等. Enclose Ⅱ 主动脉近端吻合器在非体外循环冠状动脉旁路移植术中的应用. 心肺血管病杂志,2010,29(6):486-488.

45. 王盛宇,赵铁夫,刘东,等. Enclose 无阻断近端吻合系统在老年患者 OPCAB 术中的应用. 中国心血管病研究,2011,9(6):426-428.

46. Aranki SF,Shekar PS,Ehsan A,et al. Evaluation of the enclose proximal anastomosis device in coronary artery bypass grafting. The Annals of Thoracic Surgery. 2005;80(3):1091-1095.

第 六 章

非体外循环下冠状动脉旁路移植术
围术期特殊情况处理

一、术中遇主动脉严重钙化的处理

合并有严重主动脉病变的患者接受冠状动脉旁路移植术手术后发生神经系统并发症的危险性明显增高。外科操作时,升主动脉粥样硬化斑块脱落所致的栓塞是导致围术期脑卒中的主要原因,其发生与动脉进行性硬化密切相关。在冠状动脉旁路移植术中需仔细检查升主动脉壁有无钙化斑块,打孔时应尽量避免在钙化斑块处进行操作。非体外循环下冠状动脉旁路移植术可避免体外循环的主动脉插管及阻断。如主动脉血管壁明显僵硬钙化则应尽量避免使用侧壁钳进行钳夹,而是选择在血管壁较为柔软部位进行打孔吻合。具体处理措施有:

1. 易扣(Enclose)吻合法(本篇第五章第一节已详述)

2. Heartstring 吻合器(本篇第五章第二节已详述)

3. 水囊封堵法(本篇第五章第三节已详述)

4. 无钳缝合法(本篇第五章第四节已详述)

5. 其他吻合方法选择

为避免在升主动脉上操作,吻合口位置可更换到无名动脉,或者应用双侧乳内动脉,或大隐静脉与乳内动脉行 Y 型连接再行序贯冠状动脉旁路移植术。在进行近端吻合口的缝合时,如因主动脉壁的钙化或血管壁极为薄弱而出现缝合处出血,应使用细线行间断褥式缝合止血。当应用侧壁钳进行钳夹打孔时,如果出现血管壁的撕裂甚至形成主动脉夹层,则需要行体外循环下人工血管替换手术进行处理,将桥血管吻合于人工血管上。

二、术中血流动力学不稳定的处理

非体外循环下冠状动脉旁路移植术手术中常常需要搬动心脏以暴露冠状动脉靶血管,为了维持循环稳定,动作应轻柔,尤其在心脏舒张期时,术者的手对心脏的压迫要轻,还应尽力避免暴力搬动而损伤心肌。手术中密切观察并及时处理心脏被按压、搬动、扭转移位时所造成的血流动力学不稳,为冠状动脉旁路移植术手术创造显露良好和相对稳定的术野。

1. **暴露心脏** 在暴露心脏左侧及侧后部的冠状动脉时,常需要将心脏向右搬动和扭转,同时将心尖部位朝上,心脏位置的如此变化常会导致心排血量的下降而表现为低血压甚至心律失常或心搏骤停。出现此种情况时应及时调整手术床的位置,如采取头低脚高右倾体位,放松心包右侧的牵引线、改变心脏重心以协助心脏位置的调整。固定器的位置应妥善放置,对心脏的压迫也不要为了追求更好的暴露而过重。暴露冠状动脉靶血管要遵循简单有效的原则,即通过垫以疏松的干纱布、调整手术床及移动固定器位置等达到充分显露的目的,应避免过多的损伤性操作。同时,及时补充血容量及合适使用血管活性药物以维持血压、心率、心律和血流动力学的稳定,保证手术顺利进行。

2. 术中低血压 非体外循环下冠状动脉旁路移植术过程中,搬动心脏暴露靶血管以及进行吻合时保持心脏循环状态的稳定是非常重要的,外科医师与麻醉师要密切配合及时处理。麻醉师需掌握麻醉深度尤其是血容量的管理。出现血压降低时先通过调整体位来增加心脏血液回流,采取头低脚高加右倾位观察血压是否回升,如无改善,给予静脉补充容量增加心脏前负荷,提升血压水平。外科医师的手术操作应更加轻柔,或暂时停止对心脏的压迫。非体外循环下冠状动脉旁路移植术中应尽量少用血管活性药物,如经上述处理血压仍然未达到要求,可应用小剂量多巴胺、肾上腺素或去甲肾上腺素进行处理。

3. 术中心律失常 心律失常是导致血流动力学不稳定的因素之一,非体外循环下冠状动脉旁路移植术手术中常出现心律失常,如房性心律失常、房性早搏、心房颤动;室性心律失常、室性早搏、心室颤动。室性心律失常会严重影响手术操作的正常进行,并且引起心肌张力增加、心肌耗氧增多、心肌血供重分布(心内膜下缺血加重),甚至增加手术难度延长手术时间。在手术操作过程中如果突发心室颤动需要立即将心脏恢复原位,尽快进行除颤复苏,如电转复困难则行心脏按摩同时尽快建立体外循环辅助。如何预防手术中室性心律失常的发生,我们体会应用利多卡因和硝酸甘油混合液 5ml(浓度:硝酸甘油 0.1mg/ml、利多卡因 2mg/ml)喷洒于心脏表面,具有一定的抗心律失常作用,并且不影响心脏功能,不会引起血流动力学的较大变化,使得手术操作过程更加平稳。硝酸甘油经心外膜吸收后,可减轻冠状动脉血管痉挛,扩张冠状动脉血管,从而增加心脏缺血区的血流量。而利多卡因属于(I b)类抗心律失常药物,可以延长有效不应期,降低心肌自律性,还可解除心肌局部微小血管的痉挛,起到预防心律失常的作用。冠状动脉血运重建不彻底反而会引起室性心律失常。因为血运重建后使部分心肌的传导速度因血供正常而得到恢复,而另一部分的心肌因为血供未改善使得传导速度仍然偏慢,如果这两个区域相邻,它们之间就容易产生折返区从而引发严重的室性心律失常。因此,对冠状动脉血运的重建应该做到尽量彻底,有时甚至对两根相邻较近的血管也都要进行重建。

三、桥血管材料取材的意外

1. 获取乳内动脉遇到的问题 在获取乳内动脉时有导致其血管痉挛的可能。乳内动

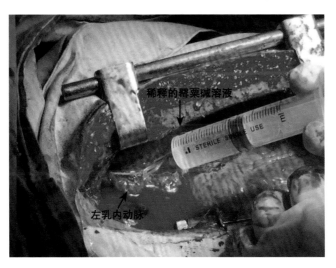

图 6-0-1 乳内动脉外膜注射罂粟碱

脉痉挛的发生原因较多,如酸碱平衡紊乱、电解质失衡、血管活性药物如肾上腺素及去甲肾上腺素的应用等,但最常见的应该是电刀热力的刺激。其处理方法有纠正酸碱及电解质水平,给予血管扩张药物,罂粟碱溶液喷洒乳内动脉表面等。发生严重血管痉挛,可用10% ~ 15%的罂粟碱溶液注入乳内动脉血管腔内缓解痉挛(图6-0-1)。在获取乳内动脉时也有发生血管夹层的可能,其原因多由于取血管时过度牵拉用力,没有及时彻底分离侧支血管造成内膜撕裂,或由于使用电刀时能量过高,距离动脉主干太近,导致动脉血管壁破损而发生夹层。

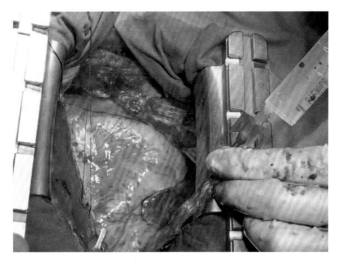

图6-0-2　乳内动脉血管腔内注射罂粟碱

2. 获取大隐静脉遇到的问题　获取静脉桥血管时,为防止静脉桥血管属支结扎线结脱落,应常规应用钛夹再次钳夹固定血管分支(图6-0-3)。如静脉桥血管局部增粗明显形成静脉瘤样改变,可应用7-0聚丙烯线往返缝合以消除瘤样扩张部分的管壁,使桥血管内血流保持平流,避免形成涡流(图6-0-4 ~ 图6-0-6)。获取大隐静脉时应尽量减少牵拉损伤,保护静脉桥血管内膜的完整性从而提高其远期通畅率。

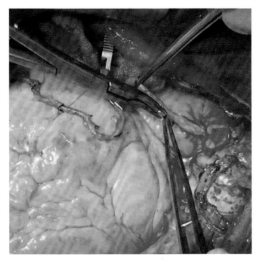

图6-0-3　用钛夹再次钳夹固定大隐静脉分支

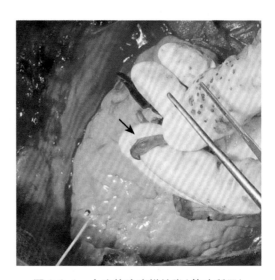

图6-0-4　大隐静脉瘤样扩张(箭头所示)

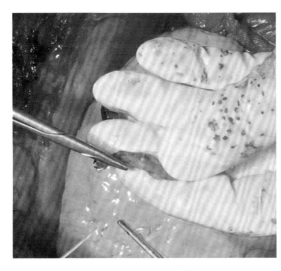

图6-0-5　用7-0 Prolene 线缝合大隐
静脉瘤样扩张

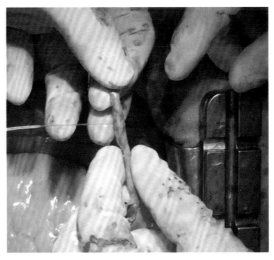

图6-0-6　大隐静脉瘤样扩张修补完毕
（水柱所指）

四、寻找靶血管及吻合过程中可能出现的并发症

1. **寻找靶血管困难**　如心脏表面有较多脂肪组织,会导致寻找冠状动脉血管时遇到困难,可依照冠状动脉常见的走行方向仔细分离脂肪,找到冠状动脉血管;可以凭借左手示指沿血管长轴方向进行左右微小幅度的触诊去发现位于深处的冠状动脉。对于寻找左前降支来说,也可从心尖部开始逆行找到冠状动脉血管的远端,然后应用探条逆行往近端探查寻找;或先分离出对角支血管,由对角支血管切口应用探条逆行寻找前降支主干。冠状动脉旁路移植术时注意勿将静脉血管当成动脉造成不良后果。非体外循环下冠状动脉旁路移植术中的血管吻合顺序应由前往后,即先吻合前方的血管,再做侧壁及侧下壁血管,最后做心脏膈面的血管。另一个原则是尽量先做狭窄较为严重或闭塞的血管,让它们优先得到供血,以增加后继手术操作的安全性。切开冠状动脉血管时若伤及血管后壁,可用8-0缝线进行简单缝合修补,缝线穿出后壁于血管壁外打结。冠状动脉切口处如有斑块妨碍血流及吻合,有时需要行内膜剥脱甚至加补片加宽血管腔,保障远端有足够的血流。吻合口争取一次缝合完成并保证其既通畅又无漏血,尽量避免补针。对于吻合口渗血可暂观察,如为喷出血应及时加针缝合止血。应尽量使术中桥血管的走行显得自然,设计血管桥勿过长或过短,过长易造成桥血管的扭曲成角,影响流量;过短则易造成吻合口张力过大,从而引发吻合口撕裂出血。应用乳内动脉冠状动脉旁路移植术时,一定要摆放平整,勿造成扭曲翻转影响血流量。乳内动脉桥也应有适当的长短,以免形成折角或具有张力。预防吻合口狭窄的另一重要点在于缝合时注意进针边距,如缝合边距过宽易使桥血管平铺于吻合口之上,在脚尖及脚跟处易于形成狭窄。一个吻合口的缝线打结处应尽量设计在该吻合口的侧面,以防打结时的力量作用使得两端尤其是流出端被缩得过紧。

2. **靶血管细小**　过分细小的靶血管可以分为两类。一类是靶血管原来不细,由于病变导致管壁增厚、管腔狭小。而另一类则是先天性的发育管腔细小。这种细小靶血管的直径多数≤1mm。在冠状动脉旁路移植术中若采用序贯缝合方法,最后端侧吻合口的对象若是这种细小靶血管,那么桥的近远期通畅率将受到严重威胁。我们应用的方法及策略为:提高细小血管吻合质量的最容易方法是将 8-0 或 9-0 线代替常用的 7-0 线。通过术中对桥血管流量测定证实 8-0 线的吻合质量要优于 7-0 线，表现为流量测定仪上的搏动指数变小；如果原来血管不细（>2.0mm），只是因为壁厚腔小，可直接对这种靶血管做内膜剥脱；若后降支细小而右冠状动脉主干存在并且较粗大，应该对右冠状动脉主干作内膜剥脱；对于血管普遍偏细，而患者年龄较轻的患者，双乳内动脉 Y 型序贯吻合也是一个选择，但手术时间偏长，技术要求较高；对这类患者也可采用心中静脉动脉化的技术加以治疗。对于后降支细小而静脉桥过粗或者桥静脉周径上有厚薄不一的病变，两者显然不甚匹配，建议将侧-侧吻合技术应用到这个端侧吻合口，桥血管远端口另外用线斜行闭合；对于后降支细小的患者，为了获得更好的远期疗效，应该采用远端口保护措施，以防止心脏膈面与横膈之间的挤压致吻合口提早闭塞。

五、桥血管流量不理想的处理

在非体外循环下冠状动脉旁路移植术进行血管吻合时有可能发生一些技术失误，导致桥血管早期不通及围术期心肌梗死。术中进行桥血管流量的测定，可反映桥血管血流通畅情况，一旦发现吻合口狭窄、桥血管痉挛扭曲等影响桥血流通畅的因素应及时处理。进行桥血管流量测定时首先应排除测定技术因素，如怀疑竞争血流较为明显，应阻断吻合口近端再进行测定。对于低流量桥血管需仔细检查桥血管的搏动情况、长度、走行、颜色、是否有张力及受压情况，如考虑为桥血管吻合口狭窄或桥内问题则进行针对性地矫正。综合分析流量、波形及 PI，如流量<20ml/min 时，结合 PI 和波形进行分析：低流量、PI 值>5 且波形以收缩期为主并存时应行矫正；舒张期低流量合并流量模式异常也应予矫正。对于流量低于 5ml/min 时即使桥血管通畅也易于堵塞，应行矫正及采取内膜剥脱、更换靶血管、换用桥血管材料等方法改善心肌供血。若怀疑吻合口的流出端有狭窄，可在吻合口顶部打开一直径约 1.5mm 的小孔，然后将 1.0～1.5mm 的探条经此孔探向远端出口，若探查通畅则缝闭小孔。若探查失败，则需要拆除吻合口重新吻合。

六、严重心功能不全或低 LVEF 值患者的手术处理及循环辅助

1. IABP 辅助　冠状动脉旁路移植术患者术前若 LVEF 值<30%，则手术死亡率和术后并发症的发生率较高。对于心功能不全和高危冠心病患者，如果采用非体外循环下冠状动脉旁路移植术手术相对于体外循环下冠状动脉旁路移植术会更加安全。我们的经验是对于 EF 值<30% 的患者，术前应用 1 周以上的心肌营养液（如极化液、二磷酸果糖及磷酸肌醇），待患者情况好转后再安排手术。术中探查尽可能将远端冠状动脉直径>1mm 的靶血管进行彻底的再血管化。吻合次序上可先行乳内动脉至前降支吻合，在先完成近端口吻合的基础上依次行大隐静脉至对角支、中间支、钝缘支、左室后支和后降支的吻合，每完成一个吻合口即开放对其供血，有利于更早改善心肌缺血。术前常规预置 IABP 鞘管，若在麻醉诱导期或术中出现血压不稳定，可尽早使用 IABP。心功能不全患者手术风险较高，治疗处理需要有丰富的临床经验及精湛的外科技术。IABP 是一种左心辅助装置，可以提高舒张压期对冠状动脉的灌注压，又能降低心脏的后负荷，从而增加心排量及对全身组织器官的血液灌注。对于合并有严重左心室功能低下或心肌有急性损伤的冠状动脉旁路移植术患者，应积极使用 IABP。比如在术前预防性应用 IABP 或进入手术室麻醉后应用。术中若出现顽固性低血压或转为体外循环下冠状动脉旁路移植术后难于脱离体外循环机时，应及时使用 IABP 进行

辅助。

2. ECMO 辅助　对严重心脏功能不全患者,可使用体外膜肺(ECMO)辅助治疗。ECMO 是一种可部分代替心肺工作的机器,可为心肺功能的恢复争取时间。在非体外循环下冠状动脉旁路移植术中,由于心脏功能不全而改为体外循环下进行冠状动脉旁路移植术手术,部分患者由于发生难治性心源性休克而难以脱离体外循环,需要行 ECMO 继续辅助治疗。对于老年患者,更应密切观察心脏功能和全身循环状态,尽早发现、评估病情变化,及时进行 ECMO 辅助治疗。可采用直视下切开股动、静脉插管方式建立辅助循环。严密监测膜肺工作情况,辅助期间持续泵入肝素,维持活化的激活全血凝固时间(activated clotting time of whole blood,ACT)在 180~220 秒间,监测血压及动脉血气水平,及时调整流量。待血管活性药物减至小剂量,血流动力学稳定,心脏功能改善,病情平稳后,可考虑撤除 ECMO 辅助。

七、非体外循环下冠状动脉旁路移植术中紧急改体外循环下辅助继续进行冠状动脉旁路移植术手术

对于高龄、重症、心脏增大显著、频发室性心律失常、严重左心功能低下的患者,存在术中由非体外循环辅助改为体外循环辅助的可能。非体外循环下冠状动脉旁路移植术,手术过程中如出现顽固性低血压、心源性休克状态、频发室性心律失常、血管条件差难以显露等情况,经药物处理、体位调整仍难于维持心律、血流动力学稳定以及心脏扩大不易搬动等情况下,就有需要转为体外循环辅助下继续进行手术。手术过程中若出现难以控制的大出血,包括主动脉出血或进行血管桥吻合时大量出血,难以继续完成非体外循环下冠状动脉旁路移植术手术则应及时改为体外循环下完成。在体外循环辅助期间,维持机体氧的供需平衡、积极纠正组织酸碱平衡紊乱和保持合理的胶体渗透压,以确保全身脏器组织的灌注。术中使用血液回收装置有利于减少异体输血。

八、冠状动脉旁路移植术后并发症处理

冠状动脉旁路移植术是一种对精确要求颇高的手术,术中需要准确决断,如主动脉插管的位置,心肌保护方法的选择,冠状动脉吻合口的位置、切口大小、吻合口数目,移植血管的材料和长度等。手术操作要轻巧、快捷,吻合要精确、严密。同时,手术中还可能遇到各种各样的困难,如处理得当,绝大多数患者可顺利康复。若缺乏足够的认识和经验,或处理失当,可导致严重或致命的并发症。而关键又在于积极预防和处理。

(一) 术后出血及心包填塞

出血是心脏手术后最常见的并发症,其发生率为 3%~6%,轻者引起心率增快、血压下降、四肢厥冷等低血容量休克前期表现,重则可以引起死亡。心包填塞的发生率为 2%~3%,多发生在术后 24 小时内。延迟性心包填塞近年来也不少见,常见于术后 7~30 天。术中止血不彻底或方法不当是术后出血的主要原因。出血的部位可见于血管吻合口、心包切口、心包及胸膜粘连剥离面、胸腺血管、剑突下血管、胸骨切口、胸骨固定钢丝针眼等部位出血。患者术前心功能不全,有慢性充血性心力衰竭,常伴有凝血因子缺乏。低温及体外循环致血小板和纤维蛋白原等凝血因子遭到破坏,严重者可造成弥散性血管内凝血(DIC)。术中鱼精蛋白中和肝素用量不足也是导致术后出血的原因。出血的早期诊断比较困难,常与纤维蛋白溶解并存。激活全血凝固时间(ACT)试验可鉴别肝素中和量是否不足。化验检查纤维蛋白原、血小板计数、凝血酶原时间、优球蛋白血块溶解时间、三 P 试验有助于鉴别出血

的原因。在大量出血时,心包和纵隔引流量突然减少,出现血流动力学不稳定和难以解释的心脏排血量减低,就应考虑到急性心包填塞的可能性。典型症状有:静脉压增高、颈静脉怒张、奇脉、心动过速或过缓、低血压、脉压小、少尿及胸部 X 线检查纵隔、心影增宽,心脏跳动减弱等表现。应与低血容量性休克、急性右心室梗死、左心衰竭及急性肺栓塞等相鉴别。术中操作要认真仔细规范,特别是对易出血的部位要反复检查缝扎止血。术后输入体外循环机内剩余血时,应根据 ACT 监测结果及时追加鱼精蛋白。还应避免血压过高,防止容量负荷过重引起心脏过度膨胀。适当输入新鲜血,合理应用止血药物。经常挤压心包、纵隔引流管,使其保持通畅,必要时保持儿童 15cmH_2O 成人 20cmH_2O 的负压吸引。正常情况下,心脏术后 1 ~ 2 小时心包、纵隔引流管引流量应该逐渐减少,一般 24 小时在 200 ~ 500ml 左右。如果术后引流量较多,应密切观察患者的心率、血压、中心静脉压等变化,保持引流管通畅,及时补充血容量,输入新鲜血液、纤维蛋白原、止血药物等。引流量如每小时超过 150 ~ 200ml,连续 4 小时无明显减少者,应及时二次开胸探查止血。心包填塞一旦确诊,应立即手术治疗。清除血凝块、解除对心脏的压迫,发现活动性出血点给予止血。对迟发性心包填塞可先行心包穿刺或心包引流,如心包穿刺失败或已明确为血凝块,应做超声检查。明确诊断后应行手术治疗。如果患者术后出血,引流不畅,引流液由 100ml 以上突然减少,同时患者有低心排血量征象,表现为心率快、烦躁、血压低、尿少、四肢湿冷、CVP 增高现象等,应高度怀疑心包填塞的可能,尽早通过超声心动图检查确诊,积极开胸探查,解除心脏或对冠状动脉移植血管的压迫,彻底止血。术中不必缝合心包和纵隔,左侧胸腔置引流管,止血彻底,多可预防。

(二) 低心排血量综合征

心脏排血量取决于每搏输出量和心率,每搏输出量与前负荷、心肌收缩力和后负荷密切相关,它与前负荷、心肌收缩力和心率成正比,与后负荷成反比。心脏排血量通常用心脏指数(CI)表示,其正常范围为 2.5 ~ 4.4L/(min · m^2)(体表面积)。当低于 2.5L/(min · m^2)时,被称之为低心排血量综合征(LCOS),是体外循环心内直视手术后常见的并发症,如不及时发现和处理,可严重危及患者的生命。引起 LCOS 的常见原因有术前营养不良、低蛋白血症,长期利尿、脱水、术中失血多,没有及时补液、输血,尿量多,术后早期心包填塞致静脉回流障碍,术后利尿、应用扩血管药物,导致有效循环血量减少,术前存在心功能不全、心脏明显增大、合并重度肺动脉高压,心室或肺动脉发育不良,术中心肌保护不佳,心脏切口损伤,牵拉过度造成心肌水肿,或因心内畸形矫治不彻底,术后水、电解质平衡紊乱、缺氧、酸中毒,短时间内输液过多导致心脏过度膨胀,体外循环复温不足,应用大剂量血管收缩药物,输血过多致血液浓缩,引起外周血管阻力增加。患者烦躁不安、缺氧、疼痛刺激等均可致血压增高,加重左心室后负荷。各种心律失常均可引起心排血量减少,严重者即可导致低心排血量综合征。

低心排血量综合征导致全身组织灌注不足而引起缺血、缺氧,从而产生一系列临床症状。患者可有表情淡漠,烦躁不安,脉搏细速,四肢厥冷,皮肤苍白。躯干温度升高、肢体温度下降,温差大于 4 ~ 6℃。尿量减少,比重固定。血压下降,成人收缩压<90mmHg,脉压差<20mmHg,心脏指数<2.0L/(min · m^2)。小儿心脏指数<2.5L/(min · m^2)。血气分析示氧分压降低,动、静脉血氧分压差增大,代谢性酸中毒。由于冠状动脉血流减少,加重心肌缺血、缺氧,使心功能进一步恶化,形成恶性循环。如不及时发现和处理,将会导致患者死亡。

处理及治疗:①及时补充血容量,快速输入全血、血浆、白蛋白、血液代制品及液体。

②应用正性肌力药物:首选洋地黄类药物(心肌血运重建后),其次为多巴胺、多巴酚丁胺,必要时加用肾上腺素、异丙基肾上腺素(心率偏慢者)及去甲肾上腺素等治疗。③维持水、电解质平衡,定时复查生化指标,及时纠正异常。④充分供氧。气管插管者,调整吸入氧浓度的参数。对于无气管插管者,应加大面罩吸氧的浓度或使用无创呼吸机。⑤适当应用扩血管药物。在血容量充足的前提下,尤其若四肢末梢循环仍较差,可应用扩血管药物治疗,以降低心脏后负荷。常用硝普钠 0.5 ~ 5μg/(kg·min) 静脉滴注维持,因有潜在中毒的可能,一般使用时间不超过 72 小时,以后可改用酚妥拉明 1.5 ~ 2.0μg/(kg·min) 静脉滴注。氨力农和米力农均为磷酸二酯酶抑制剂,不但有正性肌力作用,而且有扩血管作用,是治疗低心排血量综合征的理想药物,疗效显著。常用剂量:氨力农 0.5 ~ 1mg/kg,稀释后5 ~ 10分钟静脉推注,维持量 5 ~ 10μg/(kg·min),最大量 20μg/(kg·min),每日总量不高于 10mg/kg。米力农 15 ~ 50μg/kg,稀释后静脉推注,维持量 0.375 ~ 0.75μg/(kg·min)。

(三) 围术期心肌梗死

由于患者血管条件差、血液高凝、手术失误和术后循环维持不满意,可引起围术期心肌梗死,其发生率约为 2.5% ~ 5%,心电图表现为 ST 段弓背向上抬起,出现新的 Q 波。结合 CK 或 CK-MB、LDH、GOT、TnI 等血清酶谱检查,可以确诊。如梗死面积小,程度轻,对血流动力学影响不大,可继续观察和静脉输入硝酸甘油、肝素等治疗。如对心功能造成影响,引起血压下降,则应给予多巴胺等正性肌力药物,必要时加用 IABP,一般多可度过术后危险期。如果患者术后早期血压平稳,突然出现心率快,血压下降,心律不齐,伴有心电图 ST 段升高,通过积极处理如输血、应用升压药后仍无改善者,应高度怀疑围术期心肌梗死,多数是由于心肌缺血所致,应积极开胸探查,必要时重做手术。对于置入 IABP 后循环仍然不稳定的患者,可以考虑使用其他心脏机械辅助装置。

(四) 心律失常

冠状动脉旁路移植术后心律失常较多见,多为室上性心动过速或心房纤颤,也可见室性心律失常,与患者术前病变范围和程度、术中心肌保护、心功能状态、术后血容量、血气及电解质改变有关,应尽早去除原因。静脉注入胺碘酮,往往可有效地控制心律失常。如系室性期前收缩,应给予利多卡因等治疗。

心律失常是心脏手术后常见的并发症,可直接影响血流动力学的稳定。术前心肌缺血、缺氧,心功能不全,麻醉诱导期,气管插管刺激,术中心脏低温停跳、心肌再灌注损伤和传导系统的损伤、心腔内异物刺激(置入人造心脏瓣膜支架、测压心导管等),术后缺氧、酸中毒、水电解质平衡紊乱和洋地黄中毒等药物作用,均可诱发心律失常。

1. 对于同时行二尖瓣或主动脉瓣置换的患者,心率过快可使跨瓣压差增大,舒张期容量降低,故不宜使心率过快。室上性心动过速的治疗方法:①颈动脉窦按摩;②去氧肾上腺素 3mg,静脉注射;③静脉注射洋地黄制剂:必须在排除非洋地黄中毒的前提下,可应用毛花苷 C 0.2 ~ 0.4mg,如效果不佳,2 小时后可再应用 0.2mg;④维拉帕米 10mg 快速静脉注射;⑤对顽固性房性心动过速者,可采用心房起搏。出现血流动力学改变或没有心房起搏装置者,可应用同步电击复律。

2. 房扑或房颤,心房扑动较心房纤颤发生率低,但处理较为困难,首选同步电击复律,也可选用毛花苷 C、胺碘酮或维拉帕米等治疗,将心室率控制在 100 次/分。对术前已有房颤或急性房颤发作者,可于术后 1 ~ 3 个月应用奎尼丁或电击复律。

3. 对于室性早搏、室速等室性心律失常,单纯偶发性室性早搏可不作处理,但对频发室性早搏(>5 次/分)、多源性室性早搏、连续发生 2 ~ 3 个室性早搏、二联律或三联律、室性早搏发生在前一个 T 波的升支上,均有可能发生心室纤颤,必须立即处理。①消除诱因:消除缺氧、酸中毒、低血压或洋地黄中毒等诱因;②急查血钾、镁浓度,如偏低立即补充,保持血钾在 4.0mmol/L 以上;③静脉注射利多卡因 50 ~ 100mg,效果不佳者 5 ~ 15 分钟可重复应用,同时在 5% 葡萄糖 500ml 中加入利多卡因 500mg 静脉滴注,每分钟滴入 1 ~ 4mg 维持;④胺碘酮 0.1 ~ 0.2g,每天 3 次,口服。或丙吡胺 0.1 ~ 0.2g,每天 3 ~ 4 次,效果多满意。

4. 房室传导阻滞,心率>70 次/分的 I 度房室传导阻滞,可以不做处理。心率<60 次/分,治疗方法与 II 度房室传导阻滞相同,应用异丙基肾上腺素或阿托品静脉注射。对 III 度房室传导阻滞者,随时有可能出现急性心源性脑缺血或心搏骤停,应立即处理。应用药物异丙基肾上腺素或阿托品治疗不佳时,需要安装心脏起搏器。

(五) 胸、肺部并发症

麻醉和镇静药物可对呼吸中枢有暂时的抑制作用,导致肺部并发症。氨基甙类抗生素可引起神经肌肉阻滞,如多粘菌素、庆大霉素、链霉素或卡那霉素等。水、电解质平衡紊乱,如低血钠、低血钾、低血镁或低血磷等造成呼吸肌无力。气胸、血胸、胸腔积液,伤口疼痛、引流管刺激等使患者不敢咳嗽、深呼吸,均会影响肺膨胀。气管插管位置不当、套管堵塞或使用时间过长、痰液引流不畅、左心衰竭、气管黏膜水肿等均可引起呼吸道阻塞。风湿性心脏病二尖瓣病变致长期肺淤血,易发生肺部并发症。长期肺动脉高压导致肺组织纤维化,容易导致反复肺部感染。体外循环管理不当致灌注肺,肺间质严重水肿、气体交换受影响,肺泡内大量含蛋白、红细胞的液体渗出。年龄偏大、肥胖、术前有慢性心力衰竭引起的全身衰竭,术后易发生肺部并发症。术后通气/灌注(V/Q)失调,肺血流分布不正常,生理死腔增大、动静脉血混合而降低了肺动脉血的氧合,未经氧合的静脉血直接进入体循环,引起呼吸功能不全。手术使胸部的完整性遭到破坏,肺顺应性下降,呼吸道阻力增加,呼吸做功加大,易引起低氧血症。①气胸。胸部正中切口劈开胸骨时可能损伤胸膜,如未被发现,气体进入胸腔后可产生气胸。术中、术后应用呼吸机通气的过程中,特别是应用呼吸末正压通气的患者,可能引起肺泡破裂造成张力性气胸。患者可出现胸闷、呼吸困难,甚至呼吸窘迫。胸部听诊患侧呼吸音明显降低,胸部 X 线检查可明确诊断。肺压缩在 30% 以下,患者无临床症状,可不做处理,几天后即可自行吸收;但对影响呼吸者,应行胸腔穿刺或胸腔闭式引流术,必要时行剖胸探查治疗。②胸腔积液。术后早期出现胸腔积液多是由于切口出血,钢丝固定胸骨时损伤乳内动脉,心脏、心包或血管缝合口出血,经胸膜破口流入胸腔内。也可能在对锁骨下静脉穿刺穿时损伤静脉或动脉,使血液流入胸腔。获取乳内动脉时,若创面较大,加之抗凝过于积极或血液凝固障碍,也可引起胸腔积血。如果积血量不多,无临床症状,胸部 X 检查仅显示肋膈角模糊,多能自行吸收,无需处理;如果积血量较多,且影响呼吸功能,X 线显示中等量以上积血,则需行胸腔穿刺或闭式引流术。术后晚期出现胸腔积液多与充血性心力衰竭有关,以右侧多见。严重者常见为双侧胸腔积液,其性质为浆液性漏出液,液体的多少与心力衰竭的轻重相平行。大多数患者应用强心、利尿药物以及补充胶体溶液后,病情可得到缓解。对积液过多,有严重呼吸困难的患者,可行胸腔穿刺抽吸治疗。乳糜性胸腔积液非常少见,偶可见于因损伤胸导管在前纵隔处的属支。患者术后尤其是近期胸腔引流量日渐增大,早期为血浆样,全脂饮食后变为乳白色,乳糜试验阳性。因大量丢失脂肪和液体,患者出现脱水和低蛋白血症。对引流量每天低于 500ml 者,采用低盐低脂高蛋白高糖饮食,少量多次输血或血浆,补充维生素,多在 1 ~ 2 周自行愈合。但对于引流量大者,可行胸腔内注射高渗液或红霉素,促进粘连愈合,2周以上不见减少者,应行胸导管结扎术。③肺炎、肺不张。肺炎、肺不张是最常见的术后并发症之一,多与呼吸机使用过久、呼吸道引流不畅、气管插管吸痰不当、咳嗽及深呼吸无力有关。分泌物阻塞气道后引起远侧肺泡内的空气逐渐被吸收,使之萎陷,导致肺不张。在肺不张的基础上,细菌等致病微生物生长浸润,则可发生肺炎。分泌物可阻塞一个或多个肺段、肺叶,甚至一侧全肺,根据其范围和程度,患者可出现不同程度的缺氧表现,可有呼吸急促、胸闷、气促等呼吸困难症状,严重者可导致呼吸衰竭。X线检查可看到局部病变,结合血象、血气分析等可估计患者的病情严重程度。为预防肺炎、肺不张的发生,在患者术后病情稳定后应尽早脱离呼吸机,及时清除呼吸道分泌物,鼓励患者有效咳嗽,定时翻身拍背,帮助患者排痰。雾化吸入时可加入抗生素、激素及支气管扩张剂。对呼吸道内分泌物多、黏稠、咳嗽无力者,可用纤维支气管镜吸除痰液。如果患者有严重的呼吸困难,呼吸道分泌物和痰液多,难以吸出,则需行气管切开术。肺炎患者应对痰液或支气管分泌物进行细菌培养,根据药敏结果选择敏感抗生素。同时加强营养支持治疗,保证每天足够的能量、蛋白质、维生素和电解质供给。④呼吸衰竭。呼吸衰竭是由于气体交换障碍引起的低氧血症,有时同时合并高碳酸血症。血气分析在不吸氧情况下动脉血氧分压<50mmHg,动脉血二氧化碳分压>50mmHg。通常分为两种情况:第一,术前无肺部病变,术后因肺部感染和液体负荷过重等原因引起肺功能不全;第二,原有慢性肺部阻塞性病变,如慢性支气管炎、肺气肿,限制性肺部疾病(胸膜病变、肺切除或慢性充血性心力衰竭致肺淤血),术前已存在肺功能不全,加上手术创伤促使呼吸衰竭的发生。

发病原因:长期吸烟的患者由于慢性刺激,使呼吸道分泌物增多,术后潴留在呼吸道内,堵塞气道,影响气体交换。一旦出现肺不张,增加了肺内分流,使肺氧合能力下降。体外循环长时间非搏动性转流,使红细胞、白细胞、血小板和血浆蛋白受到损伤。凝血机制破坏,释放血管活性酶致毛细血管内皮损伤。同时激活补体 C3a 和 C5a,使毛细血管通透性增加。C5a 同白细胞结合后,聚集在肺内,释放蛋白水解酶、溶酶体酶、过氧化物、前列腺素和组织胺,直接损伤毛细血管和肺泡上皮使其通透性增加,引起肺血管床淤血,小支气管周围和间隙水肿,肺顺应性下降,气道阻力增加,肺内分流增多,导致肺通气/血流比失衡。胸部手术破坏了胸廓的完整性,使胸壁的弹性和顺应性均下降,肺活量和潮气量较术前明显降低。疼痛的刺激使患者不敢有效地咳嗽和深呼吸,导致肺泡萎陷,肺内分流增加。呼吸道内的分泌物不能及时被排出,使气道阻力增加,从而容易发生肺炎、肺不张。心功能不全常伴有肺淤血,左心房压、肺静脉和肺毛细血管压升高,使液体渗入小支气管周围间隙和肺泡间隙,肺组织水肿,顺应性下降,气道和血管阻力增大,气体交换功能明显下降。严重者可阻塞终末支气管,引起支气管血管中的血液外溢,蛋白性或血性渗出液潴留在肺泡和支气管内,进一步降低气体的弥散,并使肺泡表面活性物质灭活,造成肺泡萎陷。急性呼吸衰竭可发生在气管插管拔出后数小时或数天内,无特征性的临床表现。常以缺氧、二氧化碳潴留等血气改变、肺顺应性下降和胸部 X 线改变为主要诊断依据。早期可出现呼吸频率增快、幅度表浅、鼻翼翕动、心率增快、血压升高等,由于无特征性改变,早期诊断较为困难。随着病情的发展可出现肺弥漫性渗出,或合并肺部炎症和胸腔积液,进一步出现广泛的浸润表现。患者可有嗜睡、萎靡不振、烦躁不安、大汗淋漓、抽搐等神经精神症状。

预防与治疗:吸烟者术前要戒烟,有呼吸道感染或支气管炎者应预防性给予抗生素控制感染。心功能不全者应积极进行治疗。减少体外循环的损伤,选用膜式氧合器和超滤器,减少血液有形成分的破坏和蛋白变性,减少库存血的输入,以防小栓子堵塞于肺微循环。术后正确使用呼吸机,及时调整呼吸方式和氧浓度,严格掌握撤离呼吸机和拔除气管插管指征。一旦发现呼吸衰竭的临床表现,应立即行气管插管或气管切开插管,在保持呼吸道通畅的前提下施行人工机械辅助呼吸。可适当选择呼气末正压通气(PEEP),根据动脉血气结果及时调整呼吸机各参数指标。合理应用激素和抗生素,加强营养支持治疗,保持水、电解质和酸碱平衡。

患者年龄大,术前肺功能差,有吸烟史、支气管扩张史、术中膈神经受到损伤,膈肌抬高,伤口疼痛,咳嗽无力,不能有效排痰,手术时间长等因素均可导致患者术后呼吸功能不全、肺不张或合并感染,应加强体疗和呼吸道护理,必要时可借助支气管镜、呼吸机进行治疗。术前加强呼吸训练,术中避免损伤膈神经,多可预防。

(六) 肾衰竭

肾衰竭也是心脏手术后常见的并发症,其发生率约为 $5.1\% \sim 8.1\%$,一旦发生肾衰竭死亡率较高,可达65%。诊断标准:血清肌酐>2mg/dl,或尿素氮在50mg/dl以上,称为肾功能不全或轻度肾衰竭。血清肌酐>5mg/dl,同时伴有少尿,每小时尿量<0.5ml/kg,则称为重度肾衰竭或急性肾小管坏死。以下因素可以导致肾衰竭,如手术前心功能不全、伴有肾病所致肾功能不全;术后发生低心排血量综合征,应用大剂量儿茶酚胺类药物仍难以维持心排血量在满意的水平;冠心病多支冠状动脉旁路移植术;体外循环时间过长(超过4小时),红细胞破坏和溶血,引起血红蛋白尿;药物引起肾中毒,如肾毒性抗生素庆大霉素、卡那霉素等。患者无明显缺氧表现,但可出现烦躁不安等精神症状。应首先排除血容量不足或脱水引起的少尿,通过测量中心静脉压或左心房压可鉴别。诊断指标:①尿量<0.5ml/kg·h或400ml/d;②尿比重<1.016或恒定在1.010;③血浆:尿素氮/血肌酐比值<10;④尿肌酐/血浆肌酐比值<20;⑤尿尿素氮/血浆尿素氮比值<10;⑥内生肌酐清除率<5ml/min;⑦电解质紊乱:高血钾、高血镁、高血磷、低血钠、低血氯、低血钙。

治疗方法如下:①严格限制水的摄入量,输入液体量=不显性水丢失量+尿量+呕吐、腹泻及其他异常丢失量(包括食物代谢和组织分解所产生的内生水量)。非显性失水量按 $400 \sim 500$ ml/(m²·d)或按1ml/(kg·h)。体温每升高1℃应增加75ml/(m²·d)。内生水量按100ml/(m²·d)计算。也可按400ml/(24h·m²)计算。②预防高血钾。严禁含钾食物的摄入,用10%葡萄糖酸钙 $0.5 \sim 1.0$ g/kg静脉缓慢注射可防止钾离子对心肌的毒性作用。静脉滴注葡萄糖和胰岛素混合液(胰岛素:葡萄糖=1U:4g),可促使钾离子向细胞内转移。口服或保留灌肠钠交换树脂和山梨醇,$2 \sim 4$ 次,可排出部分体内钾。当血钾升至6mmol/L时,应行透析治疗。

透析分为腹膜透析和血液透析。其指征为:①尿少<0.5ml/kg·h,持续4小时以上;②体液过多,有可能发生充血性心力衰竭和肺水肿;③血钾>6mmol/L,或心电图出现明显高血钾表现;④严重酸中毒;⑤血非蛋白氮在 $150 \sim 200$ mg/dl,或尿素氮>100mg/dl,血肌酐>1.5mg/dl;⑥患者有早期尿毒症症状。

充足的热量供给并减少蛋白质的分解,可有效防止氮质血症的发生。以高渗葡萄糖或碳水化合物、脂肪等补充体内所需热量,同时注射丙酸睾酮或苯丙酸诺龙减少蛋白的分解、促进蛋白的合成。保持酸碱平衡、纠正酸中毒,轻度酸中毒可不予处理,但重度者如血钠偏低,可静脉补充碳酸氢钠。如有浮肿、充血性心力衰竭,可选用3.6%三羟甲基甲烷(THAM) $3 \sim 5$ ml/kg静脉滴注。预防药物中毒,为防止药物在血中积累至中毒浓度,应减少洋地黄类药物和抗生素的用量。最好能测定药物的血液浓度,按消退量进行调整。如无条件测定,其减量多少与肌酐清除率成正比。肌酐清除率>100ml/min,可给予全量;当50ml/min时,则给予半量;无尿患者,按40%剂量给予。因患者体质较差,抵抗力低,易发生感染,必须执行严格无菌操作,注意消毒隔离,预防交叉感染。选择既敏感又低肾毒性抗生素。

（七）脑血管意外

随着体外循环设备的完善和手术技术的提高,脑部并发症的发生率有了明显的下降。发生率在3.0%~6.4%,其轻重程度不一,发生时间可在术后即刻,也可以在数小时或数日后发生。患者高龄,脑动脉硬化、狭窄,或有高血压、脑梗死病史者容易发生中枢神经并发症。手术时肝素化和体外循环对动脉壁所施加的压力和血流量的影响都可致脑组织损害或加重。术中循环系统进气可造成气栓以及其他原因所致的栓塞、脑出血均可引起术后患者昏迷,应积极对症处理。个别患者有精神症状,如烦躁、谵妄等,可口服奋乃静,一般3天内均可恢复。良好的麻醉和体外循环技术是避免脑并发症的关键。患者如合并颈动脉病变,可先考虑在非体外循环下行CABG手术或PTCA治疗。也可于心脏手术同时行颈总动脉内膜剥脱术,或先行颈动脉的介入治疗。①脑栓塞的栓子可来自心腔、主动脉、手术野或心肺管道装置内的气栓、血栓、脂肪栓、钙质纤维素或去泡剂。空气栓塞是最常见的原因。②脑缺血缺氧源于脑细胞对缺血、缺氧的极其敏感,常温下(37℃)血液循环停止3分钟或中度低温下(30℃)停止8分钟以上,即可对脑组织造成损害。体外循环中平均动脉压的高低,直接影响脑血流灌注,保持合适的平均动脉压是预防脑损害的重要手段。一般应保持在60~180mmHg之间,对于有颈动脉狭窄的患者,即便是常温并行循环也要注意保持足够高的循环压力。否则,极有可能出现脑损害。术中和术后辅助呼吸时的过度换气,二氧化碳张力下降也会影响脑血流量。另外,术中氧合不良,术后肺部并发症或气体交换不足等均可加重脑缺氧。如果患者有出血倾向,加上术中肝素化和术后抗凝,有时也会导致颅内出血。常见的出血部位有:硬脑膜下出血、蛛网膜下腔出血和脑内出血。据统计,体外循环时间超过120分钟,脑缺氧性损伤的发生率明显增高,少于120分钟,脑缺氧发生率为29.2%,大于180分钟则为35.5%。主动脉阻断30分钟以上,脑缺氧性损害的发生率增高,阻断40~60分钟为28%,阻断60~80分钟为67%,阻断超过80分钟为75%。神志和意识变化发生较早,常见有神志不清、运动和感觉障碍、瞳孔改变、病理反射阳性和出现锥体束征。也可表现有抽搐、惊厥和高热等。脑电图和脑部CT检查对诊断和预后有参考价值。有时症状出现较晚,但多数于术后3~5天出现,持续数日或几周。包括精神错乱、幻觉、焦虑、忧郁和被迫害妄想,一般在应用镇静剂和经过心理治疗后症状会很快得到控制。诊断脑损伤性质和定位比较困难,缺乏有诊断价值的特异性体征和症状,辅助检查有助于诊断。常用的辅助检查如脑电图、腰椎穿刺测颅内压和脑脊液化验检查、颅脑CT检查等均可作为诊断的参考。

应根据脑损害程度的轻重给予不同的处理。通常将脑损伤分为三型:轻型:患者神志清醒,但精神差、嗜睡、易激惹,有短暂轻瘫或偏瘫。中型:患者意识丧失、处于半昏迷或昏迷状态,有或无定位或局部体征,躯体强直或惊厥,瞳孔不对称,但有光反射,肢体软或张力高,对外界刺激有反应。重型:患者处于深昏迷状态,瞳孔散大固定,肢体软,对外界刺激无反应。病情逐渐加重,并出现去大脑现象。

治疗:对轻型患者以观察为主,可适当给予镇静、镇痛剂,如安定、苯巴比妥钠、哌替啶、吗啡等,一般不需要特殊处理。也可给予物理疗法、按摩及体疗。患者预后好,恢复很快。中型患者首先要保持呼吸道通畅,应用镇静、镇痛药物,防止脑缺血、缺氧的进一步加重,选择促进脑细胞代谢的药物。有癫痫大发作时,可应用安定10mg静脉注射,以后再5~10mg

肌内注射,6～8小时一次。必要时可配合肌松剂如箭毒5～10mg,或泮库溴铵2～4mg,静脉注射。常应用冬眠合剂治疗:异丙嗪50mg,哌替啶100mg和氯丙嗪50mg或二氢麦角碱0.9mg,分3～4次给药。常规应用脱水利尿药物,20%甘露醇250ml,每日2～4次,静脉滴注。效果不佳时,可用呋塞米20～100mg静脉推注。同时适当应用激素、头部物理降温、加强营养支持、高压氧治疗等方法。术后一周若中枢神经受损症状仍然未见好转,可以使用优质中成药安宫牛黄丸,每天一丸,共用三天。重型患者治疗与中型相同,但更需加强护理,特别是呼吸道和口腔的护理。应用呼吸机的患者,要定期检查血气,根据结果调整各参数值。昏迷患者双眼滴1%甲基纤维素和遮盖眼睑。如脑电图检查一直为平直波形,则提示脑损伤为不可逆性,患者预后不佳。

(八) 切口感染

患者脂肪多,抵抗力差,合并糖尿病,术中伤口污染,伤口内止血不彻底,电刀烧灼过多、缝合不严密,留有死腔均可导致胸部切口或下肢切口感染,应及时清创和全身使用抗生素治疗。心脏手术后3～5天,多数患者会有不同程度的发热,体温一般不超过38.5℃。如5～7天后仍持续发热,应考虑到感染的可能性。胸部正中切口是心脏和大血管手术的常用入路,术后发生胸骨、纵隔感染的几率很低,文献报道仅为0.5%～5.0%,但一旦发生处理却较为困难,易累及主动脉和心脏切口,引起大出血,也可导致修补物的心内膜炎发生。胸骨钢丝固定不紧密或低心排血量、因肺内感染频繁咳嗽等因素均可能会影响胸骨愈合。术后体外心脏按压,破坏了胸骨的稳定性和附近软组织损伤,术后长期应用呼吸机,气管切开位置低,炎症向下向后蔓延至纵隔等均可能引发纵隔感染。纵隔感染多发生在术后2周以内,患者常出现持续发热,体温可达39℃以上,切口剧烈疼痛,局部红肿,有脓性分泌物。胸骨不稳定,尤其在咳嗽、胸廓剧烈振动时,有胸骨移动感。X线侧位片显示,胸骨后间隙增宽,有胸膜反应。预防与治疗措施包括严格无菌操作、完善地牢固地闭合劈开的胸骨是预防胸骨哆开、继发纵隔感染最重要的环节。劈开胸骨时要保持正中、避免偏斜。创面止血时要用纱布擦除多余的骨蜡,避免异物反应。拧紧固定每一根钢丝时力量要均匀,减少胸骨切割的机会。皮下缝合要紧密,避免留有死腔。诊断明确后应立即清创,其方法分为开放和闭式两种:①开放法即敞开胸骨,创面彻底清创,胸骨延迟闭合,每天换药。由于对心肺功能影响较大,在感染非常严重时才考虑采用。②闭式法即彻底清创,在清除脓性分泌物和坏死组织后将胸骨缝合固定,胸骨后放置双腔引流管,术后应用抗生素盐水持续冲洗1～2周。注意出入量和引流液的性质,根据细菌培养和药敏试验选择合适的抗生素。待引流液清晰、体温正常后停止冲洗,观察1～3天后再拔除引流管。创口多能一期愈合。

(九) 心包切开综合征

心包切开综合征最早见于闭式二尖瓣扩张术后,因此过去称之为二尖瓣分离术后综合征。但以后发现任何切开心包的手术,术后2～4周内均可能发生以心包炎、胸膜积液为特征的急性发热综合征。在成人中一般发生率为5%～10%,儿童和青壮年中则更多见。心包切开综合征可由自身免疫、特殊病毒感染、潜伏病毒感染再发作等多种因素诱发。已经证明,其与心包或心外膜创伤的自身免疫反应有关。30%的患者血清抗心脏抗原滴定值升高,70%的患者对一种或多种病毒的抗体滴定值升高4倍以上,提示自身免疫的发生机制与病毒感染有关。临床主要表现为发热和胸痛。症状出现的时间为术后10天至数周,体温一般在38.5～39℃,最高可达40℃,持续1～2周内消退。胸痛的部位在胸骨后或前胸,以针刺样为特征,咳嗽、深呼吸、吞咽和仰卧时加重。心脏听诊有30%的患者可听到心包摩擦音。

血常规检查白细胞增高,血沉增快。心电图显示低电压或 S-T 段改变,常伴有心动过速、心房扑动或颤动。胸部 X 线检查示心影增大、心脏搏动减弱,有时伴有肺部或胸膜炎症改变。超声心动图可观察有无心包积液及积液量和治疗后的吸收情况。根据发热、胸痛、心包摩擦音、白细胞计数增高、血沉增快等临床特征,不难作出诊断。一旦诊断确立,常选用水杨酸类药物和激素治疗。巴米尔 0.1～0.4g,每日 1～2 次。或阿司匹林 0.6g,每日 3～4 次,服用 2～4 周,绝大多数患者服药后 48 小时内体温可以消退。对效果不明显者,可应用泼尼松 10mg,每日 3 次,症状控制后逐渐减量,直至停用。也可选用吲哚美辛 25～50mg,每日 3 次。布洛芬 0.2～0.4g,每日 3 次。或芬必得 0.3g,每日 2 次。

(柴守栋　顾承雄)

参 考 文 献

1. Davila-Roman VG,Barzilai B,Wareing TH,et al. Atherosclerosis of the ascending aorta. Prevalence and role as an independent predictor of cerebro-vascular events in cardiac patients. Stroke. 1994;25;2010-2016.

2. Shinji K,Sawaka T,Kensuke O,et al. Improve morbidity and mortality in coronary artery bypass graft surgery for severe atherosclerosis. Annals of Vascular Diseases. 2011;4(2)93-98.

3. Gokce S,Kamil S,Murat K,et al. Extraanatomical coronary artery bypass grafting in patients with severely atherosclerotic (Porcelain) aorta. Journal of Cardiothoracic Surgery. 2013;8;86.

4. Parlari A,Alamanni F,Juliano G,et al. Oxygen metabolism during and after cardiac surgery;role of CPB. Ann Thorac Surg. 2003;76(3);737-743.

5. 宋伟,李京悻,汪川,等. 非体外循环下冠状动脉旁路移植术中心脏表面应用小剂量硝酸甘油和利多卡因的干预作用. 心肺血管病杂志. 2013.32(4)475-478.

6. MorawskiK,Telischif F,MemhantF,et al. Preventing internal auditory artery vaso spasulusiug topical papaverine;Ananimal study. Otol Neurotol. 2003;24(6);918-926.

7. Harskamp RE,Lopes RD,Baisden CE,et al. Saphenous vein graft failure after coronary artery bypass surgery;pathophysiology,management,and future directions. Ann Surg. 2013;257;824-833.

8. Ozturk N,Sucu N,Comelckoglu U,et al. Pressure applied during surgery alters the biomechanical properties of human saphenous veingraft. HeartVessels. 2013;28;237-245.

9. 于洋,张帆,高铭鑫,等. 术中冠状动脉序贯桥即时血流测量的方法探讨. 中国胸心血管外科临床杂志. 2013,20(5);524-528.

10. 李海涛,顾承雄,于洋,等. 侧侧吻合术在序贯桥终末端细小靶血管缝合中的应用中国胸心血管外科临床杂志. 2014.21(2);241-243.

11. Nordgaard H,Vitale N,Haaverstad R. Transit-time blood flow measurements in sequential saphenous coronary artery bypass grafts. Ann Thorac Surg. 2009;87(5);1409-1415.

12. Kabinejadian F,Ghista DN. Compliant model of a coupled sequential coronary arterial bypass graft;Effects of vessel wall elasticity and non-Newtonian rheology on blood flow regime and hemodynamic parameters distribution. Med Eng Phys. 2012;34(7);860-872.

13. Miceli A,Duggan SM,Capoun R,et al. A clinical score to predict the need for intraaortic balloon pump in patients undergoing coronary artery bypass grafting. J Ann Thorac Surg. 2010;90(2);522-526.

14. Bonios MJ,Pierrakos CN,Argiriou M,et al. Increase in coronary blood flow by intra-aortic balloon counterpulsation in a porcine model of myocardial reperfusion. Int J Cardiol. 2010;138(3);253-260.

15. Ranucci M,Ballotta A,Castelvecchio S,et al. Perioperative heart failure in coronary surgery and timing of intra-aortic balloon pump insertion. Acta Anaesthesiol Scand. 2010;54(7);878-884.

16. Saxenap,Neal J,Joyce LD,et al. Extracorporeal membrane oxygenation support in postcardiotomy elderly pa-

tients,the mayo clinic experience. Ann Thoroc Surg. 2015;88(6):2053-2060.

17. Rastan AJ,Dege A,Mohr M,et al. Early and late outcomes of 517 consecutive adult patients treated with extra-corporeal membrane oxygenation for refractory postcardiotomy cardiogenic shock. J ThoracCardiovasc Surg. 2010;139(2):302-311.

18. Hussain G,Azam H,Raza Baig MA,et al. Early outcomesof on-pump versus off-pump Coronary Artery Bypass Grafting. Pak J Med Sci. 2016;32(4):917-921.

第 七 章

体外循环下不停跳冠状动脉旁路移植术

第一节　体外循环下心脏不停跳冠状动脉旁路移植

手术及技巧

随着人口老龄化,冠心病发病率呈逐年上升趋势,外科医生面临越来越多的重症冠心病患者。严重左心功能低下(EF<30%)是冠状动脉旁路移植术的独立危险因素,进行体外循环 CABG,其死亡率和并发症的发生率都较左心功能正常的患者高;由于血流动力学不稳定,严重心律失常或目标血管显露困难等,OPCABG 技术运用不熟练等因素可能导致手术风险或并发症增多;体外循环辅助下心脏不停跳技术可以降低手术风险,减少心肌缺血损害,能完全再血管化,并且有较好的近期疗效。

对于急性心肌梗死后心肌严重水肿或左心室功能不全的患者,且该类患者冠脉呈弥漫性多支血管病变,最佳治疗方法尚存在争议。早期冠状动脉扩张术和溶栓曾被认定为快速、高效、治疗严重及不可逆的急性冠状动脉综合征的可靠方法,但似乎并不适合多支冠状动脉病变或是左主干病变的、或存在溶栓禁忌证以及左心功能不全,需要借助机械循环支持的患者。心搏骤停 CABG,可以在体外循环保障下进行冠状动脉操作,但有其局限性,且术中心搏骤停和主动脉钳闭,已经被认为是急性冠状动脉综合征及严重心功能障碍的患者的独立手术危险因素。OPCABG 手术可以应用于此类患者,但手术过程中意外事件发生率较高,常需紧急体外循环支持,增加了病死率和手术并发症的发生,有报道显示,避免体外循环也并没有呈现出显著的临床优越性。

针对这部分重症冠心病患者,如何避免心肌进一步受损,同时又为手术操作提供稳定的循环保障,是治疗成功的关键。体外循环下不停跳 CABG,可以看作是两种手术方法的结合,它既为严重左心功能不全患者保证了冠状动脉旁路移植术过程中血液循环的相对稳定,又避免了心肌缺血再灌注损伤。研究表明,这种方法术后心肌细胞超微结构未见细胞肿胀及线粒体肿胀,无缺血再灌注损伤,体内炎性细胞因子水平明显低于心搏骤停组。

一、手术适应证

我们认为,以下 3 种情况适用这种手术方式:

1. 对于严重的左心功能不全(LVEF≤35%)、心脏明显扩大(LVDD≥65mm)、多支冠状动脉狭窄严重或左主干病变者,择期采用该术式。

2. 对于心肌缺血严重导致血流动力学不稳定、临床症状不易控制的急性心肌梗死患者,应急诊采用该术式。

3. 对于行非体外循环下 CABG 过程中,若出现血压难以维持或有严重无法控制的心律失常者,应紧急建立体外循环,在并行循环下完成手术。

二、术前准备

患者的冠状动脉造影结果、心脏大小、射血分数、心功能状态是主要的参考指标。根据患者心脏负荷情况,术前充分纠正心功能非常重要,给予强心、利尿及扩血管药物,改善或纠正心力衰竭。应用单硝酸异山梨酯缓解和控制心绞痛症状,症状严重者以及急性心肌梗死者可持续静脉泵入硝酸甘油。术前常规停用抗血小板凝集药物 2 周,改用低分子肝素钙皮下注射替代。控制血压和血糖,并积极改善肺功能和肾功能。

三、手术方法

1. **先吻合前降支**　常规静脉加吸入复合麻醉,取胸骨正中切口,取左乳内动脉、同时获取并备用大隐静脉或桡动脉,全剂量肝素化(3mg/kg 体重),应用心表稳定器完成非体外循环下左乳内动脉与左前降支的吻合,使用 8-0 聚丙烯线进行血管吻合(部分极细血管使用 9-0 聚丙烯线)。使用心表稳定器先固定靶血管周围的心肌。切开冠状动脉,在吻合口近端阻断前降支血流,必要时放置冠状动脉内分流栓,可以减少吻合口处出血,同时不影响远端血供。

2. **建立体外循环**　用二氧化碳吹雾装置帮助显露吻合部位以利于吻合。插升主动脉灌注管与右心房二极腔房引流管,并行体外循环并自然降温至 35℃ 左右,然后完成大隐静脉桥和主动脉的近端吻合。

3. **完成序贯桥血管吻合**　在体外循环辅助下,借助心脏固定器,在不阻断升主动脉、不灌注停跳液、心脏不停跳下完成对角支、回旋支各分支和右冠状动脉系统的血管吻合。适当使用血管活性药物(多巴胺、多巴酚丁胺或肾上腺素、去甲肾上腺素)帮助维持灌注压。小的室壁瘤直接折叠缝合,大的室壁瘤或内有血栓的则切开处理,行左室成型。同期中和肝素并停机,止血、逐层关胸。

4. **维持术中心脏低负荷**　也有术者将心脏放空至低负荷状态,目的是既减轻心肌氧耗,又使机体得到搏动血流的灌注,保证各脏器的供血接近生理状态,尤其让大脑和心肌得到更好的保护。此外,在低流量辅助时,血液的机械性破坏小,只需轻度血液稀释,保持较高水平的 HCT 和胶体渗透压,可避免加重心肌和其他组织器官水肿,利于术后脏器功能恢复。体外循环辅助过程中自然降温至 35℃,既降低机体代谢又避免大幅度降温、复温导致的代谢紊乱,还相对缩短了手术时间。术中可以低潮气量辅助呼吸,少量使用血管活性药物,心、肺得到了休息的同时保持了其完好的功能。最为重要的是,这类患者血管病变通常非常严重和广泛,心脏又较大,血管暴露困难,尤其合并左主干病变时,术中暴露靶血管时容易发生血液循环不稳定,若强行操作,将会非常危险,常诱发恶性心律失常,甚至围术期心肌梗死;勉强操作又不能保证吻合质量和完全再血管化。在这种方式下,低负荷的心脏有利于暴露和固定目标靶血管及对病变冠状动脉实行完全再血管化,进而使手术效果得到保障。

四、术中心肌保护

近年来,虽然非体外循环下冠状动脉旁路移植术(OPCABG)得到广泛应用,其避免了体外循环带来的一系列生理和病理性变化,但术中因搬动心脏使一些患者可能出现血流动力学不稳,故该术式也有一定局限。并行循环下不停跳冠状动脉旁路移植术(on-pump beating-heart CABG,OnPBH-CABG)可避免 OPCABG 手术中因为搬动和固定心脏引起的血流动力学不稳所带来的危害,OnPBH-CABG 术后患者恢复顺利,与 OPCABG 组相比,各种并发症的发生未见统计学显著性差异,反映心肌损伤的指标 cTnI 峰值术后较 OPCABG 组略高,但也未见统计学显著性差异。而以往体外循环心脏停跳下冠状动脉旁路移植术后的 cTnI 与 OPCABG 相比有明显上升。这是因为并行循环方式避免了心脏停跳带来的心肌缺血-再灌注损伤,省去了心脏停搏液的灌注时间及心脏复温和复跳后并行体外循环的时间,减少了体外循环时间和总的手术时间,因而心肌损伤较轻。但与 OPCABG 相比仍然存在 CPB 的过程,其可能引起炎症反应而给患者带来不利。OPCABG 对心肌损伤较 OnPBH 更小,因为 CPB 过程对心肌也存在着一定的轻微影响,值得注意。

已有学者在 OnPBH-CABG 方面做了许多研究,选择采用 OnPBH-CABG 的左心功能不全患者对于传统停跳下行 CABG 的患者有着术后早期死亡率较低的优势,而冠状动脉左主干病变患者行 OnPBH-CABG 也较传统停跳下 CABG 有较低的术中和术后风险。还有一些学者在危重冠心病患者包括急诊患者中应用此技术获得了良好的临床结果。有研究表明,可能出现休克的不稳定患者更适合选择 OnPBH-CABG。随着体外循环技术的发展、Mini-CPB 技术的应用,CPB 损伤将进一步降低,OnPBH-CABG 的优势将更加突出。

浅低温较低温手术时的基础代谢率要高,此时的心肌保护完全依靠氧合低温血经自身冠状动脉供血,故应保持较高的灌注流量和防止 MAP 的剧烈波动,以保证对心肌的足够氧供。与有规律的心脏空跳相比较,并行循环中发生室颤会增加心肌的氧耗,增加心肌内的循环阻力,不利于维持心肌的供需氧平衡。并行循环中发生室颤的主要原因可能同电解质紊乱、酸碱失衡、灌注液低温和心肌供血不足等有关,故应在术中加强这些方面的检测和干预,使灌注压维持在 50~80mmHg(6.6~10.6kpa),灌注流量维持在 200~300ml/min,必要时辅以咪达唑仑、异丙酚、艾司洛尔等药物控制血压和心率。合理选用血管扩张药硝普钠和硝酸甘油,对防治冠状动脉狭窄和痉挛,减轻心脏做功有主要的临床意义。

五、术中注意事项

1. **"湿备"体外循环**　采用并行体外循环辅助心脏不停跳 CABG,不阻断升主动脉,不灌注高钾停跳液,避免了对冠状动脉内皮的损伤,同时也兼顾了稳定的血流动力和心脏跳动对心肌整体的保护,对于接受体外循环有相对禁忌证者,如高龄(年龄≥70 岁)、升主动脉有多发斑块、肝素抵抗以及合并肺肾脑等既往病史者,应尽可能避免体外循环。但是,针对这类患者中一些病情较重者,我们往往进行体外循环设备的"湿备"。

2. **使用自体血回收装置**　充分的术前准备显得尤为重要,主要包括心肺功能的调整,血压、血糖的控制,以及术前的抗凝等。尤其对于急诊冠状动脉旁路移植术患者,由于抗凝药物停药时间不够,术中及术后出血可能较多,我们在术中均采用自体血回收装置,这不仅显著减少了异体血输注的副作用以及术后并发症的发生,同时也减轻了患者的经济负担。术后应注意对这类患者补充血小板和凝血因子。

3. **积极抗炎**　由于体外循环所造成的全身炎症反应无法回避,术后早期应加强糖皮质激素及抗生素的使用。根据病情变化及药物敏感试验选择合适的抗生素。

4. 手术方案制订　术中优先开通前降支,以改善左心室血供,这对改善整体心脏功能大有裨益,也为后续吻合其他血管提供一个相对良好的心功能基础。由于高危冠心病患者心脏功能多偏差,在实践中应根据患者的基本情况,如症状、造影及超声心动图检查结果等,依次开通相应的"罪犯"血管,而不片面强求完全再血管化,仅在条件允许时,尽可能更彻底地实现完全血运重建,这样既能保证患者安全,又能够最大限度地改善患者症状。体外循环前可先吻合前降支,以尽量缩短体外循环时间。若患者循环极其不稳定,应尽早建立体外循环。对于急诊患者及一些高龄、肝肾功能较差的患者,多采用全静脉冠状动脉旁路移植术,这样不但可以减少因游离乳内动脉造成的创面出血,同时也可以减少术后胸骨愈合不良的发生。另外,该类患者乳内动脉在术后会因使用正性肌力药而可能发生痉挛,从而使冠状动脉旁路移植术后对心肌缺血的改善不明显。而大隐静脉的口径较大,不容易痉挛,能够迅速改善心肌的供血。冠状动脉旁路移植术时多采用序贯或"人"形冠状动脉旁路移植术法,这样不仅可以节约桥材料的应用,而且可以大大缩短体外循环时间,对于主动脉严重钙化的患者,使用"易扣"进行近心端吻合或采用与乳内动脉行 Y 型吻合,可以避免钳夹升主动脉所造成的损害。左心室明显扩大者,在体外循环不停跳左心室半空状态下进行手术。一方面便于术中操作显露,另一方面可有效避免因搬动心脏造成的低血压及恶性心律失常。不阻断升主动脉、不灌注高钾停跳液、无缺血性停跳,冠状动脉可以得到氧合血液的持续灌注;不存在开放升主动脉后的心肌缺血再灌注损伤,心肌保护的效果满意。体外循环时间较短,复温较快,且接近正常的心脏搏动,减轻了全身炎症反应、凝血及纤溶系统功能紊乱及对肝肾脑等脏器的损害;对于肺功能减低或 COPD 患者,可减少肺组织的再灌注损伤。注意:手术需要术者、麻醉师与体外循环灌注师的密切配合,制订合理的手术、麻醉方案、适当的血管活性药物改善心脏的收缩功能,维持酸碱、水、电解质平衡。

5. IABP 辅助　积极进行 IABP 辅助,有利于改善冠状动脉血供,减轻左心后负荷,降低耗氧,改善心脏功能和稳定血流动力学,为手术赢得宝贵时间,为急诊手术的成功提供了支撑和有利的条件,特别是在手术需要较大范围地翻动心脏,显露心脏后壁血管和回旋支血管的情况下更是如此。研究显示,术前使用 IABP 能够产生积极的效果,既可以增加心脏射血分数,同时对减少在 ICU 和医院的停留时间、心脏冠状动脉旁路移植术的手术时间、术后插管时间都有极大帮助。高危冠心病患者常因病程长,身体各脏器功能普遍下降,导致术后并发症的发生率较高。此外,对于不能顺利停机,应用升压药物效果不佳的低心排血量综合征者,亦应考虑尽早使用 IABP,增加冠状动脉血供,支持和改善左心功能,降低死亡率。

六、术后处理

术后处理极为重要。冠状动脉旁路移植术手术改善了心肌的供血,尤其同时行室壁瘤切除或成形使心脏消除了无效的腔隙,但是心功能的恢复仍需要一段时间,正性肌力药物建议维持 3～5 天。心律失常如房颤、室早等可通过给予胺碘酮、地尔硫䓬或利多卡因等药物治疗。合并慢性阻塞性肺疾病、肾功能不全、高血压或糖尿病等患者,注意控制血糖,密切观察肝肾功能及尿量;肺功能减退或 COPD 及哮喘患者务必积极给予化痰、扩张支气管及呼吸锻炼,使患者能顺利康复。

近年来,OPCABG 有逐渐替代 CABG 的趋势。目前在 OPCABG 过程中借助心包牵引线和心脏稳定装置能充分地显露心脏的各个手术区域,从而有利于治疗有多支血管病变的患者。但是,在暴露回旋支靶血管时,血流动力学仍会受到不同的影响,这是因为心表稳定器对左室侧壁的压迫,导致左室舒张末容积、每搏输出量以及心输出量减少;另外严重左心功能衰竭的患者往往伴随着明显的心肌水肿,在心脏搬动时,主动脉瓣、二尖瓣关闭不全加重也会引起房颤及左室舒张末压的增高,从而使 OPCABG 的危险性进一步增加。某些冠状动脉病变不能采用 OPCABG,如冠状动脉血管的弥漫钙化、较深的心肌内血管、靶血管直径<1.5mm 及心脏严重扩大者,只有在心脏松弛下才能得到高质量的血运重建。该类手术要求有经验的 OPCABG 麻醉医师熟练地应用心肌正性肌力药物以维持血流动力学的稳定。尽管如此,有时也难以避免临时紧急改为体外循环。OPCABG 因术中血流动力学的不稳定而被迫临时改为体外循环的围术期死亡率可高达50%,这说明从 OPCABG 临时紧急改为体外循环是有风险的。血流动力学不稳定和心律失常患者可能无法耐受 OPCABG 术中心脏的搬动,但此类患者可在体外循环辅助心脏跳动下安全地进行冠状动脉旁路移植术。临床证实体外循环辅助心脏不停跳对于严重左心功能衰竭的患者可以达到完全彻底的再血管化,并能取得良好的近期疗效。重症患者在体外循环辅助心脏跳动下可安全地进行冠状动脉旁路移植术。体外循环支持可维持血流动力学稳定,跳动的心脏保证了冠状动脉吻合时整体心脏的血供,对于危重冠心病患者而言,是一种较为安全的选择。

(汪川　刘锐)

第二节　体外循环心脏不停跳与心脏停跳冠状动脉旁路移植手术的比较

一、体外循环心脏不停跳与体外循环心脏停跳下手术的比较

停跳(on-pump)与不停跳(off-pump)冠状动脉旁路移植术的争论由来已久。off-pump 冠状动脉旁路移植术避免了体外循环和低温对心脏和机体的各种不良影响,明显减少了心血管、呼吸系统、肾脏和消化系统的并发症,但对于靶冠状动脉位于心肌内、靶血管条件差(病变弥漫、病变动脉直径<1.5mm)、冠状动脉造影显示侧支循环少、心脏明显扩大的高危重症冠心病患者,术中因无法耐受对心脏的搬动和刺激,造成手术无法进行;而 on-pump 冠状动脉旁路移植术则为该类患者提供了一个安静无血的术野。

然而,随着外科技术的逐渐成熟,OPCABG 逐渐增多。有研究显示,OPCABG 避免了体外循环和低温引起的全身性炎症、凝血功能紊乱,减少了肾功能不全、肺损伤及对心脏和机体的损害。但对于心肌内冠状动脉或病变弥漫、靶血管条件差、左主干病变严重、左室肥大、心功能差的重症冠心病患者,由于 OPCABG 手术操作中搬动心脏、心脏固定器压迫左室壁等均可导致左室舒张末期容积、每搏输出量及心输出量减少,对血流动力学的影响较大。这类高危患者容易出现血压下降或不能控制的恶性心律失常,被迫紧急转流率高,易产生近期或远期的不良影响。而 OnPBH—CABG 术则为该类患者提供了一个平稳的手术操作空间。而对于高龄、心功能低下、肝肺肾功能受损等存在体外循环高危因素的患者,行常规体外循环停跳下冠状动脉旁路移植术手术存在 CPB 本身的风险。

对于较危重的冠心病患者,如急性心肌梗死或低射血分数导致难以承受心脏停跳手

术风险,可考虑采用 OnPBH—CABG 术,与 OPCABG 相比并不增加术中风险,并可避免紧急转为体外循环的多种危害。而对于一些急诊手术患者,OnPBH—CABG 也显示出理想的临床结果。总之,选择合适的患者进行并行循环下冠状动脉旁路移植术是安全有效的冠心病治疗手段,在 OPCABG 广泛开展的今天,On-PBH—CABG 技术仍有应用空间,其主要优势是能保证心肌完全再血管化,同时又能避免血流动力学不稳(图7-2-1)。

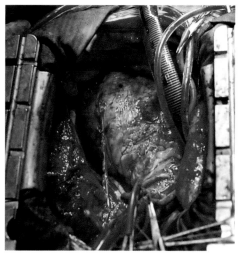

图 7-2-1　体外循环不停跳下冠状动脉旁路移植术

二、停跳与非体外循环下冠状动脉旁路移植术术中心肌保护有差异

心肌保护一直是心脏外科的焦点,近年来浅低温体外循环不停跳心内直视手术取得了良好的临床效果,该术式被国内越来越多的单位采纳,但其对心肌的保护作用尚存争议。现对体外循环心脏停跳与不停跳下心内直视手术中心肌保护效果作一对比,进而为心脏不停跳下心内直视手术临床应用提供客观的理论依据。

有研究选择行心内直视手术患者 50 例,随机分为实验组(心脏不停跳法)和对照组(心脏停跳法)。两组分别在术前、停机即刻、术后 6 小时、术后 24 小时四个时点采静脉血并测定磷酸肌酸激酶(CK)、磷酸肌酸激酶同工酶(CK-MB)、天门冬氨酸转移酶(AST)含量和心肌肌钙蛋白 2(cTnI2)含量。结果两组 CK、CK-MB、cTnI2、AST 转机后均升高,CK、CK-MB、AST 停机即刻、术后 6 小时,对照组高于实验组,24 小时逐渐恢复。对照组停机即刻至 24 小时,cTnI2 均高于实验组,两组高峰期均出现于术后 6 小时,术后 6~24 小时两组相比差异更明显。同时,实验组体外循环时间和术后机械通气辅助时间明显短于对照组。实验组术后血管活性药物用量较少。

1. 心脏不停跳下心内直视术的优点　在心脏外科的发展过程中,低温体外循环直视手术一直是心脏外科最基本的手术方法。但低温和主动脉阻断引起心肌超微结构和病理生理改变,以及心肌缺血缺氧性损害和再灌注损伤都会给机体带来很多不利影响。20 世纪 80 年代末 Buckberg 提出了一个新概念即 Warm Heart Surgery,Lichenstein 等在此领域取得了良好的效果。与此同时,国内外学者开始尝试心脏不停跳下心内直视手术。心脏不停跳下心内直视手术,是指在浅低温(31~35℃)心脏不停跳下行心内畸形或瓣膜病变的直视手术方法。其特点为在整个体外循环转流中不降温,阻断或不阻断升主动脉,不使用心脏停搏液,经冠状动脉循环使心脏始终得到如同全身器官一样的氧合机血灌注,心肌不断得到氧和营养物质供应,因此术中一直维持正常的心脏循环又使心脏作无负荷的空跳,心肌内环境几乎接近正常生理状态。持续灌注的血流不仅满足心肌代谢需要,减轻缺血再灌注损伤,而且可迅速冲刷组织中有害的代谢产物。体外循环下心脏不停跳的手术中不用灌注心脏停跳液,减轻了灌注师的负担,术后病情平稳,容易管理。同时,术中心脏避免了高钾的影响,不遭受停跳和复苏的非生理性打击,也可缩短体外循环时间和整个手术时间,有利于心肌保护及各脏器保护。但对手术医生来说,对手术操作的难度有所增加。

2. 心脏不停跳心内直视术的缺点　心肌代谢障碍和再灌注损伤是体外循环心内直视手术中主要的病理生理改变。心肌酶谱中的 CK、CK-MB 是反映心肌细胞受损较为客观和敏感的指标。cTnI 是迄今为止发现对心肌损伤诊断特异性和敏感性均高的标志物之一。cTnI 不仅能判定心肌的损伤而且能准确评估心肌损伤程度。该研究结果表明,实验组,CK,CK-MB,cTnI,AST 在转机后几乎都低于对照组,且下降速度较对照组快,两组差异有显著性意义。可见,实验组心肌细胞受损较轻。这与何巍的实验研究结果相一致。虽然不停跳组心肌损伤较停跳组轻,但与术前相比 CK,CK-MB,cTnI,AST 含量升高明显。由此表明,尽管理论上心脏不停跳手术无心肌缺血过程,但在实际手术期间仍有氧自由基的产生,组织清除氧自由基的能力也受到不同程度的损伤,由此说明理论和实验研究结果尚有差异。尽管如此,不停跳手术对心肌的损伤程度较停跳者轻,范围小,持续时间短,在心内直视手术中多能取得良好的心肌保护和手术效果。

三、停跳与非体外循环下冠状动脉旁路移植术围术期心脏型脂肪酸结合蛋白变化

冠状动脉旁路移植术(CABG)可在体外循环心脏停跳状态下进行,可以获得相对静止及少血的术野,该术式有助于细微操作的完成。有文献报道,非体外循环心脏跳动下 CABG 有利于更好地保护左心室收缩功能及心肌细胞线粒体功能。下面探讨心脏型脂肪酸结合蛋白(H-FABP)在非体外循环和体外循环 CABG 与心肌损伤程度的关系。该研究选择 2012 年 3 月—2013 年 3 月在河北某院行 CABG 患者 55 例,男 45 例,女 10 例,年龄 60～66 岁,平均年龄 63.2 岁,随机分为 on-pump CABG 组(体外循环组)25 例,off-pump 下 CABG 组(非体外循环组)30 例。2 组均行 CABG。体外循环组患者在主动脉插管及中度低温并行体外循环下完成手术。非体外循环组患者在非体外循环辅助,心脏跳动下,通过心脏固定器完成手术。首先进行血管远心端吻合,以左乳内动脉与左前降支端端吻合。血管吻合顺序:左乳内动脉吻合左前降支;其余用大隐静脉缝合到对角支、钝缘支、右冠状动脉主干或后降支,有时还同左心室后支吻合。肝素化前,体外循环组在主动脉开放后 1、2、4、8、24、48 和 72 小时、非体外循环组在最后一支桥血管远心端吻合后的相同时间点采血 10ml,用干式快速定量心肌梗死心力衰竭诊断仪检测肌钙蛋白 I(cTnI)、肌酸激酶同工酶(CK-MB),以双抗竞争法检测 H-FABP。记录患者术后呼吸机辅助通气及 ICU 停留时间等。在术前,术后 2 小时,术后前 3 天≥1 次/天检测 12 导联心电图。患者在 ICU 期间均持续心电监测。围术期心肌梗死诊断标准是出现新 Q 波>0.04ms,或者≥2 个导联 R 波降低>25%。患者出院前均行经胸超声心动图检查,评价左心室功能。统计分析示两组结果具有显著统计学差异。

研究显示,体外循环组 H-FABP、cTnI 及 CK-MB 峰值水平均明显高于非体外循环组。表明即使采用积极的心肌保护措施,体外循环术式仍可造成较严重的心肌细胞损伤;另一个可能的原因是,体外循环术式可造成全心细胞性的缺血,而非体外循环仅造成局部性的心肌细胞缺血。H-FABP 之所以是检测心肌细胞损伤的特异性及敏感性较高的标记物,是因其属于心肌细胞质内小分子蛋白的特质所决定的。目前,国内学者将其应用于心肌梗死的辅助诊断及心力衰竭预后的评估。

PEtzold 等研究了 H-FABP 作为体外循环 CABG 围术期心肌梗死的诊断指标,分别在主

动脉开放 5、60 分钟后,以及此后 1、2、10 天检测了 H-FABP、CK-MB 和 cTnI 的变化情况,结果表明,H-FABP 是诊断心肌损伤的快速的生化指标,达峰时间早于 CK-MB 以及 cTnI。Hasegawa 等的研究认为 H-FABP 是快速的心肌损伤标记物,可作为评估心脏手术后心肌损伤程度和临床预后的指标。有研究将 CK-MB 及 cTnI 等标记蛋白用于心肌损伤的诊断,且 cTnI 已用于再血管化治疗效果的监测指标。Khan 等还将 cTnI 用于非体外循环 CABG 与体外循环 CABG 之间的比较,结果显示,在术后前 72 小时体外循环组的 cTnI 水平显著高于非体外循环组。表明非体外循环 CABG 术式的心肌损伤较小。Ascione 等观察了术后 24 小时 cTnI 的释放形式,表明非体外循环 CABG 术其释放量较低。Alwan 等的研究也表明了体外循环 CABG 中 cTnI 的释放量较高。cTnI 虽然是心肌损伤的高敏特异性指标,但研究显示,心肌损伤后循环中的 cTnI 出现时间较晚,达峰时间约需 8 小时。研究表明:①H-FABP 在体外循环术后所有患者中均明显升高;②cTnI 及 CK-MB 在术后 4~8 小时明显升高。比较两组术后 24、48、72 小时的 cTnI 及 CK-MB 值,其差异无统计学意义,分析原因认为,①可能 cTnI 及 CK-MB 水平无法侦测较小的心肌损伤;②H-FABP 可以鉴别两组的较小差异。另外,与 cTnI 及 CK-MB 相比较,H-FABP 在两组中达峰时间均较早。在体外循环及非体外循环 CABG 中,以上观察结果提示了术后早期的处理方式。虽然无论何种术式,大多数患者术后均能比较平稳度过,我们在既往临床工作中发现,部分患者处于心肌梗死的临界状态,如出现非特异性心电图表现或血压不稳等情况。检测 H-FABP,有助于鉴别心肌损伤患者的早期阶段,从而根据情况延长 ICU 治疗时间或及时应用主动脉内球囊反搏等。由于 H-FABP 达峰时间早于 cTnI,因此,有助于围术期心肌损伤的早期诊断,即可在手术室或进入 ICU 早期完成检测,从而及时给予相应治疗。综合上述研究结果,根据 CABG 后 H-FABP 及 cTnI、CK-MB 水平的变化,非体外循环 CABG 术的心肌损伤程度较体外循环术式小,术后 ICU 的停留时间也短。因此,临床上根据患者术后 H-FABP 的变化,有助于围术期心肌损伤的早期诊断,从而减少围术期心肌梗死的发生率,改善患者预后。

四、常温体外循环心脏不停跳手术对 TNFα 的影响

体外循环术后引发的全身炎性反应综合征(SMS)是 20 世纪 80 年代早期,Kirklin 等提出的新概念,已引起国内外的广泛关注。近年来的许多研究也证实这种炎性过程是术后一系列并发症发生的病理基础,其可从一般的发热到灌注肺、呼吸衰竭或多器官功能衰竭等,其原因多是直接或间接源于炎症反应。体外循环过程中,许多因素可激发机体的炎性反应,如血液与心肺转流管道环路异物界面的接触、创伤、低温、缺血再灌注损伤及内毒素的释放等。参与反应的递质包括补体激活产物、血栓素 A2、血小板活化因子、纤维蛋白降解产物、纤溶酶活化因子、纤维蛋白降解产物、纤溶酶原激活物和纤溶酶原抑制物等。其中,细胞因子作为重要的炎性介质,标志着全身炎性反应的程度。在诸多细胞因子中,TNFα 是释放最早、最重要的内源性炎症介质之一,也是近年来研究的热点。研究发现,CPB 前对照组和观察组的 TNF 的差别不大,$P>0.05$,无显著性意义。当 CPB 结束即刻、结束后 2 小时、结束后 24 小时,两组 TNFα 的检测结果均升高,均于 CPB 后 2 小时达峰值,CPB 后 24 小时均降低,但仍高于 CPB 前基础水平。观察组 TNFα 在 CPB 结束后相应时点的升高幅度低于对照组,差异有显著性(表 7-2-1)。表明心脏不停跳手术可减少细胞因子的释放,减轻体外循环炎性反应。

表 7-2-1 观察组与对照组的 TNF-α 检测结果

	CPB 前	CPB 结束即刻	CPB 结束后	CPB 结束后 24h
对照组	19.23±3.56	63.21±7.31	97.23±21.24	75.14±8.65
观察组	18.54±7.16	41.06±5.38	61.36±12.78	48.23±9.27
P	>0.05	<0.05	<0.05	<0.05

由于常温心脏不停跳手术与低温心脏停跳手术相比,温度较高,对机体的刺激较小,又无需灌注心脏停跳液,省去了心脏停跳、复跳过程,简化了手术操作程序,大大缩短了手术时间和体外循环时间。目前的研究已经证实,细胞因子的反应程度与体外循环时间及主动脉阻断时间长短成正相关。另一可能的机制为由于低温体外循环心脏停跳手术中主动脉阻断导致心肌缺血再灌注损伤。研究还证实,缺血再灌注损伤的心肌可分泌 TNFα。低温心脏停跳手术相对较长的体外循环灌注时间,可能引起内脏血管收缩,肠黏膜缺血,使肠内大量内毒素进入血中,激活补体并刺激单核巨噬细胞产生 TNFα,使血浆中 TNF-α 明显升高。而 TNF-α 又可促使其他细胞因子的释放,加重全身炎性反应。

常温心脏不停跳心内直视手术中,由于不降温、不阻断冠状动脉循环,心肌持续得到氧合血供,持续灌注的血流能很好满足心肌代谢需要,避免了心肌缺血及再灌注损伤和低温对机体的影响,手术和体外循环时间缩短,均可有效地减轻体外循环术后炎性反应。这对促进患者术后恢复、减少术后并发症具有重要的意义。因此,从体外循环术后全身性炎症反应及细胞因子的变化角度来看,我们认为常温心脏不停跳心内直视手术优于低温心脏停跳心内直视手术。并且手术方法简单,疗效确实,减少或避免了阻断循环所带来的不良后果,是一种值得提倡的冠状动脉旁路移植术手术方法。

五、非体外循环与常规体外循环冠状动脉旁路移植术早期疗效的评价

CABG 经过多年的临床应用,术者的外科技术不断成熟,治疗效果更加确切,但却无法避免体外循环本身所造成的术中及术后系统性过激反应综合征(SIRS)引发全身弥漫性多器官炎症反应所导致的肝、肾、脑、肺、消化道损害,凝血机制紊乱,心肌缺血,水肿及肺间质水肿等。随着体外循环技术的发展和成熟,虽然可将这些损害降低到最低程度,但仍影响术后患者的恢复。

相对于 CABG,OPCABG 可以降低术后心律失常的发生率,降低呼吸系统、神经系统的并发症,减少出血和输血,缩短呼吸机支持时间、监护时间和住院时间,减少医疗费用;同时可降低有体外循环意外高危因素患者的手术风险。但也有报道认为 OPCABG 与 CABG 相比并不能降低术后并发症,对低危患者两组间的手术死亡率无差别且有再血管化不全之嫌。OPCABG 一方面避免了体外循环引发的 SIRS 以及对肺表面活性物质的破坏,另一方面术后呼吸机支持时间较短,绝大部分术后可早期拔除气管插管,患者可及早咳嗽及活动,从而降低了术后肺不张的发生率。CABG 中,由于缺血再灌注损伤和体外循环引起的 SIRS 可造成心肌顿抑现象,尽管缺血的心肌已完全再血管化,但和术前相比,术后早期心功能仍会有所下降,在体外循环后的 4~6 小时降到最低点,24 小时内逐渐恢复。所以,CABG 术后早期会有部分患者出现低心排血量综合征,而采用 OPCABG 技术可避免上述现象,降低了术后低心

排血量综合征的发生率。房颤是冠状动脉旁路移植术后最常见的并发症,其发生率约为25% ~40%,反复或长时间的房颤会影响血流动力学,使心肌氧耗增加,心排血量降低,还可能延长监护时间和住院时间并增加医疗费用。房颤和患者年龄、右冠状动脉近-中段狭窄、体外循环时间、阻断时间、术后呼吸机辅助时间、术后早期未服用β受体阻滞剂等因素有关。OPCABG 术后房颤的发生率低于 CABG,可能与 OPCABG 组避免了体外循环的打击,术后大部分能早期拔除气管插管并及时服用β受体阻滞剂等因素有关。OPCABG 避免了体外循环从而减少了术后并发症,缩短了呼吸机支持时间、监护时间和住院时间。

(汪川 李京倖)

参 考 文 献

1. Ross HJ,Law Y,Book WM,et al. American Heart Association Adults With Congenital Heart Disease Committee of the Council on Clinical Cardiology and Council on Cardiovascular Disease in the Young,the Council on Cardiovascular Radiology and Intervention,and the Council on Functional Genomics and Translational Biology. Transplantation and Mechanical Circulatory Support in Congenital Heart Disease:A Scientific Statement From the American Heart Association. Circulation. 2016;133(8):802-820.

2. Baccouche H,Belguith AS,Boubaker H,et al. Acute coronary syndrome among patients with chest pain:Prevalence,incidence and risk factors. Int J Cardiol. 2016;214:531-535.

3. Furrer A,Hottiger MO,Valaperti A. Absent in Melanoma 2 (AIM2) limits pro-inflammatory cytokine transcription in cardiomyocytes by inhibiting STAT1 phosphorylation. Mol Immunol. 2016;74:47-58.

4. Kowalewski M,Pawliszak W,Raffa GM,et al. Safety and efficacy of miniaturized extracorporeal circulation when compared with off-pump and conventional coronary artery bypass grafting:evidence synthesis from a comprehensive Bayesian-framework network meta-analysis of 134 randomized controlled trials involving 22 778 patients. Eur J Cardiothorac Surg. 2016;49(5):1428-1440.

5. Cuculi F,Lim CC,van Gaal W,et al. Systemic levels of endothelium correlate with systemic inflammation and not with myocardial injury or left ventricular ejection fraction in patients undergoing percutaneous coronary intervention and on-pump coronary artery bypass grafting. Interact Cardiovasc Thorac Surg,2011,13:585-590.

6. Quan XQ,Cheng ZY,Sun JJ,et al. Effects of on-pump beating-heart coronary artery bypass grafting for left-main patients. Zhonghua Yi Xue Za Zhi. 2013;93(32):2545-2548.

7. Mikrou A,Kalimeris KA,Lilis I,et al. Molecular studies of the immunological effects of the sevoflurane preconditioning in the liver andlung in a rat model of liver ischemia/reperfusion injury. Mol Immunol. 2016;72:1-8.

8. Naunheim MR,Remenschneider AK,Scangas GA,et al. The Effect of Initial Tracheoesophageal Voice Prosthesis Size on Postoperative Complicationsand Voice Outcomes. Ann Otol Rhinol Laryngol. 2016;125(6):478-484.

9. Torrado H,Lopez-Delgado JC,Farrero E,et al. Five-year mortality in cardiac surgery patients with low cardiac output syndrome treated with levosimendan:prognostic evaluation of NT-proBNP and C-reactive protein. Minerva Cardioangiol. 2016;64(2):101-113.

10. Ishii M,Kaikita K,Sato K,et al. Acetylcholine-Provoked Coronary Spasm at Site of Significant Organic Stenosis Predicts Poor Prognosis in Patients With Coronary Vasospastic Angina. J Am Coll Cardiol. 2015;66(10):1105-1115.

11. 胡盛寿,郑哲,周玉燕等. 常规与非体外循环冠状动脉旁路移植术治疗冠状动脉多支病变的对比分析[J].中国胸心血管外科临床杂志 2000,7(4):221-224.

12. T. Yokoyama,F. J. Baumgartner,A. Gheissari,et al. Off-pump versus on-pump coronary bypass in high-risk subgroups,Ann. Thorac. Surg. 2000,70:1546-1550.

13. Kappert U, Gulielmos V, Knaut M, et al. The application of the Octopus stabilizing system for the treatment of high risk patients with coronary artery disease [J]. Eur J Cardiac Surg 1999 16 (Suppl2): S7-S9.

14. Arom KV, Flavin TF, Emery RW, et al. Safety and efficacy of off-pump coronary artery bypass grafting [J]. Ann T oraCSurg. 2000, 69 (3): 704-710.

15. Khani M, Hosseintash M, Foroughi M, et al. Assessment of the effect of off-pump coronary artery bypass (OP-CAB) surgery on right ventricle function using strain and strain rate imaging. Cardiovasc Diagn Ther. 2016; 6 (2): 138-143

16. A. Marui, H. Okabayashi, T. Komiya, et al. Benefits of off-pump coronary artery bypass grafting in high-risk patients, Circulation 2012, 126: S151-S157.

17. Rosenkranz ER, Buckberg GD, Laks H, et al. Warm induction of cardioplegia with glutamate-enriched blood in coronary patients with cardiogenic shock who are dependent on inotropic drugs and intra-aortic balloon support. J Thorac Cardiovasc Surg. 1983, 86 (4): 507-18.

18. Lichtenstein SV, Dalati H, Panos A, et al. Long cross-clamp time with warm heart surgery. Lancet. 1989, 24; 1 (8652): 1443.

19. Reddy LL, Shah SA, Dherai AJ, et al. Troponin T and Heart Type Fatty Acid Binding Protein (h-Fabp) as Biomarkers in Patients Presenting with Chest Pain. Indian J Clin Biochem. 2016; 31 (1): 87-92.

20. 王洋, 柳克晔, 韩喆, 等. 心脏型脂肪酸结合蛋白在停跳与不停跳冠状动脉旁路移植术围术期变化的研究. 中华老年心脑血管病杂志, 2015, 17 (5): 495-497

21. Hammarsten O, Theodorsson E, Bjurman C, et al. Risk of myocardial infarction at specific troponin T levels using the parameter predictive value among lookalikes (PAL). Clin Biochem. 2016, 13. pii: S0009-9120 (16) 30267-3.

22. Matsuda A, Wang Z, Takahashi S, et al. Upregulation of mRNA of retinoid binding protein and fatty acid binding protein by cholesterol enriched-diet and effect of ginger on lipid metabolism. Life Sci. 2009, 19; 84 (25-26): 903-907.

23. Kimenai DM, Henry RM, van der Kallen CJ, et al. Direct comparison of clinical decision limits for cardiac troponin T and I. Heart. 2016; 102 (8): 610-616.

24. Khan NE, De Souza A, Mister R, et al. A randomized comparison of off-pump and on-pump multivessel coronary artery bypass surgery. N Engl J Med, 2004. 350: 21-28.

25. Ascione R, Caputo M, Angelini GD. Off-pump coronary artery bypass grafting: not a flash in the pan. Ann Thorac Surg. 2003, 75: 306-313.

26. Alwan K, Falcoz PE, Alwan J, et al. Beating versus arrested heart coronary revascularization: evaluation by cardiac troponin I release. Ann Thorac Surg. 2004, 1; 77 (6): 2051-2055.

27. Kirklin JW. The replacement of cardiac valves. N Engl J Med. 1981, 29; 304 (5): 291-292.

28. 杜爱民, 张秀和, 李晓平. 常温体外循环心脏不停跳手术对 TNFα 影响的临床研究 Chin J Lab Diagn, 2007, 11: 0457.

29. 胡盛寿, 郑哲, 周玉燕等. 常规与非体外循环冠状动脉旁路移植术治疗冠状动脉多支病变的对比分析 [J]. 中国胸心血管外科临床杂志 2000 7 (4), 221-224.

30. Mat-Nor MB, MdRalib A, Abdulah NZ, et al. The diagnostic ability of procalcitonin and interleukin-6 to differentiate infectious from noninfectious systemic inflammatory response syndrome and to predict mortality. J Crit Care. 2016; 33: 245-251.

31. Buffolo E de, Andrade CS, Branco JN, et al. Coronary artery bypass grafting Without cardiopulmonary bypass [J]. AnnT oraC Surg 1996, 61 (1): 63-66.

32. BouchardD, Cartier R. Off-pump revascularization of multivessel coronary artery disease has a decreased myo-

cardial infarction rate[J]. Eur J Carczot oraC Surg. 1998 14(Suppl1):S20-S24.

33. Boyd WD, Desai ND, DelRizzo DF, et al. Off-pump surgery decreases postoperative complications and resource utilizationin the elderly[J]. Ann T oraC Surg 1999,68(4):1490-1493.

34. Arom KV, Emery RW, Flavin TF, et al. Cost-effectiveness of minimally invasive coronary artery bypass surgery [J]. AnnT oraC Surg. 1999,68(4):1562-1566.

35. Arom KV, Flavin TF, Emery RW, et al. Safety and efficacy of off-pump coronary artery bypass grafting[J]. Ann T oraCSurg. 2000,69(3):704-710.

第 八 章

非体外循环免锯胸骨冠状
动脉旁路移植术

目前,工业化时代已经来临,我国公民整体预期寿命的延长,老年人口数量逐年增加,人群疾病谱也发生了重大的变化,其中冠心病的发病率呈逐年增加的趋势。1967 年,Favalor 成功地将大隐静脉作为桥血管行主动脉-右冠状动脉旁路手术,奠定了现代冠状动脉旁路移植手术(CABG)的基础。胸骨正中切口体外循环心脏冷停跳冠状动脉旁路移植术在过去几十年中,始终是外科治疗冠心病的经典术式。与此同时,冠状动脉旁路移植术也一直在手术入路和手术方式上不断探索和改进。手术方式方面,近 20 年来随着心表固定器的研发和改进,非体外循环心脏不停跳冠状动脉旁路移植技术(OPCABG)取得不错效果,此处不再赘述。手术入路方面,部分胸骨切口、经左胸小切口、右胸小切口、剑突下切口等也在不断探索和尝试,并取得不错进展。由于在各种手术入路中,经左胸小切口是最常采用的,因此微创冠状动脉旁路移植通常指的是经左胸小切口冠状动脉旁路移植手术。鉴于篇幅所限,本文仅对左胸小切口冠状动脉旁路移植术做一简要介绍。

在左胸小切口冠状动脉旁路移植术发展历史上,Kolessov 等首先尝试经胸冠状动脉旁路移植的心肌血运重建模式。Benetti 等率先经左胸小切口(长度约 8cm)在心脏不停跳条件下行左内乳动脉(left internal mammary artery,LIMA)-左前降支冠状动脉旁路移植术是一个里程碑式的事件,从此将此术式命名为微创直视下冠状动脉旁路移植术(minimally invasive direct coronary artery bypass,MIDCAB),使冠状动脉外科掀开了新的篇章,向创伤最小化、疗效最大化方向进一步发展。1994 年底 MIDCAB 传入美国,Subramanian 等报道了 MIDCAB 多中心研究结果和两年经验。此后在 20 世纪 90 年代后期掀起一个微创冠状动脉外科小高潮,但由于技术难度大、学习困难以及多支病变手术受限,此项技术的发展逐渐进入平台期。Joseph T Mcginn 和 Marc Ruel 医生团队可完成经左前胸小切口行三支病变冠状动脉旁路移植术手术,可以将大隐静脉与升主动脉吻合,并且将此术式命名为微创冠状动脉旁路移植(minimally invasive coronary artery bypass grafting,MICS CABG),与美国 Medtronic 公司研发出适合此项手术的牵开器和心表固定器,并在全球推广此项术式。

此外,CABG 所需血管材料的采集技术也微创化。1994 年 Lumsden 等首先报道在视频辅助下应用内窥镜方法取大隐静脉获得成功,并将其命名为内窥镜血管采集(endoscopic vein harvesting,EVH)技术。MICS CABG 手术与 EVH 技术集成真正实现了 CABG 患者手术创伤最小化。

一、微创冠状动脉旁路移植手术的适应证和禁忌证

1. 适应证 MICS CABG 的主要原则是使患者获益最大化,其适应证与常规体外循环下

冠状动脉移植术基本相同。其中,有 3 种类型冠状动脉病变目前普遍被认为是其较佳适应证。第一类是单纯前降支或对角支病变,尤其是经皮冠状动脉介入治疗术后再狭窄,或因复杂病变而不适合介入治疗者。第二类是多支血管病变,不适合再行胸骨正中切口或者前降支不适合介入治疗而其他冠状动脉适合导管治疗的多支或三支病变的患者,后者即所谓的杂交手术。第三类是能耐受胸骨旁切口而不能耐受体外循环的高危患者,这类患者包括了近期或有高危脑卒中的人群、以前有冠状动脉旁路移植术病史的患者,合并肾功能不全、高龄、升主动脉严重钙化或患有严格限制输血疾病的患者。当然,患者的需求也应作为冠状动脉移植术式选择的依据。

2. **禁忌证**　MICS CABG 的禁忌证与患者胸廓、心脏的解剖结构,术者经验及手术器械和患者疾病背景密切相关。如移动心脏显露待吻合的血管时,造成不可逆的血压下降、严重心律失常,需合并进行其他心内操作时,如室壁瘤切除、二尖瓣替换等不宜行微创冠状动脉旁路移植术。此外,患者胸壁过厚或乳房过大可能会限制胸腔镜及其他手术器械的操作,肺功能异常且不能耐受单侧肺机械通气被认为是微创冠状动脉旁路移植术的相对禁忌证。轻中度的慢性阻塞性肺病(COPD)患者,其胸廓前后径往往出现轻度的增加,术中常可较为容易地获得 LIMA,并不是手术禁忌证。未得到纠正的失代偿性心力衰竭,反复发作的心律失常被认为是 MICS CABG 的绝对禁忌证。靶血管细小(直径<1.5mm)、弥漫性钙化或者位于心肌内时也不宜选择微创冠状动脉旁路移植术。

二、微创冠状动脉旁路移植手术的手术方法

(一)患者评估

术前详细问询患者病史,既往肺功能情况。术前检查包括乳内动脉(确定左乳内动脉质量)和下肢静脉超声、肺功能、股动脉超声(术中出现意外情况可经股动静脉体外循环辅助下完成手术)。仔细研读冠状动脉造影,明确病变情况和位置,评价是否适合此项手术以及术中选择切口位置。胸部 CT 有助于观察肺部有无病变,升主动脉有无硬化或钙化。另外,向患者及家属详细交代该项术式利弊以及可能存在的风险,并征得其同意。

(二)术前准备

患者取仰卧位,左胸部垫高约30°左右。体表放置体外除颤电极板。铺巾要暴露整个左胸部,经胸切口和正中切口均应划线标记(图 8-0-1)。

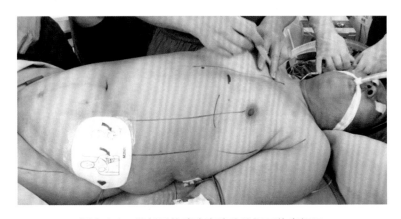

图 8-0-1　微创冠状动脉旁路移植切口体表标记

（三）麻醉

需插双腔气管插管,术中需进行单肺通气,注意观察血气分析结果,并根据术者需要和血气结果调整麻醉机参数,并注意由此引起的血流动力学变化。

（四）切口

多从第4或者第5肋间进胸(男性在乳头下方,女性患者需将左乳房推向右肩方向再贴手术贴膜,在乳房下皱褶下方2cm处作切口)。可以根据靶血管吻合位置选择切口肋间。在切口靠中线侧注意防止误伤乳内动脉。

（五）乳内动脉采集

需要应用特殊的肋骨牵开器。牵开后仔细辨认乳内动脉位置和走行。游离乳内动脉可以采用带蒂法或者骨骼化法,技术要点与正中开胸相同,但方向相反。另外,乳内动脉近端应游离至锁骨下静脉下方,远端游离至切口下一肋间。由于术野较深,获取乳内动脉过程中注意分支止血确切。获取近端时可以结合调整手术床位置和牵开器以改善显露(图8-0-2)。

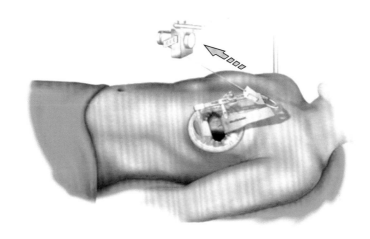

图8-0-2　乳内动脉采集时牵开器使用示意图(摘自 MEDTRONIC 公司网站)

（六）内窥镜血管获取法

内窥镜血管获取法(endoscopic vein harvesting,EVH)技术是将微创外科的理念和血管外科的技术相结合的一种新技术。与常规采集方法相比,EVH 方法切口更美观,出院时的切口疼痛感明显减轻。更重要的是,EVH 可使切口并发症显著减少,尤其是对于合并糖尿病和肥胖的患者,并因此缩短住院时间和减少因切口愈合不良所需的治疗和再入院。该技术对静脉移植物的长期通畅率的影响有待于进一步观察和研究。我国从21世纪初,引入 EVH技术,而且临床使用日益增多。

EVH 技术需要使用的内窥镜系统和专用血管采集系统(图8-0-3~图8-0-5)。

EVH 采取大隐静脉的简要步骤和技术要点如下:

1. 下肢略外旋微屈膝部,从膝关节内侧髁大腿内侧2cm处做切口,显露大隐静脉,游离主血管5cm(图8-0-6)。

2. 插入锥形剥脱器,其尖端紧贴静脉主干,钝性分离血管及其周围软组织和分支,维持隧道所需的 CO_2,流量为 $3~5L/min$,压力为 $10~12mmHg(1mmHg=0.133kPa)$,将静脉四周的筋膜与主干完全分离开(图8-0-7)。

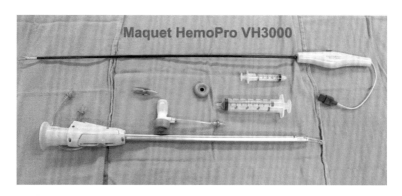

图 8-0-3　EVH 耗材

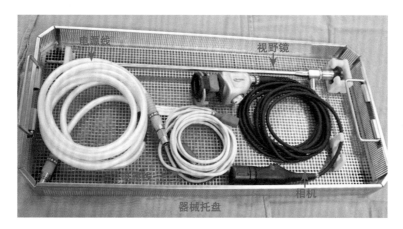

图 8-0-4　EVH 7mm 腔镜、电源连接线、摄像头连接线、光源连接线

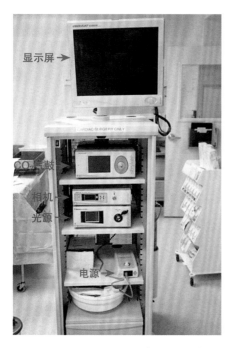

图 8-0-5　EVH 全套腔镜设备

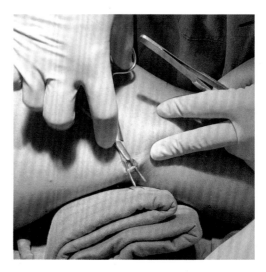

图 8-0-6　胫骨内侧切口，寻找大隐静脉主干

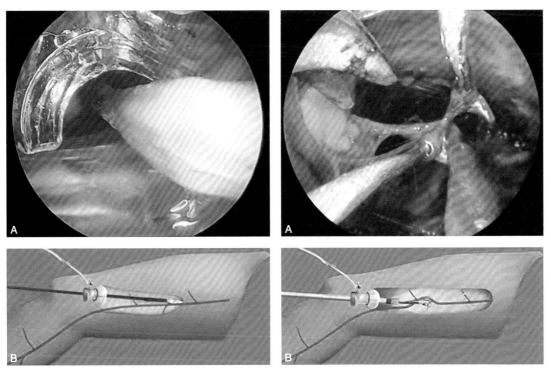

图 8-0-7　制造 CO_2 隧道,剥离大隐静脉主干　　　　图 8-0-8　用 C 形钩显露静脉分支

3. 游离出所需大隐静脉长度后,换电凝剪刀,用 C 形钩显露静脉分支,逐个凝断各个分支(图 8-0-8)。

4. 凝断完毕后,在游离足够长度静脉处的上方做 0.5cm 的皮肤切口,用蚊式血管钳夹取静脉并剪断静脉,从内踝(下取法)或大腿内侧(上取法)切口处取出(图 8-0-9)。

5. 取出静脉后,向管腔内注射含血肝素盐水使其充盈,结扎并使用钛夹夹闭分支,检查静脉主干和分支根部有无破损、渗漏、血肿等损伤,无法结扎或使用钛夹夹闭时,须使用 7-0 聚丙烯线进行缝合(图 8-0-10)。

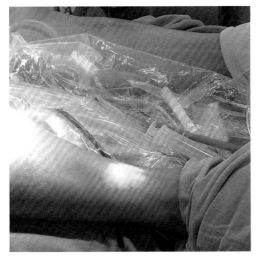

图 8-0-9　内踝关节处(下取法)切口

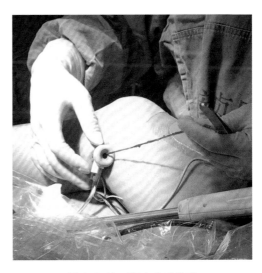

图 8-0-10　取出大隐静脉

6. 将皮下隧道的积血挤出,缝合切口,用弹力绷带加压包扎 24 小时(图 8-0-11)。

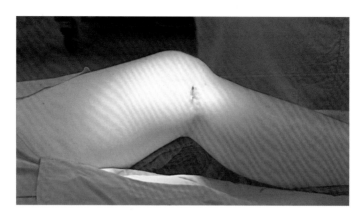

图 8-0-11　EVH 取血管缝合后伤口

　　实施 EVH 时,多优先选择游离大腿部位的大隐静脉,因为此处组织疏松,能够获取充分的视野,更加容易获取。但是,此处的大隐静脉直径较粗、管壁厚,常与冠状动脉欠匹配,可影响冠状动脉旁路移植术后桥血管的通畅性。对靶冠状动脉细小的患者,我们建议获取小腿部位的大隐静脉并与靶冠状动脉做吻合,使两者更加匹配,同时获得更好的桥血管远期通畅率。

（七）近端吻合

　　打开心包后直至肺动脉前方。如果是多支病变,有的术者选择把大隐静脉或者桡动脉吻合在乳内动脉远端成为 T 型桥。有的术者选择另做一切口将大隐静脉吻合到锁骨下动脉。Mcginn 则通常在升主动脉后方套带后将升主动脉拉向切口,应用侧壁钳钳夹升主动脉后做近端吻合。术者可根据自己的经验和患者具体情况选择近端吻合方式。

（八）远端吻合

　　如若是左前降支单支病变,经切口使用与正中开胸相同的稳定器则可以完成吻合,如若是多支病变最好应用 Medtronic 公司专用固定器显露并固定靶血管,完成远端吻合。多支病变冠状动脉旁路移植术时需应用心尖吸引装置根据具体显露需要调整心脏位置,结合固定器固定靶血管。吻合技术要点与正中开胸相同,应用硅胶带或者“哈巴狗”血管夹(栓以丝线以防坠落难找)阻断靶血管近端或远端。建议使用温水冲洗,协助显露缝针部位,必要时可应用分流栓。总体来讲,只要熟练掌握正中开胸非体外循环冠状动脉旁路移植术技术,一般来说远端的吻合难度很容易适应和克服。建议采用流量计评估桥血管和吻合口通畅与否,以确保桥血管和吻合口通畅是重中之重(图 8-0-12)。

（九）关胸

　　关胸前要仔细检查桥血管、吻合口、乳内动脉床以及切口等处有无出血,一旦大出血有可能付出需要改做正中开胸的代价。另外,要仔细检查桥血管走行,尤其是膨肺后桥血管有无受到牵拉而承受张力。建议在肋间切口常规放置麻醉止痛泵以减少术后疼痛,甚至影响呼吸。

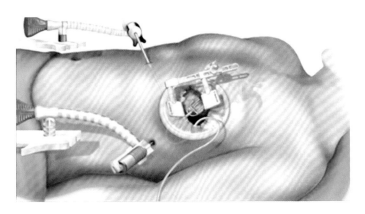

图 8-0-12　微创冠状动脉旁路移植所用固定器和示意图（摘自 MEDTRONIC 公司网站）

（十）术后处理和随访

在术后病情稳定情况下，可考虑早期拔除气管插管。怀疑吻合口狭窄时，应积极行冠状动脉造影检查。出院 1 月、3 月、6 月和 12 月时应做随诊。

三、微创冠状动脉旁路移植手术的优劣势

（一）优势

与传统 CABG 相比，MICS CABG 主要优势有三点：

1. 不用锯胸骨。

2. 切口短小。

3. 不用体外循环。

不用体外循环的益处此处不再赘述。经胸小切口显著降低切口感染风险，也更美观。免锯胸骨不仅降低了胸骨感染风险，减少疼痛，减少卧床时间；而且创伤减小、出血减少、呼吸机辅助时间缩短、恢复更快、更早回到正常生活。不仅仅给患者减少身体的创伤，而且心理上更容易接受，能更快投入生活和工作，同时也具备了更好的社会和经济效益。

对于左前降支单支病变患者，MICS CABG 可以将尽可能小的创伤和最好的通畅率最佳结合在一起，是一种理想的手术方式。对于左前降支病变较重不适合做冠状动脉支架置入，而非前降支适合做冠状动脉支架置入的多支病变患者，可在微创小切口非体外循环下对病变左前降支外科冠状动脉旁路移植术，同时利用介入技术对其他血管行经皮冠状动脉支架置入的一站式或分站式杂交手术。对于经过严格筛选适合此项手术的患者临床疗效好，使患者真正受益（技术结合小切口和介入治疗的优点，在微创条件下既保证了左前降支的远期通畅率，又达到了完全再血管化，使疗效达到了最大化）。对于冠状动脉均不适合支架置入的三支病变患者，有经验的中心可以经胸小切口完成全部多支病变的吻合，不仅获得微小切口优势和完全再血管化，同时与杂交手术相比进一步降低风险和费用。

（二）劣势

学习曲线陡峭,技术困难,需要专门微创器械和特殊心表固定器。早期阶段主要适合单支冠状动脉病变的患者,对冠状动脉多支病变的操作技术难度较大,需要经历一定学习曲线。

四、风险与学习曲线

术中可能出现的意外情况有出血、乳内动脉损伤、固定心脏不当导致循环不稳定、心律失常、桥血管走行扭曲、长度选择不合适等。所以,在术前必须详细考虑每一步操作可能出现的风险,手术中确切完成每一步操作,切忌急躁,尤其是刚刚开展阶段手术时间比较长。建议开展此项手术前要有备用方案,如果出现不容易处理的意外情况可以考虑在外周体外循环辅助下完成手术或者改胸正中切口。

学习曲线:开展此项手术最核心的原则是患者的安全。不能以牺牲患者安全来换取微创获益。如何稳妥地逐步开展此项术式是值得探讨的问题。准备开展微创冠状动脉旁路移植术的医生首先需要熟练掌握体外循环和非体外循环冠状动脉旁路移植术技术,并具有丰富的处理各种突发情况的临床经验。初始阶段要严格筛选各方面条件优越的单纯单支病变患者,待手术经验丰富后,可在保障安全的前提下逐步拓宽手术的适应证。

五、近期和远期效果

1. **近期疗效**　多项研究证实了此项手术良好的近远期临床效果。总体上讲,微创冠状动脉旁路移植术能缩短住院时间、呼吸机辅助时间和监护时间;因为手术出血少,降低了输血量和需要输血的患者比例和减少输血并发症风险;经济上有助于降低住院费用和康复期总费用。术后30天内死亡率与传统冠状动脉旁路移植手术相当。

单支病变行 MIDCAB 手术结果已经有很多报道。Calafiore 等报道 540 例 MIDCAB,输血率 3.3%,二次手术止血 1.9%,胸部切口延迟愈合 2.9%,术后 30 天死亡率 1%,远期死亡率 1.2%。再次手术率 5.1%。通畅率方面,Mack 和 Magovern 报道 MIDCAB 桥血管通畅率为 99%。Diegeler 报道 MIDCAB 术后早期冠状动脉造影检查桥血管通畅率为 97.4%,术后 6 月为 95.8%,术后 1 年为 97.4%。Mariani(2000)年报道 MIDCAB 术后 6 月左乳内动脉-前降支桥通畅率为 97.4%,与传统 CABG 术无显著差异。

多支病变行 MICSCABG 手术方面,Mcginn 和 Marc 医生报道双中心 450 例连续 MICS CABG 研究结果,平均桥血管支数是 2.1,完全再血管化率 95%,34 例患者(7.6%)使用体外循环,17 例(3.8%)改为正中开胸,10 例患者(2.2%)开胸止血,围术期死亡率为 1.3%。Harry 等报道多支病变患者行 MICS CABG 与正中开胸 OPCABG 的病例对照研究结果显示:两种术式安全性方面相仿(围术期死亡率、开胸止血、吻合口矫正率、术后新发房颤率)。MICS CABG 中转为正中开胸率为 6.7%,OPCABG 中转为体外循环率为 2%。MICS CABG 组无切口感染,而 OPCABG 组为 4%。MICS CABG 组胸腔积液发生率(15%)高于 OPCABG 组(4%)。MICS CABG 组平均住院时间(5.4 天)短于 OPCABG 组(7.2 天),恢复日常生活的时间(12 天)显著短于 OPCABG 组(>5 周)。

2. **远期效果**　多项研究显示,MIDCABG 手术远期效果良好。Contini 等(2001 年)报道

513 例 MIDCABG 患者平均 23 个月的随访结果,98.6% 患者无症状存活,1.5% 患者因吻合口狭窄再次行 CABG。MICS CABG 的手术远期效果尚需进一步随访证实。

六、展望

尽管目前研究已证明了微创冠状动脉旁路移植术后早期具有很好的效果,但还需要大样本和长期追踪随访的进一步研究。技术改进依赖于开展此项技术医生的群策群力,集思广益。技术推广方面,更重要的是如何完善此项技术的培训模式,让更多的心脏外科医生能够掌握此项技术,使更多的患者受益。

（李波　顾承雄）

参 考 文 献

1. Kolessov VL. Mammary artery coronary anastomosis as method of treatment for angina pectoris. J Thorac Cardiovasc Surg,1967,54(4):535-544.

2. Benetti FJ. Video assisted coronary bypass surgery. J Cardiac Surg,1995,10(6):620-625.

3. Subramanian VA,Sani G,Benetti FJ,et al. Minimally invasive coronary bypass surgery:a multicenter report of preliminary clinical experience. Circulation,1995(suppl 8),92:S1645.

4. Subramanian VA,McCabe JC,Geller CM,et al. Minimally invasive direct coronary artery byp142ass grafting:two year clinical experience. Ann Thorac Surg,1997,64(6):1648.

5. Joseph T,McGinn,Jr,Saif Usman,et al. Minimally Invasive Coronary Artery Bypass Grafting:Dual-Center Experience in 450 Consecutive Patients. Circulation,2009,15;120(11 Suppl):S78-S84.

6. Vincent C,Harry L,Benjamin S,et al. Handsewn Proximal Anastomoses Onto the Ascending Aorta Through a Small Left Thoracotomy During Minimally Invasive Multivessel Coronary Artery Bypass Grafting:A Stepwise Approach to Safety and Reproducibility. Semin Thoracic Surg,2012,24(1):79-83.

7. Davis Z,Jacobs HK,Zhang M,et al. Endoscopic vein harvest for coronary artery bypass grafting:technique and outcomes. JThorac Cardiovasc Surg. 1998;116:228-235.

8. Carpino PA,Khabbaz KR,Bojar RM,et al. Clinical benefits of endoscopic vein harvesting in patients with risk factors for saphenectomy wound infections undergoing coronary artery bypass grafting. J Thorac Cardiovasc Surg. 2000;119:69-76.

9. Allen KB,Griffith GL,Heimansohn DA,et al. Endoscopic versus traditional saphenous vein harvesting:a prospective,randomized trial. Ann Thorac Surg. 1998;66:26-32.

10. Patel AN,Hebeler RF,Hamman BL,et al. Prospective analysis of endoscopic vein harvesting. Am J Surg. 2001;182:716-719.

11. Crouch JD,O'Hair DP,Keuler JP,et al. Open versus endoscopic saphenous vein harvesting:wound complications and vein quality. Ann Thorac Surg. 1999;68:1513-1516.

12. Yun KL,Wu Y,Aharonian V,et al. Randomized trial of endoscopic versus open vein harvest for coronary artery bypass grafting:six-month patency rates. J Thorac Cardiovasc Surg. 2005,129:496-503.

13. Kan CD,Luo CY,Yang YJ. Endoscopic saphenous vein harvest decreases leg wound complications in coronary artery bypass grafting patients. J Card Surg. 1999;1:157-162.

14. Bitondo JM,Daggett WM,Torchiana DF,et al. Endoscopic versus open saphenous vein harvest:a comparison of postoperative wound complications. Ann Thorac Surg. 2002;73:523-528.

15. Mack M,Magovern J,Acuff T,et al. Results of graft patency by immediate angiography in minimally invasive

coronary artery surgery. Ann Thorac Surg,1999,68(1):383-390.

16. Diegeler A,Spyrantis N,Matin M,et al. The revival of surgical treatment for isolated proximal high grade LAD lesions by minimally invasive coronary artery bypass grafting. Eur J Cardiothorac Surg,2000,17(5):501-504.

17. Harry L,Vincent C,Benjamin S,et al. Minimally invasive coronary artery bypass grafting via a small thoracotomy versus off-pump:a case-matched study,2011,40(4):804-810.

第 二 篇

冠心病并发症的难点解析与处理

冠状动脉外科手术总体上包括两大类内容：即冠状动脉旁路移植术和冠心病并发症的外科治疗。冠心病并发症主要是指冠心病患者心肌梗死后心脏出现的器质性病变，包括室壁瘤、室性心律失常、瓣膜关闭不全和室间隔穿孔等。冠心病并发症的外科治疗主要包括手术时机的选择和并发症的外科处理技术。首先，冠心病并发症的外科手术时机分为心肌梗死急性期和恢复期。由于心肌梗死急性期患者心肌组织水肿、心功能较差且容易出现室壁瘤、室性心律失常、合并瓣膜关闭不全和室间隔穿孔，围术期死亡率较高。因此，2011 年美国 AHA 冠状动脉血运重建术指南明确推荐仅存在四种情况方可实行急诊冠状动脉血运重建（具体见 2011 年 AHA 指南）。心肌梗死恢复期的外科手术时机根据病情不同尚无定论，通过临床经验总结，我们认为冠心病并发症的合适手术时机为：源于心肌梗死的室壁瘤形成后 3 个月；前壁透壁性心肌梗死后 1 个半月，侧、下壁心肌梗死后 1 个月，非 ST-T 段抬高性心肌梗死后 2 周可行外科治疗。此时，患者坏死心肌水肿消退、瘢痕形成、心肌梗死并发症相对稳定、心功能有所恢复，手术成功率较高。而室壁瘤、室性心律失常、缺血性瓣膜关闭不全和室间隔穿孔等严重影响手术预后的心肌梗死后并发症，如何在冠状动脉旁路移植术同期高质量地对其进行手术处理，同时最大程度减轻手术对患者心肌损伤及围术期其他并发症的发生，是每一位心脏外科医生的努力目标。我们心脏外科团队对二十余年冠状动脉外科临床及术中经验进行了总结，就室壁瘤的外科治疗、心肌梗死后并发严重室性心律失常的外科治疗、重症冠心病合并主动脉瓣关闭不全的手术处理、缺血性二尖瓣关闭不全的外科治疗、心肌梗死后室间隔穿孔的外科治疗这方面内容进行阐述，旨在进一步扩大冠心病并发症患者手术适应证并提高患者远期存活质量，同时与大家分享冠心病并发症的外科处理经验。

第 九 章

室壁瘤的外科治疗

左室室壁瘤是透壁性心肌梗死常见的并发症,5 年自然死亡率为 47%。室壁瘤外科手术后患者生存率明显高于非手术患者,5 年生存率可达到 70% 以上。室壁瘤瘤体形成 1 个月后,坏死心肌组织水肿基本消退并开始纤维化;室壁瘤形成 3 个月以上,瘤体瘢痕化比较成熟,此为室壁瘤的外科手术时机。室壁瘤的外科手术矫正目的是恢复瘤体所造成的心腔几何结构变化,防止瘤体进一步扩大,消除反常收缩区、改善心功能、增加心排量,缩小心腔容积、减少心肌氧耗,消除死腔、防止全身栓塞。从 1958 年 Cooly 首次完成体外循环下室壁瘤线性修补术以来,直到 1985 年 Dor 提出左室补片进行心腔几何重建术,再到目前开展的非体外循环下室壁瘤闭式折叠术,虽然这些手术方式均能够处理室壁瘤本身,但若室壁瘤合并特殊情况,如瘤体内附壁血栓、恶性室性心律失常、室壁瘤特别巨大等,会使仅有的这些手术方式的围术期并发症和远期疗效不尽人意。我们对室壁瘤的非体外循环下手术矫治、室壁瘤内血栓、巨大室壁瘤、室壁瘤合并室性心律失常、左室壁假性动脉瘤均进行了探索。

第一节 非体外循环下室壁瘤成形术

左室室壁瘤是透壁性心肌梗死常见的并发症。室壁瘤的形成是由急性心肌梗死导致心室游离壁局部心肌缺血坏死,随即发生瘢痕愈合,经 4~6 周在心室腔内压力作用下,形成向外膨出并出现反向搏动的囊状瘤体,在急性心肌梗死患者中的发生率约为 10%~30%。对于形成的左心室室壁瘤如不进行干预,将出现血栓栓塞、心功能衰竭、室性心律失常、左心室破裂等并发症,预后极差。

一、室壁瘤的形成

室壁瘤为心肌梗死后最常见的并发症之一,透壁性心肌梗死后室壁瘤的发生率可高达38%,占存活心肌梗死患者的 10%~20%。在左室造影或超声心动图上室壁瘤表现为部分室壁缺乏运动或呈反常运动,其大小与心肌梗死范围、是否得到及时救治及梗死区扩张程度直接相关(图 9-1-1、图 9-1-2)。

左室室壁瘤通常发生在急性心肌梗死后,室壁瘤形成后将导致左心室扩大,收缩力下降,左心室舒张期末压力、室壁张力和心肌耗氧量均增加,未梗死的心肌受累扩张,左心室进一步扩张,形成恶性循环,最终导致心力衰竭。有文献报道,慢性心力衰竭的内科保守治疗 5 年生存率为 47%,而 10 年生存率仅为 18%。目前,在临床上只有通过室壁瘤切除术才能阻断这种恶性循环。对于心肌缺血导致的慢性心力衰竭,外科手术行左心室减容和几何成形并且同期行冠状动脉旁路移植术是一种积极有效的治疗措施。室壁瘤的外科全面治疗包括切除室壁瘤后进行左心室重建,使有功能的剩余心肌再血管化及进行相应病变的修复。

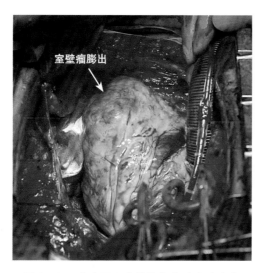

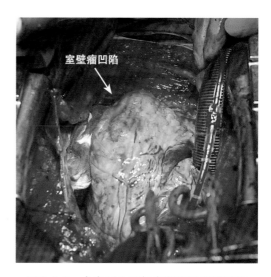

图 9-1-1　术中见心室收缩期室壁瘤壁膨出　　　　图 9-1-2　术中见心室舒张期室壁瘤壁凹陷

1955 年,Likoff 和 Bailey 分别开展了室壁瘤闭式切除术。1958 年,Cooley 在体外循环下行首例室壁瘤切除和线性修补术,也称三明治缝合术。至今该术式仍然被临床医师采用,称为标准手术方式。1985 年,Jatene 和 Dor 先后提出了左心室几何重建的新概念,认为左室壁切除术不仅是切除室壁瘤,更重要的是将左心室几何重建,恢复其原始的形状。

有严重临床症状的巨大室壁瘤均为外科手术的适应证。目前认为,为了尽量缩短患者室壁处于高张力状态的时间,有严重症状的巨大室壁瘤一旦确诊应及早手术,以防左心室功能进行性受损。充血性心力衰竭、高龄、反复室性心律失常或血栓栓塞均不是手术的禁忌证,即使左心室功能已明显减退,亦应考虑争取手术机会。

二、室壁瘤的病理生理

广义的真性室壁瘤在影像学检查上可以分为无运动型、运动不良型和反常运动型三种。其中反常运动型与狭义的室壁瘤的病理改变比较符合,无运动型或运动不良型室壁瘤大多是坏死心肌与存活心肌并存的结果,室壁变薄不明显和缺乏明确纤维化的瘤样膨大区域常常是其主要特征。存活心肌中有的是以冬眠心肌的形式存在,有的是缺血造成心肌顿抑的结果,缓解缺血的再血管化手术可能带来很好的治疗效果,临床上常说的缺血性心肌病很多也属于这类情况。

狭义的真性室壁瘤是透壁性心肌梗死后遗留的并发症之一。尽管心绞痛是室壁瘤患者的最常见症状,但几乎所有室壁瘤患者的心脏都有不同程度的收缩和舒张功能障碍。心肌梗死后,梗死心肌丧失收缩功能。早期,通过左室扩张增加前负荷、增加分泌肾上腺素及周围正常心肌的代偿等使左心室仍然可以维持正常的心排量。根据Laplace 定律,左室扩张导致左室壁张力增加,心肌耗氧量也会相应增加。同时,梗死区域的左心室会发生局部形态改变,心内膜曲度减少,梗死周边区域室壁应力增高,心肌耗氧量也随之增加。最终,由于氧代谢失衡,梗死区以远的正常心肌逐渐失代偿,出现左室收缩功能障碍。在舒张功能方面,无论是周围心肌代偿性的肥厚还是梗死灶局部室壁硬度增加,都将影响心室的正常充盈,导致舒张功能下降,最终发展为心力衰竭。其特点是室壁明显变薄和形成明确纤维化的瘤样膨大区域,其形成过程常常是发生在心肌梗死后,典型的形成过程可分为两个病理阶段。

1. **早期扩张阶段** 从心肌开始坏死至形成室壁瘤的心肌梗死患者,一般有如下病理特点:前降支阻塞引起前壁梗死者最多见,其次是优势右冠状动脉阻塞引起的下壁梗死;发生透壁性心肌梗死;冠状动脉解剖本身缺乏侧支循环,短期内也没有形成新的侧支循环和其他形式的再灌注;室壁瘤可在心肌梗死后几小时内就形成;冠状动脉急性闭塞后几分钟就直接开始有心肌细胞发生死亡,几小时后透壁心肌坏死完全,几天后病理检查提示心室肌由于已经变薄,心内膜面变光滑,肌小梁变小,有的区域开始纤维化,发生腔内血栓的比例达到30%,梗死区内可能散在分布少量存活心肌,梗死区边缘的存活心肌也有缺血改变。有时,个别情况下发生血管外出血对局部心肌产生压迫作用,使残存的收缩和舒张功能进一步受到影响,之后,心肌梗死后的炎症细胞开始侵入梗死区域,坏死的心肌细胞开始发生溶解,细胞壁破裂,胶原结构发生断裂并逐渐被纤维组织所代替。心室壁逐渐变薄膨隆,心肌丧失了收缩功能,而周围的存活心肌仍保存有收缩功能,其反向的相互作用是导致梗死区域变薄而膨出的另一个重要因素。冬眠心肌的透壁性梗死很可能发展为真性室壁瘤,而存在冬眠心肌的梗死区可能在几个星期后遗留运动障碍,但是不形成严格意义上的解剖室壁瘤。

2. **晚期塑形阶段** 心肌梗死后心脏进入塑形阶段,坏死的心肌细胞完全被纤维组织代替。心室壁厚度降低,标志着塑形阶段的完成。不少病变合并存在左室腔内附壁血栓形成,还有些病变在室壁瘤边缘区域形成心肌内部的折返传导通路,诱发严重的室性心律失常。

三、室壁瘤的诊断

诊断室壁瘤主要依靠左心室造影和超声心动图检查。目前,超声心动图是诊断室壁瘤最常用的方法。室壁瘤在超声心动图上表现为左心室部分室壁不运动、运动减低或反常运动。超声心动图还能显示室壁瘤的纤维化或钙化程度以估计室壁瘤形成的时间长短。左室室壁瘤有狭义及广义两个概念,狭义室壁瘤指经典的、由瘢痕组织形成的明显突出,包括颈部和体部薄壁的囊袋样瘤;广义室壁瘤除狭义室壁瘤外,包括无收缩功能、运动明显减弱及有反常运动的薄壁区。目前,随着介入技术和抗凝药物的发展,经典的、瘢痕组织形成薄壁的囊袋样室壁瘤越来越少见,而广义室壁瘤却更加多见,而室壁瘤内的附壁血栓变得更为少见。另外,室壁瘤还可分真性室壁瘤和假性室壁瘤,其病理上的区别为:假性室壁瘤通过小的破裂口与心腔相通,小破裂口有时仅几毫米,瘤壁为增厚的心包组织,真性室壁瘤为室壁伸展变薄,向外膨突,瘤壁内应包含有心肌组织(图9-1-3、图9-1-4)。

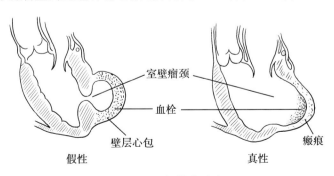

室壁瘤颈
血栓
壁层心包
假性

瘢痕
真性

图9-1-3 假性室壁瘤

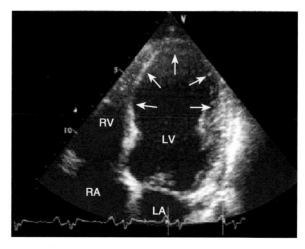

图 9-1-4 真性室壁瘤（箭头所示）

四、室壁瘤的手术适应证

室壁瘤的手术适应证一直是一个存在争议的问题。传统观念认为确诊为室壁瘤并伴有心绞痛、心力衰竭及恶性心律失常的患者应行手术治疗。因为一旦出现上述症状，患者的远期预后较差。因此，目前大部分人主张对确诊伴有室壁瘤的严重冠状动脉病变患者，若出现左心功能恶化的迹象，如左心室舒张末期容积增大、射血分数逐渐下降及二尖瓣反流加重等则应手术治疗。

五、室壁瘤的治疗

室壁瘤的自然预后较差，单纯药物治疗的效果既差更不确切，无治疗者 5 年内死亡率达 47%，10 年生存率仅有 18%。根据 Laplace 定律（$T=Pr/2h$），在左心室重构过程中，随着梗死区室壁的扩张、变薄，室壁张力进一步增加，从而加重心室扩张，最终导致心功能不全。因此对冠状动脉严重病变伴左心室室壁瘤患者，在行冠状动脉旁路移植术同期应该积极矫治室壁瘤。目前，外科手术是治疗室壁瘤的最有效方法。自 1955 年，Likoff 和 Bailey 开展了室壁瘤闭式切除术以后，Cooley 于 1958 年在体外循环下行首例室壁瘤切除和线性修补术，也称三明治缝合术。至今该术式仍然被临床医师广泛采用，堪称是治疗室壁瘤的标准术式。1985 年，Jatene 和 Dor 先后提出了左心室几何重建的新概念，认为左室壁切除术不仅是切除室壁瘤，更重要的是应将左心室几何重建，恢复其原始的形状（表 9-1-1）。

表 9-1-1 室壁瘤外科治疗发展过程

年份	术式	适用范围
1958 年	Cooly 首次完成体外循环下室壁瘤切除术（标准线性修补）	绝大多数室壁瘤
1985—1989 年	Dor、Jatene 提出心室重建术，应用补片完成心室几何重建	室壁瘤较大者
90 年代	非体外循环下室壁瘤"三明治"成形术（闭式折叠术）	室壁瘤较小者
1996 年	Batista 提出左心室减容手术（左心室部分切除术）	目前停用
2001 年	Buckberg 提出前室间隔旷置手术	临床未普及
90 年代	左心室重建装置开始应用	临床未普及

外科手术治疗的关键是心室减容和恢复左心室的正常形态。因此,左心室成形是室壁瘤手术治疗的关键步骤。虽然手术方法不少,大致可归纳为以下三类:

1. 闭式折叠术 适用于瘤体在心脏表面的跨度<5cm 的局限性室壁瘤。

2. 标准线性修补术 适用于大部分病例,在体外循环下行标准线性修补术(Cooley 术式)。

3. 几何重建术 适用于各种巨大型室壁瘤,术式包括 Dor 术式,Jatene 术式和 Cooley 术式。许多学者认为补片成形术优于直接缝合术,但也有学者认为直接缝合术和补片成形术疗效相近。补片成形术究竟是否优于直接缝合术和有关此两种术式的适应证一直存在争议。因此,根据室壁瘤大小及是否合并左心室内附壁血栓来选择合理的手术方式,也许能更好地恢复左心室功能,给患者带来良好的治疗效果。

(一)闭式折叠术

室壁瘤标准术式是在体外循环下行室壁瘤切除并线性闭合和 DOR 法补片成形术。近年来,非体外循环下左室室壁瘤折叠术矫治室壁瘤逐渐流行,该手术方式适用于瘤体在心脏表面跨度<5cm 的较局限性室壁瘤,而且要求术前超声心动图及磁共振证实瘤体内无附壁血栓。随着近年来非体外循环下冠状动脉旁路移植术的广泛发展,一些小的室壁瘤(无左心室内血栓)可在非体外循环下予以闭式折叠,即对室壁瘤部分作三明治式缝合可取得满意效果。随着介入技术的发展和抗凝药物的积极使用,经典的由瘢痕组织形成薄壁的囊袋样室壁瘤越来越少见,而广义室壁瘤却更加多见,完全可以采用非体外循环下线性折叠室壁瘤的技术。

视频6

1. 手术方法(视频 6)

(1)所有患者均在全身麻醉下采用胸骨正中切口。常规取左乳内动脉和大隐静脉备用,少许还需取右乳内动脉。先行 OPCABG,通常将左乳内动脉吻合于左前降支,其余采用大隐静脉序贯旁路吻合。

视频 6 非体外循环下室壁瘤成形术

(2)在跳动的心脏上通过触诊,即抬起心尖,根据室壁反常运动和周围心肌的收缩情况判断室壁瘤的范围和基底位置,按其在心表面的跨度剪好两条长度足够的毡条备用(图 9-1-5)。

(3)沿瘤壁与正常心肌组织的分界线以 2-0 Surgipro843 缝线平行左室长轴加毡条行间断褥式缝合,同时拉紧缝线、打结,使瘤腔与左室功能心腔隔离(图 9-1-6~图 9-1-8)。注意

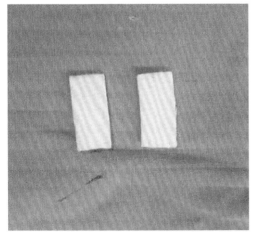

图 9-1-5 剪好两条毡片备用

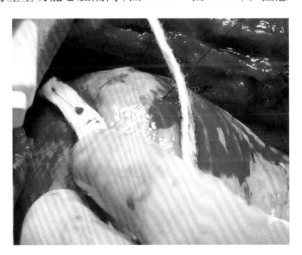

图 9-1-6 室壁瘤闭式折叠缝合

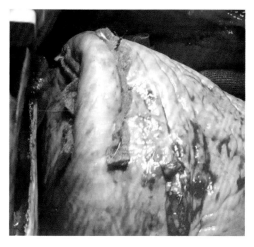

图 9-1-7　室壁瘤闭式折叠缝合完毕,如同"三明治"

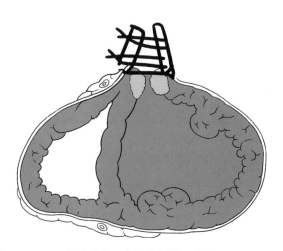

图 9-1-8　室壁瘤折叠示意图

缝合范围过小会残余部分瘤体,而缝合范围过大可损伤正常存活的心肌,使有效左心室容积变小,影响心脏功能,还会增加术后室性心律失常的发生。打结时要同时收紧缝线,以免切割心肌。

（4）对巨大室壁瘤作 M 形折叠时,先从一侧进针在瘤区中央出针,加毡条间断褥式缝合,同时勒紧打结,然后再从另一侧进针同样从瘤区中央的毡条出针,余步骤同前。

2. 术式优点

（1）可基本恢复左心室的几何形态,缩小左心室容量,减轻左心室壁张力,防止充血性心力衰竭的发展;

（2）无需体外循环,避免了体外循环并发症,对合并肾脏、肺、肝脏功能不全及脑血管疾病者,可避免其脏器功能进一步下降;对心肌功能也有更好的保护,以避免体外循环造成心肌缺血再灌注损伤;

（3）手术简单,操作容易,创伤微小;

（4）可避免左心室切口出血的可能,术后死亡率低;

（5）可有效消除左心室无效死腔及心电传导异常通路,降低恶性心律失常的发生率。一般室壁瘤体积小于左心室的 30% 时,宜选择非体外循环下折叠术（图 6-4-43）。

3. 手术注意事项　在 OFF-PUMP 下行左心室室壁瘤折叠术时,由于无需切开心室,术前应至少行两次超声心动图检查,以明确左心室内有无附壁血栓,必要时行左室造影证实有无附壁血栓和缺血性二尖瓣反流。该术式一般适用于瘤内无附壁血栓,若同时伴随轻中度缺血性二尖瓣反流的患者,也适合接受该术式。因左室重建后,在消除了反常运动的瘤壁的同时也减少了左室容积,同时随着血运重建乳头肌的功能也得到改善,二尖瓣关闭不全程度将有所减轻。对于巨大室壁瘤,可采用 M 形折叠术。事实上,对于巨大室壁瘤的手术方式仍存分歧且不同术式之间对改善预后尚无确凿证据报道。对于合并严重的瓣膜病、室壁瘤内附壁血栓、右室功能障碍和肺动脉高压则为相对禁忌证。

4. 手术操作要点

（1）进针点应在正常心肌与瘢痕组织的过渡区,组织边缘缝线间距应大于在毡片上的间距,通常需要 2~3 针的褥式缝合,有利消除室壁瘤而不影响左室几何形态。

（2）行 M 形折叠时,进针点可在瘤壁边缘,只需减轻反常运动,术后效果理想。

（3）缝线打结时,主刀与助手应同时打结,减少瘤壁区受力不均导致心肌撕裂或残留假腔。

（4）此术式适应证为无左心室血栓的中小型室壁瘤患者,若患者室壁瘤巨大,占左心室腔一半甚至更大,且与心包致密粘连不易分离,则该术式的效果不甚理想。因此,术前必须行冠状动脉造影、左心室造影及超声心动图等检查以明确病变的范围及严重程度,确切评价室壁瘤的大小、左室内径、射血分数以及有无左心室内附壁血栓形成。

（5）术中需要仔细探查,若左心室明显扩大应在体外循环的支持下心脏不停跳的情况下进行操作,有利于保护心肌、更好地暴露室壁瘤的范围以及避免恶性心律失常的发生。

（6）术中需要明确室壁瘤基底部的位置以及室壁瘤的范围,应尽可能确切地在基底部进行缝针,使残存室壁瘤腔能被完全隔离,避免遗漏。

（7）对于前降支以及对角支,应尽可能对其行冠状动脉旁路移植术,增加心肌血供,因为心肌内存在丰富的侧支循环,冠状动脉旁路移植术后可有效改善室壁瘤坏死心肌周围附近尤其是室间隔部位的血供。

（8）可避免体外循环的支持,同时减少了手术时间,可明显减少相关并发症的发生,有利于患者术后康复。

（9）将室壁瘤完全隔离开后,可阻断部分的折返传导,有效减少恶性室性心律失常的发生。

（二）体外循环心脏不停跳下室壁瘤线性修补术

对于瘤体较大或有附壁血栓者,可选择在体外循环辅助下,心脏不停跳切开室壁瘤行附壁血栓清除及室壁瘤修补术。

1. 完成心脏不停跳下冠状动脉旁路移植术。

2. 建立体外循环,并行循环,在心脏不停跳下,于室壁瘤中央最为薄弱处缝合两根牵引线以悬吊室壁瘤（图9-1-9）。

3. 沿室壁瘤长轴切开,探查并清除血栓,避免其脱落,探查瘤颈位置,依据瘤体大小及瘤颈直径确定缝合方式（图9-1-10）。

4. 如果室壁瘤瘤颈直径<3cm,则用2-0聚丙烯线双头针带毡条线性缝合室壁瘤。如

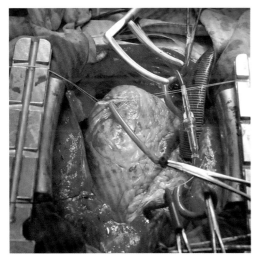

图9-1-9　悬吊室壁瘤

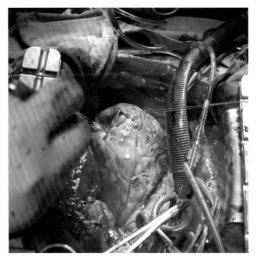

图9-1-10　切开室壁瘤,清除血栓

果室壁瘤颈部直径>3cm,则在室壁瘤颈部先用2-0聚丙烯线做个内荷包缝合,稍收紧打结(通常留下直径2cm的交通口)。若环缩后左心室室壁瘤开口直径<3cm,则用2-0聚丙烯线双头针带毡条直接线性缝合瘤壁。若开口直径巨大,则用相应尺寸人造血管片补片缝闭交通口,再以2-0聚丙烯线双头针带毡条连续往返缝合外层室壁瘤组织(图9-1-11、图9-1-12)。

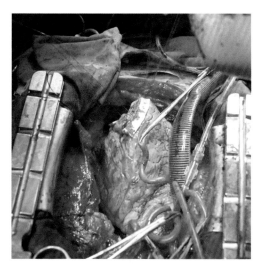

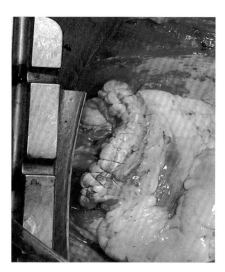

图9-1-11　收紧2-0聚丙烯线并打结

图9-1-12　用2-0聚丙烯线双头针带毡条连续往返缝合外层室壁瘤组织

(三) 几何重建术(Jatene 术)

该术式适用于各种巨大室壁瘤,需要在体外循环的支持下进行。Jatene术是治疗较大LVA的较好选择(图9-1-13~图9-1-17)。大型室壁瘤采用直接线性缝合后,虽然能消除瘤腔,但左心室腔变得长而狭窄,正常心肌纤维的走向扭曲,收缩不协调,导致左心室收缩功能反而受损,影响术后心功能的恢复,而且容易发生严重的室性心律失常。而Jatene术通过内

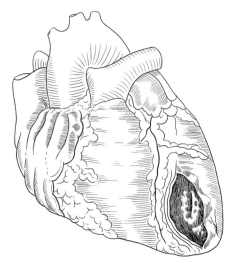

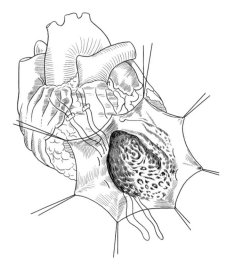

图9-1-13　平行于前降支2cm处纵行切开室壁瘤

图9-1-14　于正常心肌和心内膜瘢痕交界处做荷包缝合

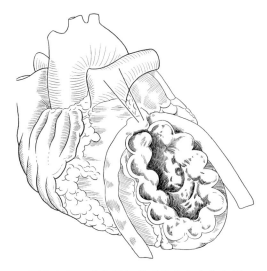

图 9-1-15 荷包线打结后缩小左心室容积

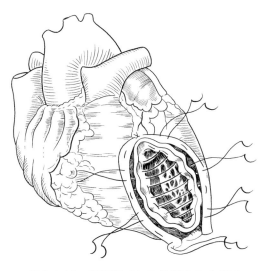

图 9-1-16 间断褥式加垫片缝合左室切口

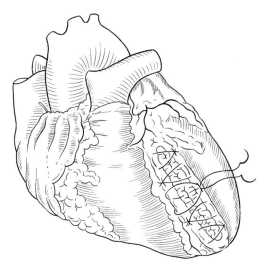

图 9-1-17 闭合室壁瘤切口的双头针再缝合一遍,加强止血

荷包环缩缝合或补片修补,能较好地保持左心室形态,有利于术后心功能恢复。因此,对大于左心室容积 50% 的室壁瘤,Jatene 术的优势更大。对于瘤颈直径<3cm 的小室壁瘤,采用不停跳下室壁瘤线性修补术具有操作简单、手术时间短以及对左心室几何形态改变小等优势。心内补片左室重建术不强调将室壁瘤完全切除,而在于解剖上更生理性地重建左心室,恢复左室的几何形状及各层次心室肌的正常收缩方向,有利于心功能的恢复。该方法适用于急性心肌梗死后出现巨大室壁瘤,且室壁瘤内口明显扩大,瘤体严重钙化或者同时伴有室间隔受累者。因有心内补片,室壁瘤瘤体不再承受左心室压力,不需要褥式毡片缝合修补关闭左心室,而只要连续往返缝合关闭左心室即可,从而减少了出血和渗血的可能,同时也减少了补片感染的可能。对室壁瘤瘤壁钙化明显难以修复的患者,应先剥除切口两侧 1.0 ~ 1.5cm 范围的心内膜钙化灶以利于缝合。对室间隔梗死区行瘢痕组织及血栓组织清除后,其表面会留有一粗糙面,容易再次形成血栓,采用心内补片法后可将该粗糙面排除在外。补片与瘤体之间的腔隙填充血液后形成血栓机化固定,避免了单纯游离壁补片的矛盾运动,有利于心功能的恢复。

在低温 25 ~ 32℃ 体外循环下,心脏停跳后于室间沟外侧作平行于左前降支的切口进入左室,可见室壁瘤内口明显扩大,用椭圆形补片修剪成大小适合的小补片,用 3-0 聚丙烯缝线连续缝合内口以外置瘤体,剪去部分瘤体后,将剩余部分直接连续往返缝合并覆盖于补片上,最后关闭左室切口完成左心室重建。

六、室壁瘤的术后并发症

室壁瘤的术后并发症主要有:围术期心肌梗死、低心排血量综合征、心律失常、室颤及多脏器功能衰竭等。特别是低心排血量综合征的发生几率较高。术后一旦发现撤除体外循环机困难,应当机立断使用主动脉内球囊反搏,以有效减轻左心室后负荷,增加心肌供血,促进心功能改善。国外报道,室壁瘤患者术后主动脉内球囊反搏使用率可高达 23.6% 。

目前的共识认为,室壁瘤手术同期行冠状动脉旁路移植术可以提高患者的远期生存率,被认为是陈旧前壁心肌梗死伴室壁瘤最佳的治疗手段。因为血运重建可以改善心肌血供,促进梗死区的愈合,使冬眠心肌恢复收缩功能,逆转左心室重塑,从而进一步改善心功能。左室室壁瘤手术中应尽可能保留左前降支并对其再血管化。因为左前降支血运重建可增加室壁瘤周围心肌包括室间隔的血供,有助于提高左心室功能。Mills 等报告室壁瘤切除联合乳内动脉到左前降支冠状动脉旁路移植术的患者,其 5 年生存率为 88%;大隐静脉和前降支吻合者其 5 年生存率为 72%;左前降支未冠状动脉旁路移植者,其 5 年生存率仅为 65% 。

七、室壁瘤外科诊疗体会

室壁瘤外科诊疗流程具体见图 9-1-18。

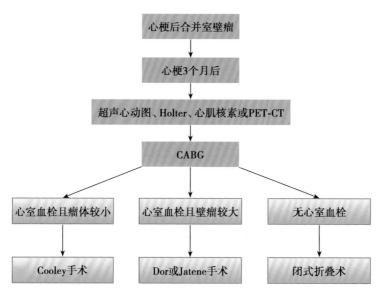

图 9-1-18　室壁瘤外科诊疗流程图

（黄信生　顾承雄）

第二节　非体外循环下室壁瘤内血栓清除术

绝大多数心室壁瘤是继发于急性透壁性心肌梗死的严重并发症,在存活患者中的发生率为 10% ~35% 。近年,由于溶栓药物和急诊冠状动脉支架技术的发展和积极应用,其发生率明显降低,但是其危害性依然较大,可导致心力衰竭、室性心律失常、血栓栓塞等严重并发症。发生血栓栓塞事件的最主要原因是室壁瘤附壁血栓的存在。栓塞多发生于急性心肌梗死后早期,此时附壁血栓表面部分的质地较松散,比较容易脱落,最终会造成体循环栓塞。急性心肌梗死 1 周后,由于血栓逐渐机化,不易脱落。急性心肌梗死 3 个月以后,体循环栓塞的发生概率将更加降低。

左心室室壁瘤患者附壁血栓的发生率为 20% ~ 30%;尸检证明在急性心肌梗死的死亡病例中,附壁血栓的发生率为 30% ~ 40%;前壁存在 Q 波的急性心肌梗死伴室壁瘤的死亡病例,其附壁血栓的发生率可高达 50% ~ 95%;在心肌梗死伴有室壁瘤的存活患者中,行室壁瘤切除术时,可见附壁血栓的发生率高于 50%。近年,由于采取强化抗血小板、抗凝、调脂抗炎、早期再灌注治疗等策略,附壁血栓发生率有了明显下降的趋势。

血流缓慢、血液凝固性增强和内皮损伤是血栓形成的三个先决条件。尤其是大面积前壁心肌梗死引起的室壁瘤,会导致室壁运动障碍、左室功能减退,这种病变往往会累及心尖部,导致心尖夹角变大,心尖变得圆钝、膨隆,心腔相对扩大,二尖瓣开放时到达心尖部的血流速度明显减慢,再加之心肌梗死患者的血液本身呈高凝状态,进而导致局部血流瘀滞,轴流紊乱,或在局部形成涡流,另外,前壁心肌梗死常伴有局部心内膜损伤,这些都为室壁瘤附壁血栓的形成创造了条件。

尽管左室附壁血栓在一定程度上与心肌梗死部位和梗死面积有关,但是附壁血栓的发生率与室壁瘤大小、左室功能并无直接的因果关系。Anzai 等对 160 例急性前壁心肌梗死的临床资料进行了回顾性分析,通过对比血栓组与非血栓组的左室大小、左室心功能等指标,发现两组并无明显差异。张治平等的研究亦表明,心肌梗死后早期的室壁瘤形成大小、左室内径及左室功能,在血栓组与非血栓组未发现统计学差异。这说明附壁血栓的形成还有其他更为重要的机制参与。近年来研究显示,急性心肌梗死并发附壁血栓患者的血清超敏 C-反应蛋白、抗心肌磷脂抗体水平明显升高,提示炎症和自身免疫反应在附壁血栓的形成中发挥着重要作用。

综上所述,心肌梗死部位广泛出血坏死,心内膜粗糙,内膜炎症反应,内皮损伤,加上室壁瘤腔内血流缓慢、血液凝固性增强等因素,最终导致了附壁血栓形成。因此,及早抗栓、抗血小板、调脂抗炎和处理再灌注损伤等综合治疗,才能更好地降低附壁血栓发生率。

及早作出明确诊断,尽早选择针对性的治疗方法,对预防因附壁血栓脱落而导致的重要脏器缺血坏死、致残,甚至死亡的结局至关重要。超声心动图检测左室内附壁血栓的敏感性和特异性均较高,且操作简便、可重复跟踪检查,对急性心肌梗死并发左室附壁血栓有一定诊断价值,在血栓形成前即可显示出在瘤壁或心腔内漩涡状的致密回声群,能够指导抗凝或溶栓治疗。在超声心动图上,附壁血栓最常见于心尖部或前壁心肌梗死区,尤其是大面积心肌梗死伴室壁瘤者。新鲜血栓回声弱,机化血栓回声强;血栓形态不规则,大多呈扁平状,回声强度及密度不均匀,表示血栓有不同程度的机化、纤维化,这种血栓基底部与心室壁多广泛附着,位置较固定,不易脱落;血栓也可呈球状,凸向心腔,该类血栓易脱落形成体循环栓子,危险性较大,需尽快处理。

室壁瘤的传统外科治疗大多采用线性缝闭术和心室内补片行室壁瘤成形术,通常均需在体外循环下完成。对于室壁瘤合并附壁血栓的患者,更是应该使用体外循环下进行手术的“绝对适应证”。非体外循环下冠状动脉旁路移植术由于彻底避免了体外循环可能导致的并发症,更加适用于高龄、心肺肾功能降低的患者。我们曾报道非体外循环下冠状动脉旁路移植术期间对不存在血栓的左心室室壁瘤实施折叠缝闭术,效果理想。对于超声心动图提示,适合非体外循环下缝闭的室壁瘤患者,如合并附壁血栓,我们也曾尝试非体外循环下行冠状动脉旁路移植、血栓清除和室壁瘤缝闭术,以避免体外循环对患者的额外打击。

手术方法:胸骨正中切口,取左乳内动脉和大隐静脉备用。首先,将乳内动脉吻合于左前降支。然后,在跳动的心脏上触诊,可发现心尖部位有异常突起,质地较僵硬,此处为血栓的附着位置。按血栓大小剪好两条毡片备用,使用 2-0 surgipro-843 缝线于室壁瘤表面软、硬交界处进针,通常垂直于左心室长轴方向行 3 针间断褥式缝合,分别套入套管,并勒紧、固定,以阻拦血栓向左室流出道方向脱落。然后,切开左心室壁,探查血栓,并彻底将其清除。如见左心室内血液涌出,需进一步收紧缝线套管,以利止血。随后,逐一结扎褥式缝线,缝闭血栓部位。再于室壁瘤基底位置同样以 2-0 surgipro-843 缝线平行左心室长轴加毡条行间断褥式缝合,隔离瘤腔与左心室功能心腔。最后,使用大隐静脉行升主动脉-钝缘支-后降支序贯旁路移植。

此种处理方法,为不停跳下处理带血栓的室壁瘤提供了一种新的思路,这对于对肝素有抵抗不能实施体外循环的患者更有价值,但对术者的临床经验及手术技能要求甚高。我们体会:①术前诊断应力求准确,临床中偶尔会遇到术前超声心动图检查并未明确是否属于合并附壁血栓的室壁瘤,这会造成手术时的被动。因此,须多次复查超声心动图,尤其是既往存在脑梗死病史的患者。②触诊室壁瘤血栓时手法务必轻柔,以避免血栓脱落。③在心脏跳动情况下,容易准确评估左心室室壁瘤及血栓的范围和大小,有利于彻底缝闭无功能的瘤壁和彻底清除血栓。④在室壁瘤边缘的缝线间距应大于在毡片上的间距,这有助于维护心室正常形态。⑤为使血压不受明显影响,操作时应于舒张期进针,且针的长度应足够长。

（李海涛　韦华）

第三节　巨大室壁瘤左室补片技术

一、作者实践

1. 病例一

患者,男性,60 岁,突发上腹部疼痛、间断胸痛胸闷 3 月余入院。既往高血压 6 年,慢性肾病 10 年,慢性胃炎 10 年。心电图示:下壁、广泛前壁心肌梗死,肢导低电压,ST-T 改变。超声心动图示:左房增大,室间隔下 2/3,侧壁及下壁下 1/2 心肌运动幅度及增厚率均减低,左室舒张末期有效心腔大小 42mm×58mm,舒张末期有效容积约 84ml,左室心尖局部室壁变薄、扩张,呈矛盾运动,收缩期向外膨隆,范围约 57mm×40mm,其内可见团块状回声附着,大小约 56mm×30mm,左心尖室壁瘤形成,左心尖附壁血栓形成,左心室射血分数（left ventricular ejection fraction,LVEF）52%。冠状动脉造影:左冠状动脉主干血管管壁不规则,左前降支中段闭塞,回旋支中段局限性狭窄约 90%,右冠状动脉管壁不规则。

全麻下取胸骨正中切口,全身肝素化,获取左乳内动脉及大隐静脉备用。术中见左室前壁、侧壁室壁瘤大小约 80mm×90mm,约占左心室 70%,并且与心包壁层广泛致密粘连,室壁运动幅度消失（图 9-3-1）。首先在心脏不停跳下行冠状动脉旁路移植术,用 Recover 固定器固定心脏,将左乳内动脉与左前降支吻合,大隐静脉-后降支冠状动脉旁路移植术,用瞬时血流量仪测桥流量。

然后建立体外循环,并行循环心脏不停跳切开左心室,可见大量深色坏死心肌,未见附壁血栓,清除坏死心肌后,用 2-0 聚丙烯线连续加间断褥式缝合毡条夹住左心室壁（图 9-3-

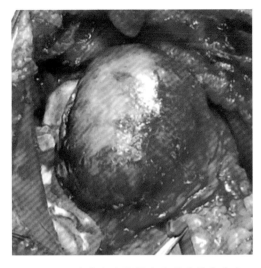

图9-3-1 左室心尖部巨大室壁瘤约占左心室大小70%,大小约80mm×90mm

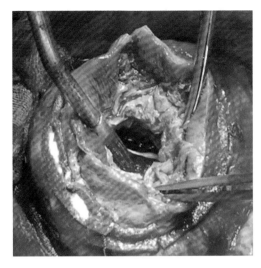

图9-3-2 切开左心室,清除坏死心肌后,用2-0聚丙烯线缝建左心室内外毡条圈

2),3-0聚丙烯线将人工血管片连续缝合封闭左心室(图9-3-3),再用2-0聚丙烯线夹毡片"三明治"法缝合切口(图9-3-4)。经右侧股动脉插管IABP辅助,经左侧股动静脉插管行ECMO辅助,同时撤除体外循环。

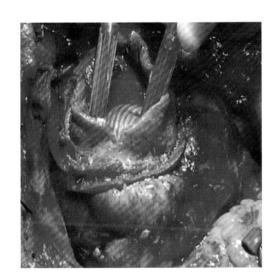

图9-3-3 用3-0聚丙烯线将人工血管片连续缝合封闭左心室

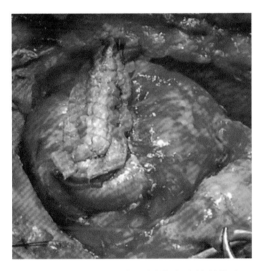

图9-3-4 再用2-0聚丙烯线夹毡片缝缩室壁瘤切口

术后第5天撤除ECMO,继续IABP 1:1:1反搏支持辅助,第6日撤除呼吸机,第8日撤除IABP,15天后治愈出院。病理检查示:(室壁瘤)心肌组织被纤维组织取代,伴玻璃样变性,小血管增生,散在炎性细胞浸润,符合室壁瘤之改变。复查超声心动图示:左心室内径正常范围,舒张末径53mm,室间隔、左室前壁中下段及心尖各段室壁运动及增厚率减低,左心室心尖圆钝,LVEF48%。

本例采用先行冠状动脉旁路移植术,然后在体外循环心脏不停跳下切除巨大室壁瘤,术后立即用 ECMO 和 IABP 联合辅助,成功抢救室壁瘤术后继发低心排血量综合征。非体外循环下冠状动脉旁路移植术是近年来证实治疗冠心病最有效的一种方法,特别对于危重,高龄的冠心病患者,非体外循环下冠状动脉旁路移植术由于手术中没有阻断心肌供血,没有缺血再灌注损伤,能更有效地保护心肌,况且术中所见的这一左心室巨大室壁瘤,在不停跳情况下利于区分坏死心肌与正常心肌边界及确定残余心室容积大小。

研究发现室壁瘤切除后左室形态重塑对术后心功能恢复尤其重要。若残余心室腔容积过大,则仍会出现反常运动;若残余心室腔过小,则会导致术后每搏输出量减少,发生低心排血量综合征。所以,切除左心室壁瘤后确定残存心室腔大小至关重要。我们的经验是切除大量坏死心肌后,由于心肌变薄组织糟烂,用 2-0 聚丙烯缝线带毡片建立起左心室壁内外毡条圈,通过毡条长度可将残余左心室腔容积确定在 50ml 左右(3 条长 4.5cm～5cm 毡条连续缝合在心肌内层,左心室腔大小为 40～57ml 左右:$V=4/3\pi\times(3a/2\pi)^3$,a 为一条毡条的长度)。本例当室壁瘤巨大,切除后残余心室腔容积小,故采用补片成型。

室壁瘤术后主要并发症是低心排血量综合征。为挽救缺血心肌,保护心功能,需要缜密设计手术方法,术后积极和细致管理。本例通过 IABP 及 ECMO 支持辅助治疗,在降低心脏负担的同时又起到了辅助循环的作用,给予心脏充分的恢复时间。本病例术后第 5 天平稳撤除 ECMO,第 8 天平稳撤除 IABP,说明术后及时应用 IABP 及 ECMO 辅助循环治疗是正确的选择。

2. 病例二

患者男性,55 岁,急性心肌梗死 5 个月,既往有糖尿病史,可用药物控制。心电图示:Ⅰ、aVL、V1～V6 导联 T 波倒置,心电轴中度右偏,偶发房性期前收缩,广泛前壁心肌梗死,全导联低电压,ST-T 改变。超声心动图示:左室自乳头肌水平以下心肌运动及增厚率明显减低,左室心尖部圆隆,收缩期外膨,范围约 43mm×44mm,其内见较大中等偏强回声团块附着,范围约 40mm×34mm×57mm,节段性室壁运动异常,左室心尖室壁瘤形成,左室心尖附壁血栓形成,二尖瓣反流(轻度),三尖瓣反流(轻度),左心功能减低,左心室射血分数 40%。冠状动脉造影示:左前降支完全闭塞,回旋支及其各分支血管管壁不规则,多发斑块形成,右冠状动脉 90% 狭窄。

手术过程:全麻下行胸正中切口,打开心包,可见左室巨大室壁瘤(图 9-3-5)。确切剥离心包与心室,同期取左乳内动脉及下肢大隐静脉备用。3mg/kg 全身肝素化,体外循环并行下用瑞克固定器固定心脏,行左乳内动脉-锐缘支,升主动脉-对角支-中间支-后降支搭冠状动脉旁路移植术。

用牵引线悬吊室壁瘤(图 9-3-6),切开左心室,准确区分正常心肌组织与坏死心肌组织界限,彻底清除坏死心肌及血栓,尽量保证左心室正常解剖形态,准确判断室壁瘤及左心室切口大小(图 9-3-7),取合适尺寸自体心包及涤纶复合片,用 4-0 编织线将心包与涤纶补片缝合,用 2-0 线将此复合片修补室壁瘤,2-0 聚丙烯线加毡条加固缝合残余室壁组织(图 9-3-8)。术毕时放置 IABP,1:1 辅助循环,顺利撤除体外循环机。用 VERI Q 流量仪测试血管桥流量良好,鱼精蛋白中和肝素。严密止血,清点纱布器械无误后逐层关胸。

本病例特点:①本病例为透壁性心肌梗死面积大,左心室大部分与心包紧密粘连,难以分离,易造成再次损伤。②患者急性心肌梗死后 5 个月,心功能差,EF 仅 40%。③典型巨大

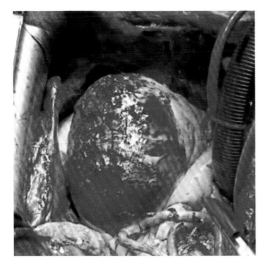

图 9-3-5　左室心尖部巨大室壁瘤约占左心室大小 70%，大小约 60mm×50mm

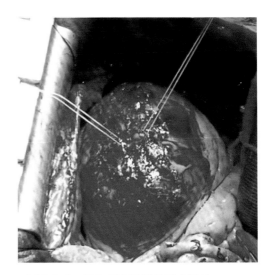

图 9-3-6　用 2 根牵引线悬吊室壁瘤

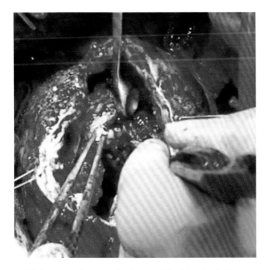

图 9-3-7　切开左心室用刮匙确切去除坏死心肌及血栓

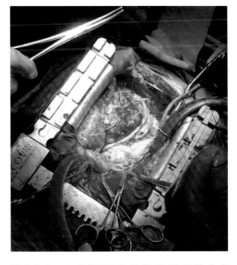

图 9-3-8　2-0 聚丙烯线间断褥式缝合室壁瘤

无运动型室壁瘤合并心尖部巨大血栓,左心室功能严重受限。④室壁瘤累及范围广,残余心室壁极其薄弱。⑤患者心肌梗死时间相对较短,需及时选取手术时机,避免心功能进一步下降。同时,应待坏死心肌充分纤维化后行手术。⑥前降支完全闭塞,心肌血供差,易发生缺血-再灌注损伤,需谨慎制订手术方案及术后恢复方案。

患者术后第一日,神志清醒,IABP 持续 1∶1反搏以辅助循环。术后第二日复查超声心动图显示 EF∶32%,术后第三日复查超声心动图:左室舒张末期内径 46mm,收缩末期内径 31mm,EF 约 35%。术后第四日再次复查超声心动图:舒张末期内径 47mm,收缩末期内径 36mm,左心室 EF 值约 37%。术后第五日,成功拔除气管插管,复查超声心动图:左室舒张末期内径 52mm,舒张末期内径 41mm,左室 EF 约 40%。术后第六日撤除 IABP,复查超声心动图显示:左室舒张末期内径 46mm,收缩末期内径 26mm,左室 EF 约 53%。病理:纤维素组织内可见大量血小板及红细胞。病理诊断：可见混合性血栓。

二、围术期的处理

1. **加大抗凝血力度**　急性心肌梗死后形成巨大室壁瘤的患者，为了避免心室腔内血栓形成，应在术前予以患者低分子肝素皮下注射，若抗凝效果仍不甚理想，可以加用阿司匹林或者波立维加强抗凝。为避免术中及术后出血过多，可在术前一周时停用阿司匹林及波立维。为防止术后心室腔内形成血栓以及避免桥血管发生狭窄或者闭塞，术后应采用阿司匹林及波立维双联抗凝；若患者冠状动脉条件差，血管细，并且在冠状动脉旁路移植术手术过程中行内膜剥脱术，术中应减少中和肝素的鱼精蛋白用量，使用中和全量肝素的 1/2 量或 1/3 量的鱼精蛋白；如果多根冠状动脉接受了剥脱术，术中不用鱼精蛋白中和，尽快恢复患者体温，增加肝脏对肝素的代谢，并密切观察术后出血量；如果术后患者引流量多，不排除活动性出血可能，应及早开胸探查。对止血药的使用应谨慎。术后应提早给患者抗凝治疗并加强患者抗凝力度，在术后 6 小时就应行静脉肝素或低分子肝素抗凝；当患者拔除呼吸机后，应及早行口服双抗凝药物治疗并持续 1 年。

2. **控制血压及血容量**　左室巨大室壁瘤补片成形术后，患者的左室容积减小，左室舒张内径减少，相应的左室舒张压就会降低。术后我们需要控制患者的血压及血容量，从而让患者的左室舒张末径被控制在一个可以耐受的范围内。收缩期血压应控制在 140mmHg 以下。因为绝大多数术后患者均会有不同程度的心肌水肿，如血压过高，则容易诱发生心力衰竭，一旦发生心力衰竭，患者死亡率极高。

3. **生命支持设备的使用**　弥漫性冠状动脉病变患者属于高危冠心病患者，冠状动脉血管条件极差，行冠状动脉内膜剥脱术后，极易出现心肌水肿，导致患者心功能下降，甚至出现心力衰竭。此时，术后应该强调主动脉内气囊反搏术（IABP）及人工膜肺（ECMO）的使用。IABP 通过球囊增加冠状动脉舒张期血液供应，增加舒张期冠状动脉压力，降低左心室后负荷，减少左室做功，而 ECMO 则能更大程度地让患者的心脏处于休息状态，使新补片成型的左心室能够适应相应的压力范围。对于患者术后并发肾脏功能不全或衰竭，应及时采用连续性肾脏替代治疗（CRRT）。

（戴龙圣　唐田　顾承雄）

第四节　合并室性心律失常患者的双极射频消融术

一、室壁瘤并发室性心律失常的危害性

室壁瘤（ventricular aneurysm）是心肌梗死后坏死心肌细胞逐渐被纤维瘢痕组织代替而形成的室壁局部膨出。60% 以上患者存在冠状动脉三支病变，占冠心病死亡患者的 20%。室壁瘤在急性心肌梗死存活患者中的发生率为 10%～38%，预后极差，10 年自然生存率仅 34%。室性心律失常（ventricular arrhythmia），尤其是恶性室性心律失常，是主要致死原因之一，占室壁瘤总死亡人数近半（图 9-4-1）。目前，该病治疗以室壁瘤成形及血管重建为主，但外科治疗后 30 天和 5 年恶性室性心律失常发生率仍然较高，其导致心源性猝死分别占室壁瘤术后总死亡原因的 29.6% 和 36.8%。一旦室壁瘤患者并发室性心律失常，只能术后选择内科心内膜消融治疗，不仅增加患者二次入院治疗费用和痛苦，且疗效不甚理想。因此，寻

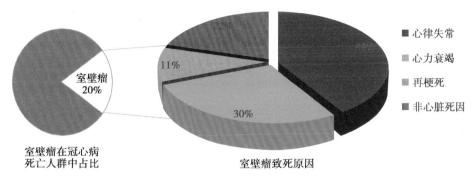

图9-4-1　在冠心病死亡患者中室壁瘤占约20%,这些患者中死亡的主要原因为:心律失常、心力衰竭、再发心肌梗死等

找有效的外科电生理诊疗手段是目前室壁瘤并发室性心律失常治疗的关键,成为临床上亟待解决的问题。

根据 Bigger 分类(图9-4-2),室壁瘤并发室性心律失常高危患者定义为:有潜在致命性室性心律失常和(或)恶性室性心律失常病史的患者,即24小时动态心电图(Holter)提示室性早搏多达3000次/24小时和(或)有室性心动过速、室颤病史。室壁瘤患者发生室性心律失常,如果不予有效遏制,则会加重心肌缺血,进一步形成恶性室性心律失常,继而引发血流动力学恶化,最终导致心源性猝死,严重威胁人群健康。

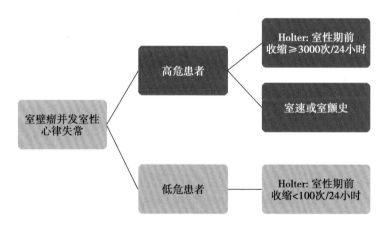

图9-4-2　室壁瘤合并室性心律失常的 Bigger 分级

二、室壁瘤并发室性心律失常的发生机制

1. 折返环是产生室壁瘤并发室性心律失常的电生理基础　室壁瘤形成后,在正常心肌组织与室壁瘤瘢痕组织交界部位有存活的肌岛、坏死及纤维组织,它们构成复杂交错的过渡地带或称边缘地带,由此改变了心肌细胞原有的传导性和不应期等电生理特性,导致心肌细胞复极状态不一致、心肌异常通路传导非同步和室性异位冲动发生。当冲动在室壁瘤及边缘地带中一条径路传导时发生单向阻滞,而在对侧径路中发生延缓,延缓的时间足以使发生单向阻滞部位的组织恢复应激性,并传入单向阻滞径路,从而形成一次折返激动,如此周而复始,就会形成快速室性心律失常,如不加以干预,则会进一步发展为恶性室性心律失常,引起心源性猝死。其中,异位起源点和折返环路被认为是室性心律失常形成的主要原因。异

位起源点位置多变,大多数位于心内膜,少数位于心外膜及心外膜下层,甚至可位于室间隔、乳头肌等部位。目前对最早出现心室激动位置进行消融,成功率也仅为25%。不论异位起源点的位置和数量如何变化,其产生的异常电冲动均会通过室壁瘤形成的折返环形成室性心动过速。因此,遏制和破坏折返环对于治疗室壁瘤并发室性心律失常非常关键,准确标测折返环在室壁瘤中的位置是确保室壁瘤并发室性心律失常外科疗效的基础。

2. 离子通道是折返环形成的物质与结构基础　心肌细胞膜离子通道以该通道允许通透的主要离子命名,如钠、钾、钙通道等。新近研究发现,离子通道异常改变可能参与室壁瘤并发室性心律失常异常电活动的产生和扩布。我们在前期研究工作中采集了室壁瘤患者室壁瘤中心区、边缘区和先天性心脏病患者左心室正常心肌组织进行人基因表达谱分析,结果显示室壁瘤交界区钙代谢相关受体表达增高,提示钙离子通道可能参与室壁瘤相关性室性心律失常的发生。但是,室壁瘤并发室性心律失常的发生是否与单一离子通道有关还是多种离子通道相互作用,其确切机制仍需进一步研究。

另外,缝隙连接也有广义的离子通道功能。缝隙连接蛋白43(connexin43,Cx43)是心室肌中最为重要的缝隙连接蛋白,是心室肌细胞之间保持正常通讯及化学信息交换的重要分子基础,其数量、分布及磷酸化状态决定了心室电传导的速度及各向异性。急性心肌缺血后,心室肌细胞Cx43构象迅速发生改变,其表达减少,从端对端分布变为以侧-侧分布为主,使心脏传导速度及方向发生改变,为折返环的形成提供结构基础。

三、现有室壁瘤并发室性心律失常诊治手段存在的问题

目前,外科治疗室壁瘤方法主要为非体外循环冠状动脉旁路移植术(off-pump cardiac artery bypass grafting,OPCABG)联合室壁瘤成形;内科对室性心律失常的处理方法主要为单极射频消融术和冷冻消融术,出现恶性室性心律失常行心律转复除颤器(ICD)的植入。但上述这些治疗方法在处理室壁瘤并发室性心律失常方面均存在一定的局限性。

(一)冠状动脉旁路移植术联合室壁瘤成形术

冠状动脉旁路移植术联合室壁瘤成形术主要针对室壁瘤解剖学异常和心肌缺血进行处理,解决的是心肌缺血所致的室性心律失常,并未针对室性心律失常进行特定治疗。2011年美国冠状动脉旁路移植术指南明确指出,冠状动脉旁路移植术不能解决诱发室性心律失常的所有因素,一旦术后明确为瘢痕性室性心律失常,应到心内科行电生理标测指导下的射频消融术。

(二)冷冻消融术

冷冻消融是治疗心律失常的新技术。其原理是通过液态制冷剂的吸热蒸发,带走组织热量,使目标消融部位温度降低,异常电生理的细胞组织遭到破坏,从而降低心律失常的风险。大量临床数据显示,和传统射频消融术相比,冷冻消融更易于内科医生操作,缩短了手术时间,治疗有效性得到提高,并能减少血栓形成等严重并发症,同时也可降低患者的疼痛度。

1. 冷冻消融术发展　冷冻消融治疗的历史可追溯到3500年前,当时有学者应用冷冻方法治疗皮肤病。但现代冷冻医学的建立,则是最近几年的事。因此,超低温冷冻消融术是一门既古老又年轻的医疗技术。

19世纪后期,低温学领域有几项重要发现,包括将纯氧、空气和氮气液化绝热膨胀系统,能储存和处理液化气的真空瓶,以及应用Joule-Thomson效应产生持续液化气体流,这些

均促进了冷冻疗法的发展。

20 世纪 40 年代初,氢、氦和氮的液化获得成功。1950 年首先将液氮应用于临床,直接涂布于病灶,治疗各种皮肤病。

20 世纪 60 年代,冷冻器械和设备得到改良与发展。一种冷冻治疗探针制备成功,可对体内深部组织进行控制性冷冻,相继应用于治疗多种疾病,包括肛肠疾病、子宫疾患、神经系统疾病、前列腺疾病、骨关节疾病以及皮肤疾病等。

20 世纪 80 年代,冷冻治疗进一步受到关注,这主要归功于冷冻器械和设备的改良与发展。在此期间,一种能循环制冷源的导管制备成功;酒精混合物和氟利昂被作为制冷源应用于临床治疗,有力地促进了冷冻治疗的发展。

20 世纪 90 年代,随着影像技术以及新的冷冻设备的发展,现代冷冻治疗学逐步建立。液氮冷冻系统和氩氦冷冻系统代表了冷冻治疗两个重要发展阶段。氩氦冷冻系统的应用将肛肠疾病、直肠肿瘤微创治疗提高到了新的水平。

2012 年 9 月 12 日,一种名为"冷冻球囊导管消融治疗"的房颤治疗新技术率先在中国医学科学院阜外医院得到成功应用。两名房颤患者接受了冷冻消融术,手术过程顺利。

2. 冷冻消融术特点　冷冻消融术是利用冷冻标测和冷冻黏结技术,具有:①通过电传导特性的改变可观察消融的有效性;②紧贴靶点,防止移位,避免损伤房室传导组织;③消融过程中不出现结性心律,使观察房室传导更精确;④在标测过程中出现的房室传导阻滞都是可逆的特点,使冷冻消融术在治疗房室结折返性心动过速时与射频消融相比有其无法比拟的优势。

3. 室壁瘤患者应用冷冻消融术局限性　近年,英、美等国家心内科医生使用冷冻消融术治疗室壁瘤并发室性心律失常,疗效尚可,但目前在中国应用仍存在三个问题:首先,冷冻消融技术所使用的医疗器械尚未经国家食品药品监督管理总局审批通过;其次,室壁瘤术后再行心内科冷冻消融会大幅度增加患者医疗费用及伤害;最后,如果将其应用至心脏外科领域则需在体外循环下进行并切开心肌,加重心脏损伤,而体外循环可造成患者全身炎症反应及脑、肺、肾等重要脏器损伤,手术风险明显增加。

（三）单极射频消融术

射频是指无线电频率,但它不属于无线电通信中波段的划分,因为在这样的频率范围内辐射性能很低,故通讯设备中较少采用,面对生物体的作用主要是热效应。当射频的电流频率高到一定值时($>100kHz$),引起组织内带电荷的离子运动即摩擦生热($60 \sim 100℃$)。射频消融设备常用的频率为 $200 \sim 500kHz$,输出功率 $100 \sim 400W$。

1. 组成部分　所有射频热消融系统均由电发生器、测控单元、电极针、皮肤电极和计算机五部分组成。该系统组成一闭合环路,将电极针与患者皮肤电极相连。测控单元可通过监控心肌组织的阻抗、温度等参数的变化以自动调节射频消融的输出功率,使心肌组织快速产生大范围的凝固性坏死。消融电极是射频消融仪器的核心部件,因为它直接影响凝固坏死区的大小和形状。理想的凝固区形状应为球形或扁球形。在 B 超或 CT 的引导下将多针电极直接刺入病变组织肿块内,射频电极针可使组织内温度超过 $60℃$,细胞死亡,产生坏死区域;如局部的组织温度超过 $100℃$,心肌组织和周围器官的实质会发生凝固坏死,可产生一个很大的球形凝固坏死区,凝固坏死区之外还有 $43 \sim 60℃$ 的热疗区,在此区域内,心肌组织细胞可被杀死,而正常细胞可恢复。

2. 治疗原理　射频是一种频率达到每秒 15 万次的高频振动。人体是由许多有机和无机物质构成的复杂结构,体液中含有大量的电介质,如离子、水、胶体微粒等,人体主要依靠离子移动传导电流。在高频交流电的作用下,离子的浓度发生变化,方向随电流方向为正负半周往返变化。在高频振荡下,两电极之间的离子沿电力线方向快速运动,由移动状态逐渐变为振动状态。由于各种离子的大小、质量、电荷及移动速度不同,离子相互摩擦并与其他微粒相碰撞而产生生物热作用。具有消融和切割功能的射频治疗仪的治疗原理主要为热效应。目前医用射频大多采用 200~750kHz 的频率。(内镜)射频治疗仪工作频率为 400kHz。当射频电流流经人体组织时,因电磁场的快速变化使得细胞内的正、负离子快速运动,于是它们之间以及它们与细胞内的其他分子、离子间的摩擦使病变部位升温,致使细胞内外水分蒸发、干燥、固缩脱落以致无菌性坏死,从而达到治疗的目的。

3. **用于内科治疗心律失常**　心导管射频消融是通过心导管将射频电流(一种高频电磁波)引入心脏内以消融特定部位的局部心肌细胞以融断折返环路或消除异常病灶而治疗心律失常的一种方法,可以达到根治心律失常的目的。经导管射频消融术根治快速心律失常诞生于 20 世纪 80 年代中期,我国于 20 世纪 90 年代初引进此项技术,目前在全国各大医院均有开展,数以万计的患者因该手术而获益。

4. **室壁瘤患者应用单极射频消融的局限性**　心外膜单极射频消融术是目前国内应用治疗室性心律失常的外科电生理治疗手段之一。由于室壁瘤并发室性心律失常的电生理基质既位于心外膜,也可存在于心外膜下层及心内膜,故单纯对心外膜射频消融很难达到心室透壁效果,还有可能在室壁间产生新的异位起源点和(或)折返路径,疗效不确切。

(四) 电生理标测技术

传统电生理标测技术,如拖带标测,是最常用于室性心律失常的标测方法,其标测的心内电图对于心内膜射频消融具有较强的指导意义,而用于指导室壁瘤并发室性心律失常的外科治疗直观性较差。

四、双极射频消融术治疗室壁瘤并发室性心律失常的优势

室性心律失常是导致急性心肌梗死后并发室壁瘤患者发生猝死的主要原因。折返环形成是心肌梗死后瘢痕相关室性心律失常的主要病理机制之一。目前,心肌瘢痕相关的室性心律失常主要依靠导管消融,切断瘢痕边缘区潜在的折返环进行治疗。尽管随着易操控的灌注导管技术、折返环的激动标测、拖带标测及多电极电解剖标测技术、心外膜的标测和消融技术的出现与发展,但是介入下导管消融治疗瘢痕相关的室性心律失常的复发率仍高达20%~50%。有限的心内膜或心外膜消融未打断所有潜在的折返环可能是导管消融失败的主要原因。折返环除了定位于瘢痕边缘的心内膜下以外,仍有 30% 位于心外膜下和心肌中层。近年,双极射频消融作为心律失常治疗手段在国内外已有应用,但主要局限于房颤治疗,在室性心动过速治疗中鲜见报道。双极射频消融术在室性心律失常的治疗中具备以下优点(图 9-4-3):

1. 双极射频消融钳的钳两翼长达 7cm,加之双排线状电极可确保消融的连续性,且功率稳定,属于全自动智能化,易于操作,可自动提示确保组织消融透壁,钳夹室壁可确保折返环消融的连续性,且可将射频消融能量同时均匀通过室壁内外膜,避免由于心室血流冲击造成射频消融能量不均匀缺失,有效遏制折返环,是治疗室壁瘤并发室性心律失常的关键。

2. 双极射频消融时间短,透壁后自动断电等特点能最大限度减小邻近组织热损伤并可在 OFF-PUMP 下使用,有利于心肌功能的保护等。

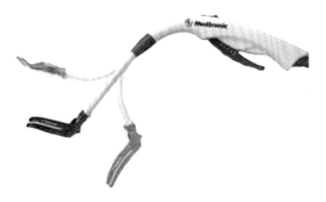

图 9-4-3　双极射频消融钳

3. 新型电生理标测系统——三维电解剖标测系统可视化可直观指导双极射频消融治疗,提高室壁瘤并发室性心律失常治疗的准确性。因此,双极射频消融术可以实现单极射频消融不易达到的透壁消融效果,避免冷冻消融需要体外循环辅助的限制,且可辅助以先进电生理标测系统,是治疗室壁瘤并发室性心律失常的理想手段并可能具有良好的发展前景。

五、三维电解剖标测系统(Carto 系统)可视化直观标测折返环

Carto 系统是目前国内外广泛用于心内电生理标测的新技术,但用于指导外科手术较为少见。国内首都医科大学附属北京安贞医院等大型三甲医院均已投入临床使用(图 9-4-4)。其应用磁场定位标测可准确地将心内电生理信息与空间结构结合起来重构心脏三维解剖图,有助于了解不同心律失常起源的特殊心内结构。采点重建三维结构的同时也可计算局部激动时间,并显示三维激动时序图,动态显示激动传导过程,对定位折返性心律失常非常有利;同时也能够显示三维电压图,可以识别低电压的瘢痕区。室壁瘤并发室性心律失常的折返环路径主要位于瘢痕边缘地带,结合传统拖带方法,通过 Carto 系统进行定位,可直观、有效指导对折返环线性消融,起到事半功倍的效果。

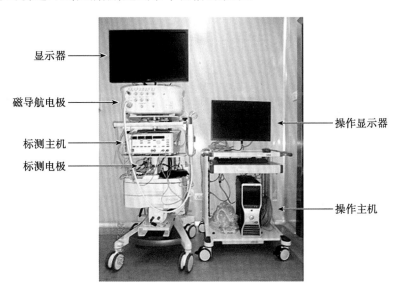

图 9-4-4　CARTO 电生理标测仪

六、手术适应证与禁忌证

根据冠状动脉旁路移植术指南推荐冠状动脉旁路移植术手术并符合入选及排除标准冠心病患者均可以实行该手术方案。

（一）适应证

1. 冠心病合并室壁瘤的拟行 OPCABG 的冠心病患者。

2. Holter 结果提示室性早搏≥100 次/小时和（或）短阵性室性心动过速。

3. 抗心律失常药治疗无效。

4. 电生理标测系统证实室性心律失常折返环存在。

5. 签署知情同意书。

（二）禁忌证

1. 超声心动图提示严重心力衰竭（射血分数≤35%）、合并重症瓣膜病等非冠状动脉粥样硬化行心脏病患者。

2. 心肌梗死急性期内的患者。

3. 植入 ICD 患者。

七、手术方法

心肌梗死后室壁瘤边缘区解剖和电生理重构，以及涉及心外膜和心肌深层的室性心律失常和有限的导管消融深度是导管消融术的主要挑战。因此，对室壁瘤边缘区进行广泛的而透壁的消融可以应对上述挑战。然而，目前没有指南和相关文献描述最好的治疗心肌梗死后室壁瘤相关室性心律失常的技术和策略。双极射频消融治疗持续的房颤被证明是可行有效的方法。顾承雄教授开始尝试双极射频消融治疗室壁瘤相关的室性心律失常，方法如下：

1. 冠状动脉旁路移植术手术　对所有患者先行 OPCABG。患者在全身麻醉下采用胸骨正中切口手术。常规取左乳内动脉和大隐静脉备用，部分患者还需取右乳内动脉。通常使用 8-0 聚丙烯缝线将乳内动脉吻合于左前降支，其余采用大隐静脉序贯旁路吻合。术毕，应用 VeriQ 流量测定仪测量桥血管流量。

2. 明确室壁瘤边缘区　通过直接视诊和触诊法明确室壁反常运动和变薄区，定位室壁瘤的边缘（图 9-4-5）。

3. 双极射频消融　首先在室壁瘤中心用 7×17 编织线带毡垫片水平褥式缝合一针并套以止血套管，为射频时可起到牵引固定和止血的作用；然后在褥式缝合线之间作 5mm 左右大的切口，将双极射频消融钳一侧的消融臂经此切口置于室壁瘤边缘心内膜，另一侧置于对应的室壁瘤边缘的心外膜，沿室壁瘤中心呈"米"字形射频消融，消融能量 30W，每次消融径线消融 7~9 次，直到消融仪显示透壁消融为止。消融结束后，牵引线打结封闭切口（图 9-4-6~图 9-4-13）。该法同样可用于借助体外

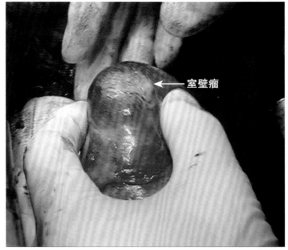

图 9-4-5　术中定位室壁瘤边缘

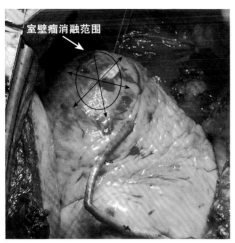

图 9-4-6　预定射频消融线

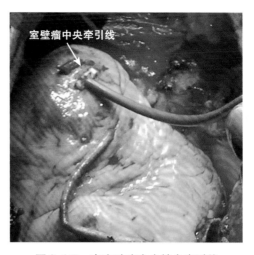

图 9-4-7　在室壁瘤中央缝合牵引线

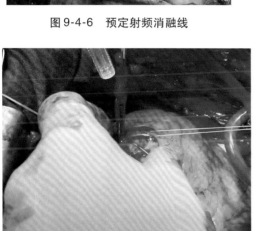

图 9-4-8　在室壁瘤中央切孔

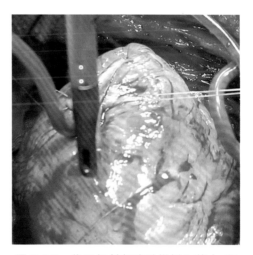

图 9-4-9　将双极射频消融钳插入其中,向上消融

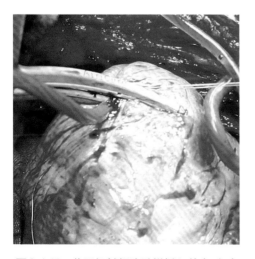

图 9-4-10　将双极射频消融钳插入其中,向右消融

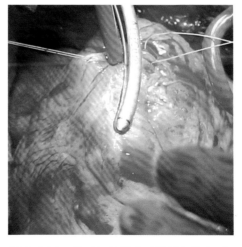

图 9-4-11　将双极射频消融钳插入其中,向下消融

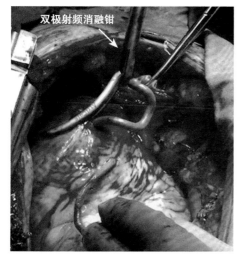

双极射频消融钳

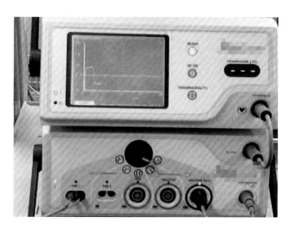

图 9-4-12　将双极射频消融钳插入其中,向左消融　　　　图 9-4-13　AtriCure 双极射频消融系统

循环心脏停跳或不停跳下实施室壁瘤成形术。(视频 7)

4. **闭式缝合**　沿瘤壁与正常心肌组织的分界线以 2-0 Surgipro843 缝线平行左室长轴加毡条行间断褥式缝合,同时拉紧缝线、打结,使瘤腔与左室功能心腔隔离(图 9-4-14)。

5. **室壁瘤 Cooly 缝合**　如果患者合并较大室壁瘤可以在双极射频消融术后将室壁瘤切开,进行 Cooly 缝合术(图 9-4-15 ~ 图 9-4-19)。

视频 7　非体外循环下室壁瘤双极射频消融术

八、手术注意事项

室壁瘤相关的室性心律失常是心肌缺血坏死及室壁瘤形成以后左心室重构导致的室壁瘤机械活动和电活动与正常心肌去同步化的结果。因此,在纠正心肌缺血和左心室解剖异常的基础上,结合室壁瘤的双极射频消融才能有效遏制室壁瘤相关室性心律失常。对于伴有陈旧心肌梗死和左心室室壁瘤的患者,若有阵发室性心动过速病史或

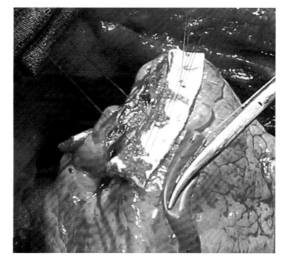

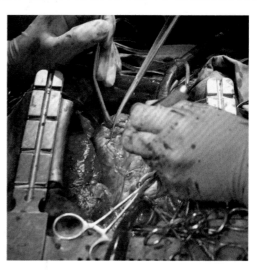

图 9-4-14　射频消融后进行室壁瘤闭式缝合术　　　　图 9-4-15　射频消融后剪开室壁瘤

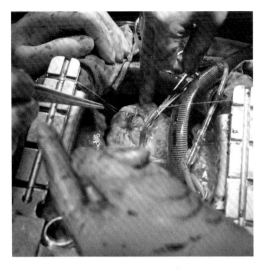

图 9-4-16 室壁瘤心内膜缝合

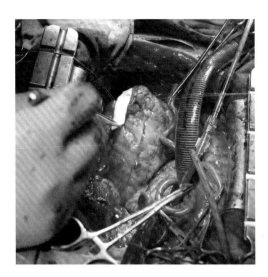

图 9-4-17 室壁瘤外侧将毡片褥式缝合

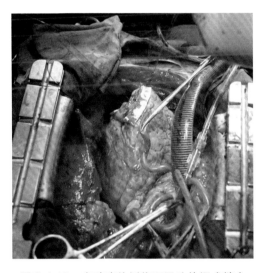

图 9-4-18 室壁瘤外侧将双层毡片褥式缝合

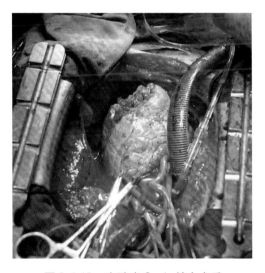

图 9-4-19 室壁瘤 Cooly 缝合术后

术前经 24 小时动态心电图证实有频发室性早搏,在 OFF-PUMP 下行冠状动脉旁路移植术+左心室室壁瘤成形+双极射频消融治疗是治疗室壁瘤相关的室性心律失常的可行方法;对于巨大室壁瘤或心功能较差(EF<40%)时可在 IABP(主动脉球囊反搏)辅助下行手术治疗;对于合并严重的瓣膜病、心肌梗死后室间隔穿孔、重度缺血性二尖瓣反流和室壁瘤内附壁血栓为该手术的禁忌证。

九、作者实践

在承担 2009 年首都医学发展科研基金项目"OPCABG 期间同期行左室室壁瘤缝缩和心外膜射频消融术疗效观察"的研究中,我们尝试在 OFF-PUMP 下,联合应用室壁瘤成形和室壁瘤心外膜"田"字形单极射频消融对室壁瘤并发室性心动过速的患者进行治疗,效果尚可。这证明,从心脏电生理角度对室壁瘤并发室性心律失常进行治疗存在重要临床意义。但术中及术后检查发现部分患者室性心律失常发生未能得到有效抑制,提示因室壁瘤造成的室性心律失常的折返通道未能被完全阻断。鉴于单极射频消融的透壁性无确切指标,效果不稳定,从 2010 年开始,我们对 5 例室壁瘤并发室性心律失常患者尝试采用:米字形双极射频消融联合 OPCABG 与室壁瘤线性缝闭相结合的方法进行治疗,获得了良好临床疗效。认为米字形消融方式可以消除折返环。一位患者术前 Holter 结果室性早搏 67 540 次/24 小时,术后锐减至 872 次/24 小时,2012 年该病例报告于美国胸心血管外科杂志(*The Journal of Thoracic and Cardiovascular Surgery*,影响因子 3.6),提示运用双极射频消融治疗室壁瘤并发室性心律失常具有重要的临床意义,并得到国际关注。但由于前期样本例数较少,其疗效有待进一步明确,且双极射频消融对折返环的作用效果仍不明确,需进一步探讨。

(高铭鑫　于洋)

第五节　左心室壁假性动脉瘤处理

左心室室壁瘤(left ventricular aneurysm,LVA)是心肌梗死后常见的并发症,有真性与假性两种类型。前者临床多见,系由于梗死区心肌变薄,心室内压力使其逐渐向外膨出所致,进行性增大较缓,自发性破裂罕见,很小时可无症状,预后相对较好(图 9-5-1)。后者少见,乃由于心肌穿孔后局部心包和血栓等物质包裹血液形成的与左室腔相交通的囊腔,其自然

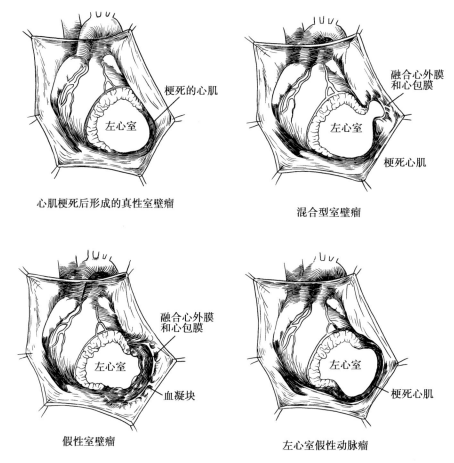

图 9-5-1　室壁瘤分型

病程凶险,常迅速发展,易致自发性破裂,有报道破裂发生率可达31%~45%,患者常因瘤壁破裂和难治性心力衰竭死亡。但如能早期作出诊断,及时切除或成形,预后多较好,故临床应特别注意假性室壁瘤的发生并作出正确处理。

一、左心室假性动脉瘤概述

左心室假性室壁瘤(left ventricular pseudoaneurysm,LVPA)是左心室室壁破裂后被外面的心包黏连包裹,其瘤壁中不包括心肌组织,而是由血凝块、心外膜和部分黏连的心包所组成,许多 LVPA 内充满了附壁血栓,最终约一半的 LVPA 可发生破裂(图 9-5-1),临床一旦发现 LVPA,务必要手术切除。

左心室假性室壁瘤最常产生于急性心肌梗死后的 5~10 天,原因有三点:①多数 LVPA 由回旋支的闭塞所致;②因左心室、主动脉瓣环或二尖瓣环手术而造成,其中二尖瓣置换时瓣下结构切除多造成左心室壁的二尖瓣下破裂所致 LVPA 比较常见;③外伤、感染亦可造成左室假性室壁瘤。本节我们主要讨论心肌梗死后形成 LVPA 的诊疗(图 9-5-2)。

有关左心室假性室壁瘤自然病史的文献资料不多,主要原因为多数情况下左心室游离壁破裂可直接导致致命性心包填塞,很难具备形成左心室假性室壁瘤的条件。急性心肌梗死后假性动脉瘤的整体早期死亡率为 23.0%~35.7%。首都医科大学附属北京安贞医院报

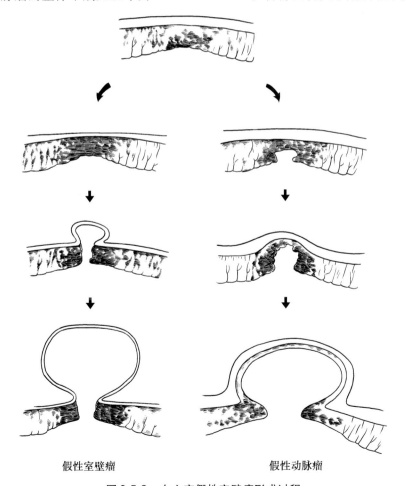

假性室壁瘤　　　　　　　　　假性动脉瘤

图 9-5-2　左心室假性室壁瘤形成过程

道的左心室假性室壁瘤早期死亡率为14.3%。慢性假性室壁瘤会给左心室提供容量负荷或产生血栓栓塞和(或)心内膜炎,同样也存在破裂风险。

二、左心室假性室壁瘤临床表现

临床表现有10%LVPA患者无临床症状,有症状者主要表现为心力衰竭、胸痛、心包填塞、晕厥、心律失常、体循环栓塞等,最常见的症状为心力衰竭的相关表现,通常表现为难治性心力衰竭。

体征无特异性,较大的LVPA可闻及双期心脏杂音,是由于血流在收缩期和舒张期往返通过瘤颈时形成的杂音,但如果LVPA瘤体较小,通过瘤颈的血液较少时可无杂音。

三、左心室假性室壁瘤的诊断

1. **超声心动图**　经胸壁超声心动图可作为影像诊断的首选,是诊断LVPA最简便有效的方法,诊断准确率为80%~90%。当图像显示左心室室壁瘤的瘤壁菲薄并且合并局限性心包积液时,应高度怀疑假性室壁瘤。经食管超声心动图、声学造影和彩色多普勒血流显像(CDFI)对诊断LVPA具有很高的实用价值(图9-5-3)。

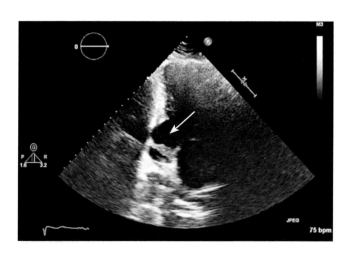

图9-5-3　超声所示LVPA(箭头所指为LVPA)

LVPA的超声诊断要点:①M型超声心动图检测可见室壁局限性回声中断;②切面超声心动图检测可见左心室心内膜回声中断,心室通过狭窄的破口与瘤腔相通,瘤壁无心肌结构,瘤体直径明显大于与之平行的破口直径;③瘤腔内可有血栓,瘤体在收缩期外膨,舒张期相反;④多普勒超声心动图在破口处可见到"短路血流",即收缩期流入假腔,舒张期则相反,流速受呼吸影响明显。CDFI可见五彩血流束穿梭于真、假腔之间;⑤经食管超声心动图检测可对后壁LVPA提供更为精确的诊断。

2. **核磁共振**　MRI可作为识别左心室假性动脉瘤的金标准,可为经胸壁超声心动图(TTE)诊断的左心室假性动脉瘤提供有力证据,对LVPA的部位、形态解剖学特征可精确地描述(图9-5-4)。

3. **左心室造影**　左心室造影诊断LVPA的影像特征是窄颈而非真性室壁瘤的宽基瘤样向左心室外膨隆,但左心室造影诊断LVPA的阳性率仅为54%,而超声心动图诊断的阳性率

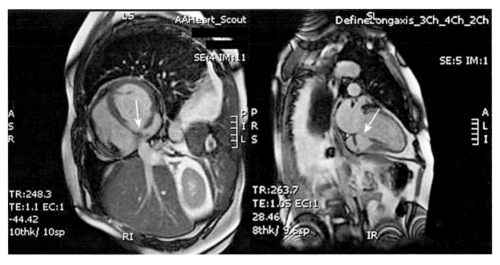

图 9-5-4　MRI 所示 LVPA（箭头所指为 LVPA）

为 97%。如果事先怀疑存在 LVPA，应尽量避免行左心室造影，以防止高压喷射造影剂时造成 LVPA 破裂（图 9-5-5）。

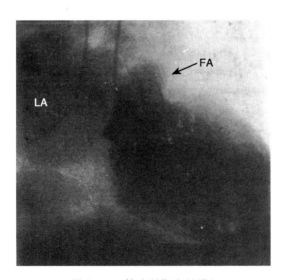

图 9-5-5　箭头所指为 LVPA

4. **选择性冠状动脉造影**　左室造影加冠状动脉造影是鉴别真假性室壁瘤的可靠方法。当冠状动脉造影显示瘤壁上有冠状动脉时，不论其形态如何，均说明为真性室壁瘤，假性室壁瘤壁上看不到冠状血管。

总之，经胸壁超声心动图、核磁共振、CT、左心室造影和选择性冠状动脉造影的联合应用有助于诊断和综合鉴别真性和假性左心室室壁瘤，可降低误诊和漏诊率。

四、鉴别诊断

LVPA 的鉴别诊断主要应与真性室壁瘤相鉴别。LVPA 预后差，容易发生心脏破裂导致心脏压塞、心源性休克而死亡；而真性室壁瘤的预后相对较好。因此，对两者的准确鉴别十分重要。临床症状、体征、心电图、常规胸部 X 线片检查无鉴别诊断价值。

1. 真性室壁瘤多发于心尖部和前壁,瘤颈与瘤体直径比>0.5;瘤体心肌结构有完整的三层结构,即心内膜、心肌、心外膜;瘤体上多有冠状动脉分布,多发生在急性期和慢性期;瘤体破裂比率很低(<1%),且多发生在急性期,急性期后较少见;心前区听诊多无心脏杂音。

2. LVPA 可发生在急性心肌梗死后几天至数年,多位于左心室后侧壁和下壁;瘤颈与瘤体直径比<0.5;瘤体结构没有心内膜层,有少量残存的心肌,而心外膜与心包完全粘连;瘤体上无冠状动脉分布;瘤体破裂比率高达 50% 以上,急性、慢性期均可破裂;听诊多可发现双期心脏杂音。LVPA 是极为少见的心肌梗死后并发症,如果不是高度怀疑该诊断,往往易导致漏诊和误诊。

五、左心室假性室壁瘤手术适应证及手术时机

(一) 适应证

该病自然预后极差,未手术者几乎全部死于心脏破裂、心律失常和心力衰竭。大多数作者支持 LVPA 一旦确诊应积极手术治疗;如不治疗,有 30%～45% 的 LVPA 患者有发生心脏破裂的危险。但尽管积极治疗,手术死亡率仍可高达 13%～29%,药物治疗的死亡率为 48%。

(二) 手术时机

手术时机的选择主要应考虑与急性心肌梗死发生相距的时间。

1. 当 LVPA 被发现于心肌梗死急性期,由于此时心肌梗死周边的组织水肿,纤维结缔组织尚未形成,心肌组织十分脆弱,应尽量避免在急性期进行手术矫治,通常在急性心肌梗死 4 周以后,玻璃样变的纤维组织形成,心肌变得足够坚韧,因此可提高手术的成功率。

2. 当 LVPA 被发现于急性心肌梗死后 2～3 个月,则应该立即手术,因为这个时期的 LVPA 最容易发生破裂。

3. 当急性心肌梗死后数年发现 LVPA,手术治疗的紧急性和必要性则主要通过临床表现来判断,而非担心有心脏破裂的危险。有 10%～20% 的慢性 LVPA 是偶然被发现的,推测这些患者经保守治疗效果不佳。有报道其 2 年死亡率可达 50% 左右。Moreno 等报道 10 例 LVPA 患者经保守治疗,4 年累积生存率高达 88.9%。但由于目前对 LVPA 的自然病史尚不完全了解,因此认为对较大且有增大倾向的慢性 LVPA 患者还是应积极手术治疗。无症状且 LVPA 直径<3cm 的患者病情相对稳定,可暂缓手术治疗,但需以常规超声心动图或 MRI 检查观察病情变化,如 LVPA 变大,则应立即进行手术治疗。

六、左心室假性室壁瘤手术治疗

若 LVPA 是因心包包裹所形成,则极容易破裂,一般建议在开胸前应经股动静脉插管建立体外循环,在深低温停循环下进行手术。LVPA 及其周边结构的游离应该在阻断升主动脉后才能进行,以防止瘤内血栓脱落形成栓塞。治疗 LVPA 的外科术式可因其瘤颈大小和部位不同而异。对慢性 LVPA 且颈部狭小者可直接闭合。LVPA 按发生部位不同分为前尖壁、下后壁和侧壁,甚至高侧壁,手术方法有所差别。

如果 LVPA 发生在下后壁和侧壁,应采用切开补片修补,即切开 LVPA 后,先清除血栓,

再在其颈部以 Gore-Tex 片、人工血管片、牛心包片或自体心包加衬涤纶片的复合补片,用3-0或4-0聚丙烯线沿其颈部缝合修补,此后将其残存的心肌和外膜组织包裹缝合。切开补片术可防止对左心室形态和大小造成过度变形扭曲。

如果 LVPA 发生在心室前尖壁,根据其几何结构可采用切开三明治式缝闭术,即切开LVPA,如果真性室壁瘤有反常运动,切口可向真性室壁瘤延伸。在通常情况下,LVPA 颈部较小,可直接用 Teflon 毡条在前尖壁切口前后进行三明治式连续往返缝合缝闭切口;但有时LVPA 颈口较大,或因需同时切开真性室壁瘤,其颈部应先以 2-0 聚丙烯线进行荷包缝合,再行三明治法缝闭切口(Dor 手术)。

如果是同时合并室间隔穿孔的前尖壁 LVPA,可同时在切开 LVPA 后,采用三明治方法将邻近的室间隔缝入夹层内,从而消除室间隔穿孔。如果合并假性室壁瘤且心肌内形成夹层,在缝合时则要注意缝闭左心室心肌内的夹层(图 9-5-6)。

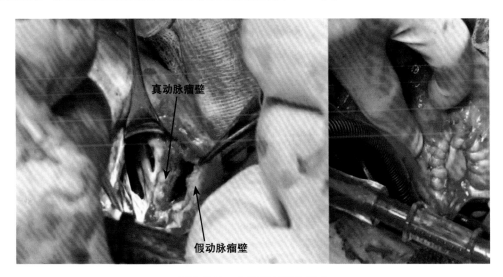

真动脉瘤壁

假动脉瘤壁

图 9-5-6　心尖部 LVPA 手术

七、作者实践

组中 6 例和大多数文献报道都是常规开胸后经升主动脉和上下腔静脉插管建立体外循环。

组中例 2 的手术方法即采用此方法,但如果穿孔远离 LVPA,则应分别处理。全身麻醉、中度低温、体外循环和心脏停搏下进行手术,其中 1 例因怀疑心脏压塞行急诊手术,另 5 例患者为择期手术。6 例患者的手术术式见表 9-5-1。

表 9-5-1　7 例心肌梗死后发生 LVPA 患者的病理特征和手术方式

病例序号	年龄(岁)	性别	发病	病变部位	合并病变	术式	同期手术
1	63	男	慢性	下壁	无	切开补片术	CABG
2	53	女	急性	前尖壁	室间隔穿孔	切开及三明治缝闭术	CABG+室间隔穿孔修补术

续表

病例序号	年龄（岁）	性别	发病	病变部位	合并病变	术式	同期手术
3	47	男	慢性	前尖壁	无	切开及三明治缝闭术	CABG
4	61	女	慢性	前尖壁	假性 LVPA	切开及三明治缝闭术	CABG + 假性 LVPA 缝闭术
5	48	女	慢性	侧壁	无	直接缝闭术	CABG
6	60	男	慢性	下壁	乳头肌断裂	切开补片	CABG+MVP
7	50	男	慢性	下后壁	无	未及手术,心脏破裂	无

例 1 是下壁真性室壁瘤合并 LVPA,抬起心尖后经下壁切开 LVPA 进入左心室后,直接用相应大小的 Gore-Tex 人工血管片用 4-0 聚丙烯线缝合于 LVPA 颈,再以残存的 LVPA 壁缝合衬垫于人工血管片外层。

例 2 是前尖壁急性心肌梗死,同时合并真性室壁瘤、前尖壁急性 LVPA 和室间隔穿孔,手术时切开 LVPA 后将切口向真性室壁瘤延伸,以毡片直接缝合修补室间隔穿孔,从右心室表面出针并穿过第三条毡片打结。此后再以 2-0 聚丙烯线在 LVPA 颈部做荷包缝合,缩紧打结后,再以 2 个长条毡片将室壁切口前后壁形成三明治式缝合。最后,以 2-0 聚丙烯线做连续往返褥式缝合,缝闭室壁切口。

例 3 为左心室前尖壁单纯的 LVPA,瘤颈口小(<2cm),切开 LVPA 后切口向真性室壁瘤延伸,再直接以 2 个长条毡片将室壁前后壁形成三明治式缝合,然后用 2-0 聚丙烯线做间断褥式及连续往返缝合。

例 4 为左心室前尖壁 LVPA 合并假性 LVPA,前壁心肌形成夹层与心腔和 LVPA 腔相通,在切开 LVPA 做三明治夹层缝合时注意缝闭心肌前壁内的夹层。

例 5 为侧壁 LVPA,瘤颈仅 8mm,用 Teflon 毡条和带垫片缝线直接褥式加连续往返缝合。

例 6 的 LVPA 位于下壁,行切开补片术,同时因乳头肌断裂、二尖瓣重度关闭不全而行二尖瓣成形术。

6 例手术患者中,有 3 例同时做 LVPA 血栓清除,共移植旁路血管 15 支,平均 2.5 支。全组体外循环时间 89～176 分钟(142.0±36.7 分钟),主动脉阻断时间 68～132 分钟(94.0±27.9 分钟)。

八、左心室假性室壁瘤修补的注意事项

LVPA 的发生部位都是在冠状动脉重度狭窄、同时缺乏侧支循环供血的部位,一旦狭窄部位血栓形成,缺血区无血液供应,心肌发生广泛及透壁性坏死,心内膜溶化断裂,残存的部分心肌与心外膜包裹心肌破裂区域是 LVPA 形成的机制。因此,在手术中对这部分区域尽量行完全再血管化是提高手术疗效的重要措施。相关报道显示部分 LVPA 患者手术后仍可死于心脏破裂和(或)补片撕裂。因此,术中注重缝闭 LVPA 的技术及其对该区域的血运彻底重建是减少这类并发症发生的关键,术后也应密切关注 LVPA 的复发。

九、左心室假性室壁瘤围术期处理原则

术前:明确诊断、防止LVPA破裂、选择恰当的手术时机及手术方式;

术中:术中进一步确诊并正确处理LVPA及其合并症、加强心、脑等重要脏器的保护,应尽量减少体外循环时间;

术后:严密监测生命体征、维持内环境稳定、积极防治并发症。

十、展望

左心室假性室壁瘤(LVPA)作为罕见心脏外科疾病,关键在于根据该疾病的特点,结合患者症状、体征及辅助检查仔细与左心室室壁瘤相鉴别,以免发生误诊而延误病情。一旦确诊LVPA,应尽快根据病情发展的时期、病变部位及程度合理选择手术时机和手术方式,术后在积极密切监护患者生命体征的同时,应关注术后有无LVPA的复发及其他手术并发症的发生,以期降低围术期及远期的死亡率。我们相信,随着我们对该病研究和认识的不断深入、各项检查手段水平的提升、手术操作的不断完善以及术后监测和治疗水平的提高,我们必将使该病的诊疗更加安全而有效。

(戴龙圣　顾承雄)

参 考 文 献

1. Duan LF, Ye P, Zheng YS, et al. Clinicopathologic analysis of myocardial infarction with or without left ventricular aneurysm formation in the elderly patients. Zhonghua Xin Xue Guan Bing Za Zhi, 2011; 39: 1021-1023.

2. Wang Q, Xu L, Wang D. Left ventricular reconstruction in patients with left ventricular aneurysm after myocardial infarction. Zhongguo Xiu Fu Chong Jian Wai Ke Za Zhi, 2011; 25: 998-1000.

3. Yontar OC, Abdel-Wahab A, Erdem A, et al. Ventricular tachycardia caused by a left ventricular aneurysm in a patient with previous surgery for ventricular septal defect. Turk Kardiyol Dern Ars, 2011; 39: 154-158.

4. Whady Hueb, Giovanni Bellotti, Eduardo Sosa, et al. Ventricular Arrhythmias Induced by Programmed Ventricular Stimulation After Uncomplicated Myocardial Infarction. Angiology, 1992; 43: 578-584.

5. Mason JW, Stinson EB, Winkle RA, et al. Relative efficacy of blind left ventricular aneurysm resection for the treatment of recurrent ventricular tachycardia. Am J Cardiol. 1982 Jan; 49(1): 241-248.

6. Rachoin R, Saleh BA, Mansour B, et al. Arrhythmogenic ventricular cardiomyopathy and sudden cardiac death: Left or right? J Nucl Cardiol. 2016 Mar 18. [Epub ahead of print]

7. Domoto S, Kambe M, Ikeda M, et al. [Surgery for Ventricular Tachycardia Arising from Left Ventricular Aneurysm in a Patient with Dilated Cardiomyopathy; Report of a Case]. Kyobu Geka. 2015; 68(13): 1089-1092.

8. Ciaccio EJ, Coromilas J, Ashikaga H, et al. Model of unidirectional block formation leading to reentrant ventricular tachycardia in the infarct border zone of postinfarction canine hearts. Comput Biol Med. 2015; 62: 254-263.

9. Takayanagi K, Nakahara S, Toratani N, et al. Strong modulation of ectopic focus as a mechanism of repetitive interpolated ventricular bigeminy with heart rate doubling. Heart Rhythm. 2013; 10(10): 1433-1440.

10. Robert C. Hendel, Matthew J. Budoff, John F. Cardella, et al. ACC/AHA/ACR/ASE/ASNC/HRS/NASCI/RSNA/SAIP/SCAI/SCCT/SCMR/SI R 2008 Key Data Elements and Definitions for Cardiac Imaging; A Report of the American College of Cardiology/American Heart Association Task Force on Clinical Data Standards

（Writing Committee to Develop Clinical Data Standards for Cardiac Imaging）. Circulation,2009,119:154-186.

11. Boink GJ,Lu J,Driessen HE,et al. Effect of skeletal muscle Na（+）channel delivered via a cell platform on cardiac conduction and arrhythmia induction. Circ Arrhythm Electrophysiol,2012;5:831-840.

12. Jana Radošinská MD,Vladimír Knezl PhD,Tamara Benová MSc,et al. Alterations of the intercellular coupling protein,connexin-43,during ventricular fibrillation and sinus rhythm restoration demonstrated in male and female rat hearts:A pilot study. exp Clin Cardiol,2011,16（4）:116-120.

13. Bikou O,Thomas D,Trappe K,et al. Connexin 43 gene therapy prevents persistent atrial fibrillation in a porcine model. Cardiovasc Res,2011,92（2）:218-225.

14. 丁洋,顾承雄,韦华,等. OPCAB 同时行左心室室壁瘤缝缩术 206 例. 中华胸心血管外科杂志,2007,23:154-155.

15. Hillis LD,Smith PK,Anderson JL,et al. American College of Cardiology Foundation/American Heart Association Task Force on Practice Guidelines. 2011 ACCF/AHA guideline for coronary artery bypass graft surgery:executive summary:a report of the American College of Cardiology Foundation/American Heart Association Task Force on Practice Guidelines. J Thorac Cardiovasc Surg. 2012;143（1）:4-34.

16. Aras D,Topaloglu S,Ozeke O,et al. Left coronary cusp cryoablation guided by electroanatomic mapping for outflow ventricular arrhythmias. Int J Cardiol. 2016;211:137-139.

17. Choi EK,Nagashima K,Lin KY,et al. Surgical cryoablation for ventricular tachyarrhythmia arising from the left ventricular outflow tract region. Heart Rhythm. 2015;12（6）:1128-1136.

18. Shimahara Y,Kobayashi J,Fujita T,et al. Transapical myectomy and surgical cryoablation for refractory ventricular tachycardia due to hypertrophic cardiomyopathy with apical aneurysm. Eur J Cardiothorac Surg. 2015;48（2）:334-335.

19. Spina R,Granger E,Walker B,et al. Ventricular tachycardia in hypertrophic cardiomyopathy with apical aneurysm successfully treated with left ventricular aneurysmectomy and cryoablation. Eur Heart J. 2013;34（47）:3631.

20. McDonnell K,Rhee E,Srivathsan K,et al. Novel utility of cryoablation for ventricular arrhythmias arising from the left aortic cusp near the left main coronary artery:a case series. Heart Rhythm. 2014;11（1）:34-38.

21. Uppu SC,Tuzcu V. Cryoablation of ventricular tachycardia arising from the left-coronary sinus cusp. Pediatr Cardiol. 2013;34（3）:725-728.

22. Mulloy DP,Bhamidipati CM,Stone ML,et al. Cryoablation during left ventricular assist device implantation reduces postoperative ventricular tachyarrhythmias. J Thorac Cardiovasc Surg. 2013;145（5）:1207-1213.

23. Parachuri RV,Adhyapak SM. Surgical cryoablation for ventricular tachyarrhythmia in patients undergoing surgical ventricular restoration:lessons learned from radiofrequency ablation. J Thorac Cardiovasc Surg. 2012;144（3）:724-726.

24. Lee CN,Pan SC,Lee JY,et al. Successful treatment of cutaneous squamous cell carcinoma with intralesional cryosurgery:Case report. Medicine（Baltimore）. 2016;95（39）:e4991.

25. Atwell TD. Cryoablation of Facial Arteriovenous Malformations:Expanding the Scope of Treatment. J Vasc Interv Radiol. 2016;27（10）:1576.

26. Fan WZ,Niu LZ,Wang Y,et al. Initial Experience:Alleviation of Pain with Percutaneous CT-Guided Cryoablation for Recurrent Retroperitoneal Soft-Tissue Sarcoma. J Vasc Interv Radiol. 2016. pii:S1051-0443（16）30336-30340.

27. Sapp JL,Wells GA,Parkash R,et al. Ventricular Tachycardia Ablation versus Escalation of Antiarrhythmic Drugs. N Engl J Med. 2016;375（2）:111-121.

28. Marchlinski FE, Haffajee CI, Beshai JF, et al. Long-Term Success of Irrigated Radiofrequency Catheter Ablation of Sustained Ventricular Tachycardia: Post-Approval THERMOCOOL VT Trial. J Am Coll Cardiol. 2016; 67 (6): 674-683.

29. Clemens M, Peichl P, Wichterle D, et al. Catheter Ablation of Ventricular Tachycardia as the First-Line Therapy in Patients With Coronary Artery Disease and Preserved Left Ventricular Systolic Function: Long-Term Results. J Cardiovasc Electrophysiol. 2015; 26 (10): 1105-1110.

30. Lisznia ński P, Pudło J, Lelakowska-Piela M, et al. Analysis of RF ablation treatment on quality of life in patients with cardiac arrhythmias. Przegl Lek. 2015; 72 (1): 1-5.

31. Volkmer M, Ouyang F, Deger F, et al. Substrate mapping vs. tachycardia mapping using CARTO in patients with coronary artery disease and ventricular tachycardia: impact on outcome of catheter ablation. Europace. 2006; 8 (11): 968-976.

32. Nguyen DT, Tzou WS, Brunnquell M, et al. Clinical and biophysical evaluation of variable bipolar configurations during radiofrequency ablation for treatment of ventricular arrhythmias. Heart Rhythm. 2016 Jul 14. pii: S1547-5271 (16) 30512-30514.

33. Teh AW, Reddy VY, Koruth JS, et al. Bipolar radiofrequency catheter ablation for refractory ventricular outflow tract arrhythmias. J Cardiovasc Electrophysiol. 2014; 25 (10): 1093-1099.

34. Yang Yu, Ming-xin Gao, Chuan Wang, et al. Bipolar radiofrequency ablation for left ventricular aneurysm related ventricular arrhythmia. J Thorac Cardiovasc Surg 2012; 144: 101-102.

35. Huang X, Wang L, Wang XH, et al. Bipolar transurethral resection of the prostate causes deeper coagulation depth and less bleeding than monopolar transurethral prostatectomy. Urology, 2012; 80: 1116-1120.

36. Valdigem BP, Pereira FB, da Silva NJ, et al. Ablation of ventricular tachycardia in chronic chagasic cardiomyopathy with giant basal aneurysm: Carto sound, CT, and MRI merge. Circ Arrhythm Electrophysiol. 2011; 4 (1): 112-114.

37. Li YG, Wang QS, Grönefeld G, et al. Refinement of CARTO-guided substrate modification in patients with ventricular tachycardia after myocardial infarction. Chin Med J (Engl). 2008; 121 (2): 122-127.

38. Suleiman M, Gepstein L, Roguin A, et al. Catheter ablation of cardiac arrhythmias guided by electroanatomic imaging (CARTO): a single-center experience. Isr Med Assoc J. 2007 Apr; 9 (4): 260-264.

39. Yu Y, Gao MX, Li HT, et al. Epicardial radiofrequency ablation for left ventricular aneurysm related ventricular arrhythmias during off-pump coronary artery bypass surgery. Chin Med J (Engl), 2012; 125: 3836-3839.

40. Yu Y, Gao MX, Gu CX. Epicardial unipolar radiofrequency ablation for left ventricular aneurysm related ventricular arrhythmia. J Cardiothorac Surg, 2013, 8: 124.

41. Yang Yu, Ming-xin Gao, Chuan Wang et al. Bipolar radiofrequency ablation for left ventricular aneurysm related ventricular arrhythmia. J Thorac Cardiovasc Surg 2012; 144: 101-102.

42. Sanfilippo F, Chiarenza F, Cassisi C, et al. The Effects of On-Pump and Off-Pump Coronary Artery Bypass Surgery on Metabolic Profiles in the Early Postoperative Period. J Cardiothorac Vasc Anesth. 2016; 30 (4): 909-916.

43. Chung Hun Lee, Dong Kyu Lee, Sang Ho Lim, et al. Anesthetic management during surgery for left ventricular aneurysm and false aneurysm occurring in stage: a case report. Korean J Anesthesiol. 2016; 69 (5): 518-522.

44. Lomivorotov VV, Efremov SM, Kirov MY, et al. Low-Cardiac-Output Syndrome After Cardiac Surgery. J Cardiothorac Vasc Anesth. 2016. pii: S1053-0770 (16) 30151-3.

45. D'sa SR, Peter JV, Chacko B, et al. Intra-aortic balloon pump (IABP) rescue therapy for refractory cardiogenic shock due to scorpion sting envenomation. Clin Toxicol (Phila). 2016; 54 (2): 155-157.

46. Houlind K, Fenger-Grøn M, Holme SJ, et al. DOORS Study Group. Graft patency after off-pump coronary artery bypass surgery is inferior even with identical heparinization protocols: results from the Danish On-pump Versus Off-pump Randomization Study(DOORS). J Thorac Cardiovasc Surg. 2014;148(5):1812-1819.

47. Oyama-Manabe N, Ishimori N, Sugimori H, et al. Identification and further differentiation of subendocardial and transmural myocardial infarction by fast strain-encoded(SENC)magnetic resonance imaging at 3.0 Tesla. Eur Radiol. 2011;21(11):2362-2368.

48. Dwaich KH, Al-Amran FG, Al-Sheibani BI, et al. Melatonin effects on myocardial ischemia-reperfusion injury: Impact on the outcome in patients undergoing coronary artery bypass grafting surgery. Int J Cardiol. 2016;221: 977-986.

49. Motwani M, Arya S, MacDonald JE. Myocardial bridging with a coronary artery aneurysm and left ventricular stunning. Am J Med Sci. 2011;341(6):510-511.

50. Lee GY, Song YB, Hahn JY, et al. Anticoagulation in ischemic left ventricular aneurysm. Mayo Clin Proc. 2015; 90(4):441-449.

51. Abouliatim I, Paramythiotis A, Harmouche M, et al. Extracorporeal membrane oxygenation support for abdominal aortic aneurysms surgery in high-risk patients. Interact Cardiovasc Thorac Surg. 2012;14(2):215-216.

52. Antunes MJ, Antunes PE. Left-ventricular aneurysms: from disease to repair. Expert Rev Cardiovasc Ther. 2005;3(2):285-294.

53. O'Neill JO, Starling RC, McCarthy PM, et al. The impact of left ventricular reconstruction on survival in patients with ischemic cardiomyopathy. Eur J Cardiothorac Surg. 2006;30(5):753-759.

54. Mills NL, Everson CT, Hockmuth DR. Technical advances in the treatment of left ventricular aneurysm. Ann Thorac Surg. 1993;55(3):792-800.

55. 刘锐,顾承雄,韦华,等.不停跳下冠状动脉旁路移植加左心室室壁瘤闭式成形术46例.中华胸心血管外科杂志,2005,04:234-235.

56. COOLEY DA, COLLINS HA, MORRIS GC Jr, et al. Ventricular aneurysm after myocardial infarction: surgical excision with use of temporary cardiopulmonary bypass. J Am Med Assoc. 1958;167(5):557-560.

57. Cooley DA. Ventricular endoaneurysmorrhaphy: a simplified repair for extensive postinfarction aneurysm. J Card Surg. 1989;4(3):200-205.

58. Dor V, Saab M, Coste P, et al. Left ventricular aneurysm: a new surgical approach. Thorac Cardiovasc Surg. 1989;37(1):11-9.

59. Huang XS, Gu CX, Yang JF, et al. Off-pump anteroapical aneurysm plication following left ventricular postin-farction aneurysm: effect on cardiac function, clinical status and survival. Can J Surg. 2013;56(2):119-127.

60. Huang XS, Gu CX, Yang JF, et al. Off-pump anteroapical aneurysm plication for left ventricular post-infarction aneurysm: long-term results. Chin Med J(Engl). 2012;125(18):3228-3235.

61. Sutton MG, Sharpe N. Left ventricular remodeling after myocardial infarction: pathophysiology and therapy. Circulation. 2000 27;101(25):2981-2988.

62. Meizlish JL, Berger HJ, Plankey M, et al. Functional left ventricular aneurysm formation after acute anterior transmural myocardial infarction. Incidence, natural history, and prognostic implications. N Engl J Med. 1984 18;311(16):1001-1006.

63. Bruschke AV, Proudfit WL, Sones FM Jr. Progress study of 590 consecutive nonsurgical cases of coronary disease followed 5-9 years. II. Ventriculographic and other correlations. Circulation. 1973;47(6):1154-1163.

64. Vauthey JN, Berry DW, Snyder DW, et al. Left ventricular aneurysm repair with myocardial revascularization: an analysis of 246 consecutive patients over 15 years. Ann Thorac Surg. 1988;46(1):29-35.

65. Popovic B,Girerd N,Rossignol P,et al. Prognostic Value of the Thrombolysis in Myocardial Infarction Risk Score in ST-Elevation Myocardial Infarction Patients With Left Ventricular Dysfunction(from the EPHESUS Trial). Am J Cardiol. 2016. pii:S0002-9149(16)31363-7.

66. 董然,陈宝田,刘韬帅,等. 非体外及体外循环下左心室运动异常型室壁瘤切除术的临床疗效比较. 中国胸心血管外科临床杂志,2009,06:421-425.

67. Proudfit WL,Bruschke AV,Sones FM Jr. Natural history of obstructive coronary artery disease:ten-year study of 601 nonsurgical cases. Prog Cardiovasc Dis. 1978;21(1):53-78.

68. Huang XS,Gu CX,Yang JF,et al. Anteroapical aneurysm plication improves mechanical intraventricular dyssynchrony in patients with anterior myocardial infarction. Chin Med J(Engl). 2012;125(7):1242-1248.

69. BAILEY CP,BOLTON HE,NICHOLS H,et al. Ventriculoplasty for cardiac aneurysm. J Thorac Surg. 1958;35(1):37-64;discussion 64-7.

70. COOLEY DA,COLLINS HA,MORRIS GC Jr,et al. Ventricular aneurysm after myocardial infarction;surgical excision with use of temporary cardiopulmonary bypass. J Am Med Assoc. 1958;167(5):557-60.

71. Cooley DA. Ventricular endoaneurysmorrhaphy:a simplified repair for extensive postinfarction aneurysm. J Card Surg. 1989;4(3):200-205.

72. Dor V,Sabatier M,Di Donato M,et al. Efficacy of endoventricular patch plasty in large postinfarction akinetic scar and severe left ventricular dysfunction:comparison with a series of large dyskinetic scars. J Thorac Cardiovasc Surg. 1998;116(1):50-59.

73. Dor V,Montiglio F,Sabatier M,et al. Left ventricular shape changes induced by aneurysmectomy with endoventricular circular patch plasty reconstruction. Eur Heart J. 1994;15(8):1063-1069.

74. Leighton RF,Drobinski G,Eugène M,et al. The timing of paradoxical wall motion in ventricular aneurysms and in asynergic ventricles. Int J Cardiol. 1986;12(3):321-230.

75. 于洋,顾承雄,韦华,等. OPCAB 同时行左心室室壁瘤缝缩术 206 例. 中华胸心血管外科杂志,2007,03:154-155.

76. Srichai MB,Junor C,Rodriguez LL,et al. Clinical,imaging,and pathological characteristics of left ventricular thrombus:a comparison of contrast-enhanced magnetic resonance imaging,transthoracic echocardiography,and transesophageal echocardiography with surgical or pathological validation. Am Heart J. 2006;152(1):75-84.

77. Klein MD,Herman MV,Gorlin R. A hemodynamic study of left ventricular aneurysm. Circulation. 1967;35(4):614-630.

78. Olivetti G,Abbi R,Quaini F,et al. Apoptosis in the failing human heart. N Engl J Med. 1997;336(16):1131-1141.

79. Yu Y,Yan XL,Wei H,et al. Off-pump sequential bilateral internal mammary artery grafting combined with selective arterialization of the coronary venous system. Chin Med J(Engl). 2011;124(19):3017-3021.

80. 王家阳,于洋. 药物难以控制的室壁瘤相关室性心律失常的外科治疗. 心肺血管病杂志,2014,06:899-902.

81. Weyman AE,Peskoe SM,Williams ES,et al. Detection of left ventricular aneurysms by cross-sectional echocardiography. Circulation. 1976;54(6):936-944.

82. Frances C,Romero A,Grady D. Left ventricular pseudoaneurysm. J Am Coll Cardiol. 1998;32(3):557-561. Review.

83. Cho MN,Mehta SK,Matulevicius S,et al. Differentiating true versus pseudo left ventricular aneurysm:a case report and review of diagnostic strategies. Cardiol Rev. 2006;14(6):e27-30. Review.

84. Doss M,Martens S,Sayour S,et al. Long term follow up of left ventricular function after repair of left ventricular

aneurysm. A comparison of linear closure versus patch plasty. Eur J Cardiothorac Surg. 2001;20(4):783-785.

85. Dor V,Sabatier M,Di Donato M,et al. Latehemodynamic results after left ventricular patch repair associated with coronary grafting in patients with postinfarction akinetic or dyskinetic aneurysm of the left ventricle. J Thorac Cardiovasc Surg. 1995;110(5):1291-9;discussion 1300-1.

86. Otsuji Y,Handschumacher MD,Liel-Cohen N,et al. Mechanism of ischemic mitral regurgitation with segmental left ventricular dysfunction:three-dimensional echocardiographic studies in models of acute and chronic progressive regurgitation. J Am Coll Cardiol. 2001;37(2):641-648.

87. Tahta SA,Oury JH,Maxwell JM,et al. Outcome after mitral valve repair for functional ischemic mitral regurgitation. J Heart Valve Dis. 2002;11(1):11-8;discussion 18-9.

88. Dor V. Left ventricular aneurysms:the endoventricular circular patch plasty. Semin Thorac Cardiovasc Surg. 1997;9(2):123-130.

89. Chen X,Qiu ZB,Xu M,et al. Surgery for left ventricular aneurysm after myocardial infarction:techniques selection and results assessment. Chin Med J(Engl). 2012;125(24):4373-4379. Review.

90. Zheng Z,Fan H,Feng W,et al. Surgery of left ventricular aneurysm:a propensity score-matched study of outcomes following different repair techniques. Interact Cardiovasc Thorac Surg. 2009;9(3):431-6.

91. Lundblad R,Abdelnoor M,Svennevig JL. Repair of left ventricular aneurysm:surgical risk and long-term survival. Ann Thorac Surg. 2003;76(3):719-25.

92. 孙寒松,范祥明. 非体外循环下室壁瘤折叠手术. 中华胸心血管外科杂志,2007,03:147-149.

93. Yu Y,Gu CX,Wei H,et al. Repair of left ventricularaneurysm during off-pump coronary artery bypass surgery. Chin Med J(Engl). 2005;118(13):1072-1075.

94. Huang XS,Gu CX,Yang JF,et al. Anteroapical aneurysmplication improves mechanical intraventricular dyssynchrony in patients with anterior myocardial infarction. Chin Med J(Engl). 2012;125(7):1242-1248.

95. Sartipy U,Albåge A,Lindblom D. The Dor procedure for left ventricular reconstruction. Ten-year clinical experience. Eur J Cardiothorac Surg. 2005;27(6):1005-10.

96. Shiono M,Hasegawa T,Kitamura S,et al. ［The results of surgical treatment of post-infarction left ventricular aneurysms］. Kyobu Geka. 1989;42(11):904-9.

97. Svennevig JL,Semb G,Fjeld NB,et al. Surgical treatment of left ventricular aneurysm. Analysis of risk factors, morbidity and mortality in 205 cases. Scand J Thorac Cardiovasc Surg. 1989;23(3):229-234.

98. Kucuker A,Cetin L,Kucuker SA,et al. Single-centre experience with perioperative use of intraaortic balloon pump in cardiac surgery. Heart Lung Circ. 2014;23(5):475-481.

99. Pilarczyk K,Boening A,Jakob H,et al. Preoperative intra-aortic counterpulsation in high-risk patients undergoing cardiac surgery:a meta-analysis of randomized controlled trials†. Eur J Cardiothorac Surg. 2016;49(1):5-17.

100. Dor V. The treatment of refractory ischemic ventricular tachycardia by endoventricular patch plasty reconstruction of the left ventricle. Semin Thorac Cardiovasc Surg. 1997;9(2):146-155.

101. Raza S,Sabik JF 3rd,Masabni K,et al. Surgical revascularization techniques that minimize surgical risk and maximize late survival after coronary artery bypass grafting in patients with diabetes mellitus. J Thorac Cardiovasc Surg. 2014;148(4):1257-1264;discussion 1264-6.

102. Mills NL,Everson CT,Hockmuth DR. Technical advances in the treatment of left ventricular aneurysm. Ann Thorac Surg. 1993;55(3):792-800. Review.

103. Cohn LH,editor. Cardiac surgery in the adult. 4th ed. New York:McGraw-Hill Professional,2012. 647-662.

104. 王家阳,于洋. 药物难以控制的室壁瘤相关室性心律失常的外科治疗. 心肺血管病杂志. 2014,33(6):

899-902.

105. 黄信生,周其文.左心室室壁瘤的外科治疗.心肺血管病杂志.2012,31(6):220-222.

106. Bailey S1,Herring A,Stone M,et al. Focused cardiac ultrasound for the detection of a ventricular aneurysm. West J. Emerg. Med. 2012,13(4):326-328.

107. Fok M,Bashir M,Hammoud I,et al. An apical left ventricular aneurysm rupture presenting as left breast mass 11 years after surgical repair. Ann R Coll Surg Engl. 2014,96(7):e6-e7.

108. Hiraoka A,Totsugawa T,Irisawa Y,et al, Modified double-patch technique for a combination of inferobasal postinfarct ventricular aneurysm and septal rupture. J Thorac Cardiovasc Surg. 2014,148(5):2417-2418.

109. Huang XS,Gu CX,Yang JF. et al. A pilot study of systolic dyssynchrony index by real-time three-dimensional echocardiography predicting clinical outcomes to surgical ventricular reconstruction in patients with left ventricular aneurysm. Interact Cardiovasc Thorac Surg. 2014,19(6):938-945.

110. Faxon DP,Ryan TJ,Davis KB,et al. Prognostic significance of angiographically documented left ventricular aneurysm from the Coronary Artery Surgery Study(CASS). Am. J. Cardiol. 1982,50(1):157-164.

111. Murakami M,Takaki A,Nishida M,et al. Chronic stage left ventricular aneurysm and thrombus after myocardial infarction. Blood Coagul Fibrinolysis. 2006,17(6):489-490.

112. Asinger RW,Mikell FL,Elsperger J,et al. Incidence of left—ventricular thrombosis after acute transmural myocardial infaction. Serial evaluation by twodimensional echocardiography. N Engl J Med. 1981,305(6):297-302.

113. Srichai MB,Junor C,Rodriguez LL,et al. Clinical,imaging,and pathological characteristics of left ventricular thrombus:a comparison of contrast-enhanced magnetic resonance imaging,transthoracic echocardiography,and transesophageal echocardiography with surgical or pathological validation. Am Heart J,2006,152(1):75-84.

114. Keeley EC,Hillis LD. Left ventricular mural thrombus after acute myocardial infarction. Clin Cardiol. 1996,19(2):83-86.

115. Mansencal N,Nasr I A,Pilliere R,et al. Usefulness of contrast echocardiography for assessment of left ventricular thrombus after acute myocardial infarction. Am J Cardiol. 2007,99(12):1667-1670.

116. Zielinska M,Kaczmarek K,Tylkowski M,et al. Predictors of left ventricular thrombus formation in acute myocardial infarction treated with successful primary angioplasty with stenting. Am J Med Sci,2008,335(3):171-176.

117. Osherov A B,Borovik-Raz M,Aronson D,et al. Incidence of early left ventricular thrombus after acute anterior wall myocardial infarction in the primary coronary intervention era. Am Heart J. 2009,157(6):1074-1080.

118. 肖铁卉,王士雯,陈艳明,等.心肌梗死后室壁瘤合并附壁血栓形成的相关因素分析.临床荟萃.2007,22(7):464-466.

119. Anzai T,Yoshikawa T,Kaneko H,et al. Association between serum C-reactive protein elevation and left ventricular thrombus formation after first anterior myocardial infarction. Chest,2004,125(2):384-389.

120. Okuyan E,Okcun B,Dinckal M H,et al. Risk factors for development of left ventricular thrombus after first acute anterior myocardial infarction-association with anticardiolipin antibodies. Thromb J. 2010,8:15.

121. 郭坤霞,卢桂林,刘成,等.超声心动图对急性心肌梗死并发左室附壁血栓的诊断价值分析.中国全科医学.2011,14(12):4084-4085.

122. Mukaddirov M,Frapier JM,Demaria RG,et al. Surgical treatment of postinfarction anterior left ventricular aneurysms:linear vs. patch plasty repair. Interact Cardiovasc Thorac Surg. 2008,7(2):256-261.

123. Erbasan O1,Turkay C,Mete A,et al. Surgical treatment of left ventricular aneurysms:a comparison of long-term follow-up of left ventricular function for classic aneurysmectomy and endoaneurysmorrhaphy techniques.

Heart Surg Forum. 2009,12(5):E272-E278.

124. Godinho AS,Alves AS,Pereira AJ,et al. On-pump versus off-pump coronary-artery bypass surgery:a meta-analysis. Arq Bras Cardiol. 2012,98(1):87-94.

125. Reston JT,Tregear SJ,Turkelson CM. Meta-analysis of short-term and mid-term outcomes following off-pump coronary artery bypass grafting. Ann Thorac Surg. 2003,76(5):1510-1515.

126. 于洋,顾承雄,宋伟. 非体外循环下处理带血栓的左心室室壁瘤 1 例. 中华胸心血管外科杂志. 2007,23 (3):149.

127. Miltner B,Dulgheru R,Nchimi A,et al. Left ventricular aneurysm:true,false or both? Acta Cardiol. 2016;71 (5):616-617.

128. James W. Mackenzie,MD Gerald M. Lemole,MD. Pseudoaneurysm of the Left Ventricle. Texas Heart Institute Journal 1994;21:296-301.

129. Vlodaver Z,Coe JI,Edwards JE. True and false left ventricular aneurysms. Propensity for the latter to rupture. Circulation 1975;51:567-572.

130. Yakierevitch V,Vidne B,Melamed R,et al. False aneurysm of the left ventricle. Surgical treatment. J Thorac Cardiovasc Surg 1978;76:556-558.

131. Atik FA,Navia JL,Vega PR,et al. Surgical treatment of postinfarction left ventricular pseudoaneurysm. Ann Thorac Surg 2007;83:526-531.

132. Simon J. k. Lee,Patrick T. H. Ko,I. Donald Hendin. False left ventricular aneurysm as a complication of open heart surgery. CMA Journal 1976 3:45-46.

133. S. Stewart,M. D. ,R. Huddle,M. D. ,I. Stuard,M. D. ,et al. False Aneurysm and Pseudo-False Aneurysm of the Left ventricle:Etiology,Pathology;Diagnosis,and Operative Management. The Society of Thoracic Surgeons 1981 31:259-265.

134. Frances C,Romero A,Grady D. Left ventricular pseudoaneurysm. J Am Coll Cardiol 1998;32:557-561.

135. Komeda M,David TE. Surgical treatment of postinfarction false aneurysm of the left ventricle. J Thorac Cardiovasc Surg 1993;106:1189-1191.

136. Pretre R,Linka A,Jenni R,et al. Surgicaltreatmentof Surgical treatment of acquired left ventricular pseudoaneurysms. Ann Thorac Surg 2000;70:553-7.

137. Ercan E,Nilgun B,Mehmet E,et al. Surgical Treatment of PostInfarction Left Ventricular Pseudoaneurysm. Tex Heart Inst J 2007;34:47-51

138. ChoMN,M ehta SK,M atulevicius S,et al. Differentiating true versus pseudo left ventricular aneurysm:a case report and review of diagnostic strategies. CardiolRev,2006,14(6):e27-30.

139. Schalla S,Ba r F,M ochtar B,et al. Left ventricular pseudoaneurysm. EurHeart J,2006,27(7):807.

140. Jacob JL,BuzelliG,M achado NC,et al. Pseudoaneurysm of left ventricle. Arq BrasCardiol,2007,89(1): e1-e2.

141. Michael N,Sameer K,Susan,et al. Differentiating True Versus Pseudo Left Ventricular Aneurysm:A Case Report and Review of Diagnostic Strategies. Cardiol Rev. 2006,14(6):e27-30.

142. Antunes PE,Silva R,Ferrão de O liveira J,et al. Left ventricular aneurysms:early and long-term results of two types of repair. Eur JCardiothorac Surg,2005,27(2):210-215.

143. R Moreno,E Gordillo,J Zamorano,et al. Long term outcome of patients with postinfarction left ventricular pseudoaneurysm. CARDIOVASCULAR MEDICINE 2003;89:1144-1146.

144. Csapo K,Voith L,Szuk T,et al. Postinfarction left ventricular pseudoaneurysm. C lin Cardiol,1997,20(10): 898-903.

145. M oreno R, Gordillo E, Zamorano J, et al. Long term outcome of patientsw ith postinfarction left ventricular pseudoaneurysm. Heart, 2003, 89(10):1144-1146.

146. García-Lledó A1, Moya-Mur JL, de Juan J, et al. Long-term survival of chronic left ventricular pseudoaneurysm in elderly adults. Is surgery the best option? J Am Geriatr Soc. 2014 62(11):2224-2225.

147. BauerM, MusciM, Pasic M, et al. Surgical treatment of a chest-wall penetrating left ventricular pseudoaneurysm. Ann Thorac Surg, 2000, 70(1):275-276.

148. Cayli M, Kanadasi M, Kayhan C, et al. Pseudoaneurysm follow ing high lateral myocardial infarction: a case report. Anadolu KardiyolDerg, 2001, 1(3):210-212.

149. Antunes PE, Silva R, Ferrǎo de O liveira J, et al. Left ventricular aneurysms: early and long-term results of two types of repair. Eur JCardiothorac Surg, 2005, 27(2):210-215.

150. Eren E, Bozbuga N, TokerME, et al. Surgical treatment of post-infarction left ventricular pseudoaneurysm: a two-decade xperience. TexHeart Inst J, 2007, 34(1):47-51.

151. McMullan MH, M aples MD, K ilgore TL Jr, et al. Surgica experience w ith left ventricular free wall rupture. Ann Thorac Surg, 2001, 71(6):1894-1899.

152. Atik FA, Navia JL, Vega PR, et al. Surgical treatment of postinfarction left ventricular pseudoaneurysm. Ann Thorac Surg, 2007, 83(2):526-531.

第 十 章

心肌梗死后并发室性心律失常的外科治疗

随着医疗救治技术的改善,心肌梗死急性期的患者死亡率逐渐下降,具有心肌梗死病史的冠心病人群数量逐年增加。2013 年中国心血管病报告指出我国现有心肌梗死患者 250 余万例,每年新增 50 万例以上,2013 年心源性猝死达 54.4 万例。恶性室性心律失常是导致心肌梗死后患者猝死的直接原因。世界卫生组织 WHO 明确提出冠心病高危人群的二级预防是心血管病防治的重要策略。因此,心肌梗死后易发恶性室性心律失常患者是冠心病二级预防的重点和难点。杂志 *Circulation* 中的一项单因素、回顾性分析研究指出 24 小时动态心电图(Holter)显示室性早搏(premature ventricualr contraction,VPC)大于 10 次/小时和(或)短阵性室性心动过速(nonsustained ventricular tachycardia,NSVT)患者为易发恶性室性心律失常的高危冠心病人群,是心肌梗死患者死亡的独立危险因素。其易发原因主要包括两方面:心肌缺血和瘢痕所致折返。因此,外科手术在改善心肌缺血的同时进行有效的电生理干预是减少心肌梗死后恶性室性心律失常发生风险的关键。

一、心肌梗死后室性心律失常的流行病学

急性心肌梗死(acute myocardial infarction;AMI)后有 20% 的患者可能发生室性心律失常,其病死率很高,如合并有心功能不全,则病死率更高。AMI 患者 48 小时内室性早搏发生率约为 90%。非持续性室性心动过速发生率约为 6% ~ 40%,虽然 24 ~ 48 小时内病死率不再升高,但 3 年的总病死率在有 NSVT 患者和无 NSVT 患者中分别为 33% 和 15%。AMI 后 48 小时内持续性室性心动过速发生率较低,多见于广泛前壁心肌梗死。单形性室速在 AMI 后发生率约为 0.3% ~ 2.8%,最初 48 小时内发生者在以后的随访中也常有复发,梗死后 1 年发生率可达 3% ~ 5%,伴心功能不全或室壁瘤者发生率更高。束支折返性室性心动过速(bundle branch reentry ventricular tachycardia,BBRT)文献报道多见于扩张性心肌病,但亦可见于冠心病患者。多形性室速见于急性冠状动脉综合征(ACS)和再灌注损伤患者,少数有报道可见于冠状动脉痉挛患者,有时可表现为尖端扭转性室速(torsades de pointes,TDP)。AMI 在最初 24 小时内的加速性室性自主心律发生率约为 8% ~ 46%,也可发生于再灌注损伤患者,但多为良性,可作为冠状动脉再通的指标之一。AMI 患者还常可发生心室颤动(ventricular fibrillation,VF),前壁和下壁 AMI 患者的发生率相当,但在非 Q 波心肌梗死患者中罕见,60% 发生在 AMI 发病后 4 小时内,80% 发生在发病 12 小时内,继发性 VF 多见于伴有左心衰和心源性休克患者。

二、心肌梗死后室性心律失常的发病机制

心肌自律性增加或自律性异常增强和折返环路形成是产生各种室性心律失常的基础。在这种病理状态下,心室形成局部兴奋灶,出现室性早搏,若频率超过窦房结的冲动频率范

围就容易形成室性心动过速。

（一）心率变异性分析

既往研究发现,在器质性心脏病患者中,室性期前收缩可触发致命性室性心律失常,代表不同病理过程的无创指标与心肌梗死后室性心律失常的关系。心率变异性分析是目前公认的定量评估自主神经的有效指标,其反映了自主神经系统交感神经活性与迷走神经活动性平衡协调的关系,一旦两者协调作用失衡,将导致心血管系统功能紊乱,以致发生严重心律失常。在迷走神经活动增高时或交感神经活动减低时,心率变异性分析(heart rate variability,HRV)增高,反之相反,其中迷走神经活性的强弱尤为重要。梗死后室性心律失常患者的 HRV 降低,反映了支配心脏的迷走神经活性下降伴交感神经活性占优势的病理状态。一方面,这种病理状态促使患者室性心律失常的发生;另一方面,最近有研究发现,室性期前收缩可以增加交感神经活性(sympathetic nerve activity,SNA),尤其是频发的室性早搏,对人交感神经活性有明确的触发或激活作用。Smith 等对 21 例接受电生理学检查的患者,按 4∶1 至 1∶1 的窦性心律与室性异位搏动的比例起搏心室 6 分钟,在此期间测腓神经的 SNA 和冠状静脉窦血样中儿茶酚胺的水平,结果显示肌肉中 SNA 和冠状静脉窦血液中肾上腺素随室性异位搏动频率增加而显著增加。这些数据证实了高比例室性异位搏动引发的交感神经兴奋能使外周组织和心脏内的 SNA 呈显著相关,提示心脏的异位电活动对交感神经有“正反馈”的作用,因“正反馈”作用而增加的 SNA 会进一步增加心脏的不稳定性,从而导致致死性心律失常。这些临床证据均表明了心肌梗死后室性心律失常的发生与自主神经活性改变具有密切的关系。心肌梗死后局部心肌的去神经支配以及随后发生的交感神经再生使得心脏自主神经发生不均一重构,从而有利于室性心律失常神经基质的形成。然而,心肌梗死后自主神经重构及其导致室性心律失常的具体机制仍未完全阐明。

（二）心肌梗死后自主神经重构

心肌梗死不仅可造成梗死区域心肌去神经支配,而且通过损伤经过梗死区域心外膜的交感神经轴突,在心肌梗死后 5～10 分钟开始造成梗死区域远端非梗死区域心肌不均一去神经支配,并且呈进行性加重。随后在梗死区域及非梗死区域心肌均出现神经再生,且部分区域心肌出现交感神经再生过度。大量研究证实交感张力的增加可诱发室性心律失常,有室性心律失常病史患者的心脏交感神经密度显著高于无此病史者。近期的一系列研究揭示了心肌梗死后自主神经重构与室性心律失常的关系。有研究对心肌梗死伴完全房室传导阻滞模型犬的 LSG 分别给予 NGF 持续灌注和长期阈下电刺激,并植入 ICD 记录室性心律失常。结果发现 9 条 NGF 持续灌注犬较对照组犬的心脏交感神经密度增加 2 倍,室性心动过速(室速)发生率增加 10 倍,其中 4 条犬死于心室颤动(室颤);6 条长期阈下电刺激犬交感神经密度增加 4 倍,其中 4 条犬发生心脏性猝死。对这种心肌梗死伴完全房室传导阻滞犬 LSG 灌注 NGF 后进行长期持续 LSG 神经活性记录和心电图记录发现,86.3% 的室速和心脏性猝死发作前都伴有 LSG 神经活性渐进性增强。提示心肌梗死后心脏交感神经过度再生易化了交感活性升高所诱导的室性心律失常。心脏交感神经过度再生易化室性心律失常可能是多因素交互作用的结果。心肌梗死后,心肌组织出现空间异质性电重构。在瘢痕边缘心肌多种离子通道和转运体的密度发生变化。其中心肌 L 型 Ca^{2+} 电流密度不均一增加及 K^+ 电流密度不均一下降使得心室复极离散度增加,部分区域慢传导,并造成心肌细胞钙超载,易化后除极,进而产生触发激动并诱发室性心律失常。由于心肌组织中交感神经密度增加,交感神经兴奋时释放入心肌组织的肾上腺素、神经肽 Y 等交感神经递质也相应增加。这些

神经递质通过其对 Ca^{2+}、K^+、Cl^- 离子通道及 Ca^{2+} 转运体的作用,从而易化室性心律失常。此外,心肌梗死后心内膜下蒲肯野纤维亦会出现电重构,其外向 K^+ 电流、内向整流 K^+ 电流及 L 型 Ca^{2+} 电流均减弱,交感神经递质能通过对蒲肯野纤维 K^+ 通道的进一步抑制及 L 型 Ca^{2+} 通道的激活增强其自律性并触发激动,从而易化室性心律失常的发生。心肌梗死亦可造成梗死区域心肌及梗死远端区域心肌不均一去迷走神经化,使得心脏整体的迷走神经张力下降,从而增加室性心律失常易感性。心肌梗死后,反映迷走神经张力的指标压力反射敏感性(baroreceptor reflex sensitivity)和心率变异性(heart rate variability)显著下降的患者室性心律失常发生率显著高于上述指标正常的患者,这一结果印证了上述推断。然而心肌梗死后迷走神经再构的特征及其易化室性心律失常的机制仍有待于进一步的探究。

(三) 心室形成折返环路

虽然由折返使得局灶心肌兴奋性增加成为诱发室性心律失常的常见原因,但大多数心肌梗死后室性心律失常的维持是依赖折返环(图 10-0-1,图 10-0-2)。在心外科手术时对左室 MI 部位的心内、外膜标测研究证实,持续性室速通常由围绕瘢痕组织的折返引起。折返是冲动传导异常的一种表现。在折返环中,共同通路通常在瘢痕中间,如其电活动传导缓慢,则称为缓慢传导区(slow conduction zone)。折返环路的全部或部分可位于心内膜下、室壁内或心外膜,后者约占 1/3。冲动传导异常的基础可以由于解剖结构、功能因素以及同时合并两种因素造成电生理不均匀状态,为折返的开始与持续提供条件。

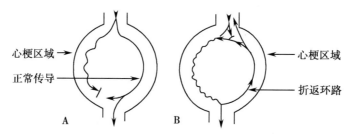

图 10-0-1　室壁瘤折返环示意图
A. 正常窦性心律传导;B. 室壁瘤折返环路形成

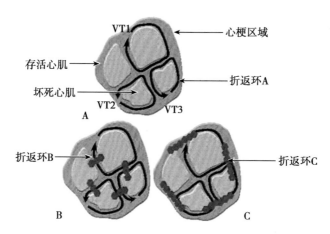

图 10-0-2　折返环
A. 坏死心肌瘢痕周围形成折返;折返环;B. 坏死瘢痕心肌之间形成的小折返;折返环;C. 坏死心肌周围联合形成大折返

1. 至少有 2 条功能性(或解剖学的)传导途径,在近侧或远侧相聚,形成闭合的传导环路,分别成为近侧与远侧共径。

2. 其中有一条途径具有单向阻滞。

3. 在非阻滞径路中缓慢下传,提供足够的时间使上次阻滞径路中恢复其应激性,只有当两条传导途径中传导延迟与不应期匹配适合,电激动才能折返甚至不断环行,形成心动过速。最为典型的心肌梗死后室速的发生机制模型为 8 字折返图,该折返环包括入口、缓慢传导区和出口等。

对于 VF 的产生机制,近年来有多种学说,包括多波折返理论、单个稳定的主环、或主环(母环)同时伴有子环等。最新有实验证实,在急性心肌缺血所致的 VF 动物模型中,VF 起初为灶性机制,随后转变为折返。另有实验研究显示,在缺血性 VF 的动物模型中发现相对规则、快速的兴奋灶是 VF 维持的主要原因。随着标测技术的发展,AMI 后室性心律失常的发生机制得到了更好的阐明。有学者采用 CARTO 系统标测发现心肌梗死后室性心律失常主要来自瘢痕边缘区,但较小的梗死灶,室性心律失常可来自梗死灶的心外膜瘢痕,有的还来自正常心肌;有学者采用 CARTO 标测发现缺血性心脏病患者的室颤风暴由起源于瘢痕区浦氏纤维网电位诱发的单形性室早介导;另有学者联合激动与起搏标测技术发现心肌梗死后的多形性室速是起源于浦氏纤维网电位诱发的单形性室早介导。

(四) AMI 后 VA 电风暴

AMI 后如果反复发作每天需电除颤的室速/室颤≥2 次,则称为 AMI 后 VA 电风暴。AMI 后 VA 电风暴多见于前降支或右冠状动脉闭塞后,而且多在血运重建术后发生,心功能较差(低 EF 值)的患者更为多见。尽管 AMI 后 VA 电风暴的发生机制可能非常复杂,包括肾上腺素能神经张力过高、低钾和低镁等电解质紊乱,心功能恶化、钙离子细胞内积聚(钙超载),缺血再灌注损伤,再灌注后冠状动脉无复流等均可能参与 AMI 后 VA 电风暴的发生,但目前较为明确的是 AMI 后 VA 电风暴的发生是触发灶(trigger,如室性早搏或室速)和致心律失常基质(substrate)共同作用的结果。已有研究表明,触发灶多起源于缺血区和非缺血区之间的交界区或直接起源于缺血区域,AMI 后早期的多形性室速和(或)室颤的触发和维持中,浦肯野纤维可能起非常重要的作用。缺血的浦肯野纤维比普通心肌有较强的抗缺血能力,尽管其功能可能受损,但仍可以确保其完整性,并可以引起后去极化和触发活动。Amar 等报道,在狗的急性缺血动物模型中,出现的室速 60% 为局部浦肯野纤维起源;Kim 等的研究表明,乳头肌也可能参与室速的发生,由于乳头肌的存在使得冲动的传导延缓,可成为折返环中的缓慢传导区,有利于折返的维持。

三、心肌梗死后合并室性心律失常的诊断方法

心肌梗死后室性心律失常的诊断方法主要为依据电生理指标,包括 24 小时动态心电图和电生理标测,同时还有心肌核素扫描或者 PET-CT 检查、核磁共振。

(一) 24 小时动态心电图

根据 Bigger 分类(见图 9-4-2),室壁瘤并发室性心律失常高危患者的定义为:有潜在致命性室性心律失常和(或)恶性室性心律失常病史的患者,即 24 小时动态心电图(holter)提示室性早搏多达 3000 次/24 小时和(或)有室性心动过速、室颤病史。室壁瘤患者发生室性心律失常,如果不有效遏制,则会加重心肌缺血,进一步形成恶性室性心律失常的发生,继而引发血流动力学恶化,最终导致心源性猝死,严重威胁人群健康和生命安全。因此,所有心肌梗死后冠心病患者均应该行 24 小时动态心电图检查。

（二）室性心律失常的电生理标测

1. 传统标测方法

（1）激动标测：室速时采用消融导管在心室内膜多部位进行标测，可获得较体表心电图QRs波群起始部位明显提前的收缩期前电活动，"最早"收缩期前电活动被认为是室速的起源部位，它表明标测导管可能位于缓慢传导区出口附近。

（2）起搏标测对于心脏结构正常的特发性右室流出道室速，起搏标测引导消融室速成功率高，但MI后室速采用起搏标测确定靶点可靠性较差。然而，对心室率快、血流动力学不稳定的MI后室速，起搏标测较安全。通常将起搏标测与其他标测方法结合起来确定消融靶点。

（3）隐匿性拖带是以较室速周长短（10~30ms）的频率对心室进行起搏，若室速频率随之加快，且12导联体表心电图QRs波群形态不改变，称之为隐匿性拖带。有时在"旁观者"部位起搏也可以产生隐匿性拖带，如果此时测定起搏后间期，将有助于鉴别起搏部位是否位于缓慢传导区。

2. 三维电解剖标测（CARTO）系统 近年来对于MI后血流动力学稳定室速的标测和消融进展主要体现在应用三维电解剖标测（CARTO）系统引导室速的标测和消融（见图9-4-4）。CARTO系统通过导管在心脏中不断地移位，可以重构心脏三维解剖图。已有较多报道CARTO系统用于MI后室速的标测和消融，可以清楚显示室速的起源部位、折返环缓慢传导区的出口、折返环路、瘢痕组织等，可提高消融成功率。这种三维电解剖标测系统应用逐点标测技术，虽然标测过程可能比常规标测缩短不少，但MI后室速多数为血流动力学不能耐受，故限制了CARTO系统的常规使用。针对以上限制性，近年应用CARTO系统指导消融MI后室速的进展主要有：

（1）快速标测技术：对于血流动力学不稳定室速，近年设计出一种快速标测导管。此导管的蒂端设计有多组电极，每组电极由4个正交电极组成，标测时将此导管在心腔内移动，即可同时记录到多点的标测信息，大大地节省了标测所需的时间，但其临床实用性尚需研究；

（2）室速的解剖或病理基质消融：MI后的室速多为瘢痕相关的折返机制，对于MI后血流动力学不能耐受的室速患者，在窦性心律或心室起搏下进行电激动和解剖基质标测，成功消融室速是可行的。

（3）确定峡部的方法：

1）在窦性心律或心室起搏下进行电激动和电压标测，对各瘢痕之间的通路和（或）出口以及对发现有DP和（或）晚电位的部位进行消融，从而消融可能的室速折返环路；

2）起搏标测分析QRS波的形态和s-QRs传导延迟以推测可能的折返环，一旦确定可能为室速缓慢传导区域，诱发室速以评估标测点与折返环的关系，然后立即终止室速，在窦性心律时进行线性消融；

3）通过起搏标测确定靶点后，进行线性消融；

4）有时单靠心电图振幅不能准确预测峡部，需要结合对起搏的反应综合评价。通过标测出低电压区后进行起搏夺获（起搏强度10mA，脉宽2ms），起搏阈值>10mA的部位极可能为无兴奋性的瘢痕组织，瘢痕组织之间可以起搏夺获的区域为可能的峡部，可在此部位进行起搏标测或隐匿性拖带加以明确；

5）通过心房和心室起搏标测左室碎裂电位部位指导消融，标测到≥2个低振幅且时限>100ms的部位提示与峡部相关性好，如果在心房和心室起搏均能标测到碎裂电位的部位与峡部相关性更好。

Carto系统是目前国内外广泛用于心内电生理标测的新技术，而用于指导外科手术较为少见。国内首都医科大学附属北京安贞医院、北京朝阳医院、中国医学科学院阜外医院等几家大型三甲医院已有此设备。其应用磁场定位标测可准确将心内电生理信息与空间结构结合起来,重构心脏三维解剖图,有助于了解不同心律失常起源的特殊心内结构,可显示确定病变的心肌部位、范围和标测折返环所在的双极电压图。双极电压>1.5mV 为正常心肌区,电压<0.5mV 为瘢痕区,两者之间为临界的异常心肌区,红色代表最早最低电压区,紫色代表高电压区或正常组织区。其中,低电压高密度区为折返环所在,结合传统拖带方法,可直观、有效指导折返环线性消融,起到事半功倍的效果。

3. **心外膜标测**　由于室速部分折返环位于心内膜深层或心外膜,故使用普通导管心内膜侧消融不能阻断折返环的关键部位,是 MI 后室速消融失败的常见原因之一。经心外膜标测和消融 MI 后室速有两种方法:①经心脏静脉系统标测和(或)消融;②穿刺心包使导管进入心包腔标测和消融。前一种方法使用 2F 多极导管通过冠状静脉窦和心脏其他静脉标测左室,在其指引下在心内膜侧或消融导管进入静脉内消融室速,在部分病例可获成功,但由于心脏静脉解剖分布的限制,通过其所能标测和消融的室速部位有限,且在静脉内消融有损伤相邻冠状动脉的危险,限制了该方法的使用。后一种方法为经剑突下穿刺到心包,送入消融导管到心包腔内进行心外膜标测和消融。

(三) PET-CT

PET-CT 将 PET 与 CT 融为一体,由 PET 提供病灶详尽的功能与代谢等分子信息,而 CT 提供病灶的精确解剖定位(图 10-0-3)。在禁食情况下,正常心肌可利用游离脂肪酸进行代

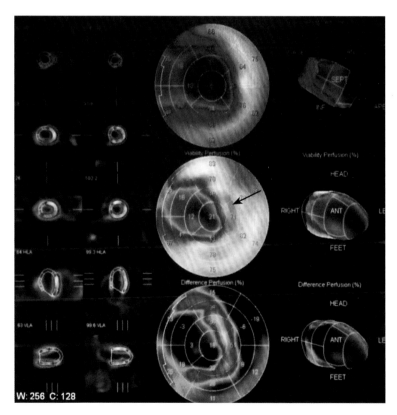

图 10-0-3　PET-CT 评价心肌缺血,箭头所示心尖偏侧壁梗死心肌区域内有存活心肌(心肌代谢显像)

谢供能,但是缺血状态下的冬眠心肌只能摄取葡萄糖进行糖酵解来供能。PET-CT 采用[18]F 标记的脱氧葡萄糖(^{18}F-FDG)进行代谢显像,同时进行心肌灌注显像,并且通过对心肌血流量的绝对测量(regional myocardial blood flow,RMBF)方法使缺血的冬眠心肌呈现相应节段[18]F-FDG 摄取正常或相对增加但灌注下降(灌注-代谢不匹配);坏死心肌呈现[18]F-FDG 摄取减低和血流灌注呈现固定缺损(灌注-代谢匹配);正常心肌呈现[18]F-FDG 摄取减低而灌注血流量不变。此外,CT 可提供冠状动脉弥漫性病变的精确解剖定位,使得对于心肌灌注状况和冠状动脉流量状况的评估最为准确,最大程度上避免了单纯 CT 的假阳性结果以及由于个体激素及代谢水平影响造成的单纯 PET 重建的不准确。因此,我们可利用 PET/CT 对心肌梗死后冠心病患者的心肌功能状态进行"形态学"、"功能学"和"心肌代谢"三位一体的评估。

(四) 核磁共振

心脏磁共振成像(CMR)可提供心脏功能、灌注和纤维化等信息,用于评估心肌梗死后心肌活性(图 10-0-4)。陈旧性心肌梗死后恶性室性心律失常(malignant ventricular arrhythmia,MVA)的发生率约 20%,且致死率高。心室颤动患者一旦在院外发生,生存率小于 1%。CMR 心肌延迟增强可评价心肌梗死后心肌纤维化,这是 CMR 优于其他影像学的独特之处。1986 年,研究者通过尸检发现冠状动脉粥样硬化性心脏病患者心脏纤维化程度与 MVA 发生相关。2005 年,一些研究者采用延迟增强技术评价 43 例患者心肌梗死后心肌纤维化,然后做电生理检查诱发 MVA,发现心肌纤维化程度与 MVA 发生率相关,纤维化面积越大,MVA 诱发率越高。随后 4 项 CMR 研究,共纳入约 200 例心肌梗死后置入 ICD 的患者,发现左心室心肌纤维化面积是 MVA 的独立预测因子。但研究的总样本数过少,随访时间尚短,缺乏长期随访数据。因此,其机制及界值尚不清楚。同时,近年来研究者将心肌纤维化细分为梗死核心及梗死周边区(延迟强化程度较低者),到底哪一部分是诱发 MVA 的基质尚有争议。

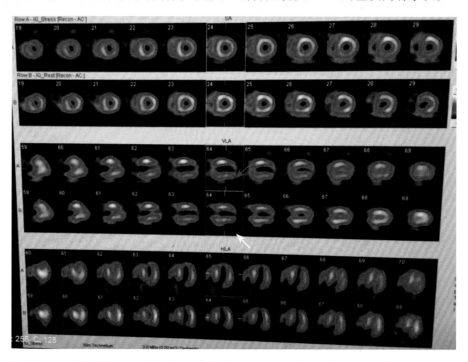

图 10-0-4　MR 评价心肌缺血,红色箭头所示为心尖区域心肌梗死,白色箭头显示下壁心肌缺血

四、现有心肌梗死后并发室性心律失常的诊治手段

目前,外科治疗心肌梗死后室性心律失常的方法主要为冠状动脉旁路移植术(cardiac artery bypass grafting,CABG);内科室性心律失常的处理方法主要为单极射频消融术和冷冻消融术,出现恶性室性心律失常要行心律转复除颤器(ICD)的植入,同时辅助以药物治疗。但上述这些治疗方法在处理心肌梗死后并发室性心律失常方面均存在一定的局限性。

(一) 冠状动脉旁路移植术

冠状动脉旁路移植术(cardiac artery bypass grafting,CABG)是冠心病左主干狭窄和(或)多支病变所致持续性室性心动过速患者的首选治疗方法。但是2011年美国AHA制订的冠状动脉旁路移植术指南明确指出,CABG仅能有效减低由心肌缺血所致的心室颤动/室性心动过速,不能减少诱发室性心律失常的所有因素,尤其缺乏对心肌缺血坏死后伴有的瘢痕性室性心动过速患者疗效的临床证据。Chiriac等回顾性比较分析了765例冠心病合并潜在恶性室性心律失常患者冠状动脉血运重建与单纯抗心律失常药物治疗后的室性心律失常治愈率,研究显示冠状动脉血运重建与药物治疗后潜在恶性室性心律失常的发生率仍然近50%,两者之间的疗效无统计学差异,提示瘢痕折返可能在心肌梗死后室性心律失常中发挥重要作用。

(二) 单极射频消融术

具体技术已在本篇第一章第四节合并室性心律失常患者的射频消融术中详述。单极射频消融是瘢痕所致的折返性室性心律失常主要治疗手段(图10-0-5)。2014年欧洲ESC/EACTS冠状动脉血运重建指南指出,心肌梗死后并发室性心律失常患者如果明确其为折返性室性心律失常,外科手术后均应行射频消融术。Heart Rhythm一项回顾性研究对365例心肌梗死并发室性心律失常患者行射频消融治疗,结果显示心肌梗死瘢痕面积>20%的患者在射频消融成功后1年死亡率仍然达25%。对入选病例的基线资料分析显示,仅有不足一半患者在射频消融前进行CABG。提示如果不能有效改善心肌缺血,单纯射频消融对降低心肌梗死后恶性室性心律失常发生风险的作用有限。

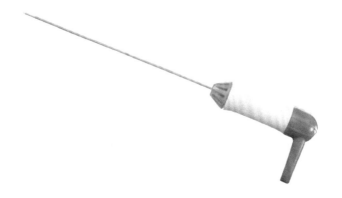

图10-0-5　单极射频消融笔

(三) 盐水灌注消融导管

MI后室速折返环常常位于心内膜深层,有时峡部出口较宽,且在瘢痕组织上行射频消融通常造成较小的损伤,故用普通4mm消融导管消融成功率低(图10-0-6)。盐水灌注消融

导管可以提高损伤范围,且灌注电极对瘢痕组织或脂肪组织的消融范围也明显增大。Nabar 等应用灌注电极消融普通 4mm 导管消融失败的室速,8 例(6 例为陈旧性 MI)中 5 例(63%)消融成功。Reddy 等应用灌注导管消融 MI 后血流动力学不稳定室速,11 例应用 CARTO 系统在窦性心律下标测,9 例临床室速消融成功。Soejima 等报道应用灌注电极消融 MI 后瘢痕相关性室速,灌注电极较普通电极更容易终止室速,获得消融成功,且复发率明显降低。

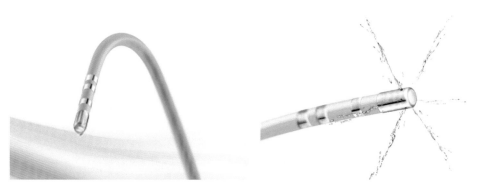

图 10-0-6　盐水灌注消融导管

(四) ICD 植入

左室射血分数是器质性心脏病患者发生心律失常最常用的评价指标。现行的 2008 年公布的器械植入指南就是以射血分数为主要评价指标,辅以心功能 NYHA 分级、电生理检查及心肌梗死后时间,作为心肌梗死后预防患者因恶性室性心律失常猝死的 ICD 的植入指征(图 10-0-7)。植入式心脏复律除颤器(implantable cardioverter defibrillator,ICD)是目前为止防止心源性猝死的最有效手段。但是 2014 年欧洲 ESC/EACTS 冠状动脉血运重建指南指出,冠状动脉血运重建术后 2 年内 ICD 植入不能有效降低猝死发生。该研究回顾性分析了 882 例 CABG 术后植入 ICD 与不植入 ICD 患者的生存曲线,结果显示 CABG 术后 2 年内植入与不植入 ICD 组死亡率无显著差异。此外,ICD 费用昂贵,频繁复律或除颤会对患者精神上及肉体上造成较大痛苦。

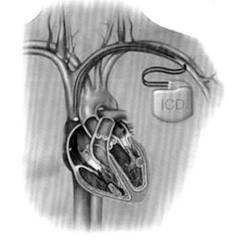

图 10-0-7　植入式除颤器(ICD)

(五) 药物治疗

急性心肌梗死出现心律失常与急性心肌梗死的病死率成正比。心律失常的 LOWN 分级越高,病死率愈高。非持续性心动过速伴左室功能障碍,1 年猝死率达 15% ~ 30%;持续性室速,1 年猝死率可达 30% ~ 50%。因此,急性心肌梗死出现心律失常的患者应选择有效的抗心律失常药。但是一项 765 例冠心病合并潜在恶性室性心律失常患者的回顾性研究显示,CABG 与抗心律失常药物治疗后潜在恶性室性心律失常的发生率仍然在 50% 左右。

1. β 受体阻滞剂　β 受体阻滞剂普萘洛尔可降低急性心肌梗死后心律失常的发生率。

急性心肌梗死时儿茶酚胺在血中浓度增加,细胞膜除极速度加快,应用普萘洛尔可降低心肌自律性,延长有效不应期,抑制儿茶酚胺活性,减慢传导,并减弱心肌收缩力,减慢心率,使心肌耗氧量降低。

2. 利多卡因 利多卡因可用于 LOWN 分级较高伴或不伴有低血压、心源性休克的急性心肌梗死患者,它可降低浦氏纤维的自律性,抑制心室的应激性,提高其致颤阈值,缩短房室束-浦氏系统的传导,改善单向传导阻滞,终止折返激动。

3. 胺碘酮 胺碘酮作为一种广谱抗心律失常药物,具有较长半衰期,能够对心房及心肌传导纤维的钠离子内流进行有效抑制,使传导速度减慢,窦房结自律性得到减低,并不会对动作电位及静息膜电位高度造成影响。在临床中其不仅能对心力衰竭后及心肌梗死后室性心律失常、室性心动过速进行有效治疗,同时能够对室上性心律失常进行治疗。

五、心肌梗死后室性心律失常外科治疗新策略

2011 年美国 ACCF/AHA 冠状动脉血运重建指南和 2014 年欧洲 ESC/EACTS 冠状动脉血运重建指南均指出,在治疗心肌梗死后并发室性心律失常要考虑到心肌缺血和瘢痕折返两方面问题。只有明确心肌缺血导致的室性心律失常,通过冠状动脉血运重建术可获得良好收益;如果明确为缺血合并折返所致室性心律失常,应在外科手术后进行心内科电生理消融手术;如果术后并发恶性室性心律失常则可行 ICD 植入。因此,心脏外科医生应将心内科常用的效果良好的射频消融技术直接应用于心脏外科,在解决心脏缺血的同时完成室性心律失常的电生理治疗。我们心脏外科团队通过积累近 10 年的临床工作经验,对治疗心肌梗死后室性心律失常的方式进行了创新。冠状动脉血运重建联合射频消融术的实施必须符合以下两点:①患者可以接受非体外循环冠状动脉旁路移植术;②所采用的射频消融术可应用于心脏外科(图 10-0-8)。

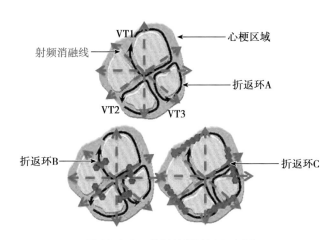

图 10-0-8 外科射频消融示意图

(一)非体外循环冠状动脉旁路移植术

近几年来随着手术器械如胸骨牵开器、心脏表面稳定器等相关设备的研制成功并应用于临床,非体外循环下冠状动脉旁路移植术(OPCABG)逐渐被广为接受,对传统的CABG 手术提出了巨大挑战,在临床实施的 CABG 中所占的比例也越来越高。非体外循

环冠状动脉旁路移植术的手术指征与传统体外循环冠状动脉旁路移植术相同。特别是合并有体外循环禁忌证者,如曾发生过脑血管意外、血液凝固系统疾病、肾衰竭、慢性阻塞性肺疾病等,则更适合在非体外循环下手术。对于心肌梗死后并发严重室性心律失常患者,在外科手术中要同期进行射频消融治疗。因此,需要外科医生选择心脏不停跳手术方式。原因有二:

1. 冠状动脉旁路移植术后,在行射频消融术前需要对患者的心脏进行电生理标测,以明确折返路径。如果患者心脏停跳则无法进行电生理标测;同时,对于术中未能出现室性心律失常的患者还需要进行药物诱发下的拖带标测,若心脏停跳亦无法诱发室性心律失常的产生。

2. 射频消融术的消融原理是在高频振荡下,两电极之间的离子沿电力线方向快速运动,由移动状态逐渐变为振动状态。由于各种离子的大小、质量、电荷及移动速度不同,离子相互摩擦并与其他微粒相碰撞而产生生物热作用。具有消融和切割功能的射频治疗仪的治疗机制主要为热效应。如果体外辅助循环下心脏停跳,心脏的低温保护使得射频消融效果受限;此外,射频消融术的使用成功与否也需要在心脏跳动下进行评价。

（二）满足外科使用条件的射频消融术

1. **单极射频消融术**　单极射频消融术最早并主要应用于心内科房性和室性心律失常的治疗。折返环形成是心肌梗死后瘢痕相关室性心律失常的主要机制之一。目前,心肌瘢痕相关的室性心律失常主要依靠导管消融,切断瘢痕边缘区潜在的折返环进行治疗。随着易操控的灌注导管技术,折返环的激动标测、拖带标测及多电极电解剖标测技术,心外膜的标测和消融技术已经可以应用于心脏外科。目前单极射频消融术主要用于房颤的外科电生理治疗,鲜见于室性心律失常的治疗,但其工作原理可以应用于室性心律失常的心外膜治疗,前提是术中需要明确患者室性心律失常的折返路径是否位于心外膜。

2. **双极射频消融术**　目前随着标测和消融技术的发展,介入下导管消融治疗瘢痕相关的室性心律失常的复发率仍高达20%～50%。有限的心内膜或心外膜消融未能打断所有潜在的折返环可能是导管消融失败的原因之一。折返环除了定位于瘢痕边缘的心内膜下以外,仍有30%位于心外膜下和心肌中层。近年,双极射频消融作为心律失常治疗手段在国内外已有应用,但主要局限于房颤治疗,在室性心动过速治疗中鲜见报道。双极射频消融术在室性心律失常的治疗中具备独特的优点（具体技术已在本篇第九章第四节合并室性心律失常患者的射频消融术中详述）。

六、手术适应证与禁忌证

根据冠状动脉旁路移植术指南推荐冠状动脉旁路移植术手术并符合入选标准的冠心病患者均可以实行该手术方案。

（一）适应证

1. 心肌梗死合并室壁瘤拟行 OPCABG 冠心病患者。

2. Holter 结果提示室性早搏≥100 次/小时和(或)有短阵性室性心动过速者。

3. 抗心律失常药物治疗无效。

4. 电生理标测系统证实室性心律失常折返环存在。

5. 签署知情同意书。

（二）禁忌证

1. 超声心动图提示严重心力衰竭（射血分数≤35%）、合并重症瓣膜病等非冠状动脉粥样硬化性心脏病患者。

2. 心肌梗死急性期内的患者。

3. 植入 ICD 患者。

七、手术方法

心肌梗死后坏死心肌边缘区发生解剖和电生理重构，以及涉及心外膜和心肌深层和心内膜的室性心律失常和有限的导管消融深度成为导管消融术的主要挑战。因此，在进行射频消融前必须首先明确折返环的位置和层次深度，如果折返环存在于心内膜、心内膜下、心外膜或者心肌全层，宜选用双极射频消融钳；如果折返环仅位于心外膜和（或）心外膜浅层，则可选择单极射频消融笔。具体手术方法如下：

（一）冠状动脉旁路移植手术

所有患者先行 OPCABG。患者在全身麻醉下采用胸骨正中切口入胸。常规取左乳内动脉和大隐静脉备用，部分患者还需获取右乳内动脉。通常使用 8-0 聚丙烯缝线将乳内动脉吻合于左前降支，其余采用大隐静脉序贯旁路吻合。术毕，应用 VeriQ 流量测定仪测量桥血管流量。

（二）单极射频消融术

心外膜电生理标测系统可以直观地指导单极射频消融治疗，提高瘢痕性室性心律失常治疗的准确性。我们拟采用复旦大学研制的 64 ~ 176 道心外膜标测系统，将电极片缝合在左心室外膜，均匀排列 8×8 个柔性电极组成 64 个单极和 112 路正交双极导联进行心电信号采集，利用标测系统分析软件快速生成动态等电位图。低电压高密度区为折返环所在，对已确定的折返环进行拖带标测，确定折返路径出口，单极射频消融的路径需经过该出口。采用 Vericure 单极射频消融钳，消融能量选择非温控 30W，放电 20 ~ 30 秒。射频消融有效的标准为：①射频电流发放后 15 秒内在发的室性心律失常终止，或偶发室性期前收缩（≤1 次/分钟），或 30 分钟内无与术前形态相同的室性心律失常出现；②对心肌梗死射频消融区域进行超速起搏，未射频消融前心脏节律随之增快，而在射频消融后心脏节律未随之改变；③静滴异丙肾上腺素，使窦性心率达 120 ~ 130 次/分钟后室性心律失常不复发，评价射频消融为成功。

（三）双极射频消融

1. 通过术前心内科的 CARTO 标测系统明确射频消融的心内膜和心外膜边界及范围，并寻找到折返环路的关键峡部（图 10-0-9）。

2. 在术中首先在梗死心肌中心用 7×17 编织线带毡垫片水平褥式缝合一针并套上止血套管，当射频时可起到牵引固定和止血的作用（图 10-0-10、图 10-0-11）。

3. 然后在褥式缝合线之间平行缝线作 5mm 的切口，将双极射频消融钳一侧消融臂经该切口置于心肌梗死边缘心内膜，另一侧置于相对应的心肌梗死边缘的心外膜（图 10-0-12、图 10-0-13）。

4. 沿心肌梗死中心呈"米"字形射频消融，消融能量 30W，每次消融线消融 7 ~ 9 次，直到消融仪显示透壁消融为止。消融结束后，牵引线打结封闭切口（图 10-0-14 ~ 图 10-0-18）。射频消融成功指标同上。

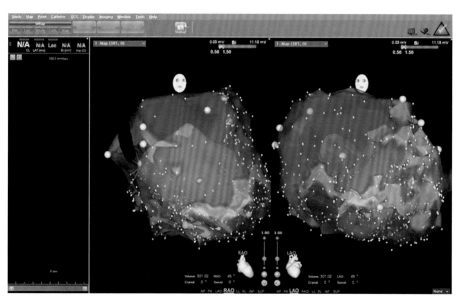

图 10-0-9　消融前进行心外膜 CARTO 标测

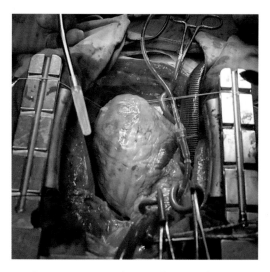

图 10-0-10　心肌梗死区外侧预制牵引线

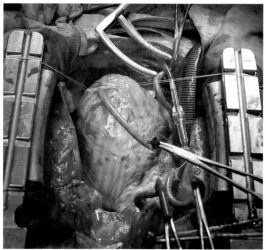

图 10-0-11　心肌梗死区中央缝合荷包

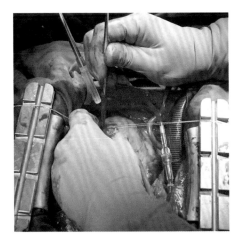

图 10-0-12 心肌梗死区中央切约 5mm 孔

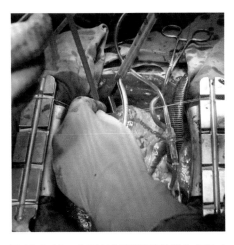

图 10-0-13 将双极射频消融钳插入切孔中（心肌梗死中心区）

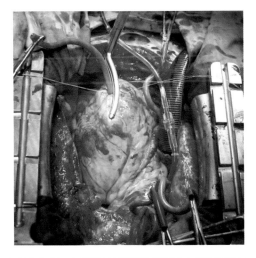

图 10-0-14 用双极射频消融钳消融心肌梗死下方

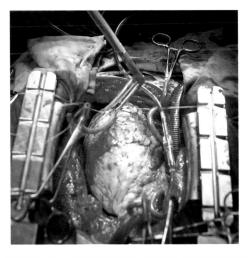

图 10-0-15 用双极射频消融钳消融心肌梗死左侧

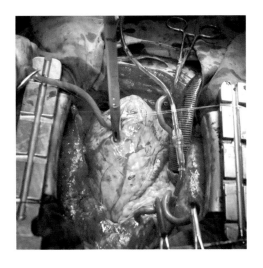

图 10-0-16 用双极射频消融钳消融心肌梗死上方

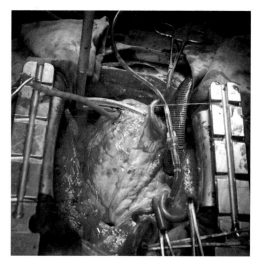

图 10-0-17 用双极射频消融钳消融心肌梗死右侧

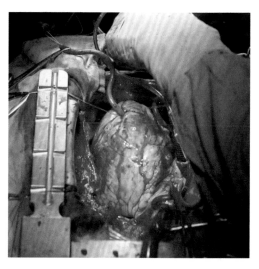

图 10-0-18 收紧荷包并打结

八、围术期管理

心肌梗死后并发室性心律失常的患者冠状动脉血管条件多数较差,合并室壁瘤的患者心功能也往往较差,同时术前多有房性和室性心律失常,因此,术后应注意加强抗凝治疗、密切观察患者心功能变化、积极处理房性和室性心律失常的发生。

(一) 加强抗凝管理

1. 首先减少行选择性冠状静脉旁路移植术患者术中鱼精蛋白中和肝素的使用量并加强术后抗凝。根据我们经验,术中应减少中和肝素的鱼精蛋白用量,使用中和全量肝素的1/2 量或 1/3 量的鱼精蛋白,升高患者体温,增加肝脏对肝素的代谢,并密切观察术后出血量。

2. 在患者手术后安全转入 ICU 后密切观察患者伤口引流量,如果手术后 6 小时引流量 <50ml/h,即可开始给予小剂量肝素抗凝,维持活化凝血时间(activited clotting time, ACT)在 200 秒左右;如果术后引流量大,不排除活动性出血,应及早行开胸探查,对止血药的使用应谨慎。术后应提早抗凝时间并加强抗凝力度。

3. 当患者拔除呼吸机后,应及早口服双抗凝药物治疗(阿司匹林 100mg/d、氯吡格雷 75mg/d)并尽量持续 1 年。

(二) 积极使用 IABP

心肌梗死后并发室性心律失常患者心功能较差,同时行射频消融后对心肌组织损伤较大,围术期患者心肌水肿严重,从而加重心功能恶化;此外,该类患者冠状动脉血管条件往往较差,桥血管血流阻力较高,易发生桥血管灌注压不足所导致的围术期心肌梗死发生,因此,主动脉内气囊反搏术(IABP)对于出现术后心源性休克的患者尤为重要,IABP 的积极使用有助于患者顺利度过围术期。另外,围术期积极控制患者的房颤,也有助于提高心排量心脏每搏输出量,从而使桥血管的血流灌注更加充分。

(三) 控制心律失常

室上性心动过速或快速房颤等心律失常会使患者感觉不适,焦虑不安;可使心脏每搏输出量降低,心肌耗氧量增加。必须维持良好的氧供、电解质和酸碱平衡。术后早期使用 β 受体阻滞剂可有效减少房颤的发生。术后 2 天静脉滴注利多卡因可减少室性早搏的发生。快速房颤应首选毛花苷 C 并且要达到洋地黄化,可取得满意的效果。倍他洛克、胺酰心安、艾斯洛尔等 β 受体阻滞剂易降低血压,应用时要注意剂量及血压的变化,对哮喘和呼吸功能不好的患者应慎用。

（四）定期进行 24 小时动态心电图检查

根据 2011 年美国 ACCF/AHA 冠状动脉血运重建指南和 2014 年欧洲 ESC/EACTS 冠状动脉血运重建指南,在治疗心肌梗死后并发室性心律失常外科手术后应定期复查室性心律失常发生程度,如果频发室性心律失常应到心内科行电生理消融手术;如果术后并发恶性室性心律失常则应行 ICD 植入。对于采用冠状动脉旁路移植术联合射频消融术治疗的患者也应该遵守指南要求定期复查 24 小时动态心电图。

九、作者实践

从 2009 年开始,我们对 25 例室壁瘤并发室性心律失常患者尝试采用"田"字型单极射频消融联合非体外循环冠状动脉旁路移植术(off-pump cardiac artery bypass grafting, OP-CABG)相结合的方法进行治疗,术后 1 周潜在恶性室性心律失常发生率仅为 12%。通过前期临床研究,我们认为:①瘢痕所致折返常存在于心肌梗死后患者;②单极射频消融术可阻断室壁瘤致室性心律失常的折返通道;③单极射频消融术在室性心律失常的治疗中具备以下优点:功率稳定,可操作性强;消融时间短并可在 OPCAB 下使用,有利于心肌功能的保护;④改善心肌血运重建的同时,对室性心律失常进行有效电生理治疗具有重要临床研究价值。但在研究工作中,我们发现了一些问题:①前期工作为单中心、小样本、短期的 Case-Crossover 研究,结果证据力度不足;②前期研究缺乏简便、有效的电生理标测手段以指导外科治疗,而心外膜电生理标测系统可以直观地指导单极射频消融治疗,提高瘢痕性室性心律失常治疗的准确性。2010 年开始,我们开始对室壁瘤并发室性心律失常患者尝试采用:米字形双极射频消融联合 OPCABG 与室壁瘤线性缝闭相结合的方法进行治疗,获得了良好临床疗效。认为米字形消融方式可以消除折返环。一位患者术前 Holter结果室性早搏 67 540/24 小时,术后锐减至 872/24 小时,2012 年该病例报告于美国胸心血管外科杂志(*The Journal of Thoracic and Cardiovascular Surgery*,影响因子3.6),提示运用双极射频消融治疗室壁瘤并发室性心律失常具有重要的临床意义,并得到国际关注。但冠状动脉旁路移植术联合射频消融术这一新术式的疗效尚有待于进一步明确,且单极和双极射频消融应用于心脏外科干预室性心律失常折返环作用的持久效果仍不明确,需进一步探讨。

十、心肌梗死后并发室性心律失常的外科诊疗体会

心肌梗死后并发室性心律失常的外科诊疗流程具体见图 10-0-19。

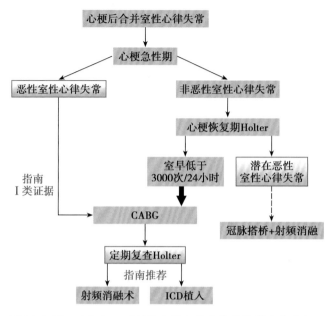

图 10-0-19 心肌梗死后并发室性心律失常的外科诊疗流程图

十一、未来治疗方向

1. **基因治疗** 近几年研究发现,心肌细胞转基因治疗可改变心肌细胞的电生理特性,给基因治疗心律失常带来了希望。体内外实验研究发现基因治疗可以直接改变心肌细胞动作电位的时程。但在基因治疗广泛开展之前,诸如基因表达的调控、潜在的毒副反应、如何去除非靶器官基因及免疫反应等问题需要解决。

2. **干细胞移植治疗** 近几年的研究发现,将骨骼肌细胞与干细胞移植到心肌梗死区可以修复坏死的心肌细胞并改善心脏功能,给细胞移植治疗心律失常带来了光明。细胞移植治疗的关键问题是移植细胞与宿主细胞要在机械及电学上有相容性。但最佳移植的细胞类型、移植数量、种植途径、种植用的导管以及细胞注射时间均不太清楚。文献报道,骨骼肌星状细胞移植治疗缺血性心脏病有导致恶性室性心律失常的发生,而骨髓干细胞移植治疗心肌梗死患者尚未有此负效应。

（高铭鑫 于洋）

【主编述评】

心肌梗死后并发室性心律失常一直是心脏外科医生治疗的短板,患者二次入院行射频消融不仅增加医疗费用,同时增加了患者的痛苦。能否将心内科射频消融技术引用到心脏外科领域一直是研究的热点和难点。目前,该手术方式虽然已经通过动物实验探索了具体作用机制,同时小规模临床试验也证实该术式的有效性,但是由于操作技术难度较大、过程较繁琐,需要心脏内科和外科医生的交叉合作,因此,目前该术式仅在首都医科大学宣武医院、北京朝阳医院进行实验性开展,而在地方医院开展难度更大,因此该术式仍需要进一步改进,实用性才会更强。

（顾承雄）

参 考 文 献

1. Hetland M, Haugaa KH, Sarvari SI, et al. A novel ECG-index for prediction of ventricular arrhythmias in patients after myocardial infarction. Ann Noninvasive Electrocardiol. 2014;19(4):330-337.

2. Bigger JT, Fleiss JL, Kleiger R, et al. The relationships among ventricular arrhythmias, left ventricular dysfunction, and mortality in the 2 years after myocardial infarction. Circulation. 1984;69(2):250-258.

3. Bigger JT. Identification of patients at high risk for sudden cardiac death. The American Journal of Cardiology. 1984;54(9):3D-8D.

4. Huang Y, Wang DN, Liu P, et al. Effects of local radiofrequency denervation on ventricular electrophysiological properties in normal and acute myocardial ischemia heart. Eur Rev Med Pharmacol Sci. 2016; 20 (12): 2673-2679.

5. Montoy M, Courand PY, Fareh S, et al. Uncommon complication of myocardial infarction revealed by sustained ventricular tachycardia. Presse Med. 2016;45(2):276-278.

6. Liang JJ, Fender EA, Cha YM, et al. Long-Term Outcomes in Survivors of Early Ventricular Arrhythmias After Acute ST-Elevation and Non-ST-Elevation Myocardial Infarction Treated With Percutaneous Coronary Intervention. Am J Cardiol. 2016;117(5):709-713.

7. Li CY, Li YG. Cardiac Sympathetic Nerve Sprouting and Susceptibility to Ventricular Arrhythmias after Myocardial Infarction. Cardiol Res Pract. 2015;2015:698368.

8. Hu H, Xuan Y, Xue M, et al. Semaphorin 3A attenuates cardiac autonomic disorders and reduces inducible ventricular arrhythmias in rats with experimental myocardial infarction. BMC Cardiovasc Disord. 2016;16:16.

9. Patel RB, Tannenbaum S, Viana-Tejedor A, et al. Serum potassium levels, cardiac arrhythmias, and mortality following non-ST-elevation myocardial infarction or unstable angina: insights from MERLIN-TIMI 36. Eur Heart J Acute Cardiovasc Care. 2015 Dec 29. pii:2048872615624241. [Epub ahead of print]

10. Yaghini Bonabi S, El-Hamad F, Müller A, et al. Recording duration and short-term reproducibility of heart rate and QT interval variability in patients with myocardial infarction. Physiol Meas. 2016;37(11):1925-1933.

11. Heldeweg ML, Liu N, Koh ZX, et al. A novel cardiovascular risk stratification model incorporating ECG and heart rate variability for patients presenting to the emergency department with chest pain. Crit Care. 2016;20(1):179.

12. Zhang J, He S, Wang X, et al. Effect of trimetazidine on heart rate variability in elderly patients with acute coronary syndrome. Pak J Med Sci. 2016 Jan-Feb;32(1):75-78.

13. Olivas A, Gardner RT, Wang L, et al. Myocardial Infarction Causes Transient Cholinergic Transdifferentiation of Cardiac Sympathetic Nerves via gp130. J Neurosci. 2016;36(2):479-488.

14. Yue W, Guo Z. Blockade of spinal nerves inhibits expression of neural growth factor in the myocardium at an early stage of acute myocardial infarction in rats. Br JAnaesth. 2012;109(3):345-351.

15. Mao Y, Tokudome T, Otani K, et al. Ghrelin prevents incidence of malignant arrhythmia after acute myocardial infarction through vagal afferent nerves. Endocrinology. 2012;153(7):3426-3434.

16. Han C, Wang XA, Fiscus RR, et al. Changes in cardiac neuropeptide Y after experimental myocardial infarction in rat. Neurosci Lett. 1989;104(1-2):141-146.

17. Frasch MG, Müller T, Szynkaruk M, et al. Validation of spontaneous assessment of baroreceptor reflex sensitivity and its relation to heart rate variability in the ovine fetus pre-and near-term. Can J Physiol Pharmacol. 2009;87(9):736-742.

18. Pedretti RF, Colombo E, Sarzi Braga S, et al. Effects of oral pirenzepine on heart rate variability and baroreceptor reflex sensitivity after acute myocardial infarction. J Am Coll Cardiol. 1995;25(4):915-921.

19. Li YG, Wang QS, Israel CW, et al. Quantitative analysis of the duration of slow conduction in the reentrant cir-

cuit of ventricular tachycardia after myocardial infarction. J Cardiovasc Electrophysiol. 2008;19(9):920-927.

20. Takahashi T,van Dessel P,Lopshire JC,et al. Optical mapping of the functional reentrant circuit of ventricular tachycardia in acute myocardial infarction. Heart Rhythm. 2004;1(4):451-459.

21. 高铭鑫,顾承雄. 折返环与室壁瘤相关室性心律失常研究进展. 中国医药. 2013,8(9):1344-1346.

22. Taneja T,Horvath G,Racker DK,et al. Is there a correlation between ventricular fibrillation cycle length and electrophysiological and anatomic properties of the canine left ventricle? Am J Physiol Heart Circ Physiol. 2004;287(2):H823-832.

23. Aguiar Rosa S,Oliveira M,Valente B,et al. Ventricular electrical storm after acute myocardial infarction successfully treated with temporary atrial overdrive pacing. Med Intensiva. 2016 Jun 23. pii:S0210-5691(16) 30032-30038.

24. Kanamori K,Aoyagi T,Mikamo T,et al. Successful Treatment of Refractory Electrical Storm With Landiolol After More Than 100 Electrical Defibrillations. Int Heart J. 2015;56(5):555-557.

25. Reyner K,Heffner AC,Garvey JL,et al. Successful use of intra-arrest thrombolysis for electrical storm due to acute myocardial infarction. Am J Emerg Med. 2015;33(7):990. e5-8.

26. Amar D,Zhang H,Roistacher N. The incidence and outcome of ventricular arrhythmias after noncardiac thoracic surgery. Anesth Analg. 2002;95(3):537-543.

27. Park SH,Seol SH,Kim KH,et al. Catheter-induced Spasm Presenting with Ventricular Fibrillation. Intern Med. 2016;55(4):419-420.

28. Yokokawa M,Jung DY,Hero Iii AO,et al. Single-and dual-site pace mapping of idiopathic septal intramural ventricular arrhythmias. Heart Rhythm. 2016;13(1):72-77.

29. Derejko P,Podziemski P,Zebrowski JJ,et al. Effect of the restitution properties of cardiac tissue on the repeatability of entrainment mapping response. Circ Arrhythm Electrophysiol. 2014;7(3):497-504.

30. Volkmer M,Ouyang F,Deger F,et al. Substrate mapping vs. tachycardia mapping using CARTO in patients with coronary artery disease and ventricular tachycardia:impact on outcome of catheter ablation. Europace. 2006;8 (11):968-976.

31. Okumura K,Sasaki S,Kimura M,et al. Usefulness of combined CARTO electroanatomical mapping and manifest entrainment in ablating adenosine triphosphate-sensitive atrial tachycardia originating from the atrioventricular node vicinity. J Arrhythm. 2016;32(2):133-140.

32. Nagaraju L,Menon D,Aziz PF. Use of 3D Electroanatomical Navigation(CARTO-3)to Minimize or Eliminate Fluoroscopy Use in the Ablation of Pediatric Supraventricular Tachyarrhythmias. Pacing Clin Electrophysiol. 2016;39(6):574-580.

33. Knops P,Kik C,Bogers AJ,et al. Simultaneous endocardial and epicardial high-resolution mapping of the human right atrial wall. J Thorac Cardiovasc Surg. 2016;152(3):929-931.

34. Wissner E,Revishvili A,Metzner A,et al. Noninvasive epicardial and endocardial mapping of premature ventricular contractions. Europace. 2016 May 20. pii:euw103. [Epub ahead of print]

35. Meissnitzer T,Hergan K,Meissnitzer MW. Diffuse increased FDG uptake of the atrial myocardium in the PET-CT as a result of irradiation-induced afterloadRofo. 2015 Jul;187(7):593-594.

36. De Filippo M,Capasso R. Coronary computed tomography angiography(CCTA)and cardiac magnetic resonance (CMR) imaging in the assessment of patients presenting with chest pain suspected for acute coronary syndrome. Ann Transl Med. 2016;4(13):255.

37. Hillis LD,Smith PK,Anderson JL,et al. American College of Cardiology Foundation/American Heart Association Task Force on Practice Guidelines. 2011 ACCF/AHA guideline for coronary artery bypass graft surgery:executive summary:a report of the American College of Cardiology Foundation/American Heart Association Task Force on Practice Guidelines. J Thorac Cardiovasc Surg. 2012;143(1):4-34.

38. Chiriac L, Dumitrescu S, Samoil? M, et al. Evaluation at patients with ventricular arrhythmias and coronary artery disease of myocardial revascularization effects. Rom J Intern Med. 2010;48(1):47-50

39. Windecker S, Kolh P, Alfonso F, et al. 2014 ESC/EACTS Guidelines on myocardial revascularization:The Task Force on Myocardial Revascularization of the European Society of Cardiology(ESC)and the European Association for Cardio-Thoracic Surgery(EACTS)Developed with the special contribution of the European Association of Percutaneous Cardiovascular Interventions(EAPCI). EuroIntervention. 2014 Sep 3. pii:20140826e.

40. Kojodjojo P, Tokuda M, Bohnen M, et al. Electrocardiographic left ventricular scar burden predicts clinical outcomes following infarct-related ventricular tachycardia ablation. Heart Rhythm. 2013;10(8):1119-24.

41. Nabar A, Rodriguez LM, Timmermans C, et al. Use of a saline-irrigated tip catheter for ablation of ventricular tachycardia resistant to conventional radiofrequency ablation:early experience. J Cardiovasc Electrophysiol. 2001;12(2):153-161.

42. Stevenson WG, Wilber DJ, Natale A, et al. Multicenter Thermocool VT Ablation Trial Investigators. Irrigated radiofrequency catheter ablation guided by electroanatomic mapping for recurrent ventricular tachycardia after myocardial infarction:the multicenter thermocool ventricular tachycardia ablation trial. Circulation. 2008;118(25):2773-2782.

43. Al-Khatib SM, Hellkamp AS, Lee KL, et al. scd-heft investigators. Implantable cardioverter defibrillator therapy in patients with prior coronary revascularization in the Sudden Cardiac Death in Heart Failure Trial(SCD-HeFT). J Cardiovasc Electrophysiol. 2008;19(10):1059-1065.

44. Wada Y, Aiba T, Tsujita Y, et al. Practical applicability of landiolol, an ultra-short-acting β1-selective blocker, for rapid atrial and ventricular tachyarrhythmias with left ventricular dysfunction. J Arrhythm. 2016;32(2):82-88

45. Yoshie K, Tomita T, Takeuchi T, et al. Renewed impact of lidocaine on refractory ventricular arrhythmias in the amiodarone era. Int J Cardiol. 2014;176(3):936-940.

46. Tagami T, Matsui H, Tanaka C, et al. Amiodarone Compared with Lidocaine for Out-Of-Hospital Cardiac Arrest with Refractory Ventricular Fibrillation on Hospital Arrival:a Nationwide Database Study. Cardiovasc Drugs Ther. 2016 Sep 13. [Epub ahead of print]

47. Sapp JL, Wells GA, Parkash R, et al. Ventricular Tachycardia Ablation versus Escalation of Antiarrhythmic Drugs. N Engl J Med. 2016;375(2):111-121.

48. Marchlinski FE, Haffajee CI, Beshai JF, et al. Long-Term Success of Irrigated Radiofrequency Catheter Ablation of Sustained Ventricular Tachycardia:Post-Approval THERMOCOOL VT Trial. J Am Coll Cardiol. 2016;67(6):674-683.

49. Clemens M, Peichl P, Wichterle D, et al. Catheter Ablation of Ventricular Tachycardia as the First-Line Therapy in Patients With Coronary Artery Disease and Preserved Left Ventricular Systolic Function:Long-Term Results. J Cardiovasc Electrophysiol. 2015;26(10):1105-1110.

50. Liszniańskl P, Pudło J, Lelakowska-Pieła M, et al. Analysis of RF ablation treatment on quality of life in patients with cardiac arrhythmias. Przegl Lek. 2015;72(1):1-5.

51. Nguyen DT, Tzou WS, Brunnquell M, et al. Clinical and biophysical evaluation of variable bipolar configurations during radiofrequency ablation for treatment of ventricular arrhythmias. Heart Rhythm. 2016 Jul 14. pii:S1547-5271(16)30512-30514.

52. Teh AW, Reddy VY, Koruth JS, et al. Bipolar radiofrequency catheter ablation for refractory ventricular outflow tract arrhythmias. J Cardiovasc Electrophysiol. 2014;25(10):1093-1099.

53. Yang Yu, Ming-xin Gao, Chuan Wang, et al. Bipolar radiofrequency ablation for left ventricular aneurysm related ventricular arrhythmia. J Thorac Cardiovasc Surg 2012;144:101-102.

54. Huang X, Wang L, Wang XH, et al. Bipolar transurethral resection of the prostate causes deeper coagulation

depth and less bleeding than monopolar transurethral prostatectomy. Urology,2012;80:1116-1120.

55. Yu Y,Gao MX,Li HT,et al. Epicardial radiofrequency ablation for left ventricular aneurysm related ventricular arrhythmias during off-pump coronary artery bypass surgery. Chin Med J(Engl) ,2012;125:3836-3839.

56. Yu Y,Gao MX,Gu CX. Epicardial unipolar radiofrequency ablation for left ventricular aneurysm related ventricular arrhythmia. J Cardiothorac Surg,2013,8:124.

57. Yang Yu,Ming-xin Gao,Chuan Wang et al. Bipolar radiofrequency ablation for left ventricular aneurysm related ventricular arrhythmia. J Thorac Cardiovasc Surg 2012;144:101-102.

第十一章

重症冠心病合并主动脉瓣膜病的手术处理

第一节　主动脉瓣临时闭合技术

对于包括主动脉瓣置换及冠状动脉旁路移植术和(或)其他瓣膜的联合心脏外科手术,目前的外科技术已达到良好效果。然而对于合并严重主动脉瓣关闭不全的冠心病患者,术中应用心脏停搏液直接灌注冠状动脉开口可能导致冠状动脉开口损伤及侧漏浪费。我们总结并探讨"不接触冠状动脉开口"灌注技术在严重主动脉瓣关闭不全联合冠状动脉旁路移植术手术患者中应用的适应证、技巧、安全性及有效性,旨在为临床提供指导。

一、主动脉瓣关闭不全的定义

主动脉瓣关闭不全(aortic insufficiency,AI)是心脏外科常见疾病之一。主动脉瓣关闭不全(图 11-1-1)定义为主动脉瓣瓣叶畸形或根部窦管交界扩张,或两者兼备。分级依据参照半定量五级分级法,严重主动脉瓣关闭不全程度为三级及以上。若主动脉瓣瓣叶正常,外科医师可应用普通灌注方法进行心脏停搏操作。随着主动脉瓣关闭不全程度的加重,心功能和平均冠状动脉血流量通常会降低,同时心脏停搏液会通过闭合不良的主动脉瓣漏入左心室,这就要求外科医师必须用心脏停搏液经灌注管置于左右冠状动脉开口进行直接灌注来保证心脏停搏并进行心肌保护。然而,灌注管顶部角度倾斜及用力不当会造成冠状动脉局部损伤。

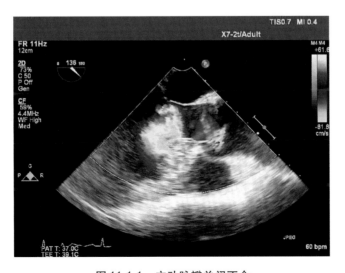

图 11-1-1　主动脉瓣关闭不全

冠状动脉开口损伤在心脏外科手术中偶有发生,可导致各种并发症,而这通常不能被预知,因为灌注管置于冠状动脉开口处,其内是不可见的。尽管相关死亡率很低,但其潜在的对冠状动脉血液循环的破坏可能导致快速而严重的血流动力学变化并影响手术疗效。例如心律失常,心肌功能损伤,缺血甚至冠状动脉夹层。冠状动脉开口的损伤不单取决于之前存在的冠状动脉病变,同时也与心脏停搏液灌注管接触的位置、角度和施加力度有关。在体外循环开始和结束阶段都可能出现冠状动脉夹层,其损伤表现为血流的机械性梗阻,冠状动脉痉挛,白细胞、血小板聚集以及内皮损伤。在主动脉瓣置换手术中谨慎操作心脏停搏液灌注能够降低甚至消除冠状动脉损伤的风险。

二、重症冠心病的定义

重症冠心病是伴有严重并发症的冠心病。表现为:左心室功能减退、左心室增大,伴有巨大室壁瘤形成、室间隔穿孔、二尖瓣严重反流或缺血性心肌病改变等。对于仅有冠状动脉多段狭窄,而不合并心肌梗死或心功能减退的患者,不能归入重症冠心病的范畴。

三、重症冠心病合并主动脉瓣关闭不全联合手术的停跳液灌注技术

对于主动脉瓣关闭不全患者行主动脉瓣置换,常规为切开升主动脉后用灌注管分别对左冠状动脉开口和右冠状动脉开口进行直接灌注,缺点是:①灌注时间长而且容易侧漏浪费;②容易发生冠状动脉开口损伤;③术者在灌注期间不能进行其他操作。因此,我们尝试了一种新的灌注技术,即临时闭合主动脉瓣的冠状动脉灌注技术。具体操作如下:

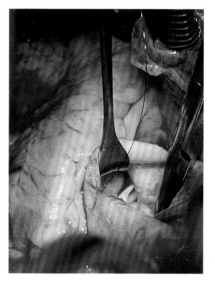

1. 阻断升主动脉,少量灌注停跳液待心脏室颤后在主动脉瓣上方约3cm处横向切开升主动脉2～3cm(图11-1-2);

2. 用4-0聚丙烯线快速行荷包缝合闭合主动脉瓣叶(图11-1-3);

3. 用4-0聚丙烯线快速连续缝合升主动脉开口,原则为不漏灌注液既可(图11-1-4)。三个步骤时间控制在2分钟左右。然后,经主动脉根部常规灌注心脏停搏液。

图 11-1-2　切开升主动脉

四、作者实践

术前所有患者均经胸超声心动图(transthoracic echocardiography, TTE)和冠状动脉造影以评估心内结构及冠状动脉病变情况。对于冠心病联合瓣膜病和(或)其他心脏疾病的患者,术中常用组氨酸-色氨酸-酮戊二酸盐(histidine-tryptophan-ketoglutarate, HTK)心脏停搏液,因 HTK 液术中多可一次灌注完成持久的心脏停搏并具有良好的心肌保护效果。

为了避免心脏停搏液灌注管对于冠状动脉开口可能造成的损伤,目前,我们应用"不接触冠状动脉开口"灌注技术进行心脏手术,在保证灌注效果的前提下提高了手术疗效。

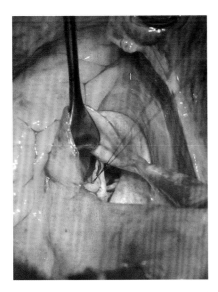

图 11-1-3　荷包缝合缝闭主动脉瓣瓣叶

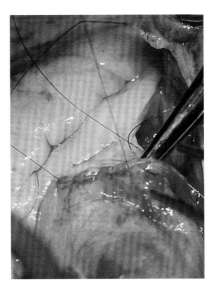

图 11-1-4　临时闭合升主动脉

本研究组的患者均诊断有 AI(包含主动脉瓣二叶畸形)合并冠心病及其他心脏疾病,包括二尖瓣病变、三尖瓣病变以及室壁瘤。将患者随机分为两组,实验组包括冠状动脉旁路移植术加主动脉瓣置换的联合手术应用"不接触冠状动脉开口"技术进行心脏停搏液灌注,对照组进行常规心脏停搏液灌注管置于冠状动脉开口直接灌注。入选标准:术前检查显示主动脉瓣严重脱垂或对合不良,或主动脉根部扩张小于 5cm 但大体结构正常,冠状动脉造影示单支或多支病变,且狭窄大于 75%,需接受冠状动脉旁路移植术加主动脉瓣置换的患者。排除标准为主动脉瓣叶钙化、挛缩并呈现狭窄的患者。手术组年龄 31 ~ 74 岁,平均(58.0±15.0)岁,AI 程度分级平均 3.5±0.5,分级依据参照半定量五级分级法。术前 LVEF 为 0.54±0.09。经胸超声心动图检查(transthoracic echocardiography,TTE)测得对照组患者 AI 等级与实验组差异无统计学意义,并一律使用 HTK 心搏骤停液。

所有患者手术均获成功。实验组体外循环时间及主动脉阻断时间均较对照组有所缩短,但两者间差异无统计学意义($P>0.05$)。实验组手术中,当主动脉阻断钳移除后心脏自动复跳并恢复窦性心律,未使用电击除颤且心电图监测未见明显 ST-T 改变。从移除升主动脉阻断钳到心脏自动恢复窦性心律间的时间,实验组明显少于对照组($P=0.037$)。两组患者均无死亡,对照组有 2 例患者因术后低心排血量综合征应用主动脉内球囊反搏(intra-aortic balloon pump,IABP)辅助。实验组重症监护室平均住院天数为(1.9±1.0)天,术后 1 个月 TTE 检查显示 LVEF 较术前显著提高[术前(0.54±0.09) *vs.* 术后(0.62±0.06)]($P=0.005$),对照组则无明显变化[术前(0.56±0.10) *vs.* 术后(0.55±0.08)]($P=0.590$)。

我们的研究发现,虽然差异无统计学意义,但实验组的平均体外循环时间少于对照组。同时,主动脉阻断时间缩短且两组间差异具有统计学意义。这是因为心脏停搏液的灌注时间缩短,手术操作可以连续进行而不会因为心脏停搏液置管灌注而中断,显示出明显的优势。实验组在移除主动脉阻断钳后自动转为窦性心率的时间较对照组明显减短,没有进行除颤复跳,术中心电图亦未见明显 ST-T 改变,这也是该方法的潜在优势。此外,术后 1 个月

LVEF 较术前提高,虽然与对照组间的差异无统计学显著性意义,但也是该方法有效性的另一佐证。这些结果都证明"不接触冠状动脉开口"灌注停跳液技术在避免冠状动脉开口损伤中具有特有的价值,对比常规灌注管直接灌注技术具有短时间恢复窦性心律,无心电图 ST-T 改变和术后心功能有效改善等优点。术中 TEE 显示出实验组患者术中心脏停搏液全部从冠状动脉开口进入心脏(图 11-1-5 箭头所示),并未从主动脉瓣漏到左心室,因而表明本技术可以高效率地进行心脏停搏液灌注,从而提高心肌保护的效果,而组中患者均存在中到重度的主动脉瓣关闭不全。

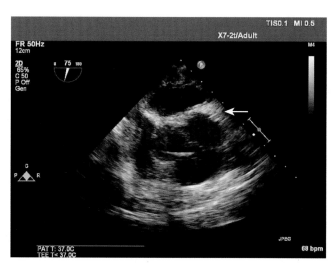

图 11-1-5　TEE 示"不接触冠状动脉开口"通过冠状动脉开口直接灌注停跳液(箭头所示)同时主动脉瓣缝闭,无心脏停搏液漏入左心室

　　尽管对于"不接触冠状动脉开口"灌注停跳液技术的长期效果需要进一步随访,术后心功能明显改善的结果表明该技术确有其避免冠状动脉开口损伤的优势。应用此方法,术者无需重复预置停搏液灌注管于冠状动脉开口进行多次灌注,从而解放了主刀的双手,以便节约时间进行连续的手术操作,同时因停跳液不会从冠状动脉开口侧漏或漏入左心室而避免了心脏停搏液的浪费。另一种传统的灌注方法为逆行灌注法,即从冠状静脉窦进行心脏停搏液灌注也可以避免冠状动脉开口的损伤,但其需要术者花费时间预置并把持灌注管,并且存在心脏停搏液漏出浪费的问题,而最关键的一点是在心肌保护更好的前提下,体外循环和主动脉阻断的时间越短,心脏缺血时间越短,术中心脏复跳及停机就越顺利,术后恢复也越快,这已成心脏外科手术的共识。与此同时,在所有入组研究的患者手术中,对于病变多、时间长的此类联合手术,我们均应用传统的含血冷心脏停搏液也没有应用更加昂贵的组氨酸-色氨酸-酮戊二酸盐(histidine-tryptophan-ketoglutarate,HTK)心脏停搏液,对于复杂并且预计时间较长的手术,术者多采用 HTK 液进行心肌保护。因为,往往灌注一次 HTK 液便可完成时间较为持久手术的心肌保护任务,而我们的"不接触冠状动脉开口"灌注停跳液技术虽需多次灌注但并没有"耽误"手术时间,能够取得与 HTK 灌注液相似的心肌保护效果,这对于减轻患者的经济负担也起到了积极的作用。

　　本研究也存在一些不足。由于相对严格的入选标准,入组的必须是严重的主动脉瓣关闭不全并需要进行主动脉瓣置换同时合并其他心脏病变的联合手术患者,使得研究的样本数并不够多,可能因此影响统计学的精确性。因为只有在时间长的联合手术中,才能在最后一步的主动脉瓣置换前进行"不接触冠状动脉开口"的停跳液灌注,对于单纯主动脉瓣置换不具有重大意义。同时,对于主动脉瓣叶严重钙化、挛缩的患者,缝闭主动脉瓣会变得很困难,钙化斑块也可能脱落。本研究为回顾性研究,需进一步增加样本量来进行前瞻性随机对照研究。

(汪川　顾承雄)

第二节　冠心病合并主动脉瓣关闭不全的矫治

对于主动脉瓣病变,大多数的选择都是瓣膜置换。经过多年的临床实践,目前这一外科技术已常规化并且效果良好,能迅速减轻患者的症状,提高生活质量,改善手术后的长期生存率。据美国胸心外科协会(STS)报道,单独瓣膜置换及主动脉瓣置换联合冠状动脉旁路移植术的手术死亡率分别为3% ~4%及5.5% ~6.8%。

然而,我们不能忽视对于瓣膜置换后长期抗凝及其出血及血栓的风险,有文献报道,术后抗凝不妥导致远期出血的比例接近1%,并随年龄增长而增加。对于抗凝不够的患者,血栓卡瓣导致心衰死亡的可能性也一直存在。而对于生物瓣则存在瓣膜毁损的风险,其5、10、15年的瓣膜正常率分别为99%,97%和77%。基于以上的"不完美",在过去的二十年中,外科医生对于病变的逐步深入理解及形态学认知进一步完善使得主动脉瓣外科手术增加了修复的术式。当然,根据术后随访结果来看并不是所有的瓣膜损害都需要置换。

目前,主动脉瓣成形的主流技术如下:①对于非主动脉瘤性扩张的患者可行单纯瓣环成形,对于严重瓣环扩张的患者可行心包片瓣环成形;②对于瓣叶脱垂的患者可行三角形切除,瓣叶悬吊加游离缘折叠;③瓣膜狭窄的患者可行联合部分切开术;瓣叶穿孔直接补片修复。

然而对于一部分主动脉瓣中心性反流合并冠心病的患者,由于其瓣叶结构良好,瓣环稍有扩张,同时存在心肌缺血性改变,我们运用原创性非体外循环主动脉瓣成形方法,即完成主动脉瓣成形,又避免了体外循环对全身的打击,可有效减少术后炎性反应及相关并发症的发生。现将该技术的应用报道如下。

一、手术适应证与禁忌证

1. **适应证**　该术式适应证为冠心病多支病变联合轻-中度主动脉瓣关闭不全,瓣叶结构良好,瓣环稍有扩张,术前经胸超声心动图检查显示主动脉瓣反流面积 $4 \sim 8cm^2$ 之间的患者;手术方式均为非体外循环冠状动脉旁路移植术+主动脉瓣成形术。

2. **相对禁忌证**　主动脉瓣瓣叶结构严重改变,尤其是二叶畸形;主动脉瓣增厚、钙化,升主动脉严重扩张及左心室明显增大和(或)功能较差的患者。

二、手术方法

（一）术前行食管超声检查
麻醉后仰卧位,常规消毒铺巾,同时行食管超声探查,进一步明确主动脉瓣反流情况。

（二）行 OPCABG 手术

先行常规非体外循环下完成冠状动脉旁路移植术，多为 3 ~ 5 支序贯桥。

（三）冠状动脉旁路移植术后再次行食管超声检查

OPCABG 完成后，再次行食管超声探查瓣膜反流情况，对于反流明显减少至轻度的病例不予处理，反流仍然处于轻+到中度的病例进行非体外循环下主动脉瓣成形。

（四）非体外循环下主动脉瓣成型（视频 8）

视频 8　非体外循环下主动脉瓣成形术

1. 首先用心包和毡片制作成缝合升主动脉无冠窦外膜的 0.5cm×1.0cm 双层片（图 11-2-1、图 11-2-2）。

2. 用血管钳轻轻提起升主动脉右侧外膜并拉向左上方，用心耳钳夹住右心耳拉向右下方，触摸无冠窦深处的主动脉瓣环，尽量向下游离附着在主动脉外膜上的脂肪以利于下一步的进针（图 11-2-3）。

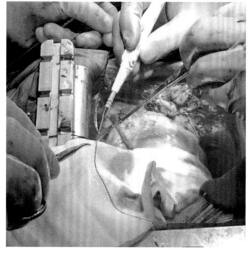

图 11-2-1　用电刀切去心包组织

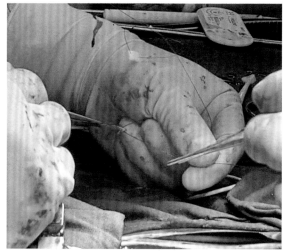

图 11-2-2　用心包和毡片制作缝合用的 0.5cm×1.0cm 双层片

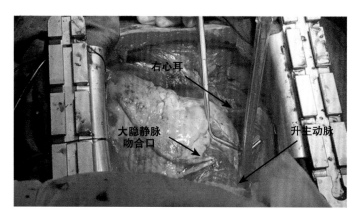

图 11-2-3　显露无冠窦处的心外膜

3. 用2-0聚丙烯线缝合2~3针与无冠窦相对应的心外膜,起针部位用制作好的0.5cm×1.0cm双层片,心包片在里贴合主动脉壁,打结收紧以对主动脉无冠瓣环施加挤压,有利于瓣叶互相对合(图11-2-4~图11-2-6)。

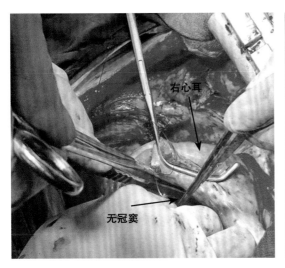

图11-2-4　用2-0聚丙烯线缝合升主动脉无冠窦深处外膜从右无交界处进针

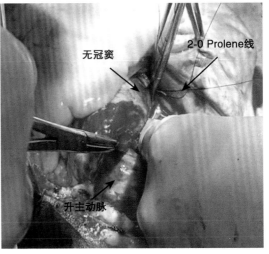

图11-2-5　用2-0聚丙烯线缝合升主动脉无冠窦缝合止点为左无交界

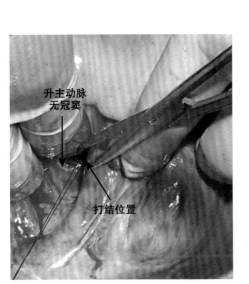

图11-2-6　缝合主动脉无冠窦深处外膜完毕

4. 由食管超声再次确认反流减少后仔细止血,逐层关胸。术中术后常规使用小剂量正性肌力药及血管扩张药,增强心肌收缩力同时降低后负荷。

三、作者实践

2015年1~12月共进行8例手术,非体外冠状动脉旁路移植术+主动脉瓣成形术,术前左心室射学分数51.5%±9.9%,术前超声心动示主动脉瓣反流面积为(5.7±1.4)cm²,术中食管超声示(6.0±1.1)cm²,成形后术中食管超声反流面积(1.2±0.6)cm²。术后一周超声心动图复查显示(1.2+0.5)cm²,临床初步观察效果满意(图11-2-7、图11-2-8)。

手术过程需由经验丰富的心外科医生进行操作。关键步骤是准确找到无冠瓣位置并由心外膜进针,不能伤及瓣环及瓣膜,缝针不能深及管腔。虽然该手术方式仍处于探索阶段,但是对于以冠心病为主因就诊的患者,超声心动图发现有主动脉瓣轻-中度关闭不全的患者,尤其对于高龄患者(如年龄>80岁),升主动脉严重钙化者,这种手术方式不失为一种选择,其在纠正主动脉瓣病变的同时避免了体外循环的弊端,同时手术时间也大大缩短。若远期随访结果理想,手术技术得到进一步完善后可以进一步推广。

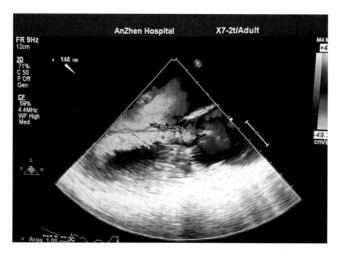

图 11-2-7　主动脉瓣成形前主动脉反流

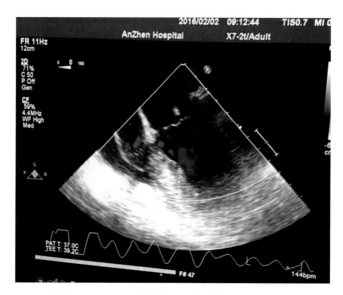

图 11-2-8　主动脉瓣成形后主动脉反流几近消失

（汪川　顾承雄）

参 考 文 献

1. Kallenbach K, Karck M, MD, Leyh RG, et al. Valve-sparing aortic root reconstruction in patients with significant aortic insufficiency. Ann Thorac Surg, 2002, 74(5): S1765-S1769.

2. Mishra A, Hinduja M, Solanki A. Novel technique for pediatric ostial cardioplegia delivery. Asian cardiovascular & thoracic annals 2014.

3. Chwan Ng AC, Yiannikas J, Chiang Yong AS, et al. Coronary ostial morphology after modified Bentall operation assessed with dual-source multidetector computed tomography. J Cardiovasc Comput Tomogr, 2010, 4(3): 206-212.

4. David TE, Feindel CM, Bos J. Repair of the aortic valve in patients with aortic insufficiency and aortic root aneurysm. J Thorac Cardiovasc Surg, 1995, 109(2): 345-352.

5. Horszczaruk GJ, Roik MF, Kochman J, et al. Aortic dissection involving ostium of right coronary artery as the reason of myocardial infarction. Eur Heart J. 2006, 27(5):518.

6. Boyle AJ, Chan M, Dib J, et al. Catheter-induced coronary artery dissection: risk factors, prevention and management. The Journal of invasive cardiology 2006; 18:500-503.

7. Williams MJ, Restieaux NJ, Low CJ. Myocardial infarction in young people with normal coronary arteries. Heart. 1998, 79(2):191-194.

8. 陈金强, 徐锡明, 张波, 等。主动脉瓣反流对冠状动脉血流储备影响的研究进展。中国临床保健杂志, 2015, 18(2):139-144.

9. 冯玉红, 李治安, 谢明星等。冠状动脉血流显像技术对急性主动脉瓣反流时冠状动脉血流储备的实验研究。中华超声影像学杂志, 2001, 10(2):112-115.

10. 黄文雄, 刘季春, 吴起才等。温血逆行灌注对瓣膜置换同期冠状动脉旁路移植术患者心肌保护作用的研究。江西医药, 2015, 50(4):316-319.

11. Orihashi K, Takasaki T, Ozawa M, et al. Intraoperative occlusion of left coronary ostium after aortic repair detected by transesophageal echocardiography. J Thorac Cardiovasc Surg. 2011; 142(6):e205-206.

12. Fernández-Jiménez R, Vivas D, de Agustín JA, et al. Acute aortic dissection with ongoing right coronary artery and aortic valve involvement. Int J Cardiol. 2012; 161(2):e34-e36.

13. Wain-Hobson J, Roule V, Dahdouh Z, et al. Spontaneous coronary artery dissection: one entity with several therapeutic options. Cardiovasc Revasc Med. 2012, 13(3):203. e1-203. e4.

14. Bonow RO, Carabello BA, Chatterjee K, et al. 2006 Writing Committee Members; American College of Cardiology/American Heart Association Task Force. 2008 Focused update incorporated into the ACC/AHA 2006 guidelines for the management of patients with valvular heart disease: a report of the American College of Cardiology/American Heart Association Task Force on Practice Guidelines (Writing Committee to Revise the 1998 Guidelines for the Management of Patients With Valvular Heart Disease): endorsed by the Society of Cardiovascular Anesthesiologists, Society for Cardiovascular Angiography and Interventions, and Society of Thoracic Surgeons. Circulation. 2008, 118(15):e523-661.

15. Edwards FH, Peterson ED, Coombs LP, et al. Prediction of operative mortality after valve replacement surgery. J Am Coll Cardiol. 2001, 37(3):885-892.

16. Svensson LG, Adams DH, Bonow RO, et al. Aortic valve and ascending aorta guidelines for management and quality measures: executive summary. Ann Thorac Surg. 2013, 95(4):1491-1505.

17. Rahimtoola SH. Choice of prosthetic heart valve for adult patients. J Am Coll Cardiol. 2003, 41(6):893-904.

18. Jamieson WR, Germann E, Aupart MR, et al. 15-year comparison of supra-annular porcine and Perimount aortic bioprosthesis. Asian Car Cardiovasc Thorac Ann. 2006, 14(3):200 -205.

19. Gao G, Wu Y, Grunkemeier GL, et al. Durability of pericardial versus porcine aortic valves. J Am Coll Cardiol. 2004, 44(2):384 -388.

20. Al Halees Z, Gometza B, Al Sanei A, et al. Repair of moderate aortic valve lesions associated with other pathology: an 11-year follow up. Eur J Cardiothorac Surg. 2001, 20(2):247-251.

21. 魏立, 李亚雄, 蒋立虹, 等. 成人主动脉瓣成形. 中华胸心血管外科杂志. 2015, 31(2):118-121.

22. Fok M, Shaw M, Sancho E, et al. Aortic Valve Repair: A Systematic Review and Meta-analysis of Published Literature. Aorta. 2014; 2(1):9-21.

第十二章

缺血性二尖瓣关闭不全的外科治疗

缺血性二尖瓣关闭不全(ischemic mitral regurgitation,IMR)是一种因冠心病心肌梗死(AMI)或心肌严重缺血累及二尖瓣装置所致的二尖瓣反流。由于心肌梗死发生前二尖瓣瓣叶及瓣下装置结构和功能均正常,IMR 应该与单纯二尖瓣反流合并冠心病相区别,后者与心肌缺血或心肌梗死之间无明确的因果关系。因此我们所讨论的 IMR 有别于先天性(包括二尖瓣脱垂)、风湿性、退行性、外伤、感染及肿瘤等因素所导致的二尖瓣关闭不全。根据心肌梗死后有无乳头肌断裂,IMR 可分为急性和慢性缺血性二尖瓣关闭不全。前者多因心肌梗死后乳头肌断裂,二尖瓣呈现重度反流,短时间内出现心力衰竭,往往需要急诊手术行二尖瓣置换,在此将不再阐述。由于心肌梗死后局部甚至整体的心室重构,局部室壁运动异常、乳头肌移位,慢性缺血性二尖瓣反流无论是药物、介入还是外科治疗后均较单纯的冠心病患者预后差。目前相关共识对于冠心病并发轻度的二尖瓣反流更倾向行单纯 CABG 治疗;然而对于心肌梗死后并发中度及以上的二尖瓣反流手术策略的选择(单纯 CABG、CABG+MVP 还是 CABG+MVR)仍存争议,也无明确 AHA/ACC 指南,而不同文献报道的手术远期效果差异显著。因此,冠心病并发缺血性二尖瓣反流的外科治疗策略仍需科学地制订。

一、流行病学调查

目前新近文献报道认为缺血性二尖瓣关闭不全与冠心病密切相关,冠心病患者发生 AMI 后并发 IMR 的几率为 10% ~59%。心室造影研究发现,心肌梗死后二尖瓣反流的发生率为 1.6% ~19.0%,而超声心动图检查揭示心肌梗死后二尖瓣反流更常见,其发生率为 8%~74%。一项纳入 773 例患者的临床试验中,心肌梗死后 30 天内超声心动图检查证实有 50% 患者出现缺血性二尖瓣关闭不全,其中 38% 为轻度反流,12% 为中-重度反流。最近一项包含 569 例急性心肌梗死患者的研究发现,首次急性心肌梗死后中-重度二尖瓣反流发生率为 17.2%。另一项临床试验研究显示:心肌梗死后 16 天内接受冠状动脉介入成形的患者中仍有 19% 出现缺血性二尖瓣反流。无论是否再血管化治疗,IMR 本身是 AMI 后造成恶劣预后的独立危险因素。而且缺血性二尖瓣反流多发生于老龄、多支冠状动脉严重狭窄,合并高血压、糖尿病及多次心肌梗死病史的患者。因此,AMI 并发 IMR 的患者自然预后较差,心肌梗死导致乳头肌完全断裂者多在 7 天内死亡;心肌梗死伴随部分乳头肌断裂者平均生存期限为数周至数月;中度及重度慢性缺血性二尖瓣反流 1 年生存率仅为 48%。

二、病理生理学

IMR 是心肌梗死或心肌缺血后心肌重构的结果,既可以发生在急性心肌梗死期,又可出现在心肌梗死后心肌缺血重构所致的充血性心力衰竭患者中。缺血性二尖瓣反流与左心室心肌梗死部位无明确的相关关系,有报道指出下壁心肌梗死比前壁更容易并发缺血性二尖瓣反流(38%～73% *vs.* 10%～40%),然而另有报道指出前壁心肌梗死并发缺血性二尖瓣反流的发生率更高(74%)。缺血性二尖瓣关闭不全是心肌梗死后心肌重构过程中多种因素参与的病理过程,包括左室扩张、局部室壁运动异常、乳头肌断裂或移位、瓣环扩大和瓣叶受限等。以上因素均影响二尖瓣功能,出现不同程度的二尖瓣反流。心肌梗死后不可逆转的心室重构导致左室扩张、局部舒张期运动异常,从而使乳头肌向心尖部移位,由于相对固定长度的腱索,使得二尖瓣前、后叶在心脏收缩期对合不良,造成反流。缺血性二尖瓣关闭不全是心肌梗死后的结果,然而二尖瓣反流增加了左心室的前负荷,由于心肌缺血,心肌收缩力反而没有代偿性的增加。慢性容量负荷过度使左心房与左心室舒张末期容积增大,肺动脉楔压升高,从而导致肺动脉高压和肺淤血,二尖瓣反流和左心室重构相互影响,最终导致不可逆性充血性心力衰竭和死亡。

三、发病机制

二尖瓣装置是一个复杂的解剖复合体,包括瓣环、瓣叶、腱索和乳头肌。上述装置与心室壁精确而协调的运动是二尖瓣良好开闭的解剖基础。因此二尖瓣装置和室壁运动异常均可导致不同程度的二尖瓣关闭不全。

(一) 左心室功能障碍和左心室扩张

心肌梗死后局部心肌瘢痕化和代偿性整体心肌重构造成左心室几何与功能改变,从而使左心室与二尖瓣装置在心脏收缩期出现去同步化运动造成二尖瓣反流,并且左心室节段性室壁运动和功能异常与二尖瓣反流程度呈正相关性。左心室机械性去同步化在二尖瓣反流的形成主要体现如下作用:

1. 乳头肌附着区心肌局部重构使心肌不同步机械收缩,造成瓣叶几何形状的改变从而加重瓣叶受限。

2. 由于异常的房室舒缩周期形成了房室间正压梯度导致舒张期的二尖瓣反流。

3. 左心室去同步化机械收缩降低了心室收缩效能和瓣膜闭合力,从而影响瓣膜对合。

(二) 瓣环扩张

正常的二尖瓣环呈现马蹄形,其特殊的几何形状具有降低收缩期瓣环装置张力的作用。相关报道指出:比较正常的二尖瓣瓣环,缺血性二尖瓣瓣环失去了特殊的马蹄形,变得扁平。这种几何变形在前壁心肌梗死比较常见。缺血性二尖瓣关闭不全的患者中二尖瓣瓣环呈现均匀对称性扩大,最终瓣环扩张和几何形状的改变降低了瓣环的括约功能,加重了反流。

(三) 瓣叶受限

前后乳头肌均通过初级腱索和次级腱索调节二尖瓣的前叶和后叶,根据不同部位心肌梗死后左心室扩张,瓣叶受限可分为非对称性和对称性瓣叶受限。非对称性瓣叶受限指由于下后壁的心肌梗死使得局部室壁运动异常,后乳头肌向心尖移位,使得前后两瓣叶对合缘不在

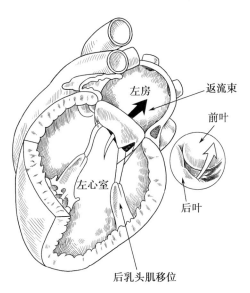

图 12-0-1　乳头肌移位致二尖瓣对合缘不在同一平面

同一平面,限制了瓣叶的闭合。对称性瓣叶受限是指广泛前壁心肌梗死前乳头肌出现移位,使得两瓣叶闭合线向心尖移位。该类型的瓣叶受限多发生于多支冠状动脉病变,且左室扩张明显的患者,多出现充血性心力衰竭症状(图12-0-1)。

(四) 缺血性二尖瓣脱垂

二尖瓣前乳头肌接受前降支分支和回旋支末端分支的血供,后乳头肌接受右冠状动脉分支或回旋支末端分支的血供。缺血性二尖瓣脱垂是相应的冠状动脉病变造成的乳头肌坏死纤维化乳头肌延长的结果(图12-0-2)。相关报道指出心肌梗死后缺血导致的乳头肌延长是一种非常少见的乳头肌损伤,该研究中缺血性二尖瓣关闭不全的患者中仅有4%的患者出现乳头肌延长,这对二尖瓣成形术式的选择与改进均有重要启示。

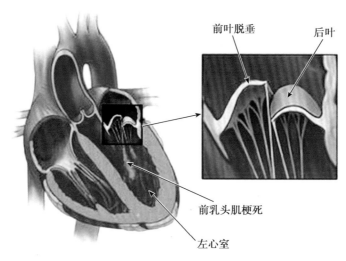

图12-0-2　缺血性二尖瓣脱垂

四、术前评估

(一) 心脏超声的诊断优势

缺血性二尖瓣关闭不全手术修复的成功取决于正确地评估二尖瓣反流的病理机制。心脏彩色超声多普勒是确诊缺血性二尖瓣反流的方便而且可靠的方法。根据心脏超声检查的参数(瓣叶的运动、反流束的特点)可以进一步了解反流的病理机制,对缺血性二尖瓣反流的患者进行分类,制订个体化的手术策略。经胸心脏超声(TTE)和经食管心脏超声(TEE)分别是术前和术中评估冠心病并发缺血性二尖瓣反流患者心脏功能及二尖瓣装置,明确反流的病理机制进而制订相关手术策略的重要参考。尤其是超声三维重建技术的出现更加直观地展示了二尖瓣的解剖,使我们对缺血性二尖瓣反流的发病机制有了更深的理解。

冠心病并发缺血性二尖瓣反流的患者主要表现为充血性心力衰竭的症状,由于血流动力学和二尖瓣反流程度的差异,体格检查常常不能闻及全收缩期的杂音。心脏超声探测心室收缩期(早期或晚期)房侧等速反流束区域的面积可明确反流的程度,而且在相应的收缩时限可评估瓣叶、瓣环及乳头肌的运动异常。

(二) 术中经食管超声心动图的重要性

TEE能提供多角度,具有更高的分辨率的确切的二尖瓣解剖结构,成为二尖瓣修复手术中不可缺少的评价指标,AHA/ACC 指南推荐为 Ⅰa 类证据。因此术中行 TEE 再次评估缺血性二尖瓣反流情况,进一步明确反流程度及二尖瓣装置受限和异常室壁运动等,决定是否行二尖瓣成形术;而且二尖瓣成形术后 TEE 评估有无残余反流、新的反流区及左心室功能,室壁运动情况,二尖瓣房室压力梯度等客观评价成形质量,决定是否行二尖瓣置换术,从而制订最优的治疗策略。众所周知,麻醉导致心脏负荷和左心室的功能状态的改变可降低二尖瓣的反流程度。因此,Ivan Iglesias 建议低剂量弹丸式静脉注射去甲肾上腺素增加后负荷,维持术前收缩期血压状态下行 TEE 评估,来提高评估的准确性;Farideh Roshanali 等应用低剂量多巴酚丁胺(10μg/kg·min)后,经 TEE 评估二尖瓣反流情况。如果术中经 TEE 评估,IMR 程度从中度变为轻度,可单纯行 OPCAB。如果 IMR 反流仍为中重度,应行 CABG+MVP。

实时 3-D 经食管超声心动图(real-time 3D TEE)可重建更加形象的复杂的异常二尖瓣装置,对于临床医生来说,可以更好地针对不同二尖瓣装置的异常采取最优的个体化治疗。我们行 MVP 之前,均行 real-time 3D TEE 精确评估二尖瓣装置。利用二尖瓣定量分析软件,通过测量瓣环面积、瓣环周径、直径、前叶和后叶面积、前后叶角度、乳头肌根部间的距离、前后乳头肌分别到同侧和对侧瓣环的距离、前后叶闭合深度、膨胀区面积等参数进行二尖瓣的三维重建,明确装置异常部位,并且根据软件 3-D 模型可预期成形手术效果,精确指导治疗。

(三) 缺血性二尖瓣反流的超声分型

根据反流束的特点,可将二尖瓣反流分为中心性反流及偏侧性反流。超声心动图显示中心性反流主要以二尖瓣前后叶闭合部受限为特点,多见于多支冠状动脉病变伴有前壁心肌梗死或多次心肌梗死的患者。左心室整体重构,左室扩张,节段性运动异常明显,前乳头肌远离瓣环移位,超声三维立体成像主要表现为 A2-P2 区的瓣叶受限,前后叶闭合线向心尖方向移位伴有中心性反流束。前乳头肌所在心室壁梗死时,乳头肌移位,次级腱索牵拉使二尖瓣前叶在心脏收缩期超声心动图下表现为特殊的"海鸥征"(表 12-0-1)。

表 12-0-1　不同缺血性二尖瓣反流类型的心脏超声和临床特点

	中心性反流	偏侧性反流
前叶受限	+++	+
后叶受限	+	+++
瓣环扩张	↑↑↑	↑↑
瓣环几何变形	↑↑↑	↑
整体重构	+++	+
局部重构	+++	+++
前壁心肌梗死	+++	+
下-侧壁心肌梗死	+	+++
多发心肌梗死	+++	+
单支病变	+	++
多支病变	+++	++

偏侧性反流主要以二尖瓣前后叶远离闭合部的瓣叶部分受限,影响瓣叶对合出现反流。三维超声重建多表现在 A3-P3 区的瓣叶受限,反流束起源于后内侧的瓣膜水平,多平行于左室壁。偏侧性反流多见于单支或三支冠状动脉病变伴有下-侧壁心肌梗死的患者,瓣环的扩

张及几何变形程度不如中心性反流明显,多为后乳头及所在室壁出现梗死、重构,导致后乳头肌移位,瓣叶后部受限阻碍瓣叶在收缩期回到正常的闭合位置,使得前叶闭合缘水平高于后叶,出现偏后内侧的反流束。

(四) 缺血性二尖瓣反流程度的超声分型

根据 M 型超声、二维超声、脉冲多普勒、连续多普勒、彩色多普勒显像等不同的心脏超声心动图评价方法,可将缺血性二尖瓣反流程度进行以下分型,进行客观评价反流严重程度与治疗效果。

1. **轻度反流**　有效瓣口反流面积$<0.2cm^2$,反流容积$<30ml$,等速反流面积$\leq 4cm^2$。

2. **中度反流**　有效瓣口反流面积$\geq 0.2cm^2$,反流容积$\geq 30ml$,等速反流面积$>4cm^2$且$\leq 8cm^2$。

3. **重度反流**　有效瓣口反流面积$\geq 0.2cm^2$,反流容积$\geq 30ml$,等速反流面积$>8cm^2$。

五、外科治疗

全面理解缺血性二尖瓣关闭不全的发病机制对手术策略的选择是非常必要的。根据Carpentier 分型,二尖瓣关闭不全可分为三型:Ⅰ型瓣叶运动正常瓣环扩张;Ⅱ型瓣叶运动幅度增强;Ⅲ型瓣叶运动受限(Ⅲa:舒张和收缩受限;Ⅲb 收缩受限)。缺血性二尖瓣关闭不全多见于 Carpentier Ⅰ型和 Carpentier Ⅲb 型。起初,乳头肌功能障碍和瓣环扩张是缺血性二尖瓣关闭不全的机制,随之小的成形环环缩瓣环一度成为慢性缺血性二尖瓣关闭不全的标准手术方法,然而术后长期效果不甚理想,成形后反流复发,充血性心力衰竭及二次瓣膜手术率增加。因此乳头肌功能障碍和瓣环扩张不能完全解释缺血性二尖瓣反流,随着动物实验的深入研究及临床心肌成像、检查技术的发展,临床医师对缺血性二尖瓣反流的机制有了进一步的理解。心肌梗死或心肌缺血除导致乳头肌功能障碍和瓣环扩张收缩力下降外,心肌梗死后心室重构起到了关键的作用。心室重构所造成的心室扩张,不仅降低了心室顺应性和心肌收缩力,而且导致乳头肌向心尖移位,造成了瓣叶活动受限,最终出现反流。因此缺血性二尖瓣关闭不全是一种心肌缺血所致的心室性疾病,不是心肌梗死或心肌缺血导致瓣膜本身的病变。由于不同患者冠状动脉病变程度、年龄、合并增加心脑血管病发生率的危险因素和身体状态的差异,缺血性二尖瓣关闭不全的外科治疗应个体化治疗。由于梗死边缘区存在休眠心肌,冠状动脉旁路移植术能够改善心肌血运,减缓心肌重构,是治疗缺血性二尖瓣关闭不全的基础。

1. **单纯非体外循环下冠状动脉旁路移植术**　所有患者均在全身麻醉下胸骨正中切口径路手术,常规取左侧乳内动脉及大隐静脉备用,部分患者取双侧乳内动脉,施行全动脉化冠状动脉旁路移植术。通常在 OFF-PUMP 下先将左侧乳内动脉与前降支吻合,其余采用大隐静脉序贯吻合的方法进行冠状动脉旁路移植术。根据术前冠状动脉造影检查结果,全身血管情况(有无钙化、斑块、狭窄及闭塞)结合术中探查病变靶血管情况,以及患者身体状态(年龄、性别、有无增加手术死亡率的合并症等)综合考虑决定冠状动脉旁路移植术的方案,以期待最大程度地逆转重构,减轻反流。常规进行左侧乳内动脉→左前降支,升主动脉大隐静脉→对角支→钝缘支→后降支冠状动脉旁路移植术,充分血运重建。我们认为尽量应用左侧乳内动脉→左前降支冠状动脉旁路移植术,增加桥血管使用寿命,更大程度逆转左心室重构,有报道指出:MVP 组比 MVR 组具有更高的远期生存率可能与 MVR 组较低的左侧乳内动脉行前降支冠状动脉旁路移植术密切相关。大隐静脉序贯吻合技术详见第一篇第四章;双侧乳内动脉 Y 形吻合技术详见第一篇第三章。

2. **非体外循环下冠状动脉旁路移植术+心外膜瓣环微调术(视频9)**
在 OFF-PUMP 状态下先行冠状动脉旁路移植术,具体见前述方法。心外膜瓣环紧缩时,先将患者置于头低位,抬起心脏,先探查房室沟处冠状静脉窦、左回旋支动脉位置和缺血性二尖瓣后叶塌陷的心表位置,然后在冠状静脉窦和左回旋支动脉下方的左心室后壁利用 2-0 聚丙烯线带自体心包和毡垫片复合片平行房室沟褥式缝合,收紧打结。注意避免缝扎损伤冠状动脉及冠状静脉窦(图 12-0-3 ~ 图 12-0-7)。

视频 9　非体外循环下二尖瓣成型术

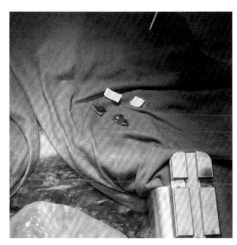

图 12-0-3　用 2-0 Proline 线制作毡垫片

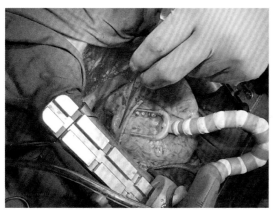

图 12-0-4　镊子所指位置为二尖瓣后叶扩张下沉的心表区域

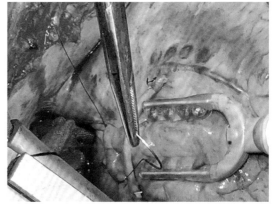

图 12-0-5　用 2-0 聚丙烯线带毡垫片平行房室沟褥式缝合

3. **非体外循环下冠状动脉旁路移植术+无成形环链式二针法二尖瓣成形术**　接受该术式的患者均在全身麻醉下经胸骨正中切口手术。常规取左侧乳内动脉和大隐静脉备用。肝素化后,常规采用主动脉及上下腔静脉插管建立体外循环,首先在常温转机心脏不停跳的情况下完成冠状动脉旁路移植术。通常将左乳内动脉吻合于左前降支,其余采用大隐静脉序贯吻合。然后主动脉根部和桥血管灌注含血冷停搏液,心脏表面放置冰屑,尽量减少心肌顿

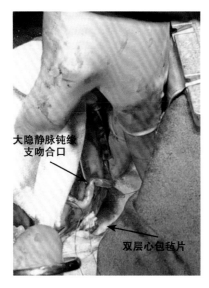

图 12-0-6　2-0 聚丙烯线带毡垫片平行房室沟褥式缝合完毕

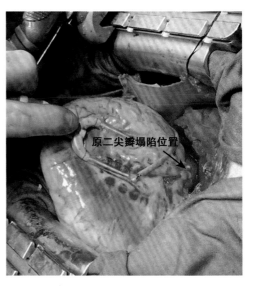

图 12-0-7　止血钳所指位置为二尖瓣心表成形术打结处

抑和体外循环术后左心室功能不良。其中涉及的转机不停跳技术、持续桥血管灌注技术详见本书第二篇第十一章第一、二节。常规经右心房、房间隔切口显露二尖瓣,先行二尖瓣探查再结合冠状动脉旁路移植术前 TEE 二尖瓣评估,明确二尖瓣装置功能障碍。然后再行二尖瓣成形术,用 2-0 聚丙烯双头针线带毡片从下沉后叶瓣环近前外交界区的心室面进针,左房面出针,两针沿瓣环平行缝缩瓣环 2～3cm,然后穿过毡片在心房面打结。另一针也从心室面进针,再穿过第一针打结的毡片,仍以同样方法沿瓣环向后内交界缝缩瓣环,根据二尖瓣病变情况决定环缩的程度,最后穿过毡片也在心房面打结(图 12-0-8)。

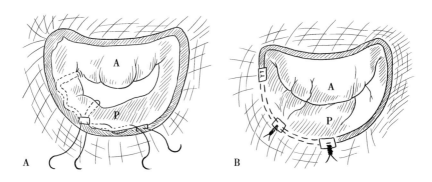

图 12-0-8　无成形环链式二针法二尖瓣成形术示意图

A. 2-0 聚丙烯双头针带毡片从瓣叶前外交界附近的心室面进针,在心房面打结,根据瓣环扩张及下沉幅度决定缝缩程度,一般缩致后叶瓣环中间靠右;B. 成形术后消除反流的效果图　A:二尖瓣前叶;P:二尖瓣后叶

4. 非体外循环下冠状动脉旁路移植术+成形环二尖瓣修复术　取胸骨正中切口,建立体外循环。首先在转机不停跳下,完成冠状动脉旁路移植术,然后在心搏骤停下行二尖瓣成形。尽管冠状动脉旁路移植前已经行 TEE 评估,但必须在直视下对二尖瓣进行仔细探查,检查瓣膜及瓣下结构。用注水试验法观察瓣口反流情况。Carpentier Ⅰ型缺血性二尖瓣关闭不

全多以瓣环扩大为主,Carpentier Ⅲ b 型关闭不全可见后乳头肌移位和瓣叶运动受限,瓣环的几何变形多发生在 P2 和 P3 区。根据二尖瓣病变情况,结合前瓣叶的面积,选择所需人工瓣环的型号。

我们通常使用 30mm 二尖瓣成形环,用涤纶换瓣线褥式缝合,房室环针距应该大于人工瓣环上的针距,有利于缩小瓣环,瓣叶复原和对合。缝线用酒精纱布湿润后将人工瓣环推送到二尖瓣后瓣环上(图 12-0-9)。对于少数左室明显扩大和瓣环扩张,二尖瓣瓣环变形严重造成重度二尖瓣反流患者,可用马鞍形全环成形环,可恢复瓣环形态,减少瓣环组织的张力,先将成形环上的三个标志点分别对应两个后交界和后瓣环中点,然后再缝合其余部分瓣环。马鞍形环可抬高二尖瓣前房室环,使之高于后瓣环,恢复瓣环自然形态,完成 3-D 重建,最后再次进行注水试验(图 12-0-10)。

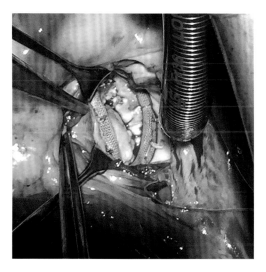

图 12-0-9　成形环进行二尖瓣环成形

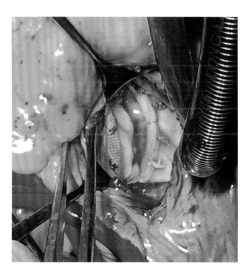

图 12-0-10　二尖瓣瓣环成形后进行注水试验,瓣叶膨胀,闭合良好

六、作者实践

缺血性二尖瓣反流最优的手术治疗策略仍存争议。2014 年 ACC/AHA 心脏瓣膜病指南指出,对于重度的缺血性二尖瓣反流伴或不伴心力衰竭症状的患者,在行 CABG 或 AVR 手术时可同期行二尖瓣处理,证据水平 Ⅱ a 类 C 级;重度的缺血性二尖瓣反流伴有心力衰竭(NHYA Ⅲ ~ Ⅳ),严格经过 GDMT(指南导向药物治疗)无效的患者可行二尖瓣修复或置换,证据水平 Ⅱ b 类 B 级;中度缺血性二尖瓣反流在施行其他心脏手术时可同期行二尖瓣手术,证据水平 Ⅱ b 类 C 级;轻度进展期缺血性二尖瓣反流应行严格的 GDMT 治疗延缓心室重构,预防心力衰竭。然而仍然没有明确的指南指出对于中重度缺血性二尖瓣反流二尖瓣干预的具体手段。缺血性二尖瓣关闭不全绝大多数是因冠心病引起的功能性反流,多无结构性损伤。因此,外科医生在处理冠心病并发缺血性二尖瓣反流时,常出现以下疑问:缺血性二尖瓣反流手术干预的最佳时机? 若行手术干预,二尖瓣成形或换瓣如何选择? 若行二尖瓣成形,不同的成形方式又该如何选择?

我们关于缺血性二尖瓣反流的临床治疗经验与体会:对于冠心病患者并发缺血性二尖瓣反流,应综合考虑多种因素包括患者年龄、性别、预期寿命、是否合并糖尿病、高血压、肾功能不全等手术危险因素和心脏功能,血管病变程度等来评估手术风险。手术期间经 TEE 检查可对体外循环前后患者的二尖瓣反流程度作出功能性且定量的评估。如果二尖瓣反流程度是 1～2 级,则在麻醉时和充分血运重建后,反流程度会减轻;另外超声心动图和术中直接探查若发现左心房增大,一般说明存在慢性缺血性二尖瓣反流,可以考虑二尖瓣成形术;如果二尖瓣反流程度是 3～4 级,则应评估二尖瓣装置,明确功能异常的部位,进行二尖瓣成形术,然后行注水试验探查成形有无残余反流,撤除体外循环后,再次行 TEE 评估二尖瓣运动情况,成形是否成功,残存微量反流在允许的预期疗效范围内。

1. 一般来说年龄>70 岁,女性,NYHA 分级较高,心功能差(EF<40%),合并基础病,CABG+MVR/MVP 后患者的脑卒中发生的风险增加,而且体外循环后,凝血功能障碍和脏器(肾脏、肺脏等)损伤的几率增加。对于年龄超过 70 岁,轻度二尖瓣反流,左室扩大不明显(LVEDD<65mm,LVESD<50mm),无明显室壁运动异常的患者,可单纯行 CABG;相关文献报道纳入 49 位冠心病伴有 1+或 2+的缺血性二尖瓣反流的患者,单纯行冠状动脉旁路移植术后,二尖瓣反流程度显著下降,随访 24 个月仅有 6 位患者二尖瓣反流进展出现 3+反流。另外一项纳入 107 位患者的研究对于中度、重度的缺血性二尖瓣反流,CABG+MVP 组比单纯 CABG 组的总体手术死亡率高(12% vs 2%),然而两组的 5 年生存率是相似的(88% ±5% vs 87% ±6%),对于中度二尖瓣反流,CABG+MVP 组和单纯 CABG 组术后二尖瓣反流改善无明显差别(75% vs 67%);对于重度二尖瓣反流,CABG+MVP 组二尖瓣反流均明显改善,然而单纯 CABG 组仅有 67% 的改善。高龄、更高的 NYHA 分级(Ⅲ～Ⅳ)、房颤是围术期死亡的独立危险因素。

2. 对于中度二尖瓣反流,无心衰症状,LVEF 值接近正常水平,多次(至少两次)术前超声心动图检查证实无明显节段性室壁运动异常,左室扩大不明显(LVEDD<65mm,LVESD<50mm),而且术中 CABG 前 TEE 检查二尖瓣反流程度减轻,二尖瓣前后乳头肌收缩期无明显运动失协调,可单纯行 CABG,待完全再血管化后,再次行 TEE 评估二尖瓣装置随心脏舒缩的运动情况,我们的经验,对于左室重构不明显(LVEDD<65mm,LVESD<50mm,无显著室壁运动异常)的患者,中度二尖瓣反流患者待完全再血管化后,二尖瓣反流程度绝大多数明显改善。如果完全再血管化后,二尖瓣反流程度无改善,尤其是对于高龄(>70 岁)、女性、合并糖尿病、肾功能不全等增加手术死亡危险因素的患者可行心外膜二尖瓣瓣环微调术,减少二尖瓣反流,改善治疗效果。

3. 对于中度二尖瓣反流伴有心力衰竭症状,且左室重构严重(LVEDD>65mm、LVESD>50mm),存在节段性室壁运动异常的患者应该 CABG 同期行 MVP,并且术中应用注水试验和 TEE 评估成形效果,绝大多数成形效果满意,反流明显减少,仅为微量或无反流。

4. 对于重度二尖瓣反流患者,多伴有心力衰竭、房颤症状,术前多次心脏超声检查 LVEF<40%,左室明显扩张(LVEDD>65mm、LVESD>50mm),左房也明显增大,局部室壁运动明显异常,应该行 CABG+MVP,并术中应结合注水试验和 TEE 评估成形效果,若成形效果不良,仍为中重度反流,则改行保留后瓣及瓣下装置的二尖瓣置换术。二尖瓣置换术时机械瓣和生物瓣的选择应结合患者年龄、预期寿命和是否合并抗凝的风险等因素综合考虑。一项纳入 176 位冠心病并发中重度二尖瓣反流患者的研究中,NYHA 分级为 Ⅲ～Ⅳ 级的患者单纯行 CABG 治疗后,瓣膜反流程度会随时间延长而加重,CABG+MVP 组随访瓣膜反流改善显著且稳定,然而 CABG+MVP 组比单纯 CABG 组手术死亡率高(21% vs. 9%)。

5. 对于缺血性二尖瓣关闭不全的外科二尖瓣干预,我们几乎不施行二尖瓣置换,除非成形失败。①二尖瓣成形比二尖瓣置换具有减少瓣膜感染、无需终生抗凝,避免了抗凝的并发症以及比生物瓣更耐久的优势。②缺血性二尖瓣反流的患者具有更大的主动脉二尖瓣瓣角,且伴有瓣环扩张,行全环或后环成形不会造成跨瓣压差的增加。

　　根据缺血性二尖瓣反流程度、左室重构程度、心功能、增加手术死亡率的独立危险因素以及患者预期寿命,我们采取个体化缺血性二尖瓣关闭不全的外科治疗。治疗流程图如图 12-0-11。

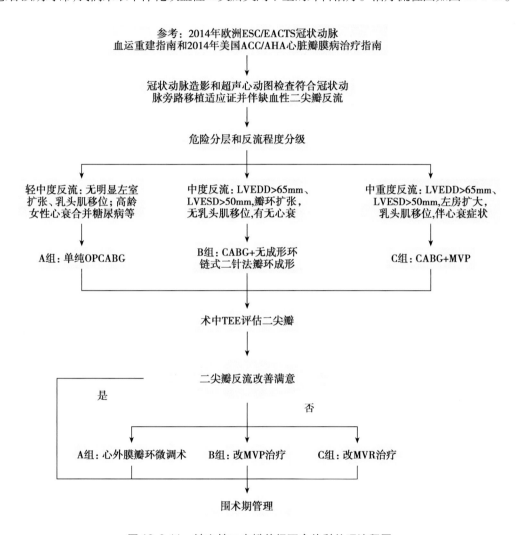

图 12-0-11　缺血性二尖瓣关闭不全外科处理流程图

七、术中注意事项

　　1. 同期处理瓣环时,应先行冠状动脉旁路移植术,待增加缺血心肌的耐受力以后再行瓣膜手术,避免了瓣膜处理后再搬动心脏,防止硬环或人工瓣膜刺破左室后壁的危险。

　　2. 缺血性二尖瓣关闭不全的瓣膜组织虽然结构正常,但是因为缺血,组织脆性增大,所有缝合针务必要穿过瓣环,交界区确保缝合在左右纤维三角区,以防瓣环张力过大,发生撕裂。

　　3. 二尖瓣瓣环被许多重要结构所包围,冠状动脉回旋支在左后房室沟横行且毗邻后瓣左半侧,冠状静脉窦、房室结及其动脉在后内交界处平行且毗邻后瓣的右侧瓣走行。因此,在实施心外膜瓣环挤压术、二尖瓣置换或成形术中,过度剥离或深度进针都有可能损伤这些结构。

4. 非体外循环下二尖瓣成形后,主刀医生除再次复查 TEE 外,仍需手部触诊左心房判断二尖瓣反流的改善情况。

5. 行无成形环链式二针法二尖瓣成形时,为防止室腔压力过大使缝线崩开,第二针打结后再次返回缝过毡片后打结即锁结,以防止线结松开。

八、围术期管理

冠状动脉旁路移植术同期二尖瓣成形患者的围术期管理与单纯冠状动脉旁路移植术无特殊不同,但是应注意的是慢性缺血性二尖瓣关闭不全所致的心脏代偿性变化,使得心脏功能比单纯冠心病要差,因此术后应减轻后负荷,慎用缩血管药物,必要时安装 IABP(主动脉球囊反搏)和(或)ECMO(体外膜肺)辅助治疗。具体围术期处理,参见本书第四篇相关章节。

九、疗效与评价

外科治疗缺血性二尖瓣关闭不全的疗效取决于能否逆转左室重构,消除或减轻局部室壁运动异常和改善乳头肌功能,消除不协调运动。缺血性二尖瓣反流的瓣膜成形术后,预测成形失败和反流复发的因素包括超声心动图检查参数:后叶角>45°,前叶角>25°,膨胀区面积>2.5cm^2;左心室明显扩大,LVEDD>65mm、LVESD>50mm 等,结合患者手术风险及预期寿命,严格将缺血性二尖瓣关闭不全的患者划分不同亚组,合理进行个体化治疗。

1. **单纯冠状动脉旁路移植术**　冠心病并发缺血性二尖瓣反流的患者实施 CAGB 后,瓣膜功能的改善取决于心肌梗死后存活心肌的多少和是否存在运动协调的乳头肌。有报道指出:存在大量有功能心肌和缺乏乳头肌间的不协调运动是完全血运重建后缺血性二尖瓣改善的独立预测因素。因此,左室重构不明显,乳头肌运动无异常,术后效果及远期疗效较理想。

2. **心外膜瓣环挤压术**　心外膜瓣环挤压术避免了体外循环及相应并发症,心肌充分血运重建后,左心室及乳头肌供血改善,局部室壁运动异常和前后乳头肌失协调改善,减轻了二尖瓣反流。顾承雄团队对接受心外膜瓣环挤压术干预的患者进行了术后 6 个月的随访,心功能得到明显改善,二尖瓣反流仅呈微量或少量,NYHA 分级为 Ⅰ ~ Ⅱ级。该术式是在熟练掌握冠状动脉走行及二尖瓣解剖的基础上,针对冠心病并发轻-中度缺血性二尖瓣反流,经完全再血管化后瓣膜反流无改善,同时存在不能承受体外循环手术风险的患者所进行的一种二尖瓣结构及相应功能的微调。对术者的技术水平提出了更高的要求。所以,对于有冠状动脉旁路移植和瓣膜手术丰富经验的医疗中心和心脏外科医师来说,心外膜瓣环挤压术是治疗伴有瓣膜手术风险较大及完全再血管化后二尖瓣轻中度反流无改善的患者的一种可行的方法,其长期临床疗效仍需进一步随访观察。

3. **无成形环链式二针法二尖瓣成形术**　该术式是基于心室重构导致乳头肌移位,后瓣环组织形态发生改变及瓣叶张力增大的原因,属于简化的瓣膜成形术。我们对 12 例冠心病并发缺血性二尖瓣反流接受无成形环链式二针法二尖瓣成形术的患者进行随访研究,总结如下:患者均有不同程度的心绞痛、胸闷及气短等症状;入院时心功能按 NYHA 分级平均(2.58±0.67)级;二尖瓣反流程度平均 2.54°±0.69°;左室舒末内径平均(57.75±6.55)mm。术中探查发现二尖瓣瓣环局部扩张下沉 10 例,腱索稍长 3 例,瓣叶局部受限 1 例;同时行室壁瘤线性闭合术 1 例。撤除体外循环前,经食管超声心动图确定二尖瓣修复效果,提示二尖瓣仅有微量反流 8 例,少量反流 4 例。体外循环时间介于 106 ~ 202 分钟(140±28 分钟),主动脉阻断时间 21 ~ 117 分钟(66±26 分钟)。12 例患者出院时 NYHA 分级 Ⅰ ~ Ⅱ级。我们所用链式二针法进行瓣环环缩达到了放置二尖瓣环的类似目的,不仅不会造成左室流出道梗阻,而且还降低了患者的治疗费用,体外循环阻断时间也因此缩短。12 例中无成形失败转二尖瓣置换,2 例术前重度反流,成形后也转为轻度,除一例出现术后短暂低心排血量综合征,所有患者均治愈出院。出院和随访(26±5 个月)时分别与术前比较 NYHA 分级、二尖瓣反流程度和反流面积均较术前显著降低($P<0.05$);射血分数和左室舒张末期内径有明显改善。因此,无成形环链式二针法二尖瓣成形是治疗缺血性二尖瓣反流的一种可选择的方法。术后早中期心功能、生活质量均有显著提高,远期疗效有待进一步观察。该方法不仅缩短了心肌缺血时间,而且简化了手术操作,容易标准化并推广。

4. 成形环二尖瓣修复术　尽管手术治疗缺血性二尖瓣关闭不全的远期生存率仍相对较低,但是大多数患者受益于二尖瓣成形术。有报道指出:在 482 例缺血性二尖瓣反流的患者中,397 例接受二尖瓣修复术,85 例接受二尖瓣置换术。成形组和置换组术后第 30 天、1年和 5 年的生存率分别为 94%,82%,58%;81%,56%,36%。对于高龄、NYHA 分级 III ～ IV级、明显室壁运动异常、肾功能不全的患者,两组生存率无统计学差异;受益二尖瓣成形,5年无心力衰竭症状生存的患者高达 91%。一项纳入 1006 例缺血性二尖瓣反流的患者的研究中指出,成形组和置换组术后早期和随访 8 年生存率无统计学差异,但是无瓣膜相关再手术率分别为 71.3%±3.5% 和 85.5%±3.9%,$P<0.001$,而且二尖瓣成形是再手术的一种重要的可预测因子。因此,就缺血性二尖瓣关闭不全的远期生存率及瓣膜相关再手术率方面考虑,二尖瓣置换可提供更好的治疗结果。我们认为二尖瓣反流复发,主要原因是不可逆的左心室重构,即使二尖瓣置换,仍没能阻遏左心室重构。虽然保留二尖瓣瓣下结构的二尖瓣置换和二尖瓣成形保证了正常的左心室几何形态,维持了良好的心功能,提高了术后生存率。但是对于中-重度缺血性二尖瓣关闭不全,二尖瓣成形比二尖瓣置换具有减少瓣膜感染、无需终生抗凝从而避免抗凝的并发症、比生物性二尖瓣替代物更耐久的优势。所以,结合我们团队多年的临床经验,对于缺血性二尖瓣反流的治疗更倾向于二尖瓣成形。目前流行的二尖瓣成形方法主要采用等大成形环同时行瓣下装置的修复取得了良好的临床效果。Khalil Fattouch 已证实,对比用比较小的成形环作瓣环成形,乳头肌再定位同时用等大成形环作瓣环成形可减少二尖瓣收缩期膨胀区和闭合深度,显著降低了反流复发。

十、展望

尽管心脏外科技术的不断提高和药物治疗的规范化,针对缺血性二尖瓣反流外科手术后的 5 年生存率仍徘徊在 36% ～58% 之间,10 年生存率不足 25%。随着诊断技术的不断提高,人们对缺血性二尖瓣反流机制有了更清楚的认识,目前比较一致地认为心肌梗死后左心室重构导致的左室扩张及前、后乳头肌移位是导致二尖瓣关闭不全的主要原因。然而,就目前的治疗水平,没有一种切实可靠的方法能够有效阻遏并逆转心肌梗死后的心室重构。虽然二尖瓣成形技术已得到不断的发展,缺血性二尖瓣关闭不全患者大多受益于二尖瓣手术干预,改善了心功能,减轻了心衰症状,生活质量也显著提高,但是瓣膜修复后反流复发并不断进展是目前二尖瓣成形手术的一个亟待解决的难题。一系列报道指出,二尖瓣修复后仍有 17% ～37% 的患者瓣膜反流复发并进展为中-重度,而且用人工瓣环成形术后大约有 30%的患者出现晚期心力衰竭。目前,针对左室扩张,乳头肌移位,瓣叶受限等涌现出了一系列二尖瓣成形的新方法和新装置,包括心外膜可充气球囊补丁逆转后乳头肌移位法、心室帽限制装置、跨心室心外膜锚定支撑装置、前后乳头肌头部拉近缝合降低后叶受限法、梗死区折叠术、后瓣叶补片扩大术。但上述诸多方法的临床效果和推广程度仍需要进一步研究验证并努力推进。进一步明确心肌梗死后左室重构的病理过程及发病机制,如何更早、最大程度地挽救心肌梗死后濒死心肌,减缓重构,抑制左室扩张仍是外科手术及内科治疗需要突破的重点,以期显著提高缺血性二尖瓣关闭不全的远期治疗效果。

（刘长城　顾承雄）

【主编述评】

缺血性二尖瓣关闭不全的外科处理目前仍存在较大争议,应考虑患者二尖瓣反流情况和合并的心脏其他病变进行个性化分析并制订个体化的手术方案。同时,要根据外科医生的手术经验及医院的实际情况进行手术方案的选择。但是,全面的术前检查和术中超声均存在假阳性和假阴性的可能,不能代表患者二尖瓣的真实情况,外科医生应备有全面应对措施。在我们的外科工作中就碰到一例由于心肌梗死后心包黏连造成的二尖瓣重度反流,经心包松解后二尖瓣反流明显减轻,希望能够给读者分享一些经验（图 12-0-12 ～ 图 12-0-14）。

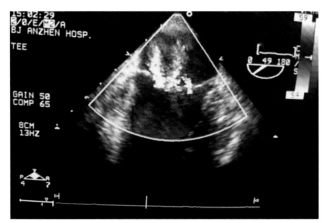 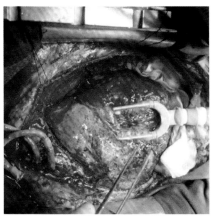

图 12-0-12　术中开胸前食管超声显示二尖瓣重度反流,反流面积 6.0cm²　　　　图 12-0-13　打开心包发现心包黏连

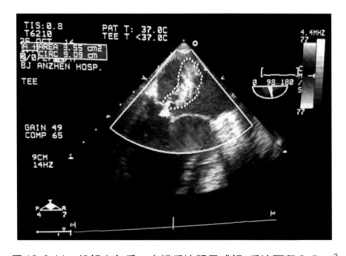

图 12-0-14　松解心包后二尖瓣反流明显减轻,反流面积 3.5cm²

（于　洋）

参 考 文 献

1. Bursi F, Enriquez-Sarano M, Jacobsen SJ, et al. Mitral regurgitation after myocardial infarction: A review. Am J Med. 2006;119(2):103-112.

2. Bouma W, Wijdh-den Hamer IJ, Koene BM, et al. Long-term survival after mitral valve surgery for post-myocardial infarction papillary muscle rupture. J Cardiothorac Surg. 2015;10(11):1-10.

3. Boyd JH. Ischemic mitral regurgitation. Circulation Journal. 2013;77(8):1952-1956.

4. Ivan Iglesias M. Intraoperative tee assessment during mitral valve repair for degenerative and ischemic mitral valve regurgitation. Seminars in Cardiothoracic and Vascular Anesthesia. 2007;11(4):5.

5. Nishimura RA, Otto CM, Bonow RO, et al. 2014 aha/acc guideline for the management of patients with valvular heart disease: Executive summary. Journal of the American College of Cardiology. 2014;63(22):2438-2488.

6. Aklog L, Filsoufi F, Flores KQ, et al. Does coronary artery bypass grafting alone correct moderate ischemic mitral regurgitation? Circulation. 2001;104(12 Suppl 1):68-75.

7. Lorusso R, Gelsomino S, Vizzardi E, et al. Mitral valve repair or replacement for ischemic mitral regurgitation? The italian study on the treatment of ischemic mitral regurgitation(istimir). J Thorac Cardiovasc Surg. 2013;145(1):128-139; discussion 137-128.

8. Benedetto U, Melina G, Roscitano A, et al. Does combined mitral valve surgery improve survival when compared to revascularization alone in patients with ischemic mitral regurgitation? A meta-analysis on 2479 patients. J Cardiovasc Med(Hagerstown). 2009;10(2):109-114.

9. Agricola E, Oppizzi M, Pisani M, et al. Ischemic mitral regurgitation: Mechanisms and echocardiographic classification. European Journal of Echocardiography. 2007.

10. Elmistekawy E, Mesana T, Chan V. Ischemic mitral regurgitation: Current trends and treatment. Curr Opin Cardiol. 2013;28(6):661-665.

11. Valuckiene Z, Urbonaite D, Jurkevicius R. Functional(ischemic) mitral regurgitation in acute phase of myocardial infarction: Associated clinical factors and in-hospital outcomes. Medicina(Kaunas). 2015;51(2):92-99.

12. Tcheng JE, Jackman JD, Nelson CL, et al. Outcome of patients sustaining acute ischemic mitral regurgitation during myocardial infarction. Ann Intern Med. 1992;117(1):18-24.

13. S M, HV S, RC D, et al. Mitral regurgitation surgery in patients with ischemic cardiomyopathy and ischemic mitral regurgitation: Factorsthat influence survival. J Thorac Cardiovasc Surg. 2011;142(5):995-1001.

14. Fattouch K, Castrovinci S, Murana G, et al. Relocation of papillary muscles for ischemic mitral valve regurgitation the role of three-dimensional transesophageal echocardiography. International Society for Minimally Invasive Cardiothoracic Surgery. 2014;9(1):54-59.

15. Fattouch K, Punjabi P, Lancellotti P. Definition of moderate ischemic mitral regurgitation: It's time to speak the same language. Perfusion. 2013;28(2):173-175.

16. Lamas GA, Mitchell GF, Flaker GC, et al. Clinical significance of mitral regurgitation after acute myocardial infarction. circulation. 1997;96(3):827-833.

17. Lehmann KG, Francis CK, Dodge HT. Mitral regurgitation in early myocardial infarction: Incidence, clinical detection, and prognostic implications. Ann Intern Med. 1992;117(1):10-17.

18. Hickey MS, Smith LR, Muhlbaier LH, et al. Current prognosis of ischemic mitral regurgitation. Implications for future management. Circulation Journal. 1988;78(3 Pt 2):151-159.

19. Pellizzon GG, Grines CL, Cox DA, et al. Importance of mitral regurgitation inpatients undergoing percutaneous coronary intervention for acute myocardial infarction: The controlled abciximab and device investigation to lower late angioplasty complications(cadillac) trial. J Am Coll Cardiol. 2004;43(8):1368-1374.

20. Bursi F, Enriquez-Sarano M, Nkomo VT, et al. Heart failure and death after myocardial infarction in the commu-

nity：The emerging role of mitral regurgitation. Circulation. 2005；111（3）：295-301.

21. Bursi F，Enriquez-Sarano M，Nkomo VT，et al. Heart failure and death after myocardial infarction in the community the emerging role of mitral regurgitation. Circulation Journal. 2005；111（3）：295-301.

22. Bursi F，Enriquez-Sarano M，Nkomo VT，et al. Significanceo f doppler-detectemd itral regurgitation in acute myocardial infarction. Circulation. 2005，111（3）：295-301.

23. Feinberg MS，Schwammcnthal E，Shlizerman L，et al. Prognostic significance of mild mitral regurgitation by color doppler echocardiography in acute myocardial infarction. Am J Cardiol. 2000；86（9）：903-907.

24. Bursi F. Heart failure and death after myocardial infarction in the community：The emerging role of mitral regurgitation. Circulation. 2005；111（3）：295-301.

25. Lamas GA，Mitchell GF，Flaker GC，et al. Clinical significance of mitral regurgitation after acute myocardial infarction. Survival and ventricular enlargement investigators. Circulation. 1997；96（3）：827-833.

26. Birnbauma Y，Chamouna AJ，Contib VR，et al. Mitral regurgitation following acute myocardial infarction. Coronary Artery Disease. 2002；13（6）：337-344.

27. Barbour DJ，Roberts WC. Rupture of a left ventricular papillary muscle during acute myocardial infarction：Analysis of 22 necropsy patients. J Am Coli CardioI. 1986；8（3）：558-565.

28. Tcheng JE，John D. Jackman J，Nelson CL，et al. Outcome of patients sustaining acute ischemic mitral regurgitation during myocardial infarction. Annals of Internal Medicine. 1992；117（1）：18-24.

29. Kumanohoso T，Otsuji Y，Yoshifuku S，et al. Mechanism of higher incidence of ischemic mitral regurgitation in patients with inferior myocardial infarction：Quantitative analysis of left ventricular and mitral valve geometry in 103 patients with prior myocardial infarction. The Journal of Thoracic and Cardiovascular Surgery. 2003；125（1）：135-143.

30. Gillinov AM，Wierup PN，Blackstone EH，et al. Is repair preferable to replacement for ischemic mitral regurgitation? J Thorac Cardiovasc Surg. 2001；122（6）：1125-1141.

31. Levine RA，Schwammenthal E. Ischemic mitral regurgitation on the threshold of a solution：From paradoxes to unifying concepts. Circulation. 2005；112（5）：745-758.

32. Bouma W，van der Horst IC，Wijdh-den Hamer IJ，et al. Chronic ischaemic mitral regurgitation. Current treatment results and new mechanism-based surgical approaches. Eur J Cardiothorac Surg. 2010；37（1）：170-185.

33. Srichai MB，Grimm RA，Stillman AE，et al. Ischemic mitral regurgitation：Impact of the left ventricle and mitral valve in patients with left ventricular systolic dysfunction. Ann Thorac Surg. 2005；80（1）：170-178.

34. Kanzaki H，Bazaz R，Schwartzman D，et al. A mechanism for immediate reduction in mitral regurgitation after cardiac resynchronization therapy：Insights from mechanical activation strain mapping. J Am Coll Cardiol. 2004；44（8）：1619-1625.

35. APPLETON CP, BASNIGHT MA, GONZALEZ MS. Diastolic mitral regurgitation with atrioventricular conduction abnormalities：Relation of mitral flow velocity to transmitral pressure gradients in conscious dogs. JACC. 1991；18（3）：843-849.

36. Breithardt OA，Sinha AM，Schwammenthal E，et al. Acute effects of cardiac resynchronization therapy on functional mitral regurgitation in advanced systolic heart failure. Journal of the American College of Cardiology. 2003；41（5）：765-770.

37. Watanabe N，Ogasawara Y，Yamaura Y，et al. Mitral annulus flattens in ischemic mitral regurgitation：Geometric differences between inferior and anterior myocardial infarction：A real-time 3-dimensional echocardiographic study. Circulation. 2005；112（9 Suppl）：458-462.

38. Watanabe N，Ogasawara Y，Yamaura Y，et al. Geometric differences of the mitral valve tenting between anterior and inferior myocardial infarction with significant ischemic mitral regurgitation：Quantitation by novel software system with transthoracic real-time three-dimensional echocardiography. Journal of the American Society of

Echocardiography. 2006;19(1):71-75.

39. S O,FE H,TJ M,et al. Cross-sectional echocardiographic spectrum of papillary muscle dysfunction. Am Heart J. 1979;97(3):312-321.

40. Radermecker MA,Lancellotti P. The mechanisms of chronic ischemic mitral regurgitation. The Annals of Thoracic Surgery. 2007;83(5):1919-1920.

41. Cheitlin MD,Armstrong WF,Aurigemma GP,et al. Acc/aha/ase 2003 guideline update for the clinical application of echocardiography:Summary article. Journal of the American Society of Echocardiography. 2003;16(10):1091-1110.

42. Roshanali F,Mandegar MH,Yousefnia MA,et al. Low-dose dobutamine stress echocardiography to predict reversibility of mitral regurgitation with cabg. ECHOCARDIOGRAPHY:A Jrnl. of CV Ultrasound & Allied Tech. 2006;23(1):31-37.

43. Mukherjee C,Tschernich H,Kaisers UX,et al. Real-time three-dimensional echocardiographic assessment of mitral valve:Is it really superior to 2d transesophageal echocardiography? Ann Card Anaesth. 2011;14(2):91-96.

44. Borger MA,Alam A,Murphy PM,et al. Chronic ischemic mitral regurgitation:Repair,replace or rethink? Ann Thorac Surg. 2006;81(3):1153-1161.

45. Kisanuki A,Otsuji Y,Kuroiwa R,et al. Two-dimensional echocardiographic assessment of papillary muscle contractility in patients with prior myocardial infarction. J Am Coll Cardiol. 1993;21(4):932-938.

46. Otsuji Y,Kumanohoso T,Yoshifuku S,et al. Isolated annular dilation does not usually cause important functional mitral regurgitation:Comparison between patients with lone atrial fibrillation and those with idiopathic or ischemic cardiomyopathy. J Am Coll Cardiol. 2002;39(10):1651-1656.

47. Tahta SA,Oury JH,Maxwell JM,et al. Outcome after mitral valve repair for functional ischemic mitral regurgitation. J Heart Valve Dis. 2002;11(1):11-18;discussion 18-19.

48. Dahlberg PS,Orszulak TA,Mullany CJ,et al. Late outcome of mitral valve surgery for patients with coronary artery disease. The Annals of Thoracic Surgery. 2003;76(5):1539-1548.

49. Tolis GA,Jr.,Korkolis DP,Kopf GS,et al. Revascularization alone(without mitral valve repair)suffices in patients with advanced ischemic cardiomyopathy and mild-to-moderate mitral regurgitation. Ann Thorac Surg. 2002;74(5):1476-1480;discussion 1480-1471.

50. Kang DH,Kim MJ,Kang SJ,et al. Mitral valve repair versus revascularization alone in the treatment of ischemic mitral regurgitation. Circulation. 2006;114(1 Suppl):I499-503.

51. Harris KM,Sundt TM,3rd,Aeppli D,et al. Can late survival of patients with moderate ischemic mitral regurgitation be impacted by intervention on the valve? Ann Thorac Surg. 2002;74(5):1468-1475.

52. Shafii AE,Gillinov AM,Mihaljevic T,et al. Changes in left ventricular morphology and function after mitral valve surgery. Am J Cardiol. 2012;110(3):403-408 e403.

53. Tischler MD,Cooper KA,Rowen M,et al. Mitral valve replacement versus mitral valve repair. A doppler and quantitative stress echocardiographic study. Circulation. 1994;89(1):132-137.

54. Braun J,Bax JJ,Versteegh MI,et al. Preoperative left ventricular dimensions predict reverse remodeling following restrictive mitral annuloplasty in ischemic mitral regurgitation. Eur J Cardiothorac Surg. 2005;27(5):847-853.

55. Ciarka A,Braun J,Delgado V,et al. Predictors of mitral regurgitation recurrence in patients with heart failure undergoing mitral valve annuloplasty. Am J Cardiol. 2010;106(3):395-401.

56. Whitlow PL,Feldman T,Pedersen WR,et al. Acute and 12-month results with catheter-based mitral valve leaflet repair:The everest ii(endovascular valve edge-to-edge repair)high risk study. J Am Coll Cardiol. 2012;59(2):130-139.

57. Murphy MO, Rao C, Punjabi PP, et al. In patients undergoing mitral surgery for ischaemic mitral regurgitation is it preferable to repair or replace the mitral valve? Interact Cardiovasc Thorac Surg. 2011;12(2):218-227.

58. Penicka M, Linkova H, Lang O, et al. Predictors of improvement of unrepaired moderate ischemic mitral regurgitation in patients undergoing elective isolated coronary artery bypass graft surgery. Circulation. 2009;120(15): 1474-1481.

59. Oury JH, Cleveland JC, Duran CG, et al. Ischemic mitral valve disease: Classification and systemic approach to management. J Card Surg. 1994;9(2 Suppl):262-273.

60. Cohn LH, Rizzo RJ, Adams DH, et al. The effect of pathophysiology on the surgical treatment of ischemic mitral regurgitation: Operative and late risks of repair versus replacement. Eur J Cardiothorac Surg. 1995;9(10): 568-574.

61. Fattouch K, Castrovinci S, Murana G, et al. Relocation of papillary muscles for ischemic mitral valve regurgitation: The role of three-dimensional transesophageal echocardiography. Innovations(Phila). 2014;9(1):54-59.

62. Maltais S, Schaff HV, Daly RC, et al. Mitral regurgitation surgery in patients with ischemic cardiomyopathy and ischemic mitral regurgitation: Factors that influence survival. J Thorac Cardiovasc Surg. 2011;142(5): 995-1001.

63. Grossi EA, Goldberg JD, LaPietra A, et al. Ischemic mitral valve reconstruction and replacement: Comparison of long-term survival and complications. J Thorac Cardiovasc Surg. 2001;122(6):1107-1124.

64. Mihaljevic T, Lam BK, Rajeswaran J, et al. Impact of mitral valve annuloplasty combined with revascularization in patients with functional ischemic mitral regurgitation. J Am Coll Cardiol. 2007;49(22):2191-2201.

65. Hung J, Guerrero JL, Handschumacher MD, et al. Reverse ventricular remodeling reduces ischemic mitral regurgitation: Echo-guided device application in the beating heart. Circulation. 2002;106(20):2594-2600.

66. Starling RC, Jessup M, Oh JK, et al. Sustained benefits of the corcap cardiac support device on left ventricular remodeling: Three year follow-up results from the acorn clinical trial. Ann Thorac Surg. 2007;84(4): 1236-1242.

67. Grossi EA, Woo YJ, Schwartz CF, et al. Comparison of coapsys annuloplasty and internal reduction mitral annuloplasty in the randomized treatment of functional ischemic mitral regurgitation: Impact on the left ventricle. J Thorac Cardiovasc Surg. 2006;131(5):1095-1098.

68. Rama A, Praschker L, Barreda E, et al. Papillary muscle approximation for functional ischemic mitral regurgitation. Ann Thorac Surg. 2007;84(6):2130-2131.

69. Ramadan R, Al-Attar N, Mohammadi S, et al. Left ventricular infarct plication restores mitral function in chronic ischemic mitral regurgitation. J Thorac Cardiovasc Surg. 2005;129(2):440-442.

70. Dobre M, Koul B, Rojer A. Anatomic and physiologic correction of the restricted posterior mitral leaflet motion in chronic ischemic mitral regurgitation. J Thorac Cardiovasc Surg. 2000;120(2):409-411.

第十三章

冠心病合并联合瓣膜病的非常规处理

冠心病合并瓣膜病同期伴有升主动脉严重钙化斑块,术前大多数常规检查难以发现,只有通过术中扪摸发现。主动脉插管、上阻断钳做近端吻合或体外循环下行瓣膜置换或成型均有很大困难和风险,易导致钙化组织脱落,引起脑部并发症。因此,对于升主动脉弥漫性钙化的冠心病合并瓣膜病的手术治疗成为当今的一个难题。现将我院收治的一例冠心病合并二尖瓣、三尖瓣、主动脉瓣均为中度反流且升主动脉弥漫性钙化的患者报告如下。

一、基本资料和术前检查

患者,男,64 岁,因活动后胸闷、憋气 3年,加重 5 天入院,高血压病史 6 年,最高收缩压达 200mmHg,脑出血病史 2 年,无明显后遗症,心电图示左心室肥大,冠状动脉造影示冠状动脉左前降支近端狭窄 60% ~ 70%,中段钙化严重,狭窄 80%、回旋支中远段钙化严重,中段狭窄 80%,右冠状动脉管壁不规则并且严重钙化,超声心动图示左室舒末内径 50mm,主动脉瓣中度反流(反流面积 6.7cm²),二尖瓣中度反流(反流面积 5.2cm²),三尖瓣中度反流(反流面积 5.3cm²),胸片示升主动脉结钙化明显(图 13-0-1)。

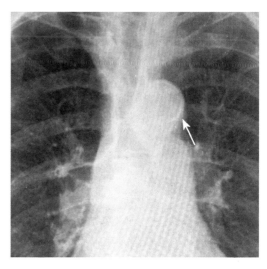

图 13-0-1　胸部 X 线片可见主动脉结严重钙化(箭头所示)

二、手术方法

1. 采用胸骨正中切口,全身肝素化后常规暴露心脏各冠状动脉,同期取下肢大隐静脉备用,触摸升主动脉有弥漫性多发斑块并钙化,同期行术中食管超声示二尖瓣(反流面积 4cm²)、三尖瓣(反流面积 5cm²)、主动脉瓣反流(反流面积 5.0cm²),用球囊法完成近端吻合(具体过程详见第一篇第五章第三节"水囊封堵技术")。

2. 用"端克"固定器固定心脏,分别作升主动脉—左前降支,升主动脉—钝缘支—左室后支—后降支冠状动脉旁路移植术,用 VERIQ 流量仪测试桥流量良好。

3. 用 2-0 prolene 线夹自体心包及毡片的双层复合片沿二尖瓣后叶瓣环相对应的房室沟下方(左回旋支及冠状静脉窦附近)自右向左缝合左心室外膜 2 ~ 3 针后打结以环缩压迫二尖瓣后叶瓣环(图 13-0-2 ~ 图 13-0-4)。

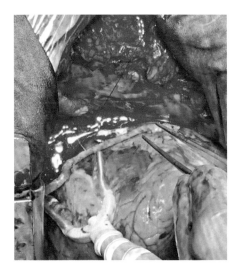

图 13-0-2 用 2-0 prolene 带心包毡片的缝线沿二尖瓣后叶对应的房室沟处一针

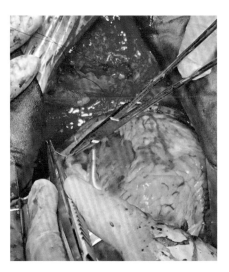

图 13-0-3 平行于房室沟缝第二针

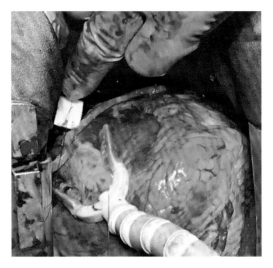

图 13-0-4 缝线的另一头平行于前两针缝合两针后打结

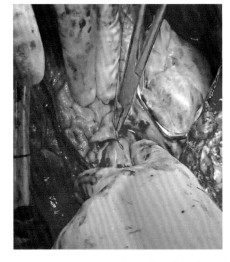

图 13-0-5 用 2-0 prolene 带心包毡片复合片的缝线沿主动脉瓣无冠瓣对应的右无交界处外膜进第一针

　4. 用 2-0 prolene 线夹自体心包及毡片的双层复合片,沿无冠瓣对应的主动脉瓣环外膜自右无交界向左无交界连续缝合 3 针,环缩大约 3cm(图 13-0-5 ~ 图 13-0-9)。

　5. 于三尖瓣后瓣环对应的房室沟处(大约位于右房室沟左侧)自下向上缝合 3 针,打结以环缩和压迫瓣环(图 13-0-10 ~ 图 13-0-14)。

　术后再次行食管超声,二尖瓣(反流面积 2.7cm²)、三尖瓣(无反流)、主动脉瓣(反流面积 2.1cm²),均较术前明显减少,鱼精蛋白中和肝素。严密止血后逐层关胸。

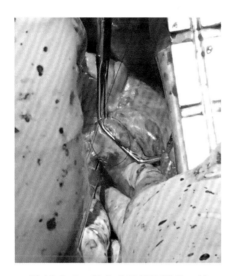

图 13-0-6　沿主动脉瓣环进第二针

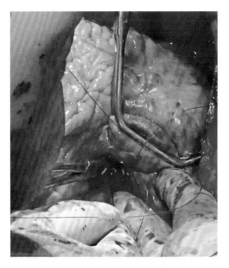

图 13-0-7　沿主动脉瓣环进第三针

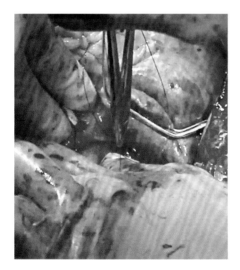

图 13-0-8　缝线的另一头平行于第一针再次缝三针

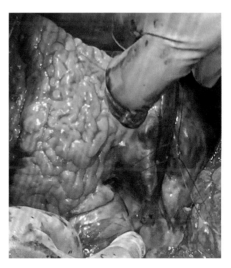

图 13-0-9　缝合三针后打结环缩压迫无冠瓣环

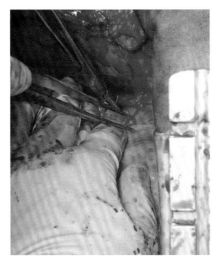

图 13-0-10　沿三尖瓣环对应的后房室沟自左向右缝第一针

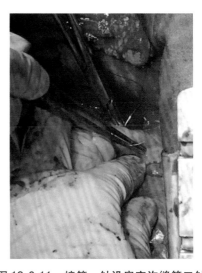

图 13-0-11　接第一针沿房室沟缝第二针

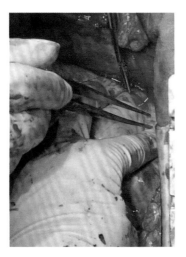

图 13-0-12　接第二针沿房室沟缝第三针

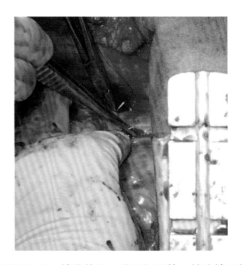

图 13-0-13　缝线的另一端平行于第一针连缝三针

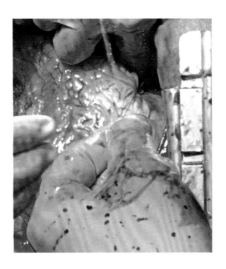

图 13-0-14　三针后穿过心包垫片打结环缩瓣环约 3cm

三、预后

术后患者入 ICU 后,给予肾上腺素每小时 $4\mu g/(kg \cdot min)$,第二日晨顺利拔除呼吸机并安返病房,肾上腺素减为 $2\mu g/(kg \cdot min)$,多巴胺 $2\mu g/(kg \cdot min)$,术后第三日停肾上腺素及多巴胺,术后第四日再次行超声心动图示二尖瓣、三尖瓣、主动脉瓣可见少量反流信号,二尖瓣(反流面积 $2.9cm^2$)、三尖瓣(反流面积 $2.8cm^2$)、主动脉瓣(反流面积 $2.6cm^2$),术后第9 天顺利出院。

四、术者体会

脑血管事件是冠状动脉旁路移植术或体外循环下瓣膜术后的一个严重并发症,其致残、致死率高。升主动脉钙化是最主要的危险因素之一。对这类患者如果进行升主动脉插管、阻断、或使用主动脉侧壁钳夹都可能增加术后脑卒中发生率。

1. 目前大部分 OPCABG 术的近端吻合主要应用侧壁钳钳夹升主动脉,而升主动脉钙化是 OPCABG 术后发生脑血管事件的独立危险因素,虽然 OPCABG 完全避免了主动脉插管和阻断操作,可降低脑卒中发生率,但常规 OPCABG 仍需要上主动脉侧壁钳完成桥的近端口吻合,仍有可能引起主动脉内钙化斑块脱落致术后卒中。为此,不用主动脉侧壁钳的 OPCABG 成为治疗冠状动脉多支病变并且合并升主动脉钙化的冠心病重要的方法。目前国内常用 Ecnlose 和 Heartring 来完成近端口吻合,一方面费用贵,另一方面也有很多不利因素,详见有关章节,我们采用一种简单术式,即球囊法(导尿管水囊置入主动脉内)完成近端吻合。有效地防止了钙化斑块的脱落引起体循环栓塞的风险。

2. 对于同时合并反流性瓣膜疾病的患者,采用上述的非体外循环瓣膜成形方法,采用双头夹心包毡片复合片于瓣环相对应的外膜处环缩推压瓣环(每一针要穿透部分肌层,但不穿透全层),通过缩小瓣环,提拉瓣叶,有效地减少了瓣膜反流程度,完全避免了对主动脉的钳夹、体外循环插管和阻断等操作,可有效预防主动脉钙化斑块脱落所致的脑卒中风险及体外循环所引起的术后并发症,手术时间也明显缩短。

3. 若冠心病患者的主动脉壁有多发硬化斑块,主动脉瓣钙化又很严重,在切除病变瓣叶和去净钙化斑块后,若发现主动脉壁包括瓣环均较脆弱,应选择缝合圈较大的机械瓣,慎重使用缝合圈较窄的生物瓣,否则容易发生主动脉根部出血。必要时在换瓣前先用心包片或毡条修复加强主动脉瓣环。对于组织脆弱的患者也可考虑采用主动脉根部替换术。

（乔瑞国　顾承雄）

第十四章

冠心病合并室间隔穿孔的矫治

一、急性心肌梗死合并室间隔穿孔

室间隔穿孔是冠心病急性心肌梗死最严重的并发症之一,在急性心肌梗死患者中约占1%~2%,其病情恶化快,单纯药物治疗效果欠佳,死亡率高。室间隔穿孔可在急性心肌梗死后数小时到2周内发生,但大部分发生在急性心肌梗死后2~4天,患者多数有溶栓病史。室间隔穿孔后,心室水平产生左向右分流,分流导致肺循环血流量增加,体循环血流量减少,因而出现心力衰竭,严重者出现心源性休克及多器官功能衰竭。内科药物治疗可短暂缓解病情,但大多数患者仍难免死于心力衰竭和并发症。因此,外科手术治疗仍然是目前唯一挽救患者生命的手段。

室间隔穿孔发生的部位、大小以及形态与冠状动脉的犯罪血管关系密切。有文献报道,急性前壁心肌梗死并发室间隔穿孔占所有心肌梗死后室间隔穿孔的70%以上,下壁心肌梗死约占29%;急性心肌梗死犯罪血管为前降支的占64%,右冠状动脉占28%;室间隔穿孔发生在心尖部占66%,发生在肌部占34%。因此,前降支完全闭塞导致的左心室前壁广泛坏死是前间隔穿孔的主要原因,而后降支闭塞导致的下壁坏死是后间隔穿孔的主要因素(图14-0-1)。

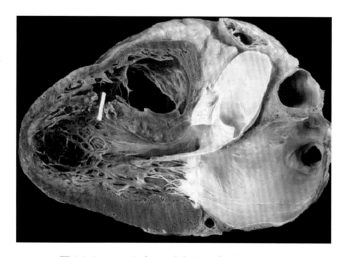

图 14-0-1　心肌梗死后室间隔穿孔(白线处)

二、急性心肌梗死合并室间隔穿孔的诊断

体格检查时,在胸骨左缘3~4肋间或心尖区可闻及新出现的响亮的全收缩期杂音,一半以上患者可触及到心前区收缩期震颤,部分还可闻及心包摩擦音。胸片X线检查有肺充

血和左心增大的表现,有助于诊断,但是特异性差。超声心动图是诊断室间隔穿孔的金标准,能够发现室间隔穿孔的部位,穿孔的大小,室间隔水平左向右分流量的大小,心脏结构和功能的变化。冠状动脉造影和左心室造影可进一步明确诊断,同时也为下一步治疗方法的选择提供了可靠的依据(图 14-0-2)。

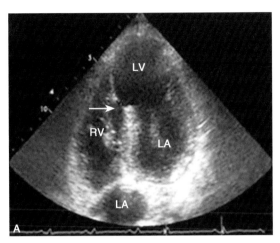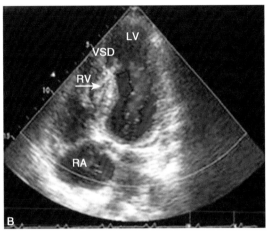

图 14-0-2　超声心动图显示心肌梗死后室间隔穿孔

A. 二维超声显示室间隔心尖段回声中断(箭头所指);B. 彩色血流多普勒显示心室水平左向右分流信号(箭头所示)

三、关于室间隔穿孔后手术治疗时机

关于手术修补心肌梗死后室间隔穿孔的时机,目前尚无统一的意见。早期进行修补,由于急性心肌梗死后患者心肌坏死及后继炎性反应导致心肌细胞水肿,对左心室的功能有严重影响,而且心肌组织脆弱,很容易出现补片缝针的撕脱,手术死亡率高。延迟修复虽然病死率低,但有些患者血流动力学状况持续恶化,同样不容等待。因此,关于急性心肌梗死合并室间隔穿孔的最佳手术治疗时机仍然没有统一的标准。

早期手术是指在急性心肌梗死后 3 天到 3 周之间。这部分患者住院期间的死亡率大于50%。而延期手术,即心肌梗死后 3 周 ~ 2 个月之后,待患者心肌组织炎症及水肿消退后再进行手术治疗,死亡率可降到 7.5%。但决定是否早期手术,要根据室间隔水平左向右的分流量以及血流动力学受损的严重程度来决定,而不是单纯依据穿孔直径的大小。如果患者的血流动力学情况比较稳定,内科治疗或心室机械辅助装置辅助,如主动脉内球囊反搏(IABP)或心室辅助装置辅助下,血流动力学情况较稳定,可在心肌梗死后 3 ~ 4 周手术。但是发生急性心肌梗死后心源性休克者,还是应该在心脏辅助装置辅助下尽早手术。

四、手术方式

目前临床上主要依赖多种治疗方法相结合,其中包括内科药物治疗,主动脉内球囊反搏(IABP),外科手术治疗以及经皮室间隔穿孔封堵术及冠状动脉介入治疗等。

内科药物治疗的主要目的是维持生命体征的稳定,无论是用正性肌力药物还是利尿剂和血管扩张药等,都是为了最大限度地减少室间隔水平左向右的分流量,增加左心室心排血量,维持主要脏器的血液供应。

目前常用的一些外科手术方式有:

(一) 双头针带垫片间断褥式缝合

若室间隔穿孔较小,且穿孔附近心肌纤维组织致密,可采用双头针带垫片间断褥式缝合(图 14-0-3)。

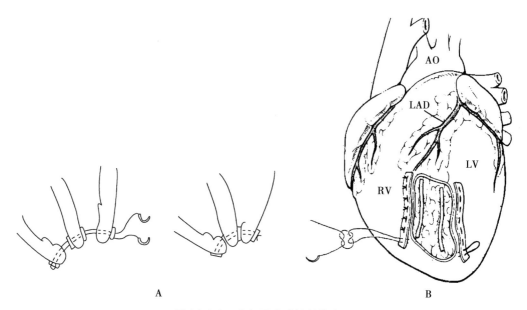

A   **B**

图 14-0-3 室间隔穿孔修补技术 1

A. 采用带垫片间断褥式缝合修补心尖部室缺,在左右心室内及心尖部均放置垫片;B. 缺损及心脏切口修补完毕

(二) 连续缝合补片修补

若室间隔穿孔直径稍大,同时穿孔附近心肌纤维组织尚牢固,可采用 4-0 聚丙烯线和涤纶片连续缝合补片修补(图 14-0-4)。

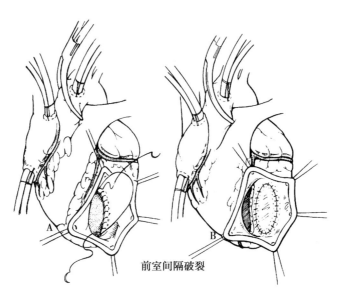

前室间隔破裂

图 14-0-4 室间隔穿孔修补技术 2:采用连续缝合方法,心内补片修补前间隔破裂

（三）双头针带涤毡片间断褥式缝合

若室间隔缺损直径较大,同时穿孔周围组织炎症及水肿严重,无法直接缝合,可采用双头针带涤毡片间断褥式缝合,在出针处用毡片条加固,将涤纶片缝于穿孔周围正常心肌组织至二尖瓣乳头肌根部和左心室壁的正常心肌组织,旷置室间隔穿孔和心肌梗死区域（图 14-0-5、图 14-0-6）。

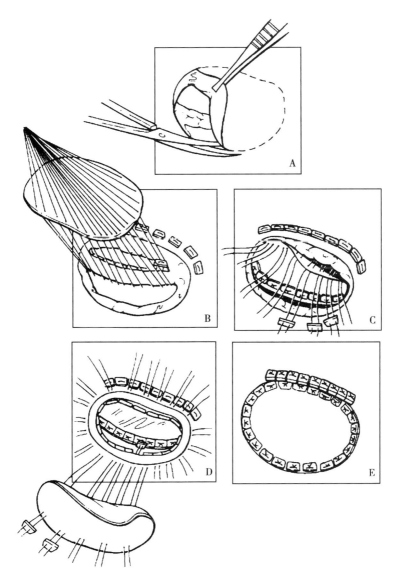

图 14-0-5　室间隔穿孔修补技术 3
A. 切除下壁心肌梗死显露后间隔破裂处;B、C. 采用带垫片间断褥式缝合方法修补后间隔破裂处;D、E. 采用带垫片间断褥式缝合方法修补心脏切口

（四）封堵伞封堵心肌梗死后室间隔穿孔

同时,近几年还有经导管采用封堵伞封堵心肌梗死后室间隔穿孔的报道,该术式主要有三种用途:

1. 封堵较小的穿孔,主要适用于小-中型的穿孔,且穿孔边缘完整,距离主动脉瓣较远的

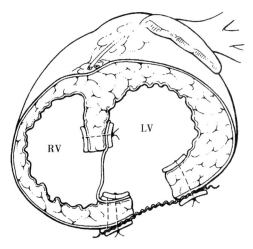

图 14-0-6　剖面观可见修补后室缺及心脏切口

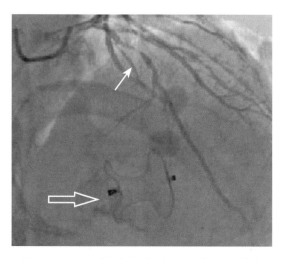

图 14-0-7　冠状动脉造影显示前降支狭窄 95%,封堵器封闭室间隔穿孔

患者(图 14-0-7)。

2. 封堵外科手术修补后的残余分流。

3. 较为危重的患者,血流动力学不稳定,可采用封堵伞缩小穿孔的范围,降低室间隔水平左向右分流量,同时采用循环辅助装置,待患者一般状况及血流动力学情况好转后再进行外科手术修补。

如果大面积心肌梗死后室间隔穿孔患者的情况极差,梗死的心肌面积达到或者超过全部心肌的 2/3,这种患者往往处于心源性休克状态,此时既无法进行外科手术修补穿孔,也无法采用经导管封堵穿孔,则应在心室辅助装置的辅助下等待心脏移植。首选的辅助方式为主动脉内球囊反搏(IABP),若单纯 IABP 辅助不满意,则可行体外膜肺(ECMO)辅助,或 IABP 合并 ECMO 同时辅助,等待心脏移植的供体。

（五）治疗效果

1. 早期疗效　心肌梗死后室间隔穿孔患者如不及时治疗预后极差。由于急性心肌梗死后,心肌有炎症水肿,对左心室功能有很大影响。由于组织脆弱,早期修补穿孔,很容易出现补片撕脱,所以早期手术修补病死率很高。因此应先行内科治疗,推迟手术,待心肌的炎症、水肿消退后再手术则病死率大大降低。但是有些患者血流动力学情况极差,处于心源性休克状态,对于这部分患者,仍然应该在循环辅助装置的辅助下尽早手术。

2. 远期疗效　外科手术修补穿孔的 5 年存活率多在 80% 以上,10 年存活率近 50%。远期死亡原因多与再次心肌梗死、左心衰竭和冠状动脉病变进展有关。残余分流是术后重要的并发症之一,国外报道其发生率可高达 15% ~ 20%,并与围术期死亡有密切关系;对于较小的残余分流可密切观察,左向右分流量较大严重影响心脏功能者应再次手术治疗。有学者认为,在行室间隔穿孔修补的同期进行冠状动脉旁路移植术,可降低手术的死亡率,提高远期存活率。IABP 也是重要的心肌保护方法,能同时有效改善周围循环和保证重要脏器血供,应在室间隔穿孔术前、术后处理中尽早使用。

（戴龙圣　顾承雄）

参 考 文 献

1. Chansaenroj J, Theamboonlers A, Junyangdikul P, et al. Chinchai T, Poovorawan Y. Polymorphisms in TP53（rs1042522）,p16（rs11515 and rs3088440）and NQO1（rs1800566）genes in Thai cervicalcancer patients with HPV 16 infection. Asian Pac J Cancer Prev. 2013;14（1）:341-346.

2. Arnaoutakis GJ, Zhao Y, George TJ, et al. Surgical repair of ventricular septal defect after myocardial infarction: outcomes from the Society of ThoracicSurgeons National Database. Ann Thorac Surg. 2012;94（2）:436-443;discussion 443-444.

3. Jeppsson A, Liden H, Johnsson P, et al. Surgical repair of post infarction ventricular septal defects:a national experience. Eur J Cardiothorac Surg. 2005;27（2）:216-221.

4. Schlotter F, de Waha S, Eitel I, et al. Interventional post-myocardial infarction ventricular septal defect closure:a systematic review of current evidence. Euro Intervention. 2016;12（1）:94-102.

5. Charakida M, Qureshi S, Simpson JM. 3D echocardiography for planning and guidance of interventional closure of VSD. JACC Cardiovasc Imaging. 2013;6（1）:120-123.

6. Masaki N, Fukasawa M, Toyama S, et al. Ventricular septal rupture and right ventricular free wall rupture after acute myocardial infarction. Kyobu Geka. 2013;66（9）:810-813.

7. Di Summa M, Actis Dato GM, Centofanti P, et al. Ventricular septal rupture after a myocardial infarction:clinical features and long term survival. J Cardiovasc Surg（Torino）. 1997;38（6）:589-593.

8. Dalrymple-Hay MJ, Monro JL, Livesey SA, et al. Postinfarction ventricular septal rupture:the Wessex experience. Semin Thorac Cardiovasc Surg. 1998;10（2）:111-116.

9. Cerin G, Di Donato M, Dimulescu D, et al. Surgical treatment of ventricular septal defect complicating acute myocardial infarction. Experience of a northItalian referral hospital. Cardiovasc Surg. 2003;11（2）:149-154.

10. 邹以席,黄方炯。急性心肌梗死并发室间隔穿孔患者的手术时机与评价。中国胸心血管外科临床杂志,2011,18（5）:453-456.

11. Sai-Sudhakar CB, Firstenberg MS, Sun B. Biventricular mechanical assist for complex,acute post-infarction ventricular septal defect. J Thorac Cardiovasc Surg. 2006;132（5）:1238-1239.

12. Angiolillo DJ, Firstenberg MS, Price MJ, et al. Investigators:bridging antiplatelet therapy with cangrelor in patients undergoing cardiac surgery:a randomized. controlled trial. JAMA,2012,307（3）:265-274.

13. Arnaoutakis GJ, Zhao Y, George TJ, et al. Surgical repair of ventricular septal defect after myocardial infarction: outcomes from the Society of Thoracic Surgeons. National Database. Ann Thorac Surg,2012,94（2）:436-443.

14. 吴树明。心肌梗死后室间隔穿孔的手术治疗时机、术式改进及其效果。心血管外科杂志,2013,2（1）:8-10.

15. Agnihotri AK, Madsen JC, Daggett WM, et al. Surgical treatment of complications of acute myocardial infarction:postinfarction ventricular septal defect and free wall rupture. Cardiac Surgery in the Adult. New York:McGraw Hill,2008:753-784.

16. Baldasare MD, Polyakov M, Laub GW, et al. Percutaneous repair of post-myocardial infarction ventricular septal defect:current approaches and future perspectives. Tex Heart Inst J,2014,41（6）:613-619.

17. Pang PY, Sin YK, Lim CH, et al. Outcome and survival analysis of surgical repair of post-infarction ventricular septal rupture. J Cardiothorac Surg,2013,8:44.

18. Turner MS, Hamilton M, Morgan GJ, et al. Percutaneous closure of post-myocardial infarction ventricular septal defect patient selection and management. Interv Cardiol Clin,2013,2（1）:173-180.

19. Zhu XY, Qin YW, Han YL, et al. Long-term efficacy of transnscatheter closure of ventricular septal defect in combination with percutaneous coronary intervention in patients ventricular defect complicating acute myocardial infarction:a multicentre study. Euro Intervention,2013,8（11）:1270-1276.

20. PIVATTO J F,TAGLIARI A P,LUVIZETTO A B,et al. Use of intra-aortic balloon pump in cardiac surgery: analysis of 80 consecutive cases. Rev Bras Cir Cardiovasc,2012,27(2):251-259.

21. Di Summa M,Actis Dato GM,Centofanti P,et al. Ventricular septal rupture after a myocardial infarction: clinical features and long term survival. J Cardiovasc Surg,1997,38(6):589-593.

22. Antman EM,Anbe DT,Armstrong PW,et al. ACC/AHA guidelines for the management of patients with ST-elevation myocardial infarction—executive summary: a report of the ACC/AHA Task Force on Practice Guidelines. J Am Coll Cardiol,2004,44(3):671-719.

23. Fukushima S,Tesar PJ,Jalali H,et al. Determinants of in hospital and longterm surgical outcomes after repair of post-infarction ventricular septal rupture. J Thorac Cardiovasc Surg,2010,140(1):59-65.

24. Mo X,Qi J,Zuo W. Percutaneous Punctured Transcatheter Device Closure of Residual Shunt after Ventricular Septal Defect Repair. Case Rep Cardiol. 2016;2016:8124731.

25. Noguchi K,Yamaguchi A,Naito K,et al. Short-term and long-term outcomes of post infarction ventricular septal perforation. Gen Thorac Cardiovasc Surg,2012,60(5):261-267.

26. Pang PY,Sin YK,Lim CH,et al. Outcome and survival analysis of surgical repair of post-infarction ventricular septal rupture. J Cardiothorac Surg,2013,8:44.

第 三 篇

冠心病围术期器官保护

冠心病外科手术成功仅仅是患者顺利恢复的第一步,而维持手术后患者的脑、心脏、肺脏、肾脏和血液等多器官组织的功能正常则为患者围术期进一步顺利康复提供了有力保障。如何术前准确评估患者的心脏、肺脏、脑、肾脏和血液系统功能,做好充分术前准备;术中选择合适的评估与治疗措施;术后进行预防性治疗及一旦出现相应脏器并发症及时选择有效的针对性治疗方案,是每一位心脏外科医生应该了解并掌握的技能,这有助于心脏外科医生及时并准确判断冠状动脉外科术后患者病情并有效地与 ICU 医生、神经内外科医生、肾内科医生、泌尿外科医生、血液科医生和体外循环医生等进行沟通,共同为患者制订个性化诊疗方案,降低外科手术对患者及家属造成精神和肉体上的伤害及财力物力的负担,进一步降低患者死亡率并提高远期生存质量。因此,本篇将从冠心病围术期的脑保护、冠心病围术期的肺保护、冠心病围术期的肾保护、冠心病外科手术的血液保护和重症冠状动脉旁路移植术患者的生命支持技术进行阐述,旨在经验交流。

第十五章

冠心病围术期的脑保护

冠状动脉旁路移植术（CABG）后神经系统损伤并发症可致患者死亡率增加、延长住院时间并且降低患者生活质量。在这些并发症中，脑卒中的发生率为1%～3%，精神状态改变的发生率为8.4%～32.0%。术后脑损伤的其他临床表现主要取决于脑缺血损伤的部位和面积大小。由于检查方法及重视程度不同并受检查精密度的影响，不同中心报道的术后神经系统功能损伤的发生率也不尽相同。脑部核磁共振（MRI）检查常可以发现近45%患者术后的脑损伤；详细的心理测验取决于受检测的人群、选用的检测方法、检测的时间及认知功能降低的标准，能够提示细微认知功能障碍，如注意力、记忆力及视觉功能改变。多数学者认为，心脏手术后一个月认知功能障碍的发生率为10%～30%，而这些术后认知功能不全是否对远期的认知功能有影响尚不完全清楚。随着接受手术患者的老龄化，更多的证据表明潜在脑血管疾病的发展可能是导致术后认知功能障碍的决定性因素，而非心脏手术本身。因此，CABG围术期脑保护的目标是在术后阶段的任何时候都应减少各种形式的缺血性脑损伤和认知功能障碍的发生。

一、CABG围术期脑损伤的发生机制

CABG围术期脑保护的目标是避免原发损伤和（或）减少由缺血级联反应引起的脑继发损伤，而原发性脑出血并不常见，其主要原因如下：

1. 动脉粥样硬化斑块脱落　升主动脉钙化是CABG围术期神经系统并发症的主要危险因素，大约一半的CABG术后脑卒中由脱落的升主动脉粥样硬化斑块引起（图15-0-1），其中致死性脑卒中发生率高达25%。体外循环下CABG手术中升主动脉阻断钳钳夹升主动脉和非体外循环下CABG手术（OPCABG）中主动脉侧壁钳的使用都可以引起升主动脉钙化斑块脱落，致围术期神经系统并发症发生。同时，颈动脉狭窄也是缺血性脑血管病的重要原因及危险因素，与脑梗死的发生、发展及梗死部位密切相关，约20%～30%的缺血性脑卒中与颈动脉狭窄有关。此外，由粥样斑块引起的微粒物质以及纵隔吸引血液中的脂肪球或空气组成的微栓子也可引起轻微脑损伤。

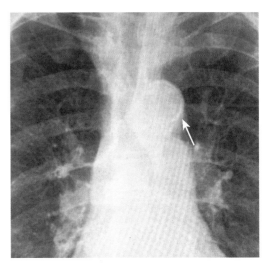

图15-0-1　术前胸部X线片显示升主动脉钙化斑块（箭头所示）

2. **脑血栓形成和脑灌注不足**　脑氧饱和度监测仪检测发现,体外循环(CPB)过程中多达27%~43%的患者存在大脑氧供需失调。由于老年患者脑血管疾病发病率不断增加,CPB过程中大脑低灌注成为CABG手术尤其是CABG合并瓣膜病、室壁瘤等手术中一个重要的临床问题。Moraca等在对82例无脑卒中和一过性脑缺血损伤病史拟行择期CABG术的研究中发现75%的患者有术前不可修复的局部脑灌注异常,其中发生围术期脑卒中的患者约为5%,均为术前脑灌注异常者。更为重要的是,脑血栓形成与大脑低灌注并非独立存在,多数情况下它们共同作用导致脑血管供血异常。因此,全面的脑保护策略必须关注脑栓塞与低灌注两者的病因学。

3. **炎症反应过程可加重脑缺血损伤**　CABG手术和脑缺血再灌注损伤引起的炎症反应过程很可能加重脑缺血损伤,尤其是体外循环下CABG手术可引起全身炎症反应。体外循环可以引起全身补体系统及肿瘤坏死因子(TNF-α)、白介素-6(IL-6)等炎性因子释放增加。炎性因子之间存在正反馈调节作用,如NF-κB通过增加TNF-α、IL-6、细胞间黏附分子-1(ICAM-1)、血管内皮生长因子(VEGF)、金属蛋白酶(MMPs)等炎性因子及补体的基因表达均可促进其生成;而TNF-α、IL-6均会增加ICAM-1的生成和表达,ICAM-1可使激活的小胶质细胞与ICAM-1阳性神经元相黏附,引起神经元损伤。补体的激活和膜攻击复合物的生成可破坏细胞并调节细胞释放炎性因子、自由基和MMPs等。高表达的MMP-9可破坏血管基底膜并降解细胞外基质,增加脑血管通透性,使蛋白质等大分子物质进入脑组织,导致脑水肿并使脑组织损伤加重,而脑水肿和脑组织损伤导致炎性细胞浸润和炎性因子的进一步释放。另外,越来越多的证据表明脑损伤的易感性与基因表型有关。

4. **体外循环手术和非体外循环手术对脑损伤的影响**　体外循环是神经损伤的危险因素之一,尽管经颅多普勒(TCD)监测发现非体外循环条件下微血栓的发生率低于体外循环,但脑损伤的机制两种情况下非常相似。非体外循环条件下CABG术围术期明显的血流动力学改变和主动脉侧壁钳钳夹升主动脉造成的斑块脱落都能降低患者脑灌注。尽管如此,有关手术操作与神经并发症的相关性的细致研究仍然非常有限。前瞻性随机试验研究并未显示出非体外循环下CABG术能明显降低神经系统并发症的发生率。到目前为止,对于高危老年患者是否应该避免体外循环仍无广泛细致的研究。

二、指南推荐的CABG围术期脑保护措施

虽然CPB期间发生脑损伤的危险性可能更大,无论是否进行体外循环,围术期任何阶段都可能发生脑损伤。异常情况可发生于围术期的任何阶段,包括拔管以后。有资料显示超过20%的患者脑卒中发生于术后第一天。尽管发生异常情况的时间不尽相同,但外科手术过程中采用脑保护措施仍然非常有效。基于之前所述的客观证据评价形成了推荐的脑保护措施并列表推荐如下(表15-0-1),这些研究对心脏手术后存在原发性脑卒中和(或)神经认知功能障碍的患者进行了分析总结。

根据美国心脏病协会(AHA)指定的分级共分三级。A(由多中心临床随机试验或Meta分析得出)、B(由单一对照实验或非对照实验得出)、C(病例报导、专家意见或护理标准)。Ⅰ类安全推荐有效;Ⅱa类推荐安全有效,有经验的医师可以选用,Ⅱb类建议安全有效,大多数专家选用。Ⅲ类建议无证据支持。未确定分级建议可以选用,但证据不足。具体如下:

表 15-0-1　美国心脏病协会（AHA）推荐脑保护措施

推荐类别	分级	处 理 措 施
Ⅰ类推荐	A	使用膜式氧和合器和动脉微栓滤器（直径<40μM）
	B	经主动脉超声探查升主动脉粥样斑块
	B	复温阶段避免脑温度过高
Ⅱa级推荐	B	粥样斑块栓塞高危患者应尽可能单次阻断主动脉
	B	复温阶段温度不应超过37℃
Ⅱb级推荐	A	酸碱管理采用 α 稳态法（相对于 pH 稳态）
	A	将心内吸引的血液经血液回收机处理以降低术后认知功能障碍的发生率未确定分级
	A	低温 CPB
	B	高危患者 MAP 不应低于 70mmHg
	B	平流灌注（相对于搏动灌注）
	B	高危患者应使用 NIRS 监测
	B	药物脑保护治疗
	C	高危患者 Hb<7g/dL 时应输注红细胞，当器官缺血风险较大时可将标准调整至 Hb<7~8g/dl
	C	平流灌注（相对于搏动灌注）

三、动脉粥样硬化斑块的处理

许多研究表明升主动脉粥样硬化和颈动脉粥样硬化与 CABG 术后脑卒中及认知功能障碍有必然联系。CABG 手术过程中影响脑损伤的动脉粥样硬化斑块主要来自于升主动脉和颈动脉。高龄的糖尿病患者常容易合并有升主动脉和颈动脉钙化。术前影像学评估并及时发现升主动脉和颈动脉粥样斑块并采取合适的处理措施避免斑块脱落至关重要。

1. 升主动脉钙化斑块的处理　冠状动脉旁路移植术围术期神经系统并发症的危险因素包括：高龄、卒中病史、颈动脉狭窄、严重周围血管病变、升主动脉钙化、肾功能不全等，其中升主动脉钙化可能是最重要的危险因素。术前常规胸片检查很难发现升主动脉钙化，胸部 CT 检查有助于在手术前发现升主动脉钙化，以便调整手术方案。术中直接触诊是发现动脉粥样斑块最常用的方法，但经胸主动脉超声检查仍然是最敏感的方法，许多外科医生都使用这项技术优化提高对主动脉病变的判断（图 15-0-2）。体外循环手术中升主动脉斑块脱落主要

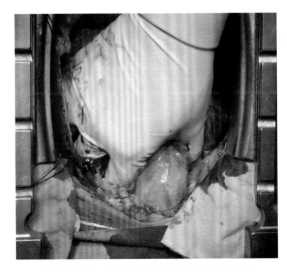

图 15-0-2　术中触诊升主动脉钙化斑块

源于升主动脉阻断钳的钳夹，OPCABG 手术中的升主动脉斑块脱落主要为侧壁钳的使用。但是近年来 OPCABG 术中桥血管近端吻合器械及手术新技术的研发，使得术中脑损伤的发生率大幅度下降。

升主动脉钙化分为 A、B、C 三型。A 型：升主动脉大范围钙化，触之坚硬、无弹性，为瓷壳型升主动脉粥样硬化；B 型：术中可见升主动脉壁苍白、僵硬无弹性，脏层心包与主动脉常粘连紧密，升主动脉打孔时有奶酪样物溢出，为壁内液化型升主动脉粥样硬化斑块；C 型：升主动脉局部增厚伴钙化。对于升主动脉的 A 型钙化，心脏外科医生一定要做好术前评估，这类患者的主动脉钙化往往不仅局限于单纯的升主动脉，甚至累及颈动脉、腹主动脉、肾动脉和下肢动脉，多数为免疫性疾病，可能需要多学科的联合治疗，患者预后不佳。然而，临床较多见的是升主动脉 B 型和 C 型钙化。

及时发现升主动脉钙化是防止术中因在钙化的升主动脉上操作而导致手术后脑卒中的重要前提。在拟行体外循环下 CABG 手术时，开胸后首先触诊升主动脉，或行升主动脉超声检查，若发现升主动脉有明显钙化病变应及时变更手术方案：①改行 OPCABG 手术；②选择腋动脉或股动脉插管建立体外循环；③心室颤动而非心脏停跳下完成手术以避免主动脉阻断；④应用双侧乳内动脉作为桥血管，避免主动脉处吻合；⑤必要时停循环下更换升主动脉。对于大多数无合并症的冠心病患者，方案①是首选。

目前多数医院均可开展 OPCABG 手术，虽然 OPCABG 手术多数仍需使用升主动脉侧壁钳完成桥血管近端口的吻合，但这对临床上较为常见的合并升主动脉明显钙化的患者来说已经使 CABG 手术后神经系统并发症的发生大为减少，但是，为了进一步减少手术后脑卒中的发生，所有 OPCABG 患者应争取避免使用主动脉侧壁钳。OPCABG 术中，在钙化升主动脉上行静脉桥血管近端吻合方式主要有三种：桥血管—升主动脉吻合装置、主动脉隔离装置和无接触（no-touch）技术。早年的主动脉近端吻合装置因各种弊端已经退出市场，近年新的主动脉隔离装置，如 Enclose 和 Heartstring，可允许外科医生在不钳夹升主动脉的情况下完成桥血管-升主动脉间吻合，主要适用于升主动脉 C 型钙化患者，特别是升主动脉侧壁、后壁明显钙化而前壁尚有部分正常区域的患者。同时，一些主动脉近端吻合新方法，如水囊封堵法和无钳缝合法，可以处理升主动脉 B 型或 C 型钙化患者，具体方法已在第一篇第五章"冠状动脉旁路移植术中升主动脉钙化的处理方法"中详述。

此外，动脉粥样斑块除在升主动脉近端吻合、血管钳闭阻断时的直接损伤脱落外，围术期的任何时期都可以松动脱落。另外，与栓塞相关的其他因素也可导致神经损伤，但此时栓塞并不是直接因素。对于大多数 CABG 术的患者，升主动脉粥样硬化是更广泛动脉病变和脑血管疾病的标志。这类患者更容易发生由其他因素引起的脑血栓形成或脑灌注不足，原因多种多样，例如，APRIS 数据显示非手术脑卒中患者动脉粥样硬化与血液高凝状态有密切联系，高凝患者动脉斑块损伤同样对术后神经功能障碍具有协同作用。术中使用鱼精蛋白所致的血液凝固性短暂性增高并在动脉粥样硬化不平表面所形成的血栓也是导致术后发生脑卒中的危险因素。

2. 颈动脉粥样硬化斑块的处理　对于 CABG 手术合并颈动脉粥样硬化斑块所致的颈动脉狭窄，已在第四篇第二十章"合并颈动脉狭窄冠心病患者的围术期管理"中详述。

四、体外循环管理

对于 CABG 手术是否应选择体外循环，心脏外科和体外循环医生经过近半个多世纪的讨论仍存在争议,其实这和心脏外科主刀医生的操作能力和习惯直接相关。如果主刀医生擅长体外循环下行 CABG 手术,则精细的体外循环管理对于避免脑损伤至关重要。

1. 搏动性灌注和平流灌注　体外循环管路和流量的变化对术后神经功能障碍的影响早已受到关注。搏动性灌注(以下简称搏灌)与平流灌注(以下简称平流)体外循环的潜在优点和风险是目前争论的热点,不仅针对神经系统后遗症,同时也包括对其他器官的影响。与平流相比,搏灌能减弱机体对体外循环的神经体液反应,降低全身及器官血管阻力,尤其能增加肾脏和肝脏血供,并且能够改善脑部血液微循环,增加缺血区域的血氧含量。另外,搏灌能以海潮式灌注模式改善毛细血管灌注,降低静脉压,减轻对体外循环的炎症反应,减少内皮损伤及增加内皮一氧化氮释放,减少内皮因素 1 释放,增加压力依赖区域的脑血流灌注,减少脑缺血周边区域的神经元坏死,减少缺血海马区和尾状核神经细胞丢失。由于平流更容易被启动,故其更为常用,但具有许多缺陷。搏灌理论上更符合生理特点,但事实上由于体外循环回路内在阻力及主动脉插管的管路,其并没有传递有效的生理脉冲压力。另外,搏灌线性阻力及红细胞损伤导致溶血的风险也会增大。

虽然理论上搏灌具有优势,但缺少能够阐释其优点及减少相关神经并发症的前瞻性对照研究证据。一项研究入组316 例随机接受搏灌及平流体外循环的患者,两组发生术后认知功能障碍的几率并无统计学差异。该研究发现,与平流相比,使用搏灌体外循环的患者死亡率和心肌损害发生率明显较低。然而,由于高危患者入选较少,该项研究并没有充分说明搏灌在高危人群具有优势。搏灌在复温阶段能改善大脑半球氧供需失衡。NIRS 监测发现 CABG 中平流向搏灌转变能有效改善脑氧供平衡。虽然平流更为普及且有一些局限性,而搏灌在特殊情况下具有更为明显的价值。但是,对于选择平流抑或搏灌式体外循环并无明确定义。

2. 低温期血气管理　酸碱平衡是 CPB 期间患者管理的另一个热点话题。低温 CPB 期间酸碱管理通常使用 pH 稳态法或 α 稳态法。这两种方法的区别主要是当随体温降低时血液 CO_2 溶解度增加程度不同。这些基本理化规律改变的结果是随体温降低,$PaCO_2$ 降低,pH增高,但 CO_2 总含量并无改变。α 稳态法对随体温降低的 $PaCO_2$ 并无矫正作用,CPB 期间的管理目标是在体温 37°C 时(常规血气分析仪监测)pH 稳定于 7.40,$PaCO_2$ 稳定于 35~40mmHg。无论体温如何变化,pH 稳态法 $PaCO_2$ 均保持在 40mmHg,其在 CPB 期间通过增加体外循环管路 CO_2 含量,从而补偿增加的 CO_2 溶解度和降低的 $PaCO_2$。动脉血气分析都是在37°C 下进行测定,所以必须根据患者体温对 $PaCO_2$ 进行矫正。这两种方法哪种更适合于患者取决于一系列因素。保持蛋白质组氨酸咪唑基的恒定解离,这是温度改变时 pH 保持稳定的主要缓冲物质,这些酸碱平衡改变可以保持细胞 pH 在最适状态以发挥酶的正常功能。

低温体外循环血气管理时选用何种方法应考虑脑血流量(CBF)和脑组织氧化代谢。首先,CO_2 是脑血管扩张剂,CBF 与 CO_2 含量直接相关。通常 pH 稳态法 CBF 高于 α 稳态法。然而,α 稳态法 CBF 与脑代谢率($CMRO_2$)有关,pH 稳态法却无相关性。因此,α 稳态法可引起 CBF 下降以适应减少的脑代谢需要,脑血流-平均动脉压自身调节机制仍然存在,脑组织氧供需达到平衡。相反,pH 稳态法 CBF 是血压依赖性的,无自身调节机制,其 CBF 可能超过脑组织对氧的需求。与 α 稳态法相比,pH 稳态法 CBF 越高,脑发生微血栓的风险越大;若合并脑血管疾病,则更易发生"窃流现象";对 CPB 的炎症反应可形成毛细血管漏进而形成脑水肿。同时,pH 稳态法脑组织 CO_2 含量较高,它具有以下优势:①使氧解离曲线右移,有利于 HbO_2 向组织内释放氧;②降低 $CMRO_2$;③调节 NMDA 受体以限制毒性氨基酸的神经毒性反应;④增加对脑组织缺血的耐受性。

尽管两种方法各自具有理论优势,但前瞻性对照研究表明,对于这两种方法能否减少低温 CPB 心脏术后神经并发症仍然存在分歧。这些研究的局限性在于①入组患者例数过少;②至少一项研究使用了鼓泡式氧合器;③仅仅报道短期神经相关并发症结果;④当随机各组初步终点事件无差异时应用了 post hoc 统计方法。Murkin 等在对其随机试验的二次分析中发现,CPB 超过 90 分钟的患者 α 稳态法发生术后神经认知功能障碍的几率低于 pH 稳态法。同样,Patel 和 Drummond 在对认知功能障碍重新定义后进行分析发现,α 稳态法对降低神经并发症起到了积极作用。目前低温 CPB 选用何种方法并无明显界定。

3. 血液回收装置　手术野出血是 CPB 患者术后神经损伤的另一潜在原因。体外循环右心引流管吸引的血液中含有大量的脂质成分,是脑内脂质微栓的主要来源。心脏术后尸检证实有脂肪微粒栓塞于脑内小动脉,动物实验也证实这些脂肪栓子主要来源于术中心包内吸引的血液。常规 CPB 动脉微栓滤器不能滤过这些脂质,通常用血液回收机清洗处理后再回输给患者,虽然有报道称该措施可以减少血液脂质含量,但其他实验并未重现该结果。将右心引流管吸引的血液用血液回收机清洗处理后再回输给患者的缺点是血小板和凝血因子同时被洗出,会增加异体血液制品的输入量。手术术野出血对神经系统并发症的影响,以及将右心引流管吸引的血液经血液回收机处理能否降低术后认知功能障碍的发生率尚未明确。

4. CO_2 充填　术中使用二氧化碳气体充填手术野及心腔,使其中的空气被溶解度更高的 CO_2 置换,从而减少心腔残留气体和动脉空气栓塞的发生率。对于体外循环下行单纯 CABG 手术,由于不开放左心系统,因此体循环气栓可能性极小。而对于冠心病合并其他心脏疾病需要体外循环下开放左心系统的患者,在 CPB 过程中使用 CO_2 充填可有效降低心脏复跳过程中冠状动脉气栓和室性心律失常的发生。

5. 平均动脉压管理　体外循环中血压的标准是将 MAP 维持在 50mmHg 以上,这一标准是基于应用 α 稳态法管理时,MAP>50mmHg 就能够维持脑血流自身调节的完整性,同时考虑到过高的 MAP 会增加脑血流和血中微栓的数量。但这一较低的平均动脉压标准对于脑血流自身调节功能受损的患者是否合适还有待研究。另一理论认为,对于老年患者和存在脑血管疾病或颈动脉狭窄的患者,CPB 期间 MAP 应维持在 70~80mmHg 以上。相关研究发现,体外循环中维持较高 MAP(80~100mmHg)的患者心肌梗死和卒中的总体发生率比维持较低 MAP(50~60mmHg)的患者低。其他的回顾性研究表明,对于高危患者 CPB 期间 MAP 维持在较高水平可以减少脑损伤的发生。CPB 期间维持较高水平 MAP 的潜在问题是对于某些患者较高的 MAP 超过了 CBF 自身调节的上限,如吸入麻醉时自身调节平台缩短,增加的脑血流超过了脑代谢的需要会引起脑血栓负荷增加导致脑损伤。对于全身炎症反应和毛细血管漏的患者,较高的 CBF 会引起脑水肿。另外,复温可影响 CBF 的正常反应性,破坏自身调节。因此,有条件的医院推荐 CABG 手术中行个体化 MAP 的调节。

6. 体温管理　低温技术通过降低脑氧耗、减弱神经毒性反应以及其他机制保护脑缺血损伤,具有非常重要的意义。心脏停搏后低温对降低神经系统并发症和提高存活率都起到了积极作用。相反,脑卒中后发热可影响其功能恢复,延长住院时间,提高病死率。关于 CPB 中体温调节的数据还不能确定。尽管低温是 CPB 中器官保护的基本原则,但并无数据显示其对脑损伤具有保护作用,其部分原因可能是复温阶段脑温度过高。CPB 血液回流温度过高时这种情况更易发生,因为动脉阻断钳通常被放在脑血管的起始部位。常规鼻咽部和直肠测得的温度通常低于脑部温度,故不易发现脑温度过高。

五、血色素的管理

贫血是围术期患者死亡的独立危险因素。围术期患者脑卒中或死亡与低 HCT 具有相关性。Habib 等发现,心脏手术 CPB 期间 HCT 低于 22% 与术后脑卒中有直接关系。Karkouti 等研究表明,HCT 每降低 1% 脑卒中的风险增加 10%。贫血是否是围术期脑损伤的原因,目前尚不清楚。贫血造成的血氧运输能力下降会导致 CBF 代偿性增加以及脑组织对氧的利用增加。在犬的体外循环模型中,当体温分别在 12℃、38℃,HCT 分别在 12%、18%,脑组织对氧的利用是足够的。当 HCT 低于 30%,缺血神经组织的这些代偿性的反应并不一定有效。神经系统并发症相关的最适 HCT 的研究目前非常有限。Mathew 等研究了 107 例 CPB 下行 CABG 术的两组患者(一组 HCT 为 27%,另一组 HCT 为 15% ~ 18%),由于较低的 HCT 有较高的危险事件发生率,该实验被安全委员会中途叫停。已经获得数据显示年龄和较低水平的 HCT 与术后神经认知功能障碍具有相关性。胸外科协会和心血管麻醉协会制定的指南指出,CPB 期间 Hb<6g/dL 或术后 Hb<7g/dL 可以输注红细胞。当器官缺血风险较大时,该标准可调整至 Hb<7 ~ 8g/dL。然而,必须根据患者的具体情况决定合适的 Hb 水平。

六、血糖管理

脑卒中后第一个 24 小时高血糖(>200mg/dl)是卒中范围扩大和预后不良的危险因素。美国心脏协会(AHA)建议对急性缺血脑卒中患者,当血糖>140 ~ 185mg/dl 就应给予胰岛素治疗,但血糖控制的目标没有指明。对血糖介于 108 ~ 308mg/dl 的急性缺血脑卒中患者进行前瞻性随机对照观察,接受 GIK 极化液治疗 24 小时的患者与对照组比较,90 天后死亡率及功能障碍发生率并无明显差别。如此可见,有待更多关于血糖控制与脑损伤的研究用于指导临床实践。另外,控制过高的血糖是有益的,但同时应避免低血糖。

七、药物治疗

目前对缺血损伤后继发神经元死亡的机制已有较为广泛的研究。这些数据提供了心脏手术围术期药物脑保护的理论基础。用于脑保护的药物主要包含有 NMDA 受体激动剂和拮抗剂、钙通道阻滞剂、抗氧化剂和 GABA 受体激动剂等。但这些药物的研究结果大多令人失望。所以,目前并无公认的用于减轻心脏术后脑损伤的药物。阻断多重神经损伤通路和细胞凋亡的药物前景令人鼓舞。

八、神经功能监测

近红外脑氧饱和度监测仪(NIRS)通过测量脑静脉氧合血红蛋白饱和度检测局部脑组织的氧供和氧耗情况。NIRS 监测脑氧不饱和可引起术后认知功能下降及脑卒中。目前市场上有两种可以选用的仪器,其选用的最佳波长是 780nm。研究显示,CABG 患者应用 NIRS 监测,脑氧饱和度下降时,积极采取干预措施以提高局部脑氧饱和度,可以降低术后重要脏器并发症的发生,减少 ICU 的停留时间,干预措施包括保证足够的脑灌注、提高 MAP、避免呼吸性碱中度、加深麻醉、增加吸入氧浓度以及建立搏动性体外循环血流等。

(景赫　卢家凯)

【主编述评】

脑损伤是心脏术后患者死亡的重要原因之一。老龄化的心脏手术患者以及脑损伤的危险因素都提高了该并发症的发生率。尤其对于有脑梗死病史的患者,术前全面评估升主动脉、颈动脉血管条件和脑血管灌注非常必要,并建立相关会诊体系。术中及术后的脑保护措施必须针对升主动脉钙化斑块和脑灌注不足这两个方面。同时,术前需要充分评价患者冠状动脉血管条件。此外,对于存在脑损伤风险的高危患者,术前一定做好家属及患者的宣教。

(顾承雄)

参 考 文 献

1. 韩晓霞. 心脏术后神经并发症影响因素的分析及护理. 中国实用神经疾病杂志,2013,16(16):94-95.

2. 李晓晴,马闻建,姜霁纹,等. 冠状动脉旁路移植术后谵妄的发生率和相关危险因素研究. 中华神经科杂志,2015,48(12):1069-1073.

3. Kuller LH,Lopez OL,Mackey RH,et al. Subclinical Cardiovascular Disease and Death,Dementia,and Coronary Heart Disease in Patients 80+Years. J Am Coll Cardiol. 2016;67(9):1013-1022.

4. Selnes OA,Grega MA,Bailey MM,et al. Cognition 6 years after surgical or medical therapy for coronary artery disease. Ann Neurol. 2008;63(5):581-590.

5. El Baz N,Middel B,van Dijk JP,et al. Coronary artery bypass graft(CABG)surgery patients in a clinical pathway gained less in health-related quality of life as compared with patients who undergo CABG in a conventional-care plan. J Eval Clin Pract. 2009;15(3):498-505.

6. Alston RP. Brain damage and cardiopulmonary bypass:is there really any association? Perfusion. 2011;26 Suppl 1:20-26.

7. Marui A1,Kimura T,Tanaka S,et al. CREDO-Kyoto Investigators. Comparison of frequency of postoperative stroke in off-pump coronary artery bypass grafting versus on-pump coronary artery bypass grafting versus percutaneous coronary intervention. Am J Cardiol. 2012;110(12):1773-1778.

8. Moraca R,Lin E,Holmes JH 4th,et al. Impaired baseline regional cerebral perfusion in patients referred for coronary artery bypass. J Thorac Cardiovasc Surg. 2006;131(3):540-546.

9. 王尧,王涛. 体外循环脑损伤与脑保护研究进展. 岭南现代临床外科,2014,000(006):704-707.

10. Imran TF,Patel Y,Ellison RC,et al. Walking and Calcified Atherosclerotic Plaque in the Coronary Arteries:The National Heart,Lung,and Blood Institute Family Heart Study. Arterioscler Thromb Vasc Biol. 2016;36(6):1272-1277.

11. Russo C,Jin Z,Rundek T,et al. Atherosclerotic disease of the proximal aorta and the risk of vascular events in a population-based cohort:the Aortic Plaques and Risk of Ischemic Stroke(APRIS)study. Stroke. 2009;40(7):2313-2318.

12. Hoefeijzers MP,ter Horst LH,Koning N,et al. The pulsatile perfusion debate in cardiac surgery:answers from the microcirculation? J Cardiothorac Vasc Anesth. 2015;29(3):761-767.

13. Kim MO,O'Rourke MF,Adji A,et al. Central Pulsatile Pressure and Flow Relationship in the Time and Frequency Domain to Characterise Hydraulic Input to the Brain and Cerebral Vascular Impedance. Acta Neurochir Suppl. 2016;122:307-311.

14. Gräf F,Finocchiaro T,Laumen M,et al. Mock circulation loop to investigate hemolysis in a pulsatile total artificial heart. Artif Organs. 2015;39(5):416-422.

15. Shann KG,Likosky DS,Murkin JM,et al. An evidence-based review of the practice of cardiopulmonary bypass in adults:a focus on neurologic injury,glycemic control,hemodilution,and the inflammatory response. J Thorac

Cardiovasc Surg. 2006;132(2):283-290.

16. 蒋玲. 低温体外循环心内直视术中 a 稳态和 PH 稳态的对比研究. 实用预防医学,2006,13(5):1169-1171.

17. Engelman R,Baker RA,Likosky DS,et al. The Society of Thoracic Surgeons,The Society of Cardiovascular Anesthesiologists,and The American Society of ExtraCorporeal Technology:Clinical Practice Guidelines for Cardiopulmonary Bypass—Temperature Management During Cardiopulmonary Bypass. J Cardiothorac Vasc Anesth. 2015;29(4):1104-1113.

18. Efimova N,Chernov V,Efimova I,et al. Changes in Cerebral Blood Flow and Cognitive Function in Patients Undergoing Coronary Bypass Surgery With Cardiopulmonary Bypass. Kardiologiia. 2015;55(6):40-46.

19. Srinivas TR,Ho B,Kang J,et al. Post hoc analyses:after the facts. Transplantation. 2015;99(1):17-20.

20. Anastasiadis K,Antonitsis P,Ranucci M,et al. Minimally Invasive Extracorporeal Circulation(MiECC):Towards a More Physiologic Perfusion. J Cardiothorac Vasc Anesth. 2016;30(2):280-281.

21. Lemkuil BP,Gierl BT,Patel PM,et al. The Effect of Clevidipine on Cerebral Blood Flow Velocity and Carbon Dioxide Reactivity in Human Volunteers. J Neurosurg Anesthesiol. 2016;28(4):337-340.

22. He LY,Han JL,Guo LJ,et al. Effect of transcatheter embolization by autologous fat particles in the treatment of coronary artery perforation during percutaneous coronary intervention. Chin Med J(Engl). 2015;128(6):745-749.

23. Lindsay H,Srinivas C,Djaiani G. Neuroprotection during aortic surgery. Best Pract Res Clin Anaesthesiol. 2016;30(3):283-303.

24. Djaiani G,Katznelson R,Fedorko L,et al. Early benefit of preserved cognitive function is not sustained at one-year after cardiac surgery:a longitudinal follow-up of the randomized controlled trial. Can J Anaesth. 2012;59(5):449-455.

25. Martens S,Neumann K,Sodemann C,et al. Carbon dioxide field flooding reduces neurologic impairment after open heart surgery. Ann Thorac Surg. 2008;85(2):543-547.

26. 黄国勇. pH 稳态和 α 稳态在低温体外循环中的应用. 现代医药卫生,2012,28(8):1195-1197.

27. Reineke D,Winkler B,König T,et al. Minimized extracorporeal circulation does not impair cognitive brain function after coronary artery bypass grafting. Interact Cardiovasc Thorac Surg. 2015;20(1):68-73.

28. Gharipour M,Sadeghi MM,Sadeghi M,et al. Detrimental predictive effect of metabolic syndrome on postoperative complications in patients who undergoing coronary artery bypass grafting. Acta Biomed. 2015;86(1):86-91.

29. 张冰. 心脏停搏患者的目标温度管理技术. 实用医学杂志. 2016,32(7):1184-1185.

30. Stockmann,H.,Krannich,A.,Schroeder,T,et al. Therapeutic temperature management after cardiac arrest and the risk of bleeding:Systematic review and meta-analysis. Resuscitation 2014;85(11):1494-1503.

31. Belway D,Tee R,Nathan HJ,et al. Temperature management and monitoring practices during adult cardiac surgery under cardiopulmonary bypass:results of a Canadian national survey. Perfusion. 2011;26(5):395-400.

32. Boodhwani M,Rubens F,Wozny D,et al. J Thorac Cardiovasc Surg. Effects of sustained mild hypothermia on neurocognitive function after coronary artery bypass surgery:a randomized,double-blind study. 2007;134(6):1443-1450.

33. Karkouti K,Callum J,Wijeysundera DN,et al. TACS Investigators. Point-of-Care Hemostatic Testing in Cardiac Surgery:A Stepped-Wedge Clustered Randomized Controlled Trial. Circulation. 2016. pii:CIRCULATIONAHA. 116.023956. [Epub ahead of print]

34. Kertai MD,Zhou S,Karhausen JA,et al. Platelet Counts,Acute Kidney Injury,and Mortality after Coronary Artery Bypass Grafting Surgery. Anesthesiology. 2016;124(2):339-352.

35. Graaff R,Gu YJ,Boonstra PW,et al. Analysis of red blood cell aggregation in cardio-pulmonary bypass(CPB)

surgery. Int J Artif Organs. 2004;27(6):488-494.

36. 章洪志,郭文俊.脑氧饱和度监测在心血管外科手术中的临床应用.医学信息.2016,29(16):365-366.

37. Zacharias DG,Lilly K,Shaw CL,et al. Survey of the clinical assessment and utility of near-infrared cerebral oximetry in cardiac surgery. J Cardiothorac Vasc Anesth,2014,28(2):308-316.

第十六章

冠心病围术期的肺保护

随着冠状动脉旁路移植术(coronary artery bypass grafting,CABG)的普及,我国越来越多患者接受 CABG 手术。但不少患者本身合并肺功能损害,术后易并发呼吸衰竭,做好 CABG 患者围术期肺保护,对于减少术后并发症至关重要。CABG 围术期肺功能保护的前提是在入院时,我们应对肺功能作出正确、客观的判断,这对于接受非体外循环下冠状动脉旁路移植术患者尤为重要。Off-pump 和 on-pump 是 CABG 术的两种手术方式,其中 off-pump CABG 术对患者肺氧合功能影响小,气管插管的留置时间短,对患者的肺氧合功能有保护作用。以下我们将分别阐述体外及非体外循环下的肺损伤机制以及以此为依据的肺保护策略。

第一节 体外循环下冠状动脉旁路移植术的肺保护

On-pump CABG 后肺损伤是体外循环引起的全身炎性反应的一部分,主要包括:①体外循环(extracorporeal circulation,ECC)时血液成分与 ECC 人工管道的接触;②鱼精蛋白拮抗肝素,形成肝素-鱼精蛋白复合物可引起炎性反应;③缺血-再灌注(I/R)损伤,除了心脏 I/R 外,在 ECC 期间,肺实质的氧合血完全由支气管动脉供应,也易引起不同程度的肺缺血;④内毒素血症,由于 ECC 期间为非搏动性灌注,肠黏膜供血不足或缺血而发生肠黏膜功能衰竭、渗透性增加,引起内毒素血症;⑤手术创伤应激,其他等。术前左心室功能差、呼吸困难、急症手术、手术期间发生菌血症或低血压或肺缺血,均是 ECC 后促发 ARDS 的高危因素。单纯 ECC 这一因素很少引起较严重的肺损伤,只有合并其他肺损伤的高危险因素,才会引起严重肺损伤。因 On-pump CABG 后肺损伤常常是多源因素的。

一、发病机制

ECC 后肺损伤主要涉及两个病理生理过程:①ECC 引起的非感染性的 SIRS;②肺 I/R 损伤。近年研究显示 ECC 后肺损伤的发生与补体激活、细胞因子释放、白细胞隔离激活并释放自由基、I/R、血小板激活、微栓形成、一氧化氮等的激活密切相关。下面分述其在 ECC 后肺损伤中的机制。

1. **补体激活作用** 补体激活是导致 ECC 后肺损伤的始动因素。ECC 期间,血液成分与 ECC 管道接触、肝素-鱼精蛋白反应、预充液、麻醉等多种因素使补体通过经典或旁路途径激活。凝血因子的接触激活也可激活补体。激活的补体 C3a 和 C5a 具有化学趋化作用,使中性粒细胞等在肺部聚集,并激活中性粒细胞,尤其增加内皮细胞黏附分子 P-选择素的表达,使中性粒细胞与内皮细胞黏附;促进组织胺释放、导致血管通透性增高和平滑肌收缩;激发氧自由基的形成和释放,从而引起肺损伤。C5a 的直接作用和膜攻击复合物 C5b-C9 对肺内皮细胞、中性粒细胞及单核细胞的攻击作用可引起肺损伤。C3a 可以介导中性粒细胞激活,但不是 ECC 后炎性肺损伤的必须因素。

2. 中性粒细胞聚集　中性粒细胞(PMN)在肺内的聚集与激活是 ECC 后肺损伤发生机制的中心环节。PMN 通过补体及非补体依赖机制激活,激活后增加了与激活的内皮细胞的相互作用,从而增强 PMN-内皮细胞的黏附和 PMN 的聚集及坏死。选择素(selection)黏附分子家族介导 PMN 粘着于内皮细胞的起始,继之整合素(integ rin)黏附分子家族(CD11b/CD18)与免疫蛋白相互作用,使其易与被激活的内皮细胞形成牢固的结合。黏附的 PMN 通过细胞因子(如 TNF-α、IL-6、IL-8)的作用进一步激活而产生氧自由基、弹性蛋白酶(elastase)、金属蛋白酶(metallopro teinase)和髓过氧化酶等,加重内皮细胞、内皮下基质的损伤,从而诱发组织损伤,导致肺通透性改变和肺水肿增加。除补体外,内毒素、某些细胞因子及 I/R 也能激活 PMN,并使 PMN 向肺部聚集而诱发肺损伤。在 ECC 后肺损伤,内毒素血症可与 I/R 和补体激活共同存在。可见,PMN 在 ECC 后肺损伤的发病机制中具有重要作用,PMN 激活、黏附分子上调、PMN 黏附于肺血管内皮细胞,通过蛋白酶及髓过氧化酶造成内皮损伤是 ECC 后肺损伤的重要病理生理步骤。

3. 细胞因子和炎性介质的作用　与 ECC 后肺损伤有关的细胞因子主要有 IL-1(IL-1B)、IL-6、IL-8 以及 TNF-α。单核细胞从肺血管移出至肺组织间隙和肺泡腔,在炎性反应期,这些移出的单核细胞转变成肺巨噬细胞。肺泡巨噬细胞在急性肺炎性损伤的早期被激活,分泌吸引中性粒细胞的化学趋化物炎性蛋白-2 和吸引单核细胞的特异性化学趋化物炎性蛋白-1。在鼠体内,肿瘤坏死因子-α(TNF-α)、IL-1、内毒素和 I/R 均可诱发炎性蛋白-1 的 mRNA 的表达。在人体 ECC 期间,血浆单核细胞化学趋化蛋白-1 的水平明显升高。ECC 期间或之后,可存在内毒素血症和 I/R,也可激活肺巨噬细胞分泌单核细胞和中性粒细胞化学趋化因子。IL-1 是一种内源性的致热源,可激活内皮细胞,诱导一种促凝状态;IL-6 是急性期反应的一种标识因子,可反映内皮细胞急性炎症的程度;IL-8 是最强的多形核白细胞和 T-淋巴细胞趋化因子,可引起多形核白细胞黏附血管内皮并与细胞外基质蛋白结合,增强血管壁的通透性;TNF-α 作为炎性反应的启动因子,是一种由单核细胞产生的有效力的多肽类细胞因子,是炎性反应中释放最早、最重要的致炎细胞因子,通过激活巨噬细胞和 PMN 产生氧自由基并直接对组织细胞产生破坏,也可通过刺激内皮细胞表达黏附分子或趋化分子,介导 PMN 引起的炎性损害。正是单核细胞移出肺组织产生的毒性效应,或转变成新的巨噬细胞而引起肺损伤。此外,这种损伤效应可被激活的血液中单核细胞和内皮细胞进一步加强。反之,ECC 期间激活单核细胞分泌的细胞因子如 TNF-α 和 IL-1,又可激活内皮细胞、中性粒细胞和巨噬细胞,从而形成恶性循环,进一步加重肺损伤。

4. 血小板聚集　体外循环使血小板聚集功能激活,形成血小板聚合物,其与纤维蛋白吸附而形成微血栓;另外转流后期血小板在肺部滞留,与白细胞聚集在一起,阻断肺微循环。血小板聚集后可释放出 5-HT、PG、TXA 2、ADP、血小板 B-球蛋白和血小板因子-4 等血管活性物质,直接损伤肺毛细血管膜。其中血小板活化因子(PAF)是一个有效的 PMN 黏附因子表达上调剂。

5. 一氧化氮(nitricoxide,NO)　NO 具有双重作用的特性,既可以造成肺损伤,也可能对肺损伤有保护作用,主要取决于 NO 合成酶(nitricoxide synthase,NOS)的类型、NO 释放的动力学及靶细胞对 NO 的生化应答反应。NO 是一个结构简单、不稳定、有潜在毒性,可自由通过细胞膜弥散的气体自由基。半衰期很短,仅 3~50 秒。由左旋精氨酸在 NO 作用下合成。NO 作为一种生物活性介质,参与肺损伤的病理过程:内毒素诱导的肺损伤;氧化剂诱导的肺损伤;免疫性肺损伤。NO 引起肺损伤的机制:激活肺内的巨噬细胞、PMN,可合成大量的 NO,在有氧或超氧阴离子的条件下,生成具有细胞毒性的产物导致肺损伤。NO 又能选择性作用于肺循环,扩张肺动脉,降低肺动脉压,提高氧合能力。

6. 微血栓的形成　ECC 期间血流中微颗粒(15～80Lm)形成的主要原因为:①预充液中加入库存血,储存 3 天后其微颗粒增加 4 倍以上;②因心内吸引系统破坏而产生的微颗粒是其他部位的 2.8～5.1 倍;③鼓泡型氧合器产生的微颗粒为膜肺的 3.2 倍;④肺超微结构损害与微颗粒的数量、大小和微循环堵塞时间长短有关。

7. 肺 I/R 损伤　肺脏的 I/R 损伤是引起 ECC 相关性肺损伤的始动因素。ECC 过程中,肺循环处于停滞状态,此时肺脏主要由支气管动脉供血,肺组织处于相对缺血状态。心脏复跳后,肺循环开放,肺组织得到再灌注,此时肺组织就存在 I/R 损伤的病理生理过程:I/R 导致内皮细胞释放氧自由基激活 PMN、补体、诱导细胞因子合成,PMN 通过 CD11b/CD18 与内皮细胞紧密连接,释放氧自由基,使毛细血管内皮细胞肿胀,管腔变窄,甚至阻塞;白细胞和血小板聚集,释放炎症活性物质,使细胞内线粒体、内质网水肿,细胞代谢失调,导致细胞膜破裂,细胞死亡,导致组织损伤。表现为肺血管通透性增加、肺血管阻力增加和肺动脉高压等。

二、临床表现

肺血管屏障损害是急性肺损伤的最早表现之一。ECC 后肺损伤程度变异很大,从轻微肺损伤,到严重的 ARDS:肺组织间隙和肺泡水肿、大量中性粒细胞浸润、上皮损害,迅速发生肺纤维化,导致气体交换障碍和进行性低氧血症。

三、预防和治疗

ECC 心脏手术后肺损伤与机体对 ECC 的全身炎性反应有关。这种炎性反应的强度和持续时间受预防性抗炎药物应用、预充液成分、氧合器种类、机械过滤、ECC 期间温度、灌注流量以及补体激活诸多因素影响。因此,合理的预防和治疗方法是通过抑制各种不同炎性介质的分泌和功能,以降低肺损伤程度;通过选择性地抑制或增强其功能,来调控炎性反应过程。

1. 缺血预处理和肺灌注　缺血预处理是指预先短暂 I/R 后提高组织对随后持续缺血的耐受性。缺血预处理的保护作用在时间上呈两个不连续的时相变化,即早期保护和延迟保护。腺苷受体、A1 受体激活使 G 蛋白活化是启动早期保护作用的首要环节。预处理后约 24 小时出现延迟保护,与影响基因表达及合成抗氧化酶、NOS、热休克蛋白等新的蛋白质有关。ECC 中的肺灌注是目前实验和临床研究的热点,ECC 中含氧血持续肺动脉灌注可减轻肺损伤,此方法避免肺 I/R 损伤而达到肺保护的目的。

2. ECC 装置的改进　由于血液与异物表面接触可导致 ECC 后的 SIRS。因此改进 ECC 中的氧合器及管道的材料,增加其生物相容性应当是一种行之有效的预防方法。由于鼓泡式氧合器气血直接接触会引起更严重的补体激活和肺部白细胞积聚,所以目前一般主张使用膜式氧合器代替鼓泡式氧合器。随着生物医学工程技术的发展,已能对氧合器和管道内壁作肝素化涂层处理,这类材料可增高环路的组织相容性,减弱机体炎症反应,减轻其对凝血功能的影响,减轻 ECC 促发的黏附分子变化,减少补体激活,降低细胞因子水平,减弱循环中白细胞及血小板下降程度。肝素涂抹 ECC 管道,可明显改善肺功能,增加动脉血氧分压,降低肺血管阻力和增加肺顺应性。

3. 抗白细胞疗法　ECC 期除去白细胞有益于肺功能。尽管有些矛盾的研究结果,但大多数研究均证实,在动物和人 ECC 期间除去白细胞可改善术后早期肺功能。然而白细胞具有重要的免疫功能,在人体 ECC 时除去白细胞,易引发感染,从而限制其临床上的应用。

4. 蛋白酶抑制剂　激活的中性粒细胞释放硬性蛋白酶、基质金属蛋白酶,是造成肺组织破坏的重要介质。抑肽酶(Aaprotinin)是一种非特异性丝氨酸蛋白酶抑制剂,具有保护血小板、减少 ECC 术中及术后出血以及抑制某些炎性细胞因子(如 TNF、IL 等)的作用,可拮抗激肽释放酶、纤溶酶等多种体内蛋白酶,减少炎性细胞因子的释放、PMN 黏附受体的上调、激肽释放酶和补体诱发的 PMN 激活及弹性蛋白酶从活化 PMN 的释放,减少与 ECC 相关的炎性反应,并有减少术后出血的作用。

5. 乌司他丁(Ulinastatin)　乌司他丁是一种酸性糖蛋白,属 Kunitz 型广谱高效的蛋白酶抑制剂。通过抑制 B-葡萄糖醛酸酶活性和粒细胞弹性蛋白酶含量的升高以及纤维连接蛋白含量的下降达到在 ECC 期间对患者机体的一定的保护作用。具有稳定溶酶体膜、抑制溶酶体酶及炎性介质的释放等作用;抑制 TNF-α 的产生,降低血清中 TNF-α 的浓度,可以防止隔离于肺脏的 PMN 激活,以免产生弹性蛋白酶,造成肺组织的损伤;可提高 SOD 的活性,提高其清除氧自由基的能力。

6. 应用抑制炎性反应的药物　介质抑制剂、抗黏附分子抗体、己酮可可碱(pentoxfyl-line)、自由基清除剂、非类固醇抗炎药物(NSAIDS)可抑制环氧合酶,减少 TXA2、PGI2 的合成,进而减少血小板聚积、白细胞溶酶体酶和氧自由基的产生。糖皮质激素:具有抑制补体激活;抑制补体诱导的中性粒细胞聚积;抑制巨噬细胞产生 TNF;抑制游离脂肪酸的产生等功能。体外循环预充糖皮质激素,能降低 IL-6、IL-8、TNF-A、白三烯 B4 等炎症介质的释放。肺表面活性物质(pulmonary surfactant,PS)由肺泡 II 型细胞合成分泌的脂质蛋白质复合物。参与肺泡表面活性物质的形成和代谢,维持磷脂单分子层的稳定;阻止血浆蛋白进入肺泡腔;调节局部免疫和炎症反应,在肺脏抗感染中起到重要作用。但使用外源性肺表面活性物质治疗 ECC 术后肺损伤目前仍处于临床试验阶段。NO 是一种内皮起源的自由基性质的气体,无论体内生成或外源性 NO 的效应和代谢主要在肺内进行。NO 能抑制白细胞对内皮细胞的黏附,降低血管紧张性。ECC 术中持续应用 40ppm 的 NO 可明显抑制术中 PMN 的呼吸爆发功能,减少 PMN 在外周组织的集聚,增加循环血中 PMN 计数,达到减轻 ECC 术后肺损伤的目的。

7. 前列腺素 E1(PGE1)和 I2(prostaglandin I2,PGI2)　PGE1 和 PGI2 具有扩张血管、抑制白细胞和血小板聚集、细胞保护(稳定细胞膜;清除自由基;增加局部血流)作用,改善红细胞变形性及减少 ECC 全身炎性反应等作用;可降低肺动脉压,升高 CI、PvO_2,明显改善右室功能,但 PGI2 也可致低血压和出血。

8. 麻醉药的选择　异丙酚(propofol)是自由基清除剂,具有类似维生素 E 的膜巯基保护作用。可抑制 TNF-α、IL-8 的合成,减少 PMN 在肺内的浸润及活化;增加 SOD 的活性;具有抗氧化作用,可抑制 PMN 呼吸爆发,降低活性氧产量,抑制 PMN 的超化和吞噬作用。并可迅速蓄积在生物膜上,能增强抗氧化的组织防御,降低组织耗氧,抑制脂质过氧化反应。尼卡地平是一种二羟吡啶类的钙通道阻断剂,具有抗缺血,防止细胞内钙超载以及抗氧自由基损伤的作用。其抗炎作用可能是继发于其抗缺血作用。ECC 前给予尼卡地平(0.02mg/kg),可有效防止腔静脉开放后 5 分钟 PMN 在肺内的滞留,防止了由于缺血而导致的肺血管内皮细胞表面黏附分子的表达以及抑制细胞内黄嘌呤还原酶（XD）向黄嘌呤氧化酶（XOD）的转化，达到预防 ECC 下肺 I/R 损伤所致的肺功能损害。

9. **通气方式的选择**　间断肺通气可通过减少白细胞与血管内皮的黏附，减少肺部炎性反应、内皮细胞损伤等，对 ECC 所致的肺损伤有保护作用。PEEP 可增加 FRC，使血管外肺水再分布并改善肺顺应性。当 PEEP 从 0.25kPa 增至 0.98kPa（10cmH$_2$O）时，肺泡压呈线性增高，当 PEEP 大于 1.47kPa（15cmH$_2$O）时，肺泡压增高而肺泡径不再增大。PEEP 并不使血管外肺水总量减少，而只是把肺渗出液体从肺泡向肺泡外间质再分布。最小的 PEEP 是指在相对无毒性 FiO$_2$ 下，仅足以纠正危及生命的低氧血症的 PEEP 水平。

近年研究提出了液体通气。有部分液体通气（PLV）和全液体通气（TLV）两种方式。部分液体通气以氟碳化合物（PFC）为媒介的，可明显改善肺气体交换，增加肺的顺应性，有效降低肺内分流，升高 PaO$_2$，改善肺氧合。PFC 是一种具有高氧和高二氧化碳溶解量的低张力、高密度的脂溶性液体，可减少肺损伤时中性粒细胞、巨噬细胞在肺内的聚集，减少它们释放的炎性细胞因子。

10. **血液稀释**　血液稀释可降低血液黏度，改善微循环的淤滞状态，冲走蓄积在肺组织内的自由基和嵌塞在缺血局部毛细血管内聚集的白细胞，儿茶酚胺及其他代谢产物，使血管内皮细胞的微循环得以改善。缺血前稀释血液不仅可使再灌注后肺血流量及局部代谢环境得以改善，也能改善缺血时的肺局部代谢环境，防止和缓解再灌注后氧自由基等有害代谢物的大量产生，从而保护肺功能。但注意，应该严格掌握血液稀释的程度，警惕过度稀释引起肺水增多。

（于文渊　于洋）

第二节　非体外循环下冠状动脉旁路移植术围术期的肺保护

非体外循环下冠状动脉旁路移植术所造成的肺损伤相对较小。术后肺功能不全多数为伴有术前肺部基础疾病或者严重心功能不全致肺水肿的患者。因这更提示我们需要在术前对患者肺功能做出客观的评价，病史以及个人史的采集、血气分析、胸片检查基本可以帮助我们对患者的肺功能做出大致评价，必要时可行肺功能或者肺部 CT 检查。对于伴有 COPD、肺结核等肺部基础疾病的患者，应慎重手术，以防止因术后短期心功能下降导致的呼吸衰竭。

基础肺功能不全患者不但有气流受限特征，往往伴有肺实质的破坏和肺血管的异常以及血液弥散功能的障碍，CPB 术后的肺损伤更为严重，我们的临床实践表明，即使在充分氧供情况下，On-pump CABG 组较 OPCABG 组存在明显氧合能力的差异。既往多项研究发现在停跳和非体外循环下冠状动脉旁路移植术患者体内细胞炎症因子的变化存在差异，这既和体外循环本身有关，也和肺功能不全患者特殊病变基础有关。肺功能不全患者的气流阻塞严重程度是通过 FEV$_1$ 和 FEV$_1$ 与肺活量（FVC）的比例减少来确定的。但仅以 FEV$_1$ 或 FEV$_1$/FVC 来评价冠心病患者的肺功能储备远远不够，必须同时对肺弥散功能充分重视，尤其是有反复心衰病史的患者由于肺淤血严重，即使其 FEV 或 FEV$_1$/FVC 轻度降低，仍有呼吸衰竭的可能。有下述情况说明肺储备能力低下不宜手术：FEV$_1$<45% 或 FEV$_1$/FVC<45%；FEV$_1$>45%，但肺 CO$_2$ 弥散功能<预计值的 60%；重度肺动脉高压或中度肺动脉高压伴反复哮喘发作依赖激素治疗者；COPD 肺部感染活动期。合并肺功能不全的冠心病患者往往同时

合并有高血压病、糖尿病、肥胖、肾功能不全等高危因素,术前综合评价十分重要,欧洲常用的 Parsonnet 评分系统,但由于忽视肺功能的评判并不完善,应注意修正。我们推荐应用 Euroscore 评分系统进行术前评价。肺功能不全患者由于气道阻力增高,功能残气量增加等因素,产生内源性呼气末正压,是否使用 PEEP 存有争议,有人担心 PEEP 会使左乳内动脉受压,影响桥的通畅导致围术期心肌梗死。

　　我们的体会是:合并 COPD 患者术中预防性打开左侧胸膜,术后尽早使用 5～8cmH$_2$O PEEP 有助于塌陷肺泡的膨胀,尤其对 on-pump CABG 术后肺水增多,肺毛细血管通透性增加的患者尤为重要。对于伴有 COPD 的患者术后常有支气管哮喘的发作,我们也曾遇到过死于支气管哮喘反复发作致全身衰竭的病例。术前常规给予氧疗和黏液溶解剂,对长期口服糖皮质激素患者要在术前选用不同作用机制的药物,如 β$_2$ 受体激动剂和抗胆碱药联合治疗,减少对糖皮质激素的依赖的同时尽可能减少对心肌氧耗和氧供平衡的影响,以雾化吸入为主,避免全身静脉用药。对于伴有肺泡间质纤维化,实质弹性萎缩,间质内静水压增高,易形成间质性肺水肿,肺动静脉呈收缩状态,肺血管阻力增加,非体外循环下冠状动脉旁路移植术手术患者术后往往出现容量不足,更易导致肺血管痉挛,因而茶碱类药物既可解除平滑肌痉挛又可改善心搏血量,扩张肺血管,是 COPD 术后控制哮喘的首选药物。

(于文渊　李晖)

参 考 文 献

1. Rong J, Ye S, Liang MY, et al. Receptor for advancedglycation end products involved in lung ischemia reperfusion injury incardiopulmonary bypass attenuated by controlled oxygen reperfusion in acanine model. ASAIO J. 2013;59(3):302-308.

2. Luan ZG, Zhang J, Yin XH, et al. Ethyl pyruvatesignificantly inhibits tumour necrosis factor-a, interleukin-1b and high mobilitygroup box 1 releasing and attenuates sodium taurocholate-induced severe acutepancreatitis associated with acute lung injury. Clin Exp Immunol. 2013. 172(43):417-426.

3. Klass O, Fischer UM, Antonyan A, et al. Pneumocyte apoptosis induction during cardiopulmonary bypass:effectiveprevention by radical scavenging using N-acetylcysteine. J Invest Surg. 2007;20(9):349-356.

4. Qi D, Gao MX, Yu Y. Intratracheal antitumor necrosis factor-a antibodyattenuates lung tissue damage following cardiopulmonary bypass. Artif Organs. 2011;37(62):142-145.

5. Yu Y, Qi D, XIA Q. The protective effect of anti-tumor necrosis factoralphaantibody on lung injury after cardiopulmonary bypass. Chinese Journal of Clinical Thoracic and Cardiovascular Surgery. 2009;11(7):35-38.

6. Yu Y, Ye M, Xia Q. Establishment of a rabbit model of cardiopulmonarybypass. Chinese Journal of Clinical Thoracic and Cardiovascular Surgery. 2003;10(12):151-152.

7. Sewing AC, Kantores C, Ivanovska J, et al. Therapeutic hypercapnia preventsbleomycin-induced pulmonary hypertensionin neonatal rats by limiting macrophage-derived tumor necrosis factor-a. Am J Physiol Lung Cell Mol Physiol. 2012. 303(9):L75-87.

8. Goebel U, Siepe M, Mecklenburg A, et al. Reduced pulmonary inflammatory response during cardiopulmonary bypass:effects of combined pulmonary perfusion and carbon monoxide inhalation. Eur J Cardiothorac Surg. 2008;34(15):1165-1172.

9. Veltkamp C, Anstaett M, Wahl K, et al. Apoptosis ofregulatory T lymphocytes is increased in chronic inflammatory bowel diseaseand reversed by anti-TNFa treatment. Eur J Cardiothorac. 2011;60(14):1345-1353.

10. Li T, Luo N, Du L, et al. Early and marked up-regulationof TNF-a in acute respiratory distress syndrome after cardiopulmonary bypass. Front Med. 2012;18(6):296-301.

11. Kearney CJ, Sheridan C, Cullen SP, et al. Inhibitor of Apoptosis Proteins(IAPs) and Their Antagonists Regulate Spontaneous and Tumor Necrosis Factor(TNF)-induced Proinflammatory Cytokine and Chemokine Production. J Biol Chem. 2013;288(9):4878-4890.

12. Lisby S, Faurschou A, Gniadecki R. The autocrine TNFalpha signallingloop in keratinocytes requires atypical PKC species and NF-kappaB activationbut is independent of cholesterol-enriched membrane microdomains. Biochem Pharmacol 2007;73(2):526-533.

13. Szlosarek PW, Grimshaw MJ, Kulbe H, et al. Expression and regulation of tumor necrosis factor alpha in normal andmalignant ovarian epithelium. Mol Cancer Ther. 2006;5(87):382-390.

14. Wang C, Li D, Qian Y, et al. Increased matrixmetalloproteinase-9 activity and mRNA expression in lung injury followingcardiopulmonary bypass. Lab Invest. 2007;92(12):910-916.

15. Binns OA, DeLima NF, Buchanan SA, et al. Bothblood and crystalloid-based extracellular solutions are superior to intracellularsolutions for lung preservation. J Thorac Cardiovasc Surg. 1996;112(3):1515-1521.

16. Kakishita T, Oto T, Hori S, et al. Suppression of Inflammatory Cytokines During Ex Vivo Lung Perfusion With an Adsorbent Membrane. Ann Thorac Surg. 2010;89(22):1773-1779.

17. Sugimoto R, Tanaka Y, Noda K, et al. Preservation solution supplemented with biliverdin prevents lung coldischaemia/reperfusion injury. Eur J Cardiothorac Surg. 2012;42(7):1035-1041.

18. Santini F, Onorati F, Telesca M, et al. Selectivepulmonary pulsatile perfusion with oxygenated blood during cardiopulmonarybypass attenuates lung tissue inflammation but does not affect circulatingcytokine levels. Eur J Cardiothorac Surg. 2012;42(5):942-950.

19. Radovits T, Beller CJ, Groves JT, et al. Effects of FP15, a peroxynitrite decomposition catalyst on cardiac and pulmonary functionafter cardiopulmonary bypass. Eur J Cardiothorac Surg. 2012;41(35):391-396.

20. Yan XC, Zhou T, Yanyan Tao, et al. Salvianolic acid Battenuates hepatocyte apoptosis by regulating mediators in death receptor andmitochondrial pathways. Exp Biol Med. 2010;235(5):623-632.

21. Kroon A, Riccio VD, Tseu I, et al. 233 MechanicalVentilation-Induced Apoptosis in Newborn Rat Lung is Mediated Via Fasl/FasPathway. Arch Dis Child. 2011;97(4):A67-A68.

22. Delmotte P, Yang B, Thompson MA, et al. Inflammation alters regional mitochondrial Ca^{2+} in human airway smoothmuscle cells. Am J Physiol Cell Physiol. 2010;303(4):C244-C256.

23. Southerland KW, Frazier SB, Bowles DE, et al. Genetherapy for the prevention of vein graft disease. Transl Res. 2013;161(18):321-338.

24. Hata M, Sezai A, Niino T, et al. What is theoptimal management for preventing saphenous vein graft diseases? Earlyresults of intravascular angioscopic assessment. Circ J. 2007(9);71:286-71:289.

25. Mann MJ, Gibbons GH, Kernoff RS, et al. Genetic engineering of vein grafts resistant to athcrosclerosis Proc Natl Acad Sci USA. 1995;92(4):4502-4506.

26. Alexander JH, Hafley G, Harrington RA, et al. Efficacy and safety of edifoligide, an E2F transcription factor decoy, for prevention of vein graft failure following coronary artery bypass graftsurgery:PREVENT Ⅳ:a randomized controlled trial. JAMA. 2005;294(20):2446-2454.

27. Shah SJ, Waters DD, Barter P, et al. Intensive lipid-lowering with atorvastatin for secondary prevention inpatients after coronary artery bypass surgery. J Am Coll Cardiol. 2008;51(9):1938-1943.

28. Zimmermann N, Gams E, Hohlfeld T. Aspirin in coronary artery bypasssurgery:new aspects of and alternatives for an old antithrombotic agent. Eur J Cardiothorac Surg. 2008;34(14):93-108.

29. Hinrichs WLJ, Zweep H-P, Satoh S, et al. Supportingmicroporous, elastomeric, degradable prostheses to improve the arterialization of autologous vein grafts. Biomaterials. 1994;15(76):83-91.

30. Stooker W, Niessen HW, Wildevuur WR, et al. Perivenous application of fibrin glue reduces early injury to thehuman saphenous vein graft wall in an ex vivo model. Eur J Cardiothorac Surg. 2002;21(13):212-217.

31. Wan L, Li DY, Yang B, et al. Perivenous application of fibrin glue preventsthe early injury of jugular vein graft to arterial circulation in rabbits. Chin Med J(Engl). 2006;119(9);300-304.

32. Wan S, Arifi AA, Chan MC, et al. Differential, timedependenteffects of perivenous application of fibrin glue on medial thickeningin porcine saphenous vein grafts. Eur J Cardiothorac Surg. 2006;29(9);742-746.

33. Lamm P, Adelhard K, Juchem G, et al. Fibringlue in coronary artery bypass grafting operations;casting out the Devilwith Beelzebub? Eur J Cardiothorac Surg. 2007;32(15);567-572.

34. Goerler H, Oppelt P, Abel U, et al. Safety of the use of Tissucol DuoS in cardiovascular surgery;retrospective analysis of 2149 patients aftercoronary artery bypass grafting. Eur J Cardiothorac Surg. 2007;32(21);560-566.

35. Al-Mubarak L, Al-Haddab M. Cutaneous wound closure materials;anoverview and update. J Cutan Aesthet Surg. 2013;6(15);178-188.

36. Fotiadis C, Leventis I, Adamis S, et al. The use of isobutylcyanoacrylate as a tissue adhesive in abdominalsurgery. Acta Chir Belg. 2005;105(32);392-96.

37. Jiang Z, Wu L, Miller BL, et al. A novel vein graft model;adaptation to differential flow environments. Am J Physiol Heart Circ Physiol. 2004;286(4);H240-H245.

38. Wainwright CL, Miller AM, Wadsworth RM. Inflammation as a key event inthe development of neointima following vascular balloon injury. Clin ExpPharmacol Physiol. 2001(7);28;891-895.

39. Liu SQ, Ruan YY, Tang D, et al. A possible role of initialcell death due to mechanical stretch in the regulation of subsequent cellproliferation in experimental vein grafts. Biomech Model Mechanobiol. 2002;1(5);17-27.

40. Xia H, Tian X, Lu Y. New generation of medical adhesive Fuaile(preclinicaland clinical studies). J Clin Surg. 2003;11(15);120-121.

41. Vijayan V, Shukla N, Johnson JL, et al. Long-term reduction of medial and intimal thickening in porcine saphenousvein grafts with a polyglactin biodegradable external sheath. J Vasc Surg. 2004;40(43);1011-1019.

42. Chambers A, Scarci M. Is skin closure with cyanoacrylate glue effective for the prevention of sternal wound infections? Interact Cardio Vasc Thorac Surg. 2010;10(15);793-796.

43. Sterling JB, Skouge JW. Surgical glue to secure small split-thickness skingrafts;a cost-effective and time-saving technique. Dermatol Surg. 2008;34(55);246-247.

第十七章

冠心病围术期的肾保护

急性肾损伤(acute kidney injury,AKI)是冠状动脉旁路移植术后常见并发症之一,与术后不良预后紧密相关。很多研究结果显示 AKI 对术后短期和长期死亡率均有显著的影响。大约 0.6% ~5.0% 的心脏手术患者术后需要透析治疗,这些患者的死亡率约为 25%,明显高于术后不需要透析治疗的患者(死亡率 1% ~2%)。住院期间需要透析的 AKI 患者,其远期发展为慢性肾病(chronic kidney disease,CKD)终末阶段的风险可增加 28 倍。Linda R 等研究结果显示,29 330 名患者术后 AKI 的发生率为 13%,随访大约 6 年时间,0.4% 的患者发展为终末期肾病(end-stage renal disease,ESRD)。Fox CS 等研究结果显示,与 on-pump CABG 相比,off-pump CABG 组术后 AKI 发生风险降低 17%,但两组术后 1 年肾小球滤过率无明显差异。

一、冠状动脉旁路移植术手术后肾衰竭的可预测因素

文献报道,冠状动脉旁路移植术后急性肾衰竭(acute renal failure,ARF)发生率为 3.5% ~31.0%。影响术后 ARF 最主要的危险因素之一是高血压病史。Cooper 等研究结果显示,术前收缩压从 <90mmHg 至 ≥160mmHg,其相应的术后 ARF 风险则从 0.6% 升至 1.6%。另一个明显影响术后 ARF 的危险因素是糖尿病史。在 Mangano 等研究中发现,患有 1 型糖尿病的患者,其术后 ARF 的风险增加 50%。当然,基础肾功能受损与术后需要透析治疗的 ARF 密切相关。还有一些影响术后 ARF 的独立危险因素:纽约心脏病协会心功能分级Ⅳ级、合并瓣膜手术、周围血管病、急诊手术、术中 IABP 置入。年龄是否可以作为预测心脏术后 ARF 的因素之一,目前仍存有争议,但是肯定的是,高龄患者较不易耐受危险的循环变化以及高风险的手术操作。在一些研究中,女性、慢性阻塞性肺病、二次冠状动脉旁路移植术手术患者改为体外循环下冠状动脉旁路移植术且转机时间超过 2 小时、低心脏射血分数(≤30%)、术前不稳定心绞痛及术前至少服用 3 种正性肌力药物等也都被认为与术后 ARF 相关。研究认为,尽管心脏术后 ARF 发病率呈升高趋势,但大多数病例是可以治疗的,仅有少数比例(1.0% ~1.7%)的患者需要透析治疗。

二、肾功能不全患者围术期的管理

(一) 术前准备

对于术前肾功能不全的患者,积极的术前内科治疗将肾功能调整到最佳状态,可能在一定程度上减少手术风险。

(二) 手术适应证的选择

术前合并肾功能不全的患者行心脏手术风险较大,但目前仍没有明确的手术禁忌证。国外有报道术前合并肾功能不全的 70 岁以上及心功能较差的患者行心脏手术围术期风险

较大,远期效果亦较差,因此,建议对于术前合并肾功能不全的 70 岁以上及心功能较差的患者行心脏手术应慎重。

（三）术中管理

麻醉及整个手术过程中,应尽量少搬动心脏,及时纠正低血压,尽量避免低血压过程。如果改为体外循环下冠状动脉旁路移植术,体外循环期间,在保证流量的前提下维持平均动脉灌注压>80mmHg 可使肾功能的衰竭率显著降低。此外,还应尽量缩短体外循环时间。选择高品质的膜式氧合器、管道和微栓过滤器,降低补体激活和炎性介质的反应。严格控制血液稀释程度,注意调节所有泵管的压紧度和吸引泵的泵速,将碳酸氢钠等晶体渗透压高的药物采用滴入的方式、严格控制降复温的水温等措施均可以减少血细胞的破坏,从而降低游离血红蛋白对肾脏的损害。建立体外循环后的并行循环期间应当积极有效地进行超滤,去除炎症介质、滤出多余水分,减轻肾脏负担。尽量选择肾毒性小的抗生素;注意避免使用损害肾功能的药物,如大剂量袢利尿剂、非甾体抗炎药等;或输近期新鲜血液。

（四）术后管理

术后早期监护室管理必须精细,避免过度利尿造成容量不足,导致肾前性肾损伤。对于使用缩血管作用的药物,应严格控制其浓度,避免引起肾血管收缩而加重肾损害。术后积极控制血压和血糖,术后正确服用抗血小板药物、β 受体阻断剂、降血脂药物及 ACEI 类药物等能够明显改善合并肾功能不全患者冠状动脉旁路移植术的预后。术后少量应用凝血酶原复合物、血小板以保护红细胞,适当提高凝血机能,同时控制血及血制品的过多输入。

如发生急性肾功能不全,则需注意以下几个方面:

1. 严格控制水及蛋白质摄入量,少尿患者日入量<1000ml。蛋白摄入量应限制在 0.6 克/(公斤体重·天),透析者加至 1 克/(公斤体重·天)。

2. **高营养**　能量以 25～30 千卡/(公斤体重·天)算,高分解代谢加 60%,碳水化合物每日至少 100g,补给足够的 B、C 族维生素。

3. **限制补钾补钠**　钾摄入量<1.5g/d(40mmol/L),钠摄入量<2g/d(86mmol/L)。如血钾>6mmol/L 时可静脉滴注葡萄糖+胰岛素以降低血钾浓度,或用 10% 氯化钙每次 0.1ml/kg,或用离子交换树脂灌肠(1g/kg 加 5% GS 100mL)。

4. 肾衰不能控制时可考虑透析。

（五）透析的选择

术前规律透析的患者于术前 1 天透析,其他术后出现肾功能不全加重的患者如有利尿剂抵抗伴容量负荷过大或高钾血症时应用透析。目前透析的方法主要有连续性血液透析(continuous renal replacement therapy,CRRT)和间歇性血液透析(intermittent hemodialysis,IHD)两种。其中,IHD 为传统方式,该方式的应用显著降低了肾衰竭死亡率,而这种方式在重症急性肾衰竭的死亡率控制中却不能取得满意的效果,分析其原因主要是由于该方式清除水分和小分子物质速度过快,很容易引起低血压等并发症,从而导致各脏器血流灌注障碍,使得患者的机体不良状况加重,提高了治疗难度。随着医疗技术水平的发展提高,临床上逐渐引入了 CRRT,该技术是以传统透析技术为基础,通过科学的改进和全面的完善而诞生的一种新型血液透析技术。临床表明,由于 CRRT 的置换液量大、透析时间长,能够比较彻底地将血液中的有毒小分子清除干净,从而提高血液透析效果,疗效更为显著。有研究表明,采用 IHD 治疗重症 ARF 时,病死率可高达 45.2%,而采用 CRRT 治疗的 ARF 患者存活率高达 72.7%,病死率为 27.3%,明显低于前者。另有研究证实,采用 IHD 治疗重症 ARF

低血压的发生率较高,心律失常发生次数也比 CRRT 治疗组高。重症 ARF 患者大多伴有过多水负荷,毒素水平相应较高。一旦快速清除溶质和水,血流动力学必将失衡,患者就会出现低血压状况,与此同时,随着肾上腺素、去甲肾上腺素等小分子物质被清除,将加重低血压,严重影响肾功能恢复,致使生存率下降;CRRT 的优点主要在于其脱水缓慢,血流动力学比较稳定,不易发生低血压并引发肾缺血,有助于肾功能恢复。有研究表明,CRRT 治疗还可以清除炎症因子,截断炎症介质的瀑布效应,减轻炎症因子对各个脏器的损害。在保持酸碱平衡,保持离子稳定,保持细胞内外和血管内外的渗透压稳定等方面,CRRT 治疗具有很好的效果。

(六) 透析的时机

对于术前不需要透析的患者,可加强利尿治疗,术后应用小剂量多巴胺、甘露醇、利尿剂等药物,如出现少尿、利尿剂抵抗伴容量过负荷、高钾血症、严重的代谢性酸中毒时应及时采取透析治疗,而不应过分强调肌酐和尿素氮的升高,尽早透析能够及时纠正水电解质紊乱,改善心功能和肺水肿,同时还能清除许多炎症因子,避免其他脏器的损伤。

1. **CRRT 治疗指征及介入时机**　目前 CRRT 的介入时机仍存在较大争议,近年来肾脏病学者做了多方面的研究,探索 CRRT 的早期介入是否更有利于提高 AKI 患者存活率。目前研究多采用血尿素氮(BUN)来判断 CRRT 介入时机的参考指标。但无论是 2002 年的随机对照试验还是 2009 年的回顾性研究均表明,如果采用 BUN 指标来判断“早期”和“延迟”,早期 CRRT 干预并不能改善 AKI 患者预后。但笔者认为,BUN 的影响因素较多,作为判断患者肾脏损害程度的指标并不恰当,因此而得出阴性结论并不可靠。Sugahara 等的小样本随机对照试验证实,如采用尿量的多少作为判断“早期”和“延迟”的参考指标,早期 CRRT 干预明显有助于改善 AKI 患者预后。除此之外,使用 ICU 住院时间作为判断指标,同样发现早期 CRRT 介入能明显改善患者预后。因此,只有找到合适的界定“早期”和“延迟”的参考指标,才能对 CRRT 的早期介入作出客观的评价。2002 年 ADQI 提出了 AKI 的 RIFLE 分期标准,用以反映 AKI 的严重程度及损伤时间,分为危险期(R)、损伤期(I)、衰竭期(F)、丧失期(L)和终末期(E);有助于临床医师早期发现及干预 AKI。目前,在临床上的应用非常广泛。Abosaif 等最早使用 RIFLE 分期系统分析了英国一重症监护室 183 例 AKI 患者,处于 R 期、I 期和 F 期患者的病死率分别为 38.3%、50% 和 74.5%($P<0.01$)。其后使用 RIFLE 分期反映 AKI 预后的多项研究中均得出了相似的结论。从中不难发现,AKI 进展从 R 期到 F 期,病死率成倍增加,提示我们如在 R 期早期干预可能防止疾病的进一步进展从而改善预后。因此,采用 RIFLE 标准界定 CRRT 的介入时机较为合适。

2. **CRRT 治疗剂量**　近年来,CRRT 被越来越多用于合并 AKI 的重症患者的治疗,但截至目前,尚无确定的恰当 CRRT 治疗剂量。早在 2000 年,Ronco 等率先提出了 CRRT 治疗剂量对预后的影响,将 425 例重症 AKI 患者随机分为 20ml/(kg·h)、35ml/(kg·h) 及 45ml/(kg·h)3 个不同 CRRT 治疗剂量组,发现 35ml/(kg·h)以上治疗剂量组存活率明显提高,并发现 45ml/(kg·h)的治疗剂量更有利于脓毒血症合并 AKI 患者的恢复。2006 年 Saudan 等也发现在 CVVH 的治疗剂量基础上加上一定的 CVVHDF 透析剂量,能显著提高 AKI 患者存活率。但 2008 年 ATN 研究及 2009 年的 RENAL 研究均是大样本多中心的随机对照试验,均未发现不同 CRRT 治疗剂量组 AKI 患者存活率有差异。大剂量 CRRT 可能更有利于清除患者体内的炎症介质、改善单核细胞分泌功能、重建免疫平衡、改善氧合指数、减少抗凝剂用量等,但同时面临营养丢失、药物代谢速度过快、凝血系统活化等风险。在临床实践中,应根据 AKI 患者的代谢状态、炎症水平及营养需求等因素进行综合评价,在不同的治疗时机个体化地选择 CRRT 治疗剂量。

三、透析的肾衰竭患者心脏手术围术期管理

终末期肾病(end stage renal disease,ESRD)对于心脏手术患者围术期的管理有重要影响。与普通患者相比,ESRD 患者在围术期死亡的风险更高。一份回顾性研究显示,115 例血液透析患者心脏手术后 30 天病死率为 18.3%。另一项研究也显示,与无需透析的患者相比,依赖透析患者心脏手术后的住院死亡率较高,且发生败血症和呼吸衰竭的风险也会增加。另外,对于 ESRD 患者来说,外周血管疾病是其住院死亡率的独立可预测指标。

ESRD 的病因尚不完全清楚,但其发病率逐渐上升。导致 ESRD 的病因有很多,如高血压和糖尿病,同样也是导致冠心病的常见病因。因此,合并存在这些病史的肾功能不全患者常需要接受心脏手术。

ESRD 多数是慢性肾病(chronic kidney disease,CKD)的终末表现。根据美国肾病协会对肾病预后质量指导(K/DOQI)临床实践指南中的公式计算的肾小球滤过率(glomerular filtration rate,eGFR)(表 17-0-1),将 CKD 分为 5 个阶段。早期 CKD(即:非 ESRD)患者的围术期管理有几点值得注意:首先,在围术期识别 CKD 对防止肾脏进一步的损伤是十分重要的。CKD 患者在围术期发生叠加急性肾损伤的风险较高,一旦进展,演变为 ESRD 的风险较高。第二,由于肌肉组织能产生肌酐,因此在解释血肌酐的绝对含量时要考虑年龄、肌群质量及营养状况。肌酐是肾功能不全非敏感标记物,eGFR 或肌酐清除率对临床更有价值,临床上并不常用该指标行肾功能评价,但存在肾功能损害时,应作为危险因素考虑应用。用来估算肌酐清除率和 GFR 最普遍的方法分别是 Cockcroft-Gault 公式和肾病饮食调节(modified diet in renal disease,MDRD)公式。

表 17-0-1　K/DOQI 指南中 CKD 分期

分期描述		GFR(ml/min · 1.73m^2)
1	肾损伤,GFR 正常或升高	≥90
2	肾损伤,GFR 轻度下降	60~89
3	GFR 中度下降	30~59
4	GFR 严重下降	15~29
5	肾衰竭<15	

(一) ESRD 的外循环支持

临床医师必须了解透析的目的、原理以及对心脏手术围术期干预的意义。在许多病例中,ESRD 患者在手术前要进行透析,这种治疗对评估和管理手术过程中的液体和电解质具有十分重要的意义。对于那些在围术期体液状况和电解质不稳定的患者来说,他们可能需要在手术后早期进行紧急透析。最后,有严重心功能不全的患者在围术期以及心脏手术期间可能需要接受 CRRT 治疗。

对 ESRD 患者进行透析治疗可选择的方法包括血液透析和腹膜透析(peritoneal dialysis,

PD）两种。尽管没有大规模的随机临床试验将血液透析与 PD 进行比较，但是观察资料表明经两种方法治疗患者恢复的结果相似。对于有些患者来说，一种透析方式比另外一种更适合，而在有些情况下显示血液透析或 PD 都是不当的。例如，患有腹膜炎或者刚接受腹部手术的患者可能不适合进行 PD。然而在大多数情况下根据患者的选择，结合医生的建议，决定使用哪种方式进行长期透析。随着 CRRT 的设备和管理策略的改进，对患有严重心血管疾病和血流动力学不稳定的患者，CRRT 的使用在不断增加。

（二）肾衰竭的生理学及并发症

1. **容量**　ESRD 患者液体的管理需要遵循"量出为入"的原则。由于大多数 ESRD 患者特别是接受心脏手术的患者在围术期需要进行透析来维持液体和电解质平衡，因此麻醉医生应该意识到透析对容量状况和血流动力学所造成的影响。尽管 ESRD 患者在透析前能维持一定尿量，但大多数进行血液透析时会无尿。在这些患者中，手术期间对液体的处理可能会导致容量负荷过重，施行紧急血液透析是必需的。无尿患者即使对利尿剂有反应，但其效果也差。

非少尿型 ESRD 比较少见，此类患者在透析前后能维持一定尿量，然而毒素清除能力不足，且大多数患者伴有电解质和酸碱平衡紊乱。与无尿型患者相比，有尿的 ESRD 患者对利尿剂有反应。袢利尿剂如呋塞米和布美他尼，对少部分患者在透析治疗期间促进液体平衡有一定作用。袢利尿剂的血清浓度一定要足够高才能被过滤并在肾小管中达到有效浓度。因此，使用袢利尿剂时，应给予大剂量，这对于让足够的药物到达髓袢升支粗段以发挥其作用是很重要的。噻嗪类利尿药如氢氯噻嗪，与袢利尿剂的联合使用能阻断钠在肾单位的重吸收并达到更好的利尿效果。

对于慢性透析患者，减少容量最方便有效的方法便是透析。根据患者血流动力学的稳定情况，超滤作用能够在 1~2 小时内去除液体多达 2~3L。由于不存在对流清除，血浆电解质基本保持不变，药物剂量无需调整。

2. **血压**　某些 ESRD 患者，尤其是患有重度充血性心力衰竭或肝硬化的患者血压较低，但是大多数透析依赖患者都存在高血压，钠和体液的潴留会导致细胞外间隙扩大。慢性容量负荷过大对心血管系统会产生不利影响，包括左室肥厚和动脉硬化，两者都与死亡率增加相关。除了容量性高血压之外，血管收缩机制会导致 ESRD 患者并发高血压。对于这些患者的容量负荷状态来说，肾素-血管紧张素及交感神经系统激活均不利于病情好转。

对于 ESRD 患者，通过体液清除治疗容量负荷过大是控制血压的关键。临床医师需要持续地进行容量再评估，在每次透析时，液体清除后需获得患者的"干"体重。如果不重新评估干体重，患者损失肌肉质量，随着时间的推移，可能出现容量超负荷，使控制高血压更加困难。在紧急情况下，应该根据静脉和饮食摄入情况来调整容量的减少量。如果心脏手术的患者进行造影检查，处理液体时还应考虑造影时高渗透压造成的液体转移，从而防止血管内容量负荷加重。

多数 ESRD 患者需要多种降压药来控制血压。ACE 抑制剂和 ARB 对电解质特别是 K^+ 起作用，但不能用于无尿患者，因为其血清中 K^+ 浓度受透析而不是尿排泄的调控。大多数患者术后容量、电解质和酸碱平衡状况稳定后，是否继续使用术前的降压药取决于手术和麻醉过程。许多患者术后血流动力学和心血管功能得到改善，因此可能需要调整药物治疗方案。对于大多数的患者来说,控制血压最安全的方法是静脉给药,在确定最优的组合之前,重新采用哪种药物需要谨慎考虑。

3. **Na⁺和渗透压**　ESRD 患者肾脏稀释和浓缩能力受限,无尿患者更是丧失这样的能力且可能成为发展为高钠或低钠血症的高风险人群。血清中 Na^+ 的浓度随着游离水的摄入和丢失而变化,ESRD 患者不能通过溶质排泄来调节血浆渗透压。例如,接受血液透析的ESRD 患者在透析治疗前经常出现轻度低钠血症,这是由于游离水的摄入较 Na^+ 的摄入较多所致。在手术和术后恢复过程中医生要考虑静脉注射溶液的渗透压是至关重要的。

4. **K⁺**　K^+ 的全身平衡及其在细胞内、外的分布决定了血清中 K^+ 的浓度。由于 K^+ 的排泄能力受损以及多种原因引起 K^+ 从细胞内转移到细胞外,导致了 ESRD 患者出现高钾血症。与肾功能正常的患者不同,由于膳食或医源性导致 K^+ 摄入增加时,ESRD 患者不能及时增加 K^+ 的排泄,从而增加了高钾血症及其并发症的发生。高钾血症最危险的并发症包括心脏传导异常,表现为心电图的改变和心律失常,若未被识别及及时治疗则会导致死亡。如果高钾血症发生在术中或术后早期,需要进行相应治疗,包括纠正 pH 和管理血糖,必要时应用胰岛素。如果不能有效地控制 K^+,则需要紧急透析或 CRRT。

倘若存在危及生命的高钾血症,K^+ 的复查不应成为延误患者评估与治疗的理由。由于不同患者心脏传导异常的阈值不同,因此应及时检查 ECG。一般来说,ESRD 患者在透析前会有轻度的高钾血症但并不绝对。更重要的是,部分 ESRD 患者血 K^+ 轻微升高即会伴有ECG 改变,高钾血症 ECG 的典型表现:首先为 T 波高尖,紧接着 P-R 间期延长,QRS 波增宽,最后演变为一正弦曲线。尽管心电图的变化随 K^+ 的升高而不断演变,但每当心电图基线发生变化时治疗都应该重新评估,治疗的紧急程度取决于 ECG 变化的类型、K^+ 的浓度水平(如 >6.0mmol/L)和增长的速率。

5. **血液系统并发症**　ESRD 患者通常伴有慢性贫血。90% 的内源性红细胞生成素由肾脏产生,这是导致 ESRD 患者发生慢性贫血的主要原因。其他导致贫血的原因包括缺铁、红细胞生存时间缩短、尿毒症毒素引起的骨髓抑制以及血小板功能障碍导致的出血。20 世纪80 年代中期,随着重组人红细胞生成素的应用,使促红细胞生成刺激素(ESAs)成为治疗ESRD 慢性贫血的主要方法。对于未长期使用促红素的患者,一些研究者主张在术前使用以减少对输血的需求。由于红细胞生成素的效果通常要在使用后 2 周出现,这种紧急疗法在围术期效果有限。

出血是最令人堪忧的尿毒症并发症之一,尤其是对心脏手术患者而言。由于凝血因子特别是血管性假血友病因子(vWF)的功能障碍,以及血小板凝聚受损,会增加尿毒症的出血时间。严重肾功能障碍的患者(GFR<40ml/min)在冠状动脉旁路移植术后出现出血的可能性是肾功能正常者的 6 倍。透析会促进尿毒症毒素的清除并降低出血的风险,但是 ESRD患者的出血风险仍然高于一般人群。

建议采取多种治疗措施来处理 ESRD 患者的出血,特别是对于需要进行手术的患者,DDAVP(1-脱氨-8-右旋-精氨酸加压素)是首选的治疗药物。DDAVP 刺激内皮释放 vWF 和第Ⅷ因子,当用于尿毒症患者时能迅速缩短出血时间。每隔 12 小时使用 0.3μg/kg 直至 48小时。多次给药后,疗效会降低,部分患者出现快速抗药反应。对于外科患者来说,初次剂量应在术前 30 ~ 60 分钟使用。在 ESRD 患者中,应考虑在术前和术后进行透析,因为它能通过清除尿毒症毒素来调整功能障碍性失血。对择期手术的 ESRD 患者也可考虑输血,但应该综合评估。

术中和术后对于 ESRD 患者,临床医生还应关注的另一问题是肝素在透析过程和常规维护静脉通路中的使用。越来越多的病例,特别是在围术期管道护理或者对有肝素诱导血小板减小症病史的患者中,肝素不再作为导管管理的一部分,而是使用替代的抗凝剂(通常有柠檬酸钠或者组织纤维蛋白溶酶原激活剂)来维护导管。

总之,依赖透析的 ESRD 患者给围术期的处理带来了特有的挑战。临床医生必须认识 ESRD 围术期病理生理特点及其后果,关注患者的合并症并密切注意术前容量和代谢状况以及最近的透析病史;同时,还须考虑由于肾脏衰竭所导致的药代动力学变化,合理选择药物并相应地调整药物剂量。为了确保在手术室之间的平稳过渡,应协调好透析、麻醉、手术和围术期的处理以减小此类人群并发症发生。

(李琴　吴震)

参 考 文 献

1. Lassnigg A, Schmidlin D, Mouhieddine M, et al. Minimal changes of serum creatinine predict prognosis in patients after cardiothoracic surgery: a prospective cohort study. J Am Soc Nephrol 2004;15:1597-1605.

2. Ryden L, Ahnve S, Bell M, et al. Acute kidney injury following coronary artery bypass grafting: early mortality and postoperative complications. Scand Cardiovasc J 2012;46:114-120.

3. Lassnigg A, Schmid ER, Hiesmayr M, et al. Impact of minimal increases in serum creatinineon outcome in patients after cardiothoracic surgery: do we have to revise current definitions of acute renal failure? Crit Care Med 2008;36:1129-1137.

4. Hobson CE, Yavas S, Segal MS, et al. Acute kidney injury is associated with increased long-term mortality after cardiothoracic surgery. Circulation 2009;119:2444-2453.

5. Holzmann MJ, Jeppsson A, Sartipy U. Renal dysfunction and long-term risk of ischemic and hemorrhagic stroke following coronary artery bypass grafting. Int J Cardiol 2013;168:1137-1142.

6. Olsson D, Sartipy U, Braunschweig F, et al. Acute kidney injury following coronary artery bypass surgery and long-term risk of heart failure. Circ Heart Fail 2013;6:83-90.

7. Javaid A, Steinberg DH, Buch AN, et al. Outcomes of coronary artery bypass grafting versus percutaneous coronary intervention with drug-eluting stents for patients with multivessel coronary artery disease. Circulation 2007;116:I200-206.

8. Serruys PW, Morice MC, Kappetein AP, et al. Percutaneous coronary intervention versus coronary-artery bypass grafting for severe coronary artery disease. NEJM 2009;360:961-972.

9. Bradshaw PJ, Jamrozik K, Le M, et al. Mortality and recurrent cardiac events after coronary artery bypass graft: long term outcomes in a population study. Heart 2002;88:488-494.

10. Linda R, Ulrik S, Marie E, et al. Acute kidney injury after coronay artery bypass grafting and long-term risk of end-stage renal disease. Circulation 2014;130:2005-2011.

11. Fox CS, Muntner P, Chen AY, et al. Short-term outcomes of acute myocardial infarction in patients with acute kidney injury: a report from the national cardiovascular data registry. Circulation 2012;125:497-504.

12. Fortescue EB, Bates DW, Chertow GM. Predicting acute renal failure after coronary bypass surgery: cross-validation of two risk-stratification algorithms. Kidney Int 2000; 57(6):2594-2602.

13. Cooper WA, O' Brien SM, Thourani VH, et al. Impact of renal dysfunction on outcomes of coronary artery

bypass surgery：results from the Society of Thoracic Surgeons National Adult Cardiac Database. Circulation 2006；113（8）：1063-1070.

14. Zanardo G，Michielon P，Paccagnella A，et al. Acute renal failure in the patient undergoing cardiac operation. Prevalence，mortality rate，and main risk factors. J Thorac Cardiovasc Surg 1994；107（6）：1489-1495.

15. Thakar CV，Arrigain S，Worley S，et al. A clinical score to predict acute renal failure after cardiac surgery. J Am Soc Nephrol 2005；16（1）：162-168.

16. Aronson S，Blumenthal R. Perioperative renal dysfunction and cardiovascular anesthesia：concerns and controversies. J Cardiothorac Vasc Anesth 1998；12（5）：567-586.

17. Zanardo G，Michielon P，Paccagnella A，et al. Acute renal failure in the patient undergoing cardiac operation. Prevalence，mortality rate，and main risk factors. J Thorac Cardiovasc Surg 1994；107（6）：1489-1495.

18. Chertow GM，Lazarus JM，Christiansen CL，et al. Preoperative renal risk stratification. Circulation 1997；95（4）：878-884.

19. Aronson S，Blumenthal R. Perioperative renal dysfunction and cardiovascular anesthesia：concerns and controversies. J Cardiothorac Vasc Anesth 1998；12（5）：567-586.

20. Mohsen MS，Ali N，Mohammad RN. Evaluating the relative frequency and predicting factors of acute renal failure following coronary artery bypass grafting. ARYA Atheroscler 2013；9（5）：287-292.

21. Sarah H，Chirag R. Predicting acute kidney injury following cardiac surgery：a systematic review. Ann Thorac Surg 2012，93（1）：337-347.

22. Akman B，Bilgic A，Sasak G，et al. Mortality risk factors in chronic renal failure patients after coronary artery bypass grafting. Ren Fail，2007，29（7）：823-828.

23. Samuels L E，Sharma S，Morris R J，et al. Coronary artery bypass rafting in patients with chronic renal failure：a reappraisal. J Card Surg，1996，11（2）：128-133.

24. Horst M，Mehlhorn U，Hoerstrup S P，et al. Cardiac surgery inpatients with end-stage renal disease：10-year experience. Ann Thorac Surg，2000，69（1）：96-101.

25. 王凯孔，祥荣，朱宇翔等. 合并肾功能不全患者心脏手术围术期处理. 心血管外科杂志，2012，1（1）：41-44.

26. Gibney E M，Casebeer A W，Schooley L M，et al. Cardiovascular medication use after coronary bypass surgery in patients with renal dysfunction：A National Veterans Administration study. Kidney Int，2005，68（2）：826-832.

27. 于长青，林洪丽，王可平，等. 连续性肾脏替代治疗与间歇性血液透析治疗重症急性肾功能衰竭的比较. 中国血液净化，2004，3（3）：150-153.

28. 覃丹平，钟小仕，陈辉，等. 血液透析滤过与血液透析对维持性血液透析患者疗效的比较. 内科，2011，6（2）：109-112.

29. 王吉萍，傅康才. 连续性肾脏替代治疗在多脏器功能障碍患者中的临床疗效. 中国现代医生，2012，50（3）：47-48，51.

30. 张岩郅，苏伟，尚有全，等. 带袖套的中心静脉留置导管相关性感染的危险因素及干预分析. 内蒙古中医药，2010，29（21）：148-149.

31. 陈献广，吴华，孙慧娟，等. 维持性血液透析患者持续质量改进对预后的影响. 北京医学，2011，33（2）：111-115.

32. Bouman CS，Oudemans-Van Straaten HM，Tijssen JG，et al. Effects of early high-volume continuous venovenous hemofiltration on survival and recovery of renal function in intensive care patients with acute renal failure：a prospective，randomized trial. Crit Care Med 2002，30：2205-2211.

33. Bagshaw SM，Uchino S，Bellomo R，et al. Timing of renal replacement therapy and clinical outcomes incritically

ill patients with severe acute kidney injury. J Crit Care 2009,24:129-140.

34. Sugahara S,Suzuki H. Early start on continuous hemodialysistherapy improves survival rate in patients with acute renal failure following coronary bypass surgery. Hemodial Int 2004,8:320-325.

35. Elahi MM,Lim MY,Joseph RN,et al. Early hemofiltration improves survival in post-cardiotomy patients with acute renal failure. . Eur J Cardiothorac Surg 2004,26:1027-1031.

36. Abosaif NY,Tolba YA,Heap M,et al. The outcome of acute renal failure in the intensive care unit according to RIFLE:model application,sensitivity,and predictability. Am J Kidney Dis,2005,46:1038-1048.

37. Ronco C,Bellomo R,Home lP,et al. Effects of different doses in continuous veno-venous haemofiltration on outcomes of acute renal failure:a prospective randomized trial. Lancet,2000,356:26-30.

38. Saudan P,Niederberger M,De Seigneux S,et al. Adding a dialysis dose to continuous hemofiltration increases survival inpatients with acute renal failure. Kidney Int,2006,70:1312-1317.

39. Palevsky PM,Zhang JH,O Connor TZ,et al. Intensity of renal support in critically ill patients with acute kidney injury. N Engl J Med,2008,359:7-20.

40. Bellomo R,Cass A,Cole L,et al. Intensity of continuous renal-replacement therapy in critically ill patients. N Engl J Med,2009,361:1627-1638.

41. Kogan A,Medalion B,Kornowski R,et al. Cardiac surgery in patients on chronic hemodialysis:short and long-term survival. Thorac Cardiovasc Surg 2008;56(3):123-127.

42. Rahmanian PB,Adams DH,Castillo JG,et al. Early and late outcome of cardiac surgery in dialysis-dependent patients:single-center experience with 245 consenctutive patients. J Thorac Cardiovasc Surg 2008;135(4) 915-922.

43. K/DOQI clinical practice guidelines for chronic kidney disease:evaluation,classification,and stratification. Am J Kidney Dis 2002;39(2 Suppl 1):S1-266.

44. Cockcroft DW,Gault MH. Prediction of creatinine clearance from serum creatinine. Nephron 1976;16(1): 31-41.

45. Levey AS,Bosch JP,Lewis JB,et al. A more accurate method to estimate glomerular filtration rate from serum creatinine:a new prediction equation. Modification of Diet in Renal Disease Study Group. Ann Intern Med 1999;130(6):461-470.

46. Levey AS,Coresh J,Greene T,et al. Expressing the Modification of Diet in Renal Disease Study equation for estimating glomerular filtration rate with standardized serum creatinine values. Clin Chem 2007;53(4):766-772.

47. Daugirdas J,Blake P,Ing T. Handbook of dialysis. Philadelphia,PA,Lippincott Williams and Wilkins,2007.

48. Foley RN,Parfrey PS,Harnett JD,et al. Impact of hypertension on cardiomyopathy,morbidity and mortality in end-stage renal disease. Kidney Int 1996;49(5):1379-1385.

49. Blacher J,Guerin AP,Pannier B,et al. Arterial calcifications,arterial stiffness,and cardiovascular risk in end-stage renal disease. Hypertension 2001;38(4)938-942.

50. Their SO. Potassium physiology. Am J Med 1986;80(4A):3-7

51. Putcha N,Allon M. Management of hyperkalemia in dialysis patients. Semin Dial 2007;20(5):431-439.

52. Parham WA,Mehdirad AA,Biermann KM,ct al. Hyperkalemia revisited. Tex Heart Inst J 2006;33(1):40-47.

53. Eschbach JW. The anemia of chronic renal failure:pathophysiology and the effects of recombinant erythropoietin. Kidney Int 1989;35(1):134-148.

54. Strbbs JR. Alternatives to blood product transfusion in the critically ill:erythropoietin. Crit Care Med 2006;34 (5 Suppl):S160-169.

55. Corwin HL,Gettinger A,Fabian TC,et al. Efficacy and safty of epoetin alfa in critically ill patients. N Engl J

Med 2007;357(10):965-976.

56. Winkelmayer WC,Levin R,Avorn J. Chronic kidney disease as a risk factor for bleeding complications after coronary arter bypass surgery. Am J Kidney Dis 2003;41(1):84-89.

57. Mannucci PM,Remuzzi G,Pusineri F,et al. Deamino-8-D-arginine vasopressin shortens the bleeding time in uremia. N Engl J Med1983;308(1)8-12.

第十八章

冠心病外科手术的血液保护

第一节　特殊节血方法

在心脏外科手术中,输血是必不可少的一项医疗救治措施,由于血源紧张和异体输血可能带来的风险,自体输血是安全用血和科学用血的最佳方式,目前,血液保护在心脏手术中的重要性日益突出。心脏手术围术期血液保护的方法有多种,包括术前采血、术中放血、选择预充少及组织相容性好的体外循环设备、使用抗纤溶药物及控制温度等。而超滤和血液回收作为心脏手术中两种重要的血液保护技术得到了越来越多的应用。

一、术前采血

贮存式自身输血是自身输血的方式之一,早在 20 世纪 30 年代第 1 个血库成立时就开始被提倡。与术中自体血回收法相比较,其优点有:耗材较少、价格低廉,所得血液质量高于回收法。传统的"蛙跳式"采血法操作复杂、易感染且耗时长,10 天内采集血液仅 400ml,无法满足术中血液的需求,且在回输过程中还可能出现枸橼酸中毒。

目前采用最多的是术前 2 次采血法,方法为应用一次性血袋,于术前 7~10 天第一次采集血液 200~300ml,时隔 3~5 天第二次采集血液约 400ml,第 2 次采集必须在术前 3 天内完成,不得晚于术前 3 天。所采集的血液保存于 4℃ 贮血冰箱,在有效期内(有效期为 35 天)于术中使用。这种方法可在保证患者安全,手术顺利进行的情况下,减少采血次数,避免感染,缩短住院时间。随着目前医疗水平的发展,多数手术出血量并不太大,加之血液替代品的使用,多数手术术中输血 3U 即可满足需求。美国拟定的自身输血计划表明,择期手术患者自身输血要占输血量的 80%~90%。但是对心绞痛患者需慎用,因为术前采血有可能导致血压降低,心律失常以及心绞痛等发作,须严密监控(图 18-1-1)。

相对禁忌证有:对于成人体重<50kg;儿童<30kg;贫血,Hb<105g/L;有严重主动脉瓣关闭不全、严重心律失常、心衰以及全身感染的患者禁止使用。

二、术中放血

可采用麻醉后放血,又称急性等容血液稀释,即在麻醉诱导后,手术失血前,将患者血液放出 10~15ml/kg 并保存在手术室常温下,同时用晶体液(1∶3)或者胶体液(1∶1)进行等容交换,这样可保持血小板的完整功能。在术后可回输补充血容量以及血色素。若有需要进行体外循环的患者,则还可选择在体外循环开始之前放血:即在转机前从右心房或者上下腔静脉插管处,将最初引流的 10~20ml/kg 肝素血储备于储血袋中,同时经主动脉等量输入无血预充液。在体外循环结束,鱼精蛋白拮抗肝素以后,再将放出的血液由静脉回输。转流

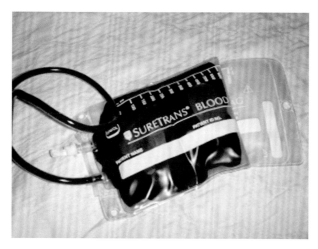

图 18-1-1　术前采血

前放血比麻醉后放血更方便和安全,一旦出现因血液稀释引起血流动力学不稳定的情况,可立即开始 CPB,从而预防心肌缺血以及其他继发性的损伤。

相对禁忌证有:低血容量;贫血,Hb<100g/L;凝血功能异常;充血性心力衰竭、严重肺疾病等。

三、血液回收技术

现在临床上使用最为广泛的自动红细胞分离清洗浓缩回收装置,简称为洗血球机,是由北京京精医疗设备公司生产的自体-3000 型血液回收机。用吸引器回收术野的失血,储存于储血罐中,等储存达到一定量以后,经肝素化后再用生理盐水通过血球分离机洗涤和分离回收的血液,血细胞比容可达到 50% ~ 60%,浓缩的红细胞可提高术后失血患者的血细胞比容,但血液的其他有形成分,如血浆、凝血因子及肝素等被丢弃(图 18-1-2)。

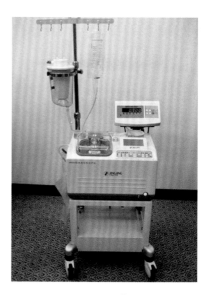

图 18-1-2　血液回收仪

术中自体血液回收是与患者的出血速度成正比的回收,回收的血液通常不需要运转、配型及组织相容性检验等,可在短时间内快速清洗红细胞回输给患者,避免了因失血过多、过快、血源供应不及时而危及患者生命,降低了人为差错所致的不相容性输血。另外,还可缓解血源紧张,减少库存血输入量,且自体血温符合生理需求。自体血液回收过程中应严格把好无菌操作关,以防血液污染。经过血液回收机处理的自体血回输体内后,不会发生免疫反应,术后感染的机会也较输异体血少。

经回收的血液,虽然用大量的生理盐水洗涤,仍含有少量的抗凝剂,而 OPCABG 术中亦采用肝素抗凝,可影响到血液的凝血机制。因此,进行自体血液回输后,应检测全血激活凝血时间(ACT),如果 ACT 延长,应给予少量的鱼精蛋白或钙剂中和体内残余的抗凝剂。

四、血液超滤器

超滤的基本原理是模仿肾小球滤过的原理,主要靠半透膜两侧的静水压差作为动力,将血液中的水分及小于半透膜孔径的中小分子物质分开并滤出,血细胞和大分子物质包括大多数蛋白如白蛋白、纤维蛋白、免疫球蛋白不被滤出,从而得到很好的保护,降低了术后出血、感染、组织水肿等并发症的发生。然而,其缺点是不能有效清除游离血红蛋白,因为游离血红蛋白的分子量和白蛋白相当。如果患者输入了此种含有较多游离血红蛋白的机采血将会对肾脏造成不利影响。

用吸引器将肝素化的失血从术野中吸回,回收血液经血液滤过器后,可提高血细胞比容和血浆蛋白浓度,提高血液的携氧能力和胶体渗透压,增加血小板和血浆因子等凝血因子的含量,有利于止血机制的恢复,从而极大地减少纵隔心包引流量,使患者在术后尽量不输或者少输血液制品。血液超滤器还有滤除部分炎症介质的作用。

五、作者实践

临床上使用最多的节血方式可分为红细胞分离清洗浓缩回收装置(洗血球)和血液超滤装置,其中洗血球方法的使用更为广泛。作者在临床工作中与两者均有接触使用。

洗血球法的优点为吸力强,可有效吸出术野中的血液,保持术野的清洁,保证主刀清晰操作,同时回输后可提高手术患者的血细胞比容,洗完的血中血细胞比容可高达50% ~ 60%,然而,其缺点就是血液的有形成分,如血浆、凝血因子等被丢弃,同时血中尚含有少量的抗凝剂,另加上 OPCABG 术中亦采用肝素抗凝化,可影响到血液的凝血机制,在回输洗涤血球时应检测 ACT,必要时补充适量的鱼精蛋白。

血液超滤的优点是不仅可提高血细胞比容和血浆蛋白浓度,提高血液的携氧能力和胶体渗透压,还能增加血小板和血浆因子等凝血因子的含量,有利于止血机制的恢复,减少术后的出血,促进术后的恢复。但是其缺点就是为了保证血细胞的完整,尽量减少血细胞的破坏,吸引器的吸力相对洗血球而言较小,从而不能保证术野中的失血能被及时地吸出,在一定程度上有可能会影响术者的视野。

(戴龙圣　顾承雄)

第二节　肝素诱导血小板减少的特殊处理

肝素作为预防血栓形成的重要手段,已经在临床使用超过 50 年,尤其是在心脏直视手术,肝素更是必不可少。但是,肝素本身存在副作用,最主要的并发症即为肝素诱导的血小板减少症(heparin induced thrombocytopenia,HIT)。HIT 是免疫系统介导的肝素反应,表现为以血小板减少和血栓形成为特征的高凝血状态。HIT 是心脏直视手术后重要的并发症,其发病率约为1% ~5%(表18-2-1)。一旦发生 HIT,此类患者继发出现血栓性疾病的风险可高达20% ~50%,病死率高达20%。另有 10% 患者可因栓塞而导致截肢。此外,HIT 可显著增加患者的住院时间和医疗费。与其他药物诱发的血小板减少症相比,HIT 的特点是血小板激活和易形成动静脉血栓。但是,由于此并发症难以及时诊断及鉴别,不恰当甚至错误的治疗往往会加速病情的发展。因此,掌握 HIT 包括其临床表现和处理措施对 CABG 患者的安全十分重要。

表 18-2-1　HIT 危险人群

危险分级	发生率	患者人群
高危	>1%	术后或创伤患者,特别是应用普通肝素的心脏、血管或矫形手术后患者
中危	0.1%~1%	普通肝素输注、应用低分子肝素的术后患者
低危	<0.1%	低分子肝素治疗的内科或产科患者

一、发病机制

肝素治疗后血小板减少症和血栓形成的病理基础是肝素介导的免疫反应。肝素含有大量负电荷,能在循环血中快速与 PF4 结合。PF4 由 70 个氨基酸组成,是趋化因子 CXC 家族中一种富含正电荷的蛋白质。PF4 由巨核细胞合成,并储存于血小板的 α-颗粒。一部分患者接受肝素治疗后产生 IgG,直接对抗由肝素和 PF4 组成的免疫复合物。血小板激活后,释放 PF4 并结合到肝素。然后和细胞表面带负电荷的葡糖氨基聚糖类物质(如硫酸类肝素)相结合。肝素(或硫酸类肝素)结合 PF4 形成的复合物的构象发生变化,暴露其抗原上能与 IgG 结合的位点。然后 PF4/肝素复合物在血小板表面结合 FcγRⅡα(CD32)受体从而导致血小板激活。尽管 FcγRⅡα 受体在血小板表面的含量较少,但是该受体却被证明是血小板的较强激活因子。血小板被激活后,在血循环中迅速地被清除掉,这就是 HIT 发生时血小板减少症发生的原因。HIT 相关的血小板减少症与其他药物诱发的血小板减少症存在差异。后者,血小板在激活前已经被清除掉。尽管 IgM、IgA 同 IgG 一样被用来直接对抗 PF4/肝素复合物,但它们在 HIT 中的作用机制仍不清楚。中性粒细胞激活肽 2 和 IL-8 在 HIT 相关的免疫复合物中可能是 PF4 的替代物,但是,二者对 HIT 发生作用机制很轻微。

血小板的激活导致大量包括血小板驱动微粒在内的凝血因子释放,促进凝血酶生成,使血液处于高凝或易形成栓塞的状态。单纯激活血小板可以通过增加血小板与血管内皮结合和血小板-白细胞聚集反应的生成从而加剧潜在的血栓并发症。另外,与硫酸类肝素或血管内皮表面的其他葡糖氨基聚糖类物质结合的 HIT 免疫复合物通过激活单核细胞和增加血管内皮组织因子表达来加剧血管损伤。作为血管内皮损伤的标志物的 Von Willebrand 因子和可溶性血栓调节蛋白,在 HIT 患者中都有所升高。细胞间黏附因子(ICAM-1)和血管细胞黏附因子(VCAM-1)的升高也证实有 PF4/肝素抗体的患者存在血管内皮的损伤。血管损伤部位存在组织因子的过度表达,使得存在 HIT 的 CABG 手术患者更容易发生血栓事件。血小板的激活使 α-颗粒释放了足够的 PF4,从而形成有利于 PF4/肝素免疫复合物生成的正反馈机制。

二、临床表现

HIT 有两种类型,Ⅰ型多在使用肝素 2 天内即出现,但随着肝素的使用,血小板计数会逐步恢复正常,此并发症是由于肝素对血小板活性的直接作用所引发的,与免疫反应无关。Ⅱ型 HIT 则是由免疫反应所引起,多在肝素使用 4~10 天以后出现;此类患者体内出现针对 PF4-肝素复合体的抗体,与抗原和血小板结合后,在 FcⅡA 受体的作用下,附着于血管内皮,激活凝血过程,导致血栓形成。

根据肝素应用的时间,HIT 临床表现分为:①典型发作的 HIT;②快速发作的 HIT;③延迟发作的 HIT;④急性自发系统全身反应。典型发作的 HIT 是最为常见的类型,约占 HIT 患者的70%,发生在使用肝素后的5~10天出现血小板下降;快速反应型是指近期有肝素治疗史的患者再次应用肝素后1天内发生的 HIT,约占 HIT 患者的25%~30%,此型患者往往在近期内曾接触过肝素,体内已产生肝素 PF4 抗体。延迟反应型相对少见,使用肝素后数天至半个月才出现血小板计数下降。最近发现 HIT 还包括超急性系统反应型,发生在使用肝素30分钟内。

HIT 的实验室诊断对各种抗体的检测较复杂,临床上主要依赖临床表现进行诊断:①肝素治疗时血小板减少(PLT<100×10^9/L);②停用肝素后血小板计数恢复正常;③血小板计数较应用肝素前下降≥30%,可并发急性血栓栓塞性疾病;④除外其他导致血小板减少的原因。

HIT 被定义为一种因近期接受肝素治疗而发生的不良临床事件,常表现为血小板减少和血栓形成,其中以血小板减少症最为常见,约占 HIT 患者的90%以上,这些患者血小板因子4(platelet factor 4,PF4)和(或)肝素依赖性抗体呈阳性。血小板数量下降到基线水平的50%是比用血小板绝对计数诊断 HIT 的更好指标。在多数病例中,血小板减少症比较缓和,血小板的数量在20×10^9/L~150×10^9/L。HIT 的特点是虽然血小板数量减少,但是绝大多数患者并无出血倾向反而血栓形成的发生率很高。如不治疗,大多数 HIT 患者将演变为血栓综合征;在一些病例中,血栓形成甚至会早于或伴随于血小板数量的减少。多数病例发生血小板减少症后才称为 HIT;但是需要警惕在40%~50%的病例中,血栓形成有可能先于或同步于血小板减少症。现已证实,静脉较动脉血栓并发症常见,而注射肝素的区域皮肤出现坏死较为少见。肝素诱导的有意义的血小板减少在心脏外科比较少见,一般发生于危重患者。早期(0~6天)可发生非免疫性肝素相关性血小板减少,晚期则可导致免疫性血小板减少(通常用药5天后),伴深静脉血栓形成。迟发性血小板减少常是 HIT 的首要表现,以首次用肝素5~14天后严重血小板减少为特征,只有停药才能恢复,停药5~30天后血小板计数常升至正常。

三、实验室评估

由于检测手段有限、发病初期症状相对柔和、没有大量的出血及血栓形成,常常被临床医生所忽视。因此,误诊和漏诊是导致 HIT 高病死率的重要原因。HIT 发生过程可以分为4个阶段:第1阶段,产生抗体,用敏感的检测手段如酶联免疫吸附法(ELISA)检测可以检测到;第2阶段,抗体滴度升高,血小板功能检测手段便能检测;第3阶段,血小板计数减少;第4阶段,血栓形成。某些患者上述4个阶段同时发生;而另一些患者只发生第1阶段,不再进一步发展。鉴于 HIT 临床表现的多样性,以及存在将其他临床表现误诊为 HIT 的可能性("假性 HIT"),实验室评估对 HIT 的明确诊断是非常必要的。HIT 的实验室检查可以分为两类:功能性分析(血小板活性)和免疫学分析(PF4/肝素依赖性抗体的测定)。

1. **HIT 功能性分析**　功能性分析的基础是在肝素的治疗浓度下,HIT 患者的血清激活健康志愿者血小板的特性不同,志愿者的血小板,经过三磷酸腺苷二磷酸酶的洗涤(降解为血小板激动剂二磷酸腺苷),并在含有钙和镁的生理缓冲液中混悬后,与受试者的血清及肝素一起培养。所测血清样品中的 PF4/肝素抗体激活血小板,引起血小板聚集,同时释放出有放射活性的标记物,我们可以通过对血小板聚集或对此放射性标记物的监测(金标准)来发现血小板的激活程度。功能性分析诊断 HIT 时,若发现临床相关的致病性 HIT 抗体则对诊断有较高的特异性,但是它需要较高的技术条件及较长的检测时间,因此,这种分析的应用被限制在有限的几个中心,而免疫学分析在 HIT 的快速实验室筛查中得到更为广泛的应用。

2. **HIT 免疫学分析** HIT 的免疫学分析常采用酶联免疫吸附法(ELISA)检测 PF4/肝素复合体,或是检测覆在聚苯乙烯酶标板上的 PF4/聚乙烯磺酸盐复合物。实验血清中的 HIT 抗体在微孔板的小孔中与 PF4/肝素结合,经过洗涤后,可以用专门针对人类免疫球蛋白的色度法进行定量分析。已经证实,基于 ELISA 的免疫学分析在检测 PF4/肝素抗体方面具有较高的灵敏性。事实上,ELISA 检测结果阴性时主要用来排除 HIT 的诊断(即高阴性预测价值)。然而,与功能性分析相比,免疫学分析特异性不高。换言之,PF4/肝素抗体可以出现在一些无症状性的非血小板减少的患者中,因此,单独应用免疫学分析,HIT 会被过度诊断。在有些病例中,这种过度诊断可能与非致病性的 IgM 和 IgA 抗体有关。相反,HIT 的功能性分析与免疫学分析相比,灵敏性较低,可以将一些 HIT 的可疑病判断为阴性,但事实上,HIT 是存在的。很明显,在 HIT 的诊断中,同时应用免疫学分析及功能性分析是可取的。ELISA 法测定抗体滴度高时,HIT 及血栓栓塞并发症的可能性较大;然而,如果经过免疫学检测只发现中度或较低的 PF4/肝素抗体滴度时,功能学分析可以进一步明确诊断,并对血栓栓塞的风险提供较好的预测。HIT 免疫学检测敏感性较高,事先存在的变量也可以影响 HIT 临床表现的进展,PF4/肝素抗体在相当一部分没有发展为血小板减少、血栓或其他 HIT 明显后果的患者中被检测出来,因此,对缺少临床症状和体征的 HIT 的综合评估会比单纯应用实验室评估可以减少 HIT 误诊或漏诊的风险。

实验室检查可以支持 HIT 的诊断,但阴性预测值通常<50%。所以阴性结果不能排除诊断。建议肝素治疗的第 1 ~ 2 周,每周 2 次测血小板计数,以便早期检测 HIT 的发生,防止血栓形成。另外,许多接受肝素治疗的患者体内可检测到 HIT 抗体,但无 HIT 的临床症状。所以,诊断主要基于临床表现。对 HIT 可能性评估有一个应用较为广泛的临床评分体系——"4Ts"。此综合评分系统有以下 4 点组成:①血小板减少的严重性;②血小板减少开始发生的时间;③血栓或其他并发症的出现;④血小板减少的其他可能性原因。评分越高,HIT 的可能性越大,此评分系统结合相关实验室检查,为 HIT 的诊断提供了一个合理的方法。从实际情况来看,HIT 临床证据可能性低(通过 4Ts 评分系统),同时免疫学检查阴性可以排除 HIT 的诊断。相反,4Ts 评分系统显示中等或高的评分,同时免疫学分析强阳性(或者功能性分析阳性),可以证明 HIT 的诊断。如果 4Ts 评分提示 HIT,但是免疫学检查结果不能确定 HIT,则需要功能学检查来明确诊断。另外,在极少数病例中,肝素免疫复合物与 PE4 变异蛋白如中性粒细胞激活肽 2 或 IL-8 相结合,功能性检查对此种病例的 HIT 诊断具有优势。

四、鉴别诊断

理论上说 HIT 的诊断需要与 DIC、药物诱导性血小板减少症、溶血性尿毒综合征、系统性红斑狼疮等进行鉴别。但对于心脏直视术后的患者,需要重点鉴别的仅为 DIC。HIT 与其他血小板减少症的重要区别表现在以下 3 个方面:①发病时间窗为在开始使用肝素的第 5 ~ 14 天;②血小板的下降幅度仅为中至重度,很少低于 15×10^9/L;③伴随深静脉及大动脉的栓塞。而 HIT 患者可表现出一系列特征性体征,包括华法林相关性肢体静脉坏疽,双侧肾上腺出血性梗死,肝素注射点皮肤溃烂等。但是,与其他血小板减少症所不同的是 HIT 并不伴有明显的出血症状。心脏直视手术后继发的弥散性血管内凝血则表现为外科创面及浆膜腔的大量出血，进而出现低血压、心动过速等症状，血流动力学状态难于维持，急性呼吸窘迫综合征（ARDS），少尿、血尿等肾衰竭症状及内环境紊乱等多脏器衰竭的表现。在实验室检查方面，DIC 表现为凝血时间延长，血小板减少，纤维蛋白降解产物（FDP）及 D-二聚体升高。由此可见。HIT 与 DIC 的鉴别诊断并不困难。

五、基本治疗原则

因全身炎性反应的影响，体外循环心脏外科手术后血小板降低比较常见，但只要无出血倾向，血小板计数不低于 50×10^9，临床工作中是可以接受的。对高度怀疑 HIT 或确诊 HIT 的患者，无论有无血栓症，都要停止肝素治疗，继续使用肝素或肝素相关复合物可引起严重的血栓并发症甚至死亡。由于低分子肝素有与 PF4/肝素抗体发生交叉反应的风险，应避免使用低分子肝素。甚至应避免使用肝素化的导管或含有肝素的导管冲洗溶液。CABG 术后一经确诊 HIT，在治疗方面则可遵循临床指南，主要包含六个部分：

（一）停用所有肝素（包括低分子肝素）

不仅要停用以医嘱形式给予肝素，也必须立即停止使用肝素浓度很低的、用于冲洗的肝素盐水。心脏直视手术的早期，常规应用 0.001%（1mg/100mL）的肝素盐水来定时冲洗中心静脉插管、动脉插管及 Swan-Ganz 漂浮导管以保持其通畅。随着对 HIT 的认识，目前已经不再使用肝素盐水、而是单纯使用 0.9% 氯化钠溶液进行冲管，冲管周期为 1 次/30 分钟。

（二）停用双香豆素类药物

对 CABG 同期行瓣膜置换的患者，停用双香豆素类药物，HIT 发生后，尽管停用了肝素，HIT 的患者在此后数天到数周仍处于高凝状态。事实上，HIT 诊断后 30 天内，50% 的血栓形成可能是因为在此期间没有正确使用抗凝剂。因此，疑诊为 HIT 时必须立刻使用适合的非肝素类抗凝剂来替代肝素。HIT 急性期禁用维生素 K 拮抗剂（如华法林），因为它可以诱导肢体缺血和（或）坏死。此种情况下血栓形成似乎与蛋白 C 缺乏以及 HIT 导致的高凝状态有关，应用维生素 K 拮抗剂后，蛋白 C 的浓度迅速下降。为使血栓形成并发症的发生降到最低，HIT 患者只有在使用直接凝血酶抑制剂或其他非肝素类抗凝剂使血小板数目稳定后才能使用华法林治疗。在 HIT 诊断前误用了维生素 K 拮抗剂的患者，应使用维生素 K 用以对抗，同时应用直接凝血酶抑制剂。HIT 患者应谨慎长期应用抗凝剂，尤其是有血栓形成并发症的患者，具体抗凝治疗的疗程应建立在不同临床情况及对患者严密监测的基础之上。有文献报道，双香豆素类药物，例如华法林，可导致 HIT 患者出现微栓塞，当血小板计数稳定在 150×10^9/L 以后，可以恢复使用华法林。

（三）尽量少输注血小板

HIT 发病机制为血小板被激活，应尽量少输血小板，而应以免疫调节为主。对血小板计数极其低下且疑有引起出血危险者，适量补充外源性血小板也是无奈的选择。对病情重的患者，应每日监测血小板，并注意血栓形成征象，警惕 II 型 HIT 发生的可能。

（四）评估血栓形成

HIT 发病过程中静脉血栓发生要早于并大于静脉血栓的形成，评估"亚临床"深静脉血栓形成，如下肢多普勒超声检查非常必要。

（五）实验室评估

通过免疫学和（或）功能学分析进行实验室评估。

（六）采用非肝素的替代性药物抗凝治疗

数种直接凝血酶抑制剂已经被批准在美国上市用于 HIT 患者治疗，如直接凝血酶抑制剂来匹芦定（lepirudin）、阿加曲班（argatroban）、比伐芦定（bivalirudin）和达那肝素（danaparoid）。阿加曲班可用于无血栓症的 HIT 患者，来匹芦定和阿加曲班用于有血栓症的 HIT 患者。此外，来匹芦定通过肾脏代谢，适用于肝功能较差的患者，而阿加曲班则是通过肝代谢，因此较适用于肾功能不全的患者。

1. **来匹芦定**　来匹芦定是由 65 个氨基酸组成的重组蛋白，它是水蛭素（水蛭抗凝物）的一种衍生物，是一种直接凝血酶抑制剂，不会与 PF4/肝素抗体发生交叉反应。来匹芦定的半衰期大约是 80 分钟，用药途径应选择静脉持续注入。在严重肾功能不全的患者，其清除的半衰期会显著延长。来匹芦定没有对抗剂，因此，肾损伤的患者必须减少剂量。在非手术情况下，注射来匹芦定应使部分活化凝血酶用时间（aPTT）达到目标值：即正常值的 1.5 ~ 2 倍。然而，在较高浓度时（如心脏手术中用于心肺转流术［CPB］），APTT 的剂量依赖型曲线变得平坦，这种情况下蛇静脉酶凝结时间（ECT）更加精确。但目前 ECT 仍然没有推向临床应用。同时，来匹芦定的分子来源是"异种"的水蛭提取蛋白，它存在潜在过敏性反应。曾有报道应用来匹芦定后发生了致死性过敏反应。来匹芦定抗体可以降低其清除率，引起APTT 时间延长。另外，来匹芦定相关抗体可以与比伐芦定发生交叉反应。

2. **比伐芦定**　与来匹芦定类似，比伐芦定也是直接凝血酶抑制剂，不会与 PF4/肝素抗体发生交叉反应。它是一种由 20 种氨基酸组成的拟水蛭素的人工合成多肽，半衰期 25 分钟，需要持续注射。主要通过血浆酶降解，较少一部分（约 20%）通过肾脏排出。肾功能不全或肾衰的患者必须减少应用剂量。与来匹芦定一样，比伐芦定也不存在对抗剂，但是，它更有利的药代动力学使得潜在出血并发症减少。在非手术条件下，比伐芦定的效果检测主要依靠 APTT 和（或）ECT。在高浓度范围，如 OPCABG 中使用时，用激活凝固时间（ACT）对比伐芦定抗凝效果的检测是可靠的。与来匹芦定不同的是，比伐芦定是小分子物质，不会引起过敏反应。

3. **阿加曲班**　阿加曲班是一种小的（527Da）合成多肽，它是从左旋精氨酸衍生出来的直接凝血酶抑制剂。不会与 PF4/肝素抗体发生交叉反应。阿加曲班与凝血酶活性部位可逆性结合，半衰期约为 45 分钟。阿加曲班几乎全部经肝胆系统清除，对于肝功能不全的患者其剂量必须被调整。阿加曲班也采用静脉持续注入方式，在非手术情况下，也采用 APTT检测，目标值为正常值的 1.5 ~ 3.0 倍。阿加曲班的小分子量及制备工艺特点，使其不存在免疫副作用。但是阿加曲班可以延长 INR 值，使得在 HIT 恢复期换用维生素 K 拮抗剂时变得复杂。

六、HIT 患者的术中抗凝策略

CABG 手术必须应用抗凝治疗，如果是 HIT 患者（或是疑为 HIT 的患者），FDA 没有推荐针对普通肝素的替代药物。这种患者往往属于以下三大类中的一种：①患者既往有 HIT 病史，距离现在时间较长，当下的 PF4/肝素抗体阴性；②急性 HIT 患者；③亚急性 HIT 患者，血小板减少已经被纠正,但 HIT 的实验室检查仍为阳性。对于免疫学测定 PF4/肝素抗体阴性的患者,如果仅术中需要抗凝,共识推荐使用普通肝素。非对照研究的证据显示,这种办法是安全可靠的,但是它也有一定限制,即术前和术后都必须避免使用肝素。对于 ELISA 法测定 PF4/肝素抗体阴性的患者,单纯术中使用普通肝素风险较小,与换用其他抗凝剂(如直接凝血酶抑制剂)可能引起的大出血相比,患者风险更小。在这种情况下必须把患者是否应用肝素作为术前评估的一部分。

对于急性 HIT 的患者(或是疑为 HIT 的患者)需要术中抗凝的,共识指南推荐严格避免使用肝素(即普通肝素和低分子肝素)。如果可能,手术应该被推迟,直到 PF4/肝素抗体被清除,此后才可以在术中应用普通肝素。许多病例中,急性 HIT 后 4 个月内,PF4/肝素抗体并不能被检测出来。同时一项研究指出,HIT 患者功能性分析结果由阳性转为阴性平均需要 50 天,而免疫学结果由阳性转为阴性大约需要 85 天。如果手术不能被推迟,则推荐使用直接凝血酶抑制剂来替代治疗。虽然一些病例报告及临床研究报告了来匹芦定,阿加曲班及其他一些抗血小板药物在这种情况下的成功应用,但因为比伐芦定的半衰期较短,对于 PF4/肝素抗体阳性和(或)HIT 的患者来说,最好使用比伐芦定来进行术中抗凝。

比伐芦定主要靠血浆介导的酶降解来清除,但是对于严重肾功能不全的患者(肌酐清除率<30ml/min)应该减量。虽然推荐使用比伐芦定,但是对手术患者的具体剂量及监测方法没有达成共识。一些临床研究及两个小的开放性试验为此提供了一些指导,这两个试验是关于 CPB 及非 CPB 下冠状动脉旁路移植术患者术中比伐芦定的应用。这些研究推荐 CPB 中使用比伐芦定时,首先以 1mg/kg 快速静推,然后以 2.5mg/kg·h 持续静滴。另外,CPB 术前,可以在体外循环中加用比伐芦定 50mg,如果需要将 ACT 维持在基线值的 2.5 倍以上,快速推注时可以增加 0.1～0.5mg/kg。OPCABG 手术时,首先以 0.75mg 比伐芦定快速静推,然后以 1.75mg/kg·h 持续静滴。CPB 时推荐比伐芦定的目标血浆浓度为 10～15mcg/ml(ECT 值:400～500 秒);但是,在临床应用前,为了验证 ECT 的准确性,应该准备好机构特定的校准曲线。虽然 ECT 为明确比伐芦定血浆浓度提供了一种验证方法,但是现在这种实验方法在美国仍然没有上市。一项非对照研究显示:术中应用比伐芦定,ACT 可能会有一定的指导作用,在 CPB 术中使 ACT 超过基础值的 2.5 倍,OPCABG 时将 ACT 保持在 300 秒。血管手术时,比伐芦定的用量及监测方法或许可以借鉴体外循环下 CABG 手术,但是,在这方面仍缺少相应的共识性推荐意见。

术中应用比伐芦定需要考虑血浆脂酶在消耗比伐芦定的同时会导致血凝块的形成。心包内血凝块形成会误导我们进一步抗凝。同理,如果在 CPB 术后没有继续对 CPB 管路中的血液进行抗凝,或者没有继续对细胞回收器中的血液进行抗凝,也可以导致血凝块形成,同时引起血容量的丢失。现推荐在 CPB 后继续使体外循环系统自循环,同时立即追加应用比伐芦定对 CPB 储血室进行抗凝(首先以 50mg 快速静注,然后以 50mg/h 持续静脉滴注)。另外,也可以在 OPCABG 过程中 CPB 停止后立即将整个体外循环系统中血液转到血液回收器中去。血液回收装置可以将大部分比伐芦定从血浆中滤走。保持体外循环管路畅通的方法是在循环系统中加入晶体及枸橼酸钠,将血液推送到血液回收器中。

七、肝素抗体

1. **HIT 与肝素抗体**　经典的 HIT 定义为与 PF4/肝素抗体有关的血小板减少和(或)血栓形成,但是越来越多的人认为没有其他明显症状,单是肝素依赖性抗体阳性也有增加不良后果出现的风险,甚至许多假说都可以解释 PF4/肝素抗体阳性相关的并发症发生率及致死率。一些学者认为肝素抗体可以激活血小板,但是并不会造成血小板的减少;PF4/肝素抗体也许并不与血小板结合,而是与内皮细胞或单核细胞结合;肝素依赖性抗体可以作为严重感染或自身免疫被激活状态的一种预测因子,并与血栓形成及其他不良事件的发生有关。

2. **肝素抗体与 CABG 手术**　已经有研究对单纯 PF4/肝素抗体阳性但没有血小板减少的心血管病患者与临床事件发生的相互关系进行了相应的调查。在不稳定性心绞痛患者中,PF4/肝素抗体阳性者的死亡率、心肌梗死(MI)、心绞痛复发、脑卒中及 1 年内急性血管重建的发生率均要高于抗体阴性者。相关研究显示,PF4/肝素抗体阳性的患者 30 天内心肌梗死和(或)死亡的比率明显增加;PF4/肝素抗体阳性的患者血栓栓塞的发病率为 28%,而没有此抗体的患者为 3%。同时,两项研究针对 PF4/肝素抗体对 CABG 手术、瓣膜手术和联合 CABG 手术及瓣膜手术结果的影响进行了调查,结果显示 PF4/肝素抗体阳性患者的住院超过 10 天的院内死亡发生率为 34%,而 PF4/肝素抗体阴性患者的发生率为 22%。此外,PF4/肝素抗体与围术期不良事件的发生在统计学上具有显著的相关性。一项针对心脏手术(包括 CABG 手术、瓣膜手术及 CABG 手术+瓣膜手术)的患者进行的观察中显示,术前 PF4/肝素抗体阳性者占 5.4%;术前抗体阳性是术后不良反应的独立可预测因子;血清学阳性的患者术后住院时间延长;需要机械通气辅助呼吸超过 96 小时、急性肢体缺血以及出现肾脏并发症且需要透析的患者的发生率均增高。因此,术前 PF4/肝素抗体阳性应该作为心脏手术风险评估的一项指标,并对其作出相应的处理。

术中或术后估计血小板浓度变化趋势时,应考虑到即使在没有血小板减少的情况下,PF4/肝素抗体阳性也会带来副作用。血液稀释、血小板消耗、药物作用、感染以及输注血小板都会对血小板减少症及其病因的诊断产生影响。但是,在术前警惕有无 HIT 是非常必要的。仍需进一步的前瞻性研究来评价在非血小板减少患者中,PF4/肝素抗体阳性与长期预后之间的关系,以进一步明确肝素免疫复合物在临床风险预测方面的作用。然而,为减少围术期不良并发症的风险,应该更广泛地推广 PF4/肝素抗体检查。

3. **抗体转阴的血小板减少症患者处理**　在 HIT 发生以后,如果肝素-PF4 抗体已经转阴,指南建议在心脏手术时使用肝素而不是非肝素抗凝药抗凝。非肝素抗凝药在心脏手术时导致的出血危险远远大于再次使用肝素引发 HIT 的危险。对替代性抗凝药的担忧还在于它用于心脏手术的经验非常有限,而且没有有效的拮抗药物。如果有必要的话,可以在术前和术后使用替代性抗凝药,术中用肝素抗凝。前面已经讨论过在一个 144 例病例的研究中,抗体活动期检测为 50 天,抗原存在期为 85 天。在心脏或血管手术中,当抗体消失后,患者可以短暂接受肝素治疗而不会诱发 HIT 的再发。

八、作者体会

心脏手术后 HIT 是一种罕见但后果严重的并发症,只有对其有充分的理论认识,及时发现、早期干预才有可能挽救患者的生命,否则,它将带来高病死率和并发症发生率。HIT 引起的并发症并非出血而是血栓形成,在应用肝素时出现难以解释的血栓形成时,尤其要想到HIT;对于CABG患者术中一旦出现"恶性高凝"状态,应考虑到HIT的可能性;患者出现静脉桥血栓形成时,也应考虑到HIT并予及时诊断,合理制订处理策略,避免病情加重;国外文献报道发病率0.5%~5.0%,是否可以在使用肝素治疗患者中行常规免疫学检测排查HIT抗体,以提高诊断率。相信随着近年来人们对HIT的认识不断加深、实验室检测技术的提高以及肝素替代药物的使用,对HIT的诊治水平会逐渐提高。

（李俊玉　胡晖）

【主编述评】

HIT是应用肝素后的一种严重的并发症,对拟行CABG手术的患者,心脏外科医生必须意识到有发生HIT的可能性,掌握其并发症的特点及处理策略,并对患者家属进行预先告知,同时及时与麻醉师沟通。如果已知患者患有HIT,必须明确其发病时间及发作情况,以制订合适的围术期抗凝计划。

（于　洋）

参 考 文 献

1. 周俊,张艳春.自体输血的应用探索与创新.中国输血杂志,2016,29(3):231-234.

2. 郑英,孔文兵,孙玉华,等.储存式自体输血在择期手术患者中的应用与血液保护.中国输血杂志,2013,26(8):690-691.

3. Nobahar MR,Chegini A,Behnaz F. Pre-operative blood donation versus acute normovolemic hemodilution in cardiac surgery. Saudi J Anaesth,2014;8(3):342-344.

4. Yamamoto Y,Yamashita T,Tsuno NH,et al. Safety and efficacy of preoperative autologous blood donation for high-risk pregnant women:experience of a large university hospital in Japan. J ObstetGynaecol Res,2014,40(5):1308-1316.

5. Ikegami S,Takahashi J,Kuraishi S,et al. Efficacy of erythropoietin-beta injections during autologous blood donation before spinal deformity surgery in children and teenagers. Spine,2015,40(21):E1144-E1149.

6. 戴萍,车辑,张卫梅,等.优化贮存式自体输血采血方案在心脏外科择期手术中的应用.中国输血杂志,2014,27(2):171-174.

7. 曹建伟,姚忠军,廖有乔,等.骨科围术期急性等容稀释性自体输血安全性研究.临床输血与检验,2014,16(3):263-265.

8. Shrivastava M,Navaid S,Peethambarakshan A,et al. Detection of rare blood group,Bombay(Oh)phenotype patients and management by acute normovolemic hemodilution. Asian J TransfusSci,2015,9(1):74-77.

9. Esper SA,Waters,JH. Intra-operative cell salvage:a fresh look at the indications and contraindications. Blood Transfus,2011,9(2):139-147.

10. Waters JH,Dyga RM,Yazer MH. Guidelines for blood recovery and reinfusion in surgery and trauma. Bethesda:American Associationof Blood Banks,2010:1-36.

11. 魏明,刘佳,涂玲,等.自体血回输对心脏手术患者围术期细胞免疫功能的影响.中国输血杂志,2014,27(12):1305-1307.

12. 李行勇,李乔.择期大手术联合应用预存式自体输血与术中回收式自体输血的效果.广东医学,2012,33(12):2146-2148.

13. Tomimaru Y,Eguchi H,Wada H,et al. Predicting the necessity of autologous blood collection and storage before

surgery for hepatocellular carcinoma. J Surg Oncol,2013,108(7):486-491.

14. Wang S,Palanzo D,Undar A. Current ultrafiltration techniques before,during and after pediatric cardiopulmo-narybypass procedures[J]. Perfusion,2012,27(5):438-446.

15. Vonk AB,Muntajit W,Bhagirath P,et al. Residual blood processing by centrifugation,cell salvage or ultrafiltration in cardiac surgery:effects on clinical hemostatic and exvivo rheological parameters. Blood Coagul Fibrinolysis,2012,23(7):622-628.

16. Maryam Y,Richard CB. Coagulation and fibrinolytic protein kinetics in cardiopulmonary bypass [J]. J Thromb Thrombolysis,2009,27(1):95-104.

17. Campbell J,Holland C,Richens D,et al. Impact of cell salvage during cardiac surgery on the thrombelastomeric coagulation profile:a pilot study [J]. Perfusion,2012,27(3):221-224.

18. 许剑辉,杨仁池. 肝素诱导的血小板减少症临床诊断和治疗进展. 中华血液杂志. 2010,31(3):204-207.

19. Ban Hoefen M,Francis C. Heparin induced thrombocytopenia and thrombosis in a tertiary care hospital. Thrombosis Research,2009;124(2):189-192.

20. Hursting MJ,Soffer J. Reducing harm associated with anticoagulation:practical considerations of argatroban therapy in heparin-induced thrombocytopenia. Drug safety:An international journal of medical toxicology and drug experience,2009;32(3):203-218.

21. Groeneveld DJ,van Bekkum T,Dirven RJ,et al. Angiogenic characteristics of blood outgrowth endothelial cells from patients with von Willebrand disease. J Thromb Haemost. 2015;13(10):1854-1866.

22. Guo J,Xia J,Zhang HW,et al. Effect of Intercellular Adhesion Molecule-1 on Adherence Between Mesenchymal Stem Cells and Endothelial Progenitor Cells. Zhongguo Shi Yan Xue Ye Xue Za Zhi. 2016;24(1):211-216.

23. Imanparast F,Paknejad M,Faramarzi MA,et al. Potential of mZD7349-conjugated PLGA nanoparticles for selective targeting of vascular cell-adhesion molecule-1 in inflamed endothelium. Microvasc Res. 2016;106:110-116.

24. Warkentin TE,Greinacher A,Koster A,et al. Treatment and prevention of heparin-induced thrombocytopenia:American College of Chest Physicians Evidence-Based Clinical Practice Guidelines(8th Edition). American College of Chest Physicians. 2008;133(6 Suppl):340S-380S.

25. Krauel K,Schulze A,Jouni R,et al. Further insights into the anti-PF4/heparin IgM immune response. Thromb Haemost. 2016;115(4):752-761.

26. Rauova L,Zhai L,Kowalska MA,et al. Role of platelet surface PF4 antigenic complexes in heparin-induced thrombocytopenia pathogenesis:diagnostic and therapeutic implications. Blood. 2006;107(6):2346-2353.

27. Rauova L,Hirsch JD,Greene TK,et al. Monocyte-bound PF4 in the pathogenesis of heparin-induced thrombocytopenia. Blood. 2010;116(23):5021-5031.

28. Jourdy Y,Nougier C,Rugeri L,et al. Prospective evaluation of automatized PF4/heparin immunoassays HemosIL HIT-ab(PF4-H)for the diagnosis of heparin-induced thrombocytopenia. Int J Lab Hematol. 2015;37(2):244-252.

29. Van Hoecke F,Devreese K. Evaluation of two new automated chemiluminescent assays(HemosIL ® AcuStar HIT-IgG and HemosIL ® AcuStar HIT-Ab)for the detection of heparin-induced antibodies in the diagnosis of heparin-induced thrombocytopenia. Int J Lab Hematol. 2012;34(4):410-416.

30. Pierce W,Mazur J,Greenberg C,et al. Evaluation of heparin-induced thrombocytopenia(HIT)laboratory testing and the 4Ts scoring system in the intensive care unit. Ann Clin Lab Sci. 2013;43(4):429-435.

31. Bloemen A,Testroote MJ,Janssen-Heijnen ML,et al. Incidence and diagnosis of heparin-induced thrombocytopenia(HIT)in patients with traumatic injuries treated with unfractioned or low-molecular-weight heparin:a lit-

erature review. Injury. 2012;43(5):548-552.

32. Khoury M, Pitsis A, Poumpouridou-Kioura H, et al. Acute intraoperative heparin-induced thrombocytopenia (HIT) and thrombosis during coronary artery bypass grafting:Two case reports providing evidence for the role of preoperative LMWH in triggering sensitization. Thromb Res. 2016. pii:S0049-3848(16)30520-5.

33. Chen LD, Roberts AJ, Dager WE. Safety and efficacy of starting warfarin after two consecutive platelet count rises in heparin-induced thrombocytopenia. Thromb Res. 2016;144:229-233.

34. Warkentin TE. Should vitamin K be administered when HIT is diagnosed after administration of coumarin? J Thromb Haemost. 2006;4(4):894-896.

35. Burnett AE, Bowles H, Borrego ME, et al. Heparin-induced thrombocytopenia:reducing misdiagnosis via collaboration between an inpatient anticoagulation pharmacy service and hospital reference laboratory. J Thromb Thrombolysis. 2016;42(4):471-478.

36. Kennedy K, Steinke D, King S, et al. Evaluation of a standardized protocol using lepirudin or argatroban for heparin-induced thrombocytopenia. Cardiovasc Hematol Agents Med Chem. 2011;9(4):262-268.

37. Koster A, Loebe M, Hansen R, et al. A quick assay for monitoring recombinant hirudin during cardiopulmonary bypass in patients with heparin-induced thrombocytopenia type II:adaptation of the ecarin clotting time to the act II device. J Thorac Cardiovasc Surg. 2000;119(6):1278-1283.

38. Bain J, Meyer A. Comparison of bivalirudin to lepirudin and argatroban in patients with heparin-induced thrombocytopenia. Am J Health Syst Pharm. 2015;72(17 Suppl 2):S104-9.

39. Tardy-Poncet B, Nguyen P, Thiranos JC, et al. Argatroban in the management of heparin-induced thrombocytopenia:a multicenter clinical trial. Crit Care. 2015;19:396.

40. Rozec B, Boissier E, Godier A, et al. Argatroban, a new antithrombotic treatment for heparin-induced thrombocytopenia application in cardiac surgery and in intensive care. Ann Fr Anesth Reanim. 2014;33(9-10):514-523.

41. Skelley JW, Kyle JA, Roberts RA. Novel oral anticoagulants for heparin-induced thrombocytopenia. J Thromb Thrombolysis. 2016;42(2):172-8.

42. Koster A, Yeter R, Buz S, et al. Assessment of hemostatic activation during cardiopulmonary bypass for coronary artery bypass grafting with bivalirudin:results of a pilot study. J Thorac Cardiovasc Surg. 2005;129(6):1391-1394.

43. Koster A, Spiess B, Chew DP, et al. Effectiveness of bivalirudin as a replacement for heparin during cardiopulmonary bypass in patients undergoing coronary artery bypass grafting. Am J Cardiol. 2004;93(3):356-359.

44. Dyke CM, Koster A, Veale JJ, et al. Preemptive use of bivalirudin for urgent on-pump coronary artery bypass grafting in patients with potential heparin-induced thrombocytopenia. Ann Thorac Surg. 2005;80(1):299-303.

45. Baciewicz FA Jr. Bivalirudin as alternative to both danaparoid and heparin in off-pump coronary artery bypass grafting. J Thorac Cardiovasc Surg. 2003;126(6):2108-2109.

46. Zheng Y, Yu M, Padmanabhan A, et al. Critical role of CD4 T cells in PF4/heparin antibody production in mice. Blood. 2015;125(11):1826-1829.

47. Williams RT, Damaraju LV, Mascelli MA, et al. Anti-platelet factor 4/heparin antibodies:an independent predictor of 30-day myocardial infarction after acute coronary ischemic syndromes. Circulation. 2003;107(18):2307-2312.

48. Matsuo T, Wanaka K, Walenga JM. Evaluation of circuit and AV fistula clotting and detection of anti-PF4/heparin complex antibodies in hemodialysis patients suspected of having heparin-induced thrombocytopenia. Clin Appl Thromb Hemost. 2013;19(1):73-8.

49. Matsuo T, Motohashi S, Wanaka K, et al. Production of Anti-platelet Factor 4/Heparin Complex Antibodies

After Cardiovascular Surgery. Clin Appl Thromb Hemost. 2015;21(2):177-180.

50. Guinn NR, Waldron NH, Cooter ML, et al. No association between donor age and recipient outcomes:transfusion of plasma in patients undergoing coronary artery bypass grafting surgery. Transfusion. 2016;56(7):1723-1729.

51. Bennett-Guerrero E, Slaughter TF, White WD, et al. Preoperative anti-PF4/heparin antibody level predicts adverse outcome after cardiac surgery. J Thorac Cardiovasc Surg. 2005;130(6):1567-1572.

52. Nazi I, Arnold DM, Warkentin TE, et al. Distinguishing between anti-platelet factor 4/heparin antibodies that can and cannot cause heparin-induced thrombocytopenia. J Thromb Haemost. 2015;13(10):1900-1907.

53. Yoshika M, Komiyama Y, Matsumoto H, et al. A Case of Heparin-Induced Thrombocytopenia with Discrepancy in the Results of Anti-Platelet Factor 4/Heparin Antibodies between Latex-Particle-Enhanced Immunoturbidimetric Assay and Enzyme Immunoassay. Rinsho Byori. 2014;62(11):1047-51.

第十九章

重症冠状动脉旁路移植术患者的生命支持技术

　　根据世界卫生组织 2011 年报告,冠心病是导致死亡的首要病因。冠心病的治疗方式包括药物、介入治疗以及冠状动脉旁路移植术(CABG)。尽管药物和介入治疗有了很大发展,CABG 仍是冠心病尤其是重症患者的主要治疗方式。重症高危患者包括:①再次 CABG;②术前存在不稳定型心绞痛;③左主干狭窄;④左心室射血分数低;⑤弥漫性冠状动脉病变。重症冠状动脉病人的冠状动脉旁路移植术手术风险极大,围术期易发生恶性心律失常、急性心衰乃至心源性休克等,死亡率较高。对此类患者的围术期辅助循环支持极为重要。目前,应用于冠状动脉旁路移植术患者的辅助循环技术包括主动脉内球囊反搏(intra-aortic balloon pump,IABP)和体外生命支持系统(extracorporeal life support system,ECLS)。

第一节　IABP 在重症冠状动脉旁路移植术患者围术期的应用

一、IABP 的历史

　　1952 年 Kantrowitz 的实验证明,血液从股动脉引出,舒张期回注入动脉可增加冠状动脉血流。1958 年 Harken 发明了体外泵,在心脏收缩时,可抽出部分动脉血使收缩压下降;当心脏舒张时,将抽出的动脉血快速注入动脉使舒张期血压上升,达到增加冠状动脉血流量的目的。1961 年 Harken 和他的同事 Dr. Clauss 等试图通过动脉插管将此泵应用于动物实验研究,但因血泵的血液相容性不好,对红细胞破坏大,在临床未能得到实际应用。1962 年 Moulopoulos 研制出 IABP,利用气囊的充气与排气,取得了良好的反搏效果。1967 年,就职于美国纽约州 Maimonides 医院的 Kantrowitz 首先将 IABP 用于临床,成功救治了 2 例药物治疗无效的急性心肌梗死合并严重心源性休克(CS)的患者。后来他又用同样的方法,再次救活了类似患者,这些患者临床症状迅速改善,血流动力学指标好转,引起人们对 IABP 的重视。自那以后 IABP 被广泛应用于治疗各种原因所致的心源性休克、顽固性心绞痛、心脏手术后低心排血量综合征等,可取得暂时性的血流动力学稳定,为进一步治疗赢得了时间。1970 年 Goets 研制了双囊导管,可以产生单向的血流。1980 年 Bregman 发明经皮主动脉内球囊导管,而且主机也不断更新,而操作也更加简便省时。1990 年 Kantrowitz 报告美国每年约有 7 万例患者接受 IABP 治疗。目前 IABP 已成为首选的机械辅助循环方法,成为心脏外科尤其是冠状动脉外科的必备装置。

二、IABP 的组成、工作原理及操作方法

(一) IABP 的组成

1. IABP 插管套包(图 19-1-1)

2. 驱动控制系统,由电源、驱动系统-氦气、监测系统、调节系统、触发系统组成(图 19-1-2)。

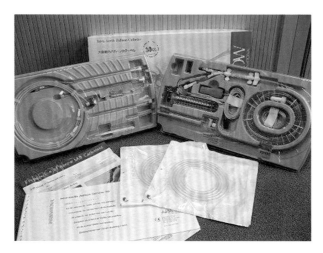

图 19-1-1　IABP 插管套包

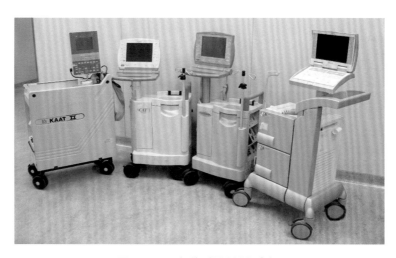

图 19-1-2　各种型号 IABP 主机

3. 触发模式:心电触发、血压触发、起搏信号触发、内触发。

(二) IABP 的工作原理

1. 主动脉内气囊通过与心动周期同步的放气,达到辅助循环的作用。

2. 在舒张早期主动脉瓣关闭后瞬间立即充气球囊,大部分血流逆行向上升高主动脉根部压力,增加大脑及冠状动脉血流灌注,小部分血流被挤向下肢和肾脏,轻度增加外周灌注。

3. 在等容收缩期主动脉瓣开放前瞬间快速排空气囊,产生"空穴"效应,降低心脏后负荷、左心室舒张末期容积及室壁张力,减少心脏做功及心肌氧耗,改善心内膜下供血并增加心输出量 10% ~20%（图 19-1-3）。

（三）IABP 对血流动力学的影响

1. 降低左室后负荷、减轻心脏做功:左室收缩压和射血阻力降低约 10% ~20%;左心室舒张末容量下降 20%;心排量增加 $0.5L/min \cdot m^2$。

2. 提高舒张压,增加冠状动脉灌注:用于重症冠状动脉旁路移植术患者、急性心肌梗死患者、晚期风湿性心脏病患者及 EF <30% 心衰患者。

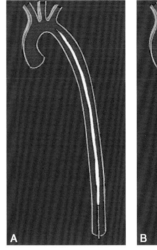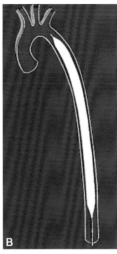

图 19-1-3　IABP 工作原理
A. IABP 放气;B. IABP 充气,横截面积占降主动脉 85%

3. 增加全身重要器官血液灌注:肾血流增加 19.8%、肝 35%、脾 47%,循环稳定,微循环改善,尿量增加。

4. 降低右房压及肺动脉压:右房压降低 11%,肺动脉压降低 12%,肺血管阻力降低 19%,对右心功能也有一定的改善。

5. 增加冠状动脉移植血管血流量。

（四）IABP 的操作方法

绝大多数经股动脉置入,少数患者无法经股动脉置入,可经主动脉甚至上肢动脉置入。以下为股动脉置入方法:

1. 在无菌操作下,穿刺股动脉,送入导丝,经血管扩张器扩张后送入鞘管（图 19-1-4 ~ 图 19-1-6）。

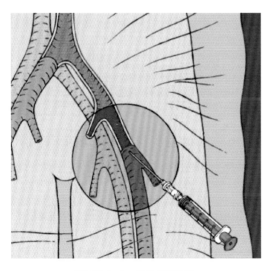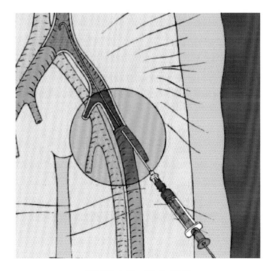

图 19-1-4　穿刺股动脉　　　　　图 19-1-5　送入导丝

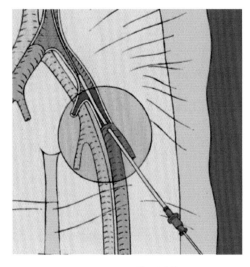

图 19-1-6　送入鞘管

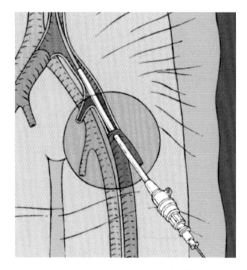

图 19-1-7　送入 IABP 气囊

2. 将气囊导管中心腔穿过导丝,经鞘管缓慢送至左锁骨下动脉开口远端 1～2cm 处(气管隆突水平),撤出导丝(图 19-1-7)。

3. 固定鞘管和气囊导管,经三通接头将导管体外端连接反搏仪,调整各种参数后开始反搏(图 19-1-8、图 19-1-9)。

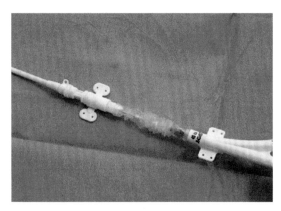

图 19-1-8　将 IABP 气囊套上保护套

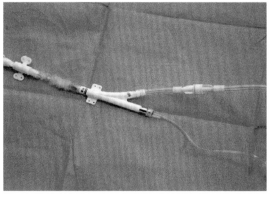

图 19-1-9　将 IABP 气囊套连接氦气

4. 采用无鞘气囊导管时,先用血管扩张器扩张血管,再用止血钳扩张皮下组织,经导丝直接送入气囊导管(图 19-1-10)。IABP 开始工作后应及时拍摄胸片观察 IABP 气囊放置的位置。

三、IABP 的适应证及禁忌证

(一) IABP 的适应证

1. 急性心肌梗死(AMI)合并心源性休克(CS)。

2. 难治性不稳定型心绞痛。

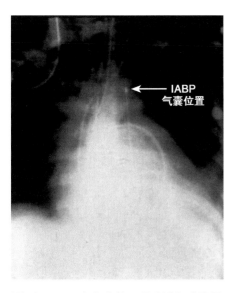

图 19-1-10　床旁胸片可见 IABP 球囊导管远端位置

3. 血流动力学不稳定的高危 CABG 及 PCI 患者(左主干病变、严重多支病变、重度左心功能不全)。

4. PCI 失败需过渡到外科手术。

（二）IABP 的禁忌证

1. 主动脉夹层。

2. 重度主动脉瓣关闭不全。

3. 主动脉窦瘤破裂。

4. 周围动脉严重病变。

5. 凝血功能障碍。

6. **其他**　如严重贫血、脑出血急性期等。

（三）IABP 的临床应用指征

1. 心脏指数<2L/min・m^2。

2. 平均动脉压<60mmHg。

3. 体循环阻力>2100(dynes・s・cm^{-5})。

4. PAWP>20mmHg,CVP>15mmHg。

5. 尿量<20ml/h。

6. 末梢循环差,四肢发凉。

上述情况经积极治疗后血流动力学仍不稳定宜尽早使用。

（四）IABP 停用指征

1. 多巴胺、多巴酚丁胺剂量<5μg/(kg・min)。

2. CI>2.5L/min・m^2。

3. 平均动脉压>90mmHg。

4. 尿量>4ml/kg・h。

5. 手足暖,末梢循环好。

6. 降低反搏频率时,上述指标稳定。

四、IABP 在冠状动脉外科中的应用

IABP 可以明显改善心肌氧的供需矛盾,改善周围循环,促进心功能的恢复。研究还表明,IABP 增加了重建的冠状动脉近端的血流速度,使 CAGB 术后左心功能恢复明显加快。实践证明,主动脉内球囊反搏能促进心脏缺血区侧支循环开放,使阻塞的冠状动脉血流量增加5%~10%,并能限制和缩小急性心肌梗死的范围。有文献报道 CABG 及瓣膜置换术后患者应用 IABP 后血流动力学指标明显改善,表现为心率减慢,血压及心脏指数增高,中心静脉压降低,患者预后明显好转。因此当冠状动脉旁路移植术围术期使用机械辅助循环时,IABP 通常是首选方法且效果明显。

随着冠状动脉旁路移植术技术的不断发展和心脏固定器的广泛应用,近年来非体外循环冠状动脉旁路移植术(OPCABG)的普及和成功率的不断增高,OPCAB 在许多医院已成为心脏外科医生首选的手术方式,尤其对不能耐受体外循环的患者来说,OPCAB 是理想的术

式。文献报道其获得了良好的手术效果。

近年随着冠心病介入治疗技术的发展,需进行 CABG 的患者多为重症患者或介入失败的急症患者,对此类患者的循环支持是能否顺利再血管化的关键保证。依据应用时机,IABP在重症冠状动脉旁路移植术患者的围术期应用包括:

(一)　对需行 CABG 的高危患者在术前预防性应用

合并高危因素的重症冠心病指:

1. 再次 CABG。

2. 术前存在不稳定型心绞痛。

3. 左冠状动脉主干狭窄≥70%。

4. 左心室射血分数<40%。

5. 弥漫性冠状动脉病变。

6. 术前心肌标志物升高。

此类患者存在较为严重的心肌缺血,在术中或术后可能发生心肌梗死、恶性心律失常等紧急情况。尤其是对于行 OPCABG 的患者,一旦发生此类情况,将不得不紧急转为 CPB 下继续完成 CABG,增加术后并发症的发生率及死亡率。数个临床研究报道,与术中术后被迫使用 IABP 的患者相比,术前预防性应用 IABP 可以明显降低并发症的发生,改善手术预后。Christenson 等报道指出,根据 Benchmark 数据库和美国国家胸外科数据库统计发现,术前预防性应用 IABP 的患者死亡率分别为 8.8% 和 9.5%。与之对应的是术中应用 IABP 的死亡率为 28.2% 和 23.5%。Christenson 等报道指出:对于实行 CABG 的高风险患者,术前使用 IABP 有明显疗效,资料显示,预防性应用 IABP 能明显降低死亡率,同时缩短 CPB 时间,术后心脏指数显著增高,并且术后低心输出量综合征发病率显著低于未使用 IABP 的患者。Qiu 等报道,在 1560 例行 OPCABG 患者中 115 例(7.4%)的 A 组术前预防应用 IABP,106 例(6.8%)的 B 组术后应用 IABP,结果显示 A 组院内死亡率(2.6%),低于 B 组(3.8%);并且术后低心排综合征、顽固性心律失常和急性肾衰竭的发生率均明显降低,住院时间缩短。Nwaejike 等对 135 例心脏手术前置入 IABP 进行了研究,分为术前计划性预防应用组和非计划性应用组(急诊),结果两组病死率差异有统计学意义(计划组为 17%,而非计划组为 45%,$P=0.001$)。多变量分析表明:IABP 置入时机及欧洲 Logistic 评分为死亡独立预测因子。其结论认为,术前预防性应用 IABP 可降低手术死亡率。Dyub 等进行的荟萃及回顾性分析也显示高危患者在 CABG 术前预防性应用 IABP 可降低住院死亡率。

有关术前预防性应用 IABP 的最佳时机还存在争议。尽管已经明确在重症冠心病患者中预防性应用 IABP 可以缩短机械通气时间、ICU 时间、住院时间以及降低住院死亡率,但是这种益处是否与预防性应用时间长短有关仍不明确。原则上,预防性应用的时间既不能太长也不能太短。时间太长可能增加 IABP 相关并发症,如下肢缺血及血小板减少。时间太短则不利于心功能的恢复及血流动力学稳定。Christenson 研究指出,对于高危CABG 患者,术前无论是 2 小时、12 小时还是 24 小时预防性应用 IABP,与临床预后没有显著联系,但是该研究指出,术前 2 小时应用 IABP 有助于改善重症冠状动脉旁路移植术患者的预后。

因此,尽管预防应用 IABP 时间仍未确定,由于高危患者术前置入 IABP 不仅可减少恶性心脏事件的发生,还有助于麻醉诱导时的血流动力学稳定,对于高危患者可适当放宽术前置入指征。对麻醉诱导过程中发现血流动力学变化较大者,可在手术室内置入 IABP,以利于手术过程的稳定及术后心功能的恢复。当然,对术前无心肌损伤患者预防性置入 IABP,术后可以更早撤除。而对于术前有心肌损伤者,术后撤除 IABP 时要相对慎重。

(二) 冠状动脉旁路移植术后停机困难

重症冠心病患者在 CPB 下行冠状动脉旁路移植术,少数患者由于左心功能较差或者围术期心肌梗死而无法脱离 CPB。IABP 通过增加舒张期冠状动脉灌注压力而增加心肌的供血供氧,通过减少心脏的后负荷而减少心肌氧耗,对体外循环下 CABG 术后停机困难或停机后低心输出量综合征、左心室功能不全等效果明显,可促使顺利脱机及改善心脏功能。Tokmakoğlu 等报道,69 名行 CABG 的患者术中难以脱离 CPB 而被迫应用 IABP,其中 59 例(85.5%)顺利脱机,10 例(14.5%)仍无法脱机。Corral 等报道 175 例无法脱离 CPB 的CABG 患者使用 IABP,其中 111 例(63.4%)成功存活出院。因此,对于冠状动脉旁路移植术后脱离 CPB 困难的患者来说,IABP 是一种行之有效的辅助手段,可使大部分患者顺利脱机,恢复心脏功能,提高生存率。

(三) 冠状动脉旁路移植术后出现低心排血量综合征或心力衰竭

对于重症 CABG 患者,术后容易出现因严重心肌缺血而造成严重心律失常及心室功能衰竭,导致严重的血流动力学障碍。部分患者在 OPCABG 术中出现室颤或心脏骤停,由于急性心肌缺血损伤,即使在手术中紧急变更手术方式,改为在 CPB 下的 CABG 术,其手术中心肌保护仍可能较差,难以纠正严重心功能障碍。严重者术后因低心排及心衰导致死亡。有研究表明,急诊备 CPB 改为 CPB 下 CABG 的患者与选择性 CABG 患者相比,术后机械通气时间、ICU 时间、住院时间均较长,IABP 使用率和 ECMO 使用率也是备改转者较高(分别为87.5% vs.15.4%;26.3% vs.0%),而且死亡率也明显增加(37.5% vs.0%)。术后应用IABP 可明显改善血流动力学,减轻患者病情,降低围术期死亡率。

IABP 的心脏辅助循环功能毋庸置疑,但其务必在患者心肌尚未发生不可逆缺血之前使用,否则效果欠佳。在应用大剂量升压药等及其他血管活性药物仍不能维持循环,血压下降较为明显,循环功能衰竭时才使用 IABP,可能已丧失了抢救的机会。Ramnarine 等研究发现,术后被迫应用 IABP 不仅住院期间死亡率增加,而且 1 年内死亡率也明显增加。因此,IABP 在重症冠状动脉旁路移植术患者中应及早应用,可以取得良好的临床效果。

(刘锋　侯晓彤)

第二节　ECLS 在重症冠状动脉旁路移植术患者围术期的应用

体外生命支持系统(extracorporeal life support system,ECLS),作为一种全新的生命支持技术,可以为抢救和治疗急危重症患者赢得时间,为后续治疗手段的实施提供可能,提高抢救成功率,逐渐成为当今急危重症患者的主要救治手段。

一、ECLS

ECLS 是应用机械装置,长时间但仍属临时性(1~30 天)地对衰竭的心肺进行功能支持的总称。根据使用地点及方式的不同可分为：

1. 在手术室内应用人工心肺机，采用静脉-动脉模式为心脏手术提供完全心肺转流支持时，该技术可称为心肺转流（CPB）。

2. 当使用胸腔外插管进行呼吸或心脏支持时，该技术通常被称为体外膜肺氧合（EC-MO）。

3. 体外肺支持（ECLA）。

4. 体外 CO_2 排出（$ECCO_2R$）。

5. 当用胸腔外插管进行急诊心脏支持时，该技术可被称为心肺支持（CPS）或者体外心肺复苏（ECPR）。

6. 当单独使用血泵进行心脏支持时，可分为左心室辅助装置（LVAD）、右心室辅助装置（RVAD）或双心室辅助装置（BiVAD）。

应用时间最长最广泛并且最常用于临床重症冠状动脉旁路移植术患者的是 ECMO 及 VAD。在应用的普及程度上讲，ECLS 通常指 ECMO。本节主要论述 ECMO 及 VAD 在重症冠状动脉旁路移植术患者中的应用。

20 世纪 30 年代，Gibbon 等将体外循环机应用于临床；1956 年首个膜式氧合器诞生并在临床应用，使体外生命支持和气体交换从构想变成现实。此后，体外生命支持技术不断得到改进，1972 年，Hill 用 Bramson 膜肺首次成功救治一例 24 岁的多器官损伤合并急性呼吸窘迫综合征（acute respiratory distress syndrome，ARDS）患者；1975 年，Bartlett 首先报道体外膜肺氧合（extracorporeal membrane oxygenation，ECMO）在新生儿的应用，该患儿的名字西班牙语即为"希望"。Bartlett 在 1988 年创建了世界上第一个 ECMO 中心；1989 年在美国成立了体外生命支持组织（extrcorporeal life support organization，ELSO），使得 ECMO 技术得到较快发展。至 2009 年 5 月，在 ELSO 注册开展 ECMO 的医院已达 145 家。

二、ECLS 基本知识

（一）ECMO 的构成

包括：氧合器（人工肺）、驱动泵（人工心脏）、插管和管路、空氧混合调节器、变温水箱、监测系统。比较成熟的 ECMO 团队通常将非一次性设备整合到可移动推车上，以便在不同场合使用及搬运。

1. **氧合器** ECMO 中使用的气体交换装置通常称为氧合器（人工肺），其功能有排除二氧化碳、氧合及血液温度调节的功能。根据其制造材质有硅胶膜型与中空纤维型两种。硅胶膜型膜肺相容性好，少有血浆渗漏，血液成分破坏小，适合长时间辅助，目前美国 FDA 唯一批准美敦力公司的产品即可用于长期使用。其用于支持心肺功能等待移植、感染所致呼吸功能衰竭。其缺点是排气困难，价格昂贵。

目前使用的中空纤维氧合器有两大类：聚丙烯含有微孔型材质与聚甲基戊烯的 Plasma Tight 和 Diffusion Type 无孔型氧合器（图 19-2-1～图 19-2-4）。聚丙烯微孔中空纤维氧合器持续使用不能超过 8 小时。但聚甲基戊烯中空纤维氧合器可以持续使用 72 小时甚至更长时间。中空纤维氧合

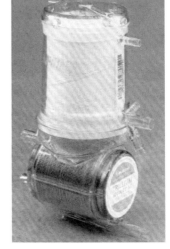

图 19-2-1 有孔性膜式氧合器

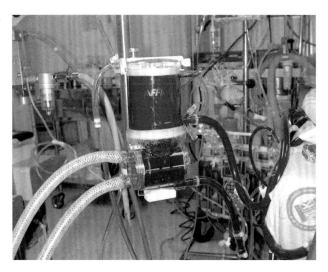

图 19-2-2 有孔性膜式氧合器的临床应用

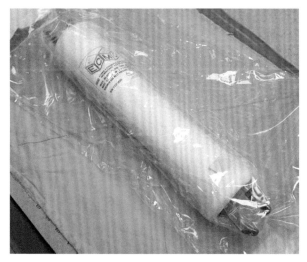

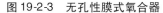

图 19-2-3 无孔性膜式氧合器

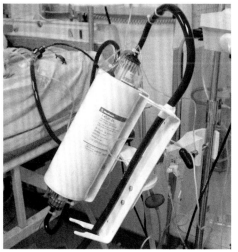

图 19-2-4 无孔性膜式氧合器的临床应用

器的优点包括:首先易于预充;其次纤维表面易于涂层,可以减少血液与异物表面接触活化;第三,表面积更小却有更好的血气交换能力;最后其阻力极低。一般来说,硅胶膜的跨膜压差在 100 ~ 150mmHg 之间,而中空纤维氧合器的跨膜压差在 10 ~ 20mmHg 之间,而跨膜压差越小代表阻力越小,阻力越小,红细胞破坏越少。

2. **驱动泵** 驱动泵可分为滚压泵与离心泵两大类(图 19-2-5、图 19-2-6)。作用是形成动力,驱使血液向管道的一方流动,类似心脏的功能。其中滚压泵即常规体外循环所使用的滚压泵,在低流量的流速准确而较少发生溶血。但必须实时监测压力并以压力控制流量,否则可因压力过大造成泵管爆裂,或者因过度负压而产生气泡。与滚压泵相比,离心泵的优点在于驱动一定量的血液需要的能量较少,在高流量时需要的机械能较少。离心泵通常不会产生较大的负压而造成血液空泡,也不会产生过大的正压。离心泵还能俘获少量的气体,使其留在泵头中而不会进入患者体内。

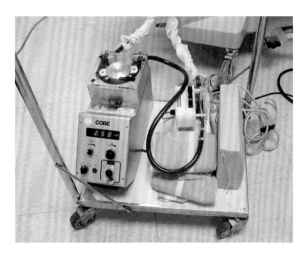

图 19-2-5　滚压泵

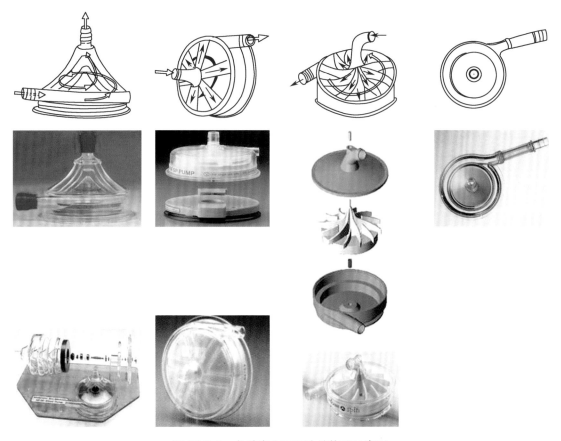

图 19-2-6　各种离心泵泵头结构及示意图

因离心泵具有以上优点,急救专业首选离心泵作为动力泵。其优势是安装移动方便,管理方便,血液破坏小;在合理的负压范围内有抽吸作用,可解决某些原因造成的低流量问题;但是离心泵也有一些显而易见的缺点,任何流出端阻力的增加均可能减少流至患者的血流量。患者体循环阻力的增加,血压的升高、泵流出端管路的任何地方的梗阻、甚至患者翻转时压迫胸腔都会导致泵输出量的明显降低。有报道在低流量时(0.3L/min)时,相比滚压泵,使用离心泵时溶血指标明显升高。但是,新一代的离心泵对小儿低流量也易操控,并且发热和溶血也显著降低。

3. 插管与管路(图 19-2-7)　ECMO 的管路由 PVC 管组成,管路设计一般遵循以下几条原则:①管路越短越好。管路中阻力与长度成反比,并且管路越短预充量越少,血液与异物接触面积越小。管路越短还能保证转运患者过程中更加安全。②管路表面涂层。过去在预充管路时加入白蛋白,白蛋白涂覆于管路表面可降低炎症反应。目前常用肝素涂抹表面(HCS) 技术。在管路内壁结合肝素,肝素保留抗凝活性,这就是肝素涂抹表面(HCS)技术。目前常用的有 Carmeda 涂抹。HCS 技术的成功对 ECMO 技术有强大的促进作用。使用 HCS 技术可以使血液在低 ACT 水平下不会在管路内产生血栓;HCS 技术可减少肝素用量、减少炎症反应、保护血小板及凝血因子。因此,HCS 可减少 ECMO 并发症、延长支持时间。有些中心使用 Carmeda 涂层管路在 12 小时后才开始使用肝素并且剂量较低。虽然没有明确的证据表明这能降低 ECMO 人群的死亡率和并发症发生率,但许多研究指出,肝素能减少血小板和补体系统的启动。Svenmarker 等研究指出,使用肝素涂层的管路降低了平均住院时间、术后机械通气时间、术后出血、减少了输血、术后凝血功能障碍、神经系统并发症和心房纤颤,对手术期间血小板计数、术后发热和术后 5 年生存率无影响。

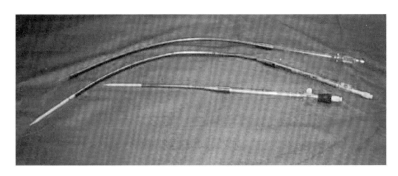

图 19-2-7　ECMO 管道

重症冠状动脉旁路移植术患者均为成年患者,在 ECMO 插管的选择上基本可根据患者体重,通常采用 VA-ECMO 模式进行心肺辅助。插管方式以外周血管插管为主,即通过股静脉及股动脉进行辅助循环,少数情况可通过经胸途径进行辅助。

4. 空氧混合调节器　目前有机械式和电子式空氧混合调节器。将设定流速与氧气百分比的气体提供给氧合器。气体流速大小会影响患者血液二氧化碳排除程度,氧气百分比大小决定 ECMO 氧合器的供氧能力。

5. 变温水箱　目前多数开展 ECMO 的单位配备全自动变温水箱,变温水箱的设计应以变温迅速准确为标准。临床上通常采用变温水箱对患者进行保温,因此仅仅用到升温功能。但是目前诸多研究提示,在应用 ECMO 初期对可能存在脑损伤的患者使用轻微低温可以减少脑损伤,取得良好效果。

6. 监测系统　包括氧饱和度检测仪、流量测定装置、气泡探测器、连续血气监测仪、ACT监测仪(图 19-2-8 ~ 图 19-2-10)。

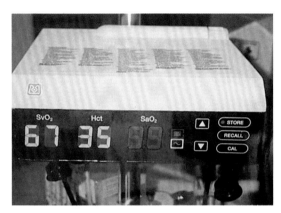

图 19-2-8　ECMO 检测仪

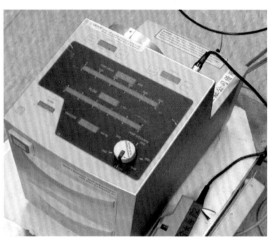

图 19-2-9　ECMO 主机

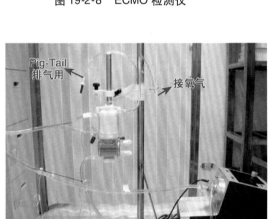

图 19-2-10　ECMO 连接图

氧饱和度检测仪可以实时监测动静脉血氧饱和度和红细胞压积。ECMO 系统中动脉血氧饱和度反映氧合器的氧合效能，而静脉血氧饱和度反映回流入 ECMO 系统的氧饱和度，二者之差结合其他参数可计算出 ECMO 系统氧供效率，静脉血氧饱和度应在 70%～75% 之间为佳，过高提示存在 ECMO 内循环或机体利用氧障碍，过低则提示 ECMO 供氧相对不足。

流量测定装置采用超声原理精确测定泵流量。当 ECMO 存在旁路循环如血液滤过装置时，流量监测可精确测定进入患者体内的血液流量。

气泡探测装置用以探测是否有气体进入 ECMO 系统。在 VA-ECMO 模式中，如果气体进入系统则可能进入脑血管，引起严重中枢神经系统并发症。

连续血气检测仪可以实时监测 ECMO 期间机体内环境及 ECMO 系统氧合和通气功能的变化情况，可以实时指导 ECMO 管理过程中的操作，不断提高 ECMO 管理质量。

ACT 监测仪。ECMO 应用期间的凝血功能监测极为重要。因为血液与异物表面接触会造成凝血系统的激活，需输注肝素抗凝。通常 ACT 应保持在 180～220 秒之间，对于 CABG 术后的重症患者，如果术后引流量较多，首个 24 小时可不进行肝素抗凝，以防止术后出血过多而致 ECMO 失败。每 2～4 小时抽血检测 ACT，根据 ACT 调整肝素或其他抗凝药物剂量。

（二）ECMO 的模式

1. V-V 转流　通过静脉将静脉血引出经氧合器氧合并排除二氧化碳后再泵入另一静脉。通常选择股静脉引出，颈内静脉泵入，也可根据患者情况选择双侧股静脉。原理是将静脉血在流经肺之前已作部分气体交换，弥补肺功能的不足。V-V 转流适合单纯肺功能受损，无心搏骤停危险的病例（图 19-2-11）。可在 ECMO 支持下降低呼吸机参数至氧浓度<60% 、气道压<40cmH$_2$O，从而阻断为维持氧合而进行的伤害性治疗。需要强调 V-V 转流只可部分代替肺功能，因为只有一部分血液被提前氧合，并且管道存在重复循环现象。重复循环现象是指部分血液经过 ECMO 管路泵入静脉后又被吸入 ECMO 管路重复氧合。

2. **V-A 转流**　通过静脉将静脉血引出，经氧合器氧合并排除二氧化碳后泵入动脉。成人通常选择股动静脉；新生儿及幼儿由于股动静脉偏细选择颈动静脉；也可开胸手术行动静脉置管。V-A 转流是一种可同时支持心肺功能的连接方式。V-A 转流适合心功能衰竭、肺功能严重衰竭并有心搏骤停可能的病例（图 19-2-12）。由于 V-A 转流的 ECMO 管路是与心肺并联的管路，运转过程会增加心脏后负荷，同时流经肺的血量减少，长时间运行可出现肺水肿甚至粉红色泡沫痰。这也许就是 ECMO 技术早期对心脏支持效果不如肺支持效果好的原因。当心脏完全停止跳动，V-A 模式下的心肺血液滞留，容易产生血栓而导致不可逆损害。如果超声诊断心脏完全停止跳动>3 小时，则应立即开胸手术置管转换成 A-A-A 模式，即两条插管分别从左、右心房引出，经氧合器氧合并排除二氧化碳后泵入动脉。这样可防止心肺内血栓形成并防止肺水肿的发生。

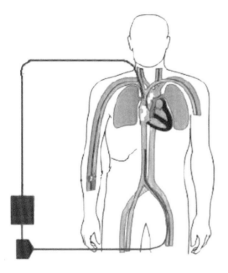

图 19-2-11　V-V 转流示意图

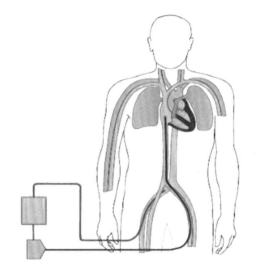

图 19-2-12　V-A 转流示意图

ECMO 方式的选择要参照病因、病情灵活选择。总体来说 V-V 转流方法为替代肺的方式，V-A 转流方法为心肺联合替代的方式。心功能衰竭及心肺功能衰竭的病例应选择 V-A 转流方式；单纯肺功能衰竭选用 V-V 转流方法；长时间心跳停止者应选择 A-A-A 模式。在病情的变化过程中还可能不断更改转流方式。例如在心肺功能衰竭急救过程中选择了 V-A 转流方法，经过治疗心功能恢复而肺还需要更长时间恢复。为了肺功能的快速恢复，转为 V-V 模式。不合理的模式选择可能会促进原发症的进展，降低成功率；正确的模式选择可对原发病症起积极的治疗作用，提高成功率。

（三）ECMO 的管理

ECMO 的管理较为复杂，有关重症 CABG 患者应用 ECMO 期间的管理在本章后面有详细论述，本节阐述 ECMO 的撤离指征与方法。

有关撤离 ECMO 的指征，不同的中心有不同的指标。总的原则是：经过 ECMO 的有效支持后,如果患者各项指标符合以下情况可考虑撤离ECMO:①心电图恢复正常(心肌缺血所致的 ST 段变化除外);②动脉和混合静脉血氧饱和度恢复正常;③血流动力学参数恢复正常,LVEF>40%;④气道峰压下降,肺顺应性改善;⑤胸部 X 线改善;⑥血气和水电解质正常。具体来说,对于 VA-ECMO 患者来说 ECMO 辅助期间的血流动力学平稳是前提,当机械通气达到 $FiO_2<50\%$,$PIP<30cmH_2O$,$PEEP<8cmH_2O$,血气指标满意,可逐渐降低辅助流量,当流量达 1.5~2L/min 时安装动静脉路之间的内循环,通过间断停止 ECMO 对患者辅助的方式评估脱离 ECMO 的可能。当"试停"30~60 分钟,患者血流动力学仍稳定,血气分析结果满意,即可脱离 ECMO。

三、ECMO 对心脏的影响

对于重症冠状动脉旁路移植术患者来说,原发的心肌缺血及缺血再灌注损伤所造成的心力衰竭及恶性心律失常是使用 ECMO 的原因。ECMO 本身对心功能的影响亦存在两面性,以下详细阐述。

1. **ECMO 期间的心率**　在使用 ECMO 的过程中,心率的变化受到多重因素的影响。Buckne 发现,在婴儿 VV-ECMO 中血压升高后,心率降低,考虑是正常的反射所致。而Kimball 等报道,在大流量辅助时,患者心率显著降低,考虑一方面大流量辅助时心肌做功降低,另一方面可能是插管刺激右侧颈动脉窦的结果。很多因素可影响心率,包括外源性和内源性儿茶酚胺、变性肌力药物、迷走神经兴奋和意识状态等,很难分出是否为 ECMO 的影响。ECMO 运行后的氧合改善、良好的组织灌注和酸中毒的纠正等也会减慢心率。总体来说,心率的变化容易受到 ECMO 之外因素的影响,包括发热、败血症、酸中毒等,均可在 ECMO 过程中得到纠正。

2. **ECMO 期间的心肌收缩力**　许多研究证明,彩色超声心动图发现在 ECMO 的第一个24 小时常常出现左心室射血分数或缩短分数降低的情况,但在 ECMO 末期却可得到改善。但是这主要是在无心肌缺血和未矫正的心脏结构异常的患者中。通常是由于前负荷的降低导致,另外经股动脉插管的 VA-ECMO 中,主动脉内逆向血流增加了左心室后负荷,也是 EF或 LVEPI 降低的原因。VA-ECMO 中,由于前负荷分流进入辅助循环系统,左室前负荷明显减轻,然而主动脉内逆向血流又增加了左心室的后负荷,因此 VA-ECMO 对左心功能的影响并非如右心系统那样有益。在应用 ECMO 的 CABG 患者中,应用 IABP 可以明显降低左心室后负荷及增加冠状动脉灌注,IABP 和 ECMO 的联合应用可明显改善患者的预后。这也说明了在 VA-ECMO 初期左心室功能降低,而随着心肌缺血的改善,心肌收缩力逐渐恢复。有临床研究显示,心脏功能的变化受之前存在的酸中毒、低氧、变性肌力药物刺激、过度通气支持和压力的影响。另外,细胞内循环的纠正和正常化在 ECMO 支持开始时可能会产生许多生理失调(再灌注损伤)。

3. **冠状动脉灌注**　影响冠状动脉血流的因素包括灌注压力、冠状动脉血管阻力和代谢神经体液因素。①灌注压力指冠状动脉起始部与静脉回流到右心房终末部的动、静脉压力差,也就是冠状动脉循环的流入端与流出端之间的压力差。灌注压主要受冠状动脉舒张压的影响。舒张压越低,舒张时间越短,则冠状动脉灌注压越低,冠状动脉血流量越小。②冠状动脉血管阻力由血液黏滞性、血管弹性和血管内径决定。对于重症 CABG 患者,未解决的冠状动脉狭窄或者痉挛均可减小冠状动脉内径,导致冠状动脉血流量减少。③重症 CABG患者存在冠状动脉供血不足或心肌耗氧量的增加,心肌缺氧的代谢产物直接刺激局部血管扩张,增加血流量。交感神经兴奋释放的肾上腺素和去甲肾上腺素使冠状动脉舒张,增加血流量。

在正常情况下,冠状动脉灌注血流来自收缩末期。而在 ECMO 情况下,尤其在 VA-ECMO 时,研究表明灌注冠状动脉的血流来自左心室射血,不包括从辅助循环回输患者的血液。也就是说在 VA-ECMO 模式下,当左心室存在射血的情况下,冠状动脉血流大部分来自患者自身肺氧合的左心室内血流,而不是经过氧合器的血流。所以在重症 CABG 患者进行 VA-ECMO 辅助时,不应将呼吸机参数调得过低,否则可能造成冠状动脉灌注血液氧饱和度过低,不利于心肌恢复。一系列研究也证明了这一事实。1975 年 Secker-Walker 等直接测定了动物 VA-ECMO 模式中,将呼吸机 FiO_2 调节为 0,测定此时冠状动脉血氧饱和度。结果提示,在辅助循环流量低于 85% 且无主动脉病变时,冠状动脉血流主要源自左心室射血,而不是 ECMO。Kinsella 等的研究发现了同样的结果。Kinsella 等的研究也证实,在 VA-ECMO 模式中约 80% ~90% 的冠状动脉血流来自于左心室射血。根据以上研究结果,许多医疗中心在应用 VA-ECMO 时,尽管流量可能足够,仍需给予一定程度的机械通气参数(FiO_2 通常为 40% ~60%),对肺静脉回流的血液进行氧合,保证冠状动脉血的充分氧供。

对于重症冠状动脉旁路移植术患者来说,多数因为术后的低心排综合征或者持续恶性心律失常而应用 ECMO。这部分患者还可以通过增加舒张期压力来增加冠状动脉血流,具体来说就是联合应用 IABP 增加冠状动脉灌注,同时通过呼吸机提供足够氧合,减少潜在的心肌缺血,通过改善肺氧含量继而改善冠状动脉血氧含量。如果通过超声评价心功能明显低下者,可将 ECMO 流量提高至全流量,引流绝大多数的静脉血,经氧合器、循环管道泵入主动脉,以避免心脏张力过高而造成心功能恢复困难。

通常来说,在冠状动脉灌注方面,VV-ECMO 优于 VA-ECMO。其原因在于①VV-ECMO 可以降低左心室后负荷,理论基础是肺动脉血氧分压增高使肺血管阻力降低,肺血管阻力降低将降低右室张力和纵隔移位,进而改善左室功能,降低心肌需氧量;②由于冠状动脉灌注主要来自左心室射血,VV-ECMO 可使血液充分氧合。但是,VV-ECMO 通常不能用于重症 CABG 患者,因为部分此类患者心功能的降低不足以维持全身循环,只能采用 VA-ECMO 模式。

4. 心肌顿抑　Carter 等首先报道了与 ECMO 相关的心肌顿抑。该报道中,患者在 ECMO 之前仅提示有严重心肌缺血而心室功能良好,ECMO 开始之后却出现左心室严重的功能障碍。在第 6 天左心室功能恢复至 ECMO 之前状态并成功脱机。与此类似的研究均报道了 ECMO 期间可逆性心肌缺血引发心室功能障碍的类似病例,发病率为 2.4% ~38%,持续时间从 1 小时到数天。Rich 等将心肌顿抑定义为脉压<10mmHg,心电活动正常,排除血容量过低、ECMO 管理不善、张力性气胸和(或)心脏压塞等原因。超声心动图证实心肌收缩力降低甚至丧失,主动脉瓣无开放,主动脉内无搏动血流。Dickson 等将心肌顿抑定义为左心室收缩功能下降 25%。

ECMO 期间心肌顿抑的原因尚不清楚。最初认为是氧自由基介导的缺血再灌注损伤。ECMO 开始运行后低血压和低灌注很快得到缓解,进入再灌注损伤阶段。与此观点相反,一些研究认为缺血再灌注损伤不是 ECMO 期间心肌顿抑的原因。Dickson 的研究提示没有证据显示氧自由基诱发再灌注损伤,认为由于经股动脉逆向射向主动脉瓣膜的血流导致了左心室后负荷增加,限制了左心室射血,并且由于血管张力的升高继发冠状动脉血流的减少,增加了心肌耗氧,进而造成心肌顿抑。但是这一理论无法解释为何在婴儿 VA-ECMO 中很少发生心肌顿抑,并且在 ECMO 模式不变、后负荷未变的情况下,已发生的心肌顿抑会随时间推移而缓解。Martin 等提出心肌顿抑的可能原因是后负荷增加。但是他们发现心肌顿抑患者使用降低后负荷的药物并未改善病情。1994 年,报道了第 1 例 VV-ECMO 引起的心肌顿抑,而 VV-ECMO 并不引起左心室后负荷的增加,这提示心肌顿抑与代谢因素有关,而非逆向血流使左心室后负荷增加。在该病例中并未监测钙离子浓度,因此心肌顿抑的病因仍不明确。而在 Meliones 的报道中研究了 ECMO 期间的血流动力学不平稳与血钙离子浓度的关系。建议在预充液内加入适当的钙,以防止 ECMO 运行初期的低钙血症。在重症 CABG 患者中应用 ECMO 多为 VA 模式,运行初期的心肌顿抑较为多见,而在 VV-ECMO 中则少见,尽管越来越多的 VV-ECMO 用于严重低氧血症患者。这一现象支持以下理论:心肌顿抑与 VA-ECMO 期间发生的血流动力学和生理改变有关。总的来说,在重症冠状动脉旁路移植术患者使用 ECMO 初期出现心肌顿抑的可能原因包括:①血流动力学改变;②代谢因素,尤其是钙离子浓度;③缺血-再灌注损伤。因此,对此类患者应从以上方面着手防止或减轻心肌顿抑。

四、ECMO 在重症冠状动脉旁路移植术围术期的应用

急性心脏功能衰竭,是 CABG 术后严重的并发症,IABP 虽可以提高舒张期主动脉根部的压力,改善冠状动脉的灌注并降低收缩期左心室后负荷,但不能替代心脏泵血,当心功能过低及存在恶性心律失常时效果不佳。正性肌力药物则是"饮鸩止渴",因为其不仅增加心肌氧耗,剂量过大将收缩血管导致组织器官灌注不良加重损伤。所以,当药物治疗及 IABP 辅助仍然不能维持循环时就需要进一步使用 ECMO。

1. **冠状动脉旁路移植术中及术后的应用** 对于重症冠状动脉旁路移植术患者,为改善心功能,维持血流动力学稳定,通常在术前或术中使用 IABP,或者将 OPCABG 改为体外循环下 CABG,然而仍有部分患者因心功能太差而无法脱离体外循环。缺血/再灌注损伤、补体激活、炎性因子等原因可以造成术后心功能降低,发生率高达 2% ~6%,其中大约 1% 的患者由于难以控制的心脏和肺脏功能障碍,需要较长时间的机械循环/呼吸支持。在急性心肌梗死及并发心源性休克时,即使使用了大剂量的血管活性药物甚至安装了 IABP,死亡率仍然高达 60% ~80%,ECMO 的应用能使此类患者的血流动力学得以稳定,从而为心脏功能的恢复或者其后的心脏移植争取时间,提高存活率。术中术后使用 ECMO 主要是配合心肺复苏和心衰的治疗。目前较为公认的适应证为:①大剂量的正性肌力药的治疗,如肾上腺素>$2\mu g/(kg \cdot min)$,多巴胺或多巴酚丁胺>$20\mu g/(kg \cdot min)$后,心功能未得到改善,心排指数<$2L/(m^2 \cdot min)$;②平均动脉压<60mmHg;尿量<0.5ml/$(kg \cdot h)$;③血乳酸水平进行性升高,并排除机械性低氧等人为因素;④心脏手术畸形矫正后不能脱离体外循环;⑤用于人工心脏或心脏移植的过渡。需要注意的是,目前 ECMO 的应用与 IABP 应用的日益广泛并不一致,使用 ECMO 的最大问题是适应证的不匹配,包括畸形未矫治和应用时机过晚,尤其是对于心源性休克进行心肺复苏后的患者来说,ECMO 的应用时机与预后是直接相关的。Shin 等报道对心肺复苏抢救后的患者进行 ECMO 辅助,即所谓的 ECPR。如果传统 CPR<30 分钟内开始 ECMO 辅助,则患者生存率为 100%。而当 CPR>60 分钟后再进行 ECMO 辅助的生存率则是 11.5%。另有报道指出,延迟的 ECPR 增加了双心室衰竭和非心室衰竭的发生率。如果紧接着发生心搏骤停,存活率将由 47% 下降至 7%。

重症 CABG 患者尤其是冠状动脉左主干病变的患者死亡率很高,特别是经过心肺复苏

术后 10 分钟血流动力学仍不稳定的患者,其生存率小于 10%。在完全再血管化的前提下使用 ECMO 能提高生存率。ECMO 对冠状动脉灌注的影响有限,回流入右心房的血液绕过肺循环直接进入外周动脉,增加心肌的后负荷而没有改善冠状动脉血流。舒张压的降低不足以灌注心肌,而联合使用 IABP 与 ECMO 有助于发挥各自优点,提高患者生存率。由于 ECMO 的灌注血流为非搏动性灌注,IABP 与 VA-ECMO 模式的联合应用可以将 VA-ECMO 期间的非搏动性灌注由 IABP 转换成搏动性灌注,使患者的灌注更加充分,接近于生理状态,维护脏器功能,促进患者康复。IABP 可以提供更高的舒张压,也有利于冠状动脉的灌注,提高心肌的氧供。IABP 与 VA-ECMO 的联合应用,可以减少 ECMO 运行的时间,当患者循环稳定,心功能恢复到一定水平后,撤除 ECMO,由 IABP 单独继续辅助。这样既可以减少长时间 ECMO 运行带来的并发症,又可以避免患者的循环及心功能本身在 ECMO 撤离后出现的波动。在两者联合治疗下,ECMO 撤除的指征可以适当放宽,在内环境正常且左室射血分数在 35% 左右可以考虑撤除。总体来说,ECMO 用于重症 CABG 患者具有以下优点:①同时提供心肺支持;②可以经过外周血管插管,避免经胸插管;③可以在心肺复苏期间使用;④对是否需要长时间使用心脏辅助装置进行评估,如全人工心脏和 VAD;⑤作为心脏移植的过渡手段;⑥其价格较其他心脏辅助装置低廉。

2. 在重症 CABG 患者术前的应用　ECMO 由于其可进行全心肺辅助及价格较为便宜(相对于 VAD 和全人工心脏)的特点,较常被用于严重心衰和心源性休克的患者。但是对于重症 CABG 患者,ECMO 的应用与再血管化的先后次序仍存在争议。事实上,对于急性心肌梗死造成的心源性休克患者,IABP 和 VAD 的作用较为有限。IABP 虽然使用方便快捷且能够增加冠状动脉灌注,但在心脏停搏和恶性室性心律失常的情况下其作用有限。最新研究指出,其并未能减少 30 天死亡率。VAD 虽然也有效且也可经皮放置,但置入多数需开胸进行,不适合用于紧急情况,而且价格昂贵,器材也并未被我国 FDA 批准使用。有研究表明,对重症 CABG 患者,尤其是难以耐受 CPB 过程的重症患者,术前即可进行 ECMO 辅助,在 ECMO 辅助下进行 CABG 也是一种可选择的方法。2005 年,Burkle 等报告了对高危冠心病患者在 CABG 术前进行 ECMO 辅助,预后良好。2007 年 Vanier 等报道,先应用 ECMO,其后再进行 CABG 恢复冠状动脉灌注患者的脱离 ECMO 率为 100%,而生存率达到 80%。Chung 等对于合并心源性休克的高危 CABG 患者使用 ECMO,脱概率达到 70%,生存率为 50%,其结果与之前的研究类似。由于 ECLS 尤其是 ECMO 和 VAD 的放置相对复杂,并且并发症发生率较高,对于心肌梗死后心源性休克患者,究竟是先进行再血管化还是采用 ECMO 支持仍存在争议。多数中心都是在药物及 IABP 支持无效的情况下才使用 ECMO。然而对于高危患者及时进行循环支持,避免严重休克的发生至关重要。所谓高危患者的定义并不统一,一般包括但不限于①LVEF≤35%;②严重左主干冠状动脉病变;③多支冠状动脉病变;④大剂量强心药治疗急性心肌梗死造成的心源性休克;⑤严重肝肾功能不全。对此类需进行 CABG 且 CPB 风险较大的患者,可在 OPCABG 术前安置 ECMO,进而在 ECMO 辅助下进行 CABG。

这类患者的脱离 ECMO 率及生存率不尽相同。2008 年,Bakhtiary 等报道 45 例患者的 ECMO 脱概率和生存率分别为 56% 和 33%。2010 年,Rastan 等研究了 517 例患者,ECMO 脱概率和生存率分别为 63.3% 和 24.8%。总体的脱概率为 40% ~ 100%,生存率为 25% ~ 80%。分析使用 ECMO 患者死亡的危险因素有助于改善 ECMO 预后。Rastan 等指出危险因素包括年龄、糖尿病、肝衰竭、EuroSCORE 评分、急性肾衰竭、乳酸及心肌酶水平。Zhang 等报道脱离 ECMO 失败者的心肌酶明显升高。Bakhtiary 等认为血乳酸水平、肺动脉高压、糖尿病以及 IABP 的应用与是否能顺利脱离 ECMO 相关。

对于重症冠状动脉旁路移植术患者,不仅手术风险极大,事实上即便是单纯的冠状动脉造影都有造成心源性休克的可能。对此类患者及时采用心脏支持是抢救生命的关键。2009年,Sjauw 等报道多个中心对于高危 PCI 患者进行经皮机械生命支持。这项研究应用 Impella 2.5 泵(Abiomed Europe GmbH,Aachen,Germany)对高危 PCI 患者进行左心室辅助,稳定血流动力学,成功进行 PCI 或转为 CABG,结果显示其效果优于包括 IABP 在内的常规治疗。

总之,包括 IABP 及 ECMO 在内的人工机械辅助设备在重症冠状动脉旁路移植术患者中的应用越来越普遍。IABP 作为并发症较少,放置快捷,相对简单的一种机械辅助装置,广泛应用于重症冠状动脉旁路移植术患者的围术期,有效降低了严重血液循环不稳定的发生,提高了手术成功率。ECMO 虽然放置较 IABP 复杂,并发症多且价格较为昂贵,但由于其能有效进行全身灌注,提供强大的心肺支持,在重症冠状动脉旁路移植术患者中也多有应用。ECMO 能够为包括 IABP 在内的常规治疗无效的患者提供生命支持,保证及时的心脏再血管化,提高重症患者的生存率。

(刘锋　侯晓彤)

参 考 文 献

1. KANTROWITZ A. Experimental augmentation of coronary flow by retardation of the arterial pressure pulse. Surgery. 1953;34(4):678-687.

2. CLAUSS RH, BIRTWELL WC, ALBERTAL G, et al. Assisted circulation. I. The arterial counterpulsator. J Thorac Cardiovasc Surg. 1961,41:447-458.

3. MOULOPOULOS SD, TOPAZ S, KOLFF WJ. Diastolic balloon pumping(with carbon dioxide)in the aorta—a mechanical assistance to the failing circulation. Am Heart J. 1962; 63:669-675.

4. Kantrowitz A, Tjonneland S, Freed PS, et al. Initial clinical experience with intraaortic balloon pumping in cardiogenic shock. JAMA. 1968,8; 203(2):113-118.

5. Bregman D, Nichols AB, Weiss MB, et al. Percutaneous intraaortic balloon insertion. Am J Cardiol. 1980,46(2): 261-264.

6. Kantrowitz A. Origins of intraaortic balloon pumping. AnnThorac Surg. 1990,50(4):672-674.

7. Ishihara M, Sato H, Tateishi H, et al. Effects of intraaortic balloon pumping on coronary hemodynamics after coronary angioplasty in patients with acute myocardial infarction. Am Heart J. 1992; 124(5):1133-1138.

8. Takeuchi M, Nohtomi Y, Yoshitani H, et al. Enhanced coronary flow velocity during intra-aortic balloon pumping assessed by transthoracic Doppler echocardiography. J Am Coll Cardiol. 2004,4; 43(3):368-376.

9. Naunheim KS1, Swartz MT, Pennington DG, et al. Intraaortic balloon pumping in patients requiring cardiac operations. Risk analysis and long-term follow-up. J Thorac Cardiovasc Surg. 1992,104(6):1654-1660.

10. Park SJ, Kim JB, Jung SH, et al. Outcomes of extracorporeal life support for low cardiac output syndrome after major cardiac surgery. J Thorac Cardiovasc Surg. 2014,147(1):283-289.

11. Shennib H, Endo M, Benhamed O, et al. Surgical revascularization in patients with poor left ventricular function:on-or off-pump? Ann Thorac Surg. 2002,74(4):S1344-1247.

12. Stamou SC, Jablonski KA, Hill PC, et al. Coronary revascularization without cardiopulmonary bypass versus the conventional approach in high-risk patients. Ann Thorac Surg. 2005,79(2):552-557.

13. Suzuki T, Okabe M, Handa M, et al. Usefulness of preoperative intraaortic balloon pump therapy during off-pump coronary artery bypass grafting in high-risk patients. Ann Thorac Surg. 2004,77(6):2056-9205.

14. Qiu Z, Chen X, Xu M, et al. Evaluation of preoperative intra-aortic balloon pump in coronary patients with severe left ventricular dysfunction undergoing OPCAB surgery: early and mid-term outcomes. J Cardiothorac Surg. 2009, 27(4):39.

15. Etienne PY, Papadatos S, Glineur D, et al. Reduced mortality in high-risk coronary patients operated off pump with preoperative intraaortic balloon counterpulsation. Ann Thorac Surg. 2007, 84(2):498-502.

16. 刘锋, 万彩红, 赵岩岩, 等. 主动脉内球囊反搏在非体外循环冠状动脉旁路移植术前的预防性应用. 中国体外循环杂志. 2013, 11(3):154-157.

17. Christenson JT, Cohen M, Ferguson JJ, et al. Trends in intraaortic balloon counterpulsation complications and outcomes in cardiac surgery. Ann Thorac Surg. 2002, 74(4):1086-1090.

18. Christenson JT, Simonet F, Schmuziger M. The effect of preoperative intra-aortic balloon pump support in high risk patients requiring myocardial revascularization. J Cardiovasc Surg(Torino). 1997, 38(4):397-402.

19. Nwaejike N, Campalani G, Gladstone D, et al. Benefits of the preemptive intra-aortic balloon pump: an audit of practice in a regional cardiothoracic center. Heart Surg Forum. 2009, 12(2):E70-74.

20. Dyub AM, Whitlock RP, Abouzahr LL, et al. Preoperative intra-aortic balloon pump in patients undergoing coronary bypass surgery: a systematic review and meta-analysis. J Card Surg. 2008, 23(1):79-86.

21. Mannacio V, Di Tommaso L, De Amicis V, et al. Preoperative intraaortic balloon pump for off-pump coronary arterial revascularization. Ann Thorac Surg. 2012, 93(3):804-809.

22. Christenson JT, Simonet F, Badel P, et al. Optimal timing of preoperative intraaortic balloon pump support in high-risk coronary patients. Ann Thorac Surg. 1999, 68(3):934-939.

23. Tokmakoğlu H, Farsak B, Günaydin S, et al. Effectiveness of intraaortic balloon pumping in patients who were not able to be weaned from cardiopulmonary bypass after coronary artery bypass surgery and mortality predictors in the perioperative and early postoperative period. Anadolu Kardiyol Derg. 2003, 3(2):124-128.

24. Corral CH, Vaughn CC. Intraaortic balloon counterpulsation: an eleven-year review and analysis of determinants of survival. Tex Heart Inst J. 1986, 13(1):39-44.

25. 陈长城, 尤斌, 王盛宇, 等. 非体外循环冠状动脉旁路移植术中转体外循环后的临床转归. 心肺血管病杂志. 2013, 32(6):738-741.

26. Ramnarine IR, Grayson AD, Dihmis WC, et al. Timing of intra-aortic balloon pump support and 1-year survival. Eur J Cardiothorac Surg. 2005, 27(5):887-892.

27. Schmid C, Philipp A, Mueller T, et al. Extracorporeal life support-systems, indications, and limitations. Thorac Cardiovasc Surg. 2009, 57(8):449-454.

28. Kays DW, Islam S, Richards DS, et al. Extracorporeal life support in patients with congenital diaphragmatic hernia: how long should we treat? J Am Coll Surg. 2014, 218(4):808-817.

29. GIBBON JH Jr. Application of a mechanical heart and lung apparatus to cardiac surgery. Minn Med. 1954 Mar; 37(3):171-185.

30. Hill JD, O'Brien TG, Murray JJ, et al. Prolonged extracorporeal oxygenation for acute post-traumatic respiratory failure(shock-lung syndrome). Use of the Bramson membrane lung. N Engl J Med. 1972 Mar 23; 286(12): 629-634.

31. Bartlett RH, Gazzaniga AB, Jefferies MR, et al. Extracorporeal membrane oxygenation(ECMO)cardiopulmonary support in infancy. Trans Am Soc Artif Intern Organs. 1976; 22:80-93.

32. Schmid C1, Philipp A, Mueller T, et al. Extracorporeal life support-systems, indications, and limitations. Thorac Cardiovasc Surg. 2009, 57(8):449-454.

33. Svenmarker S, Häggmark S, Jansson E, et al. Use of heparin-bonded circuits in cardiopulmonary bypass improves clinical outcome. Scand Cardiovasc J. 2002, 36(4):241-246.

34. Fagnoul D, Taccone FS, Belhaj A, et al. Extracorporeal life support associated with hypothermia and normoxemia

in refractory cardiac arrest. Resuscitation. 2013,84(11):1519-1524.

35. Massaro A,Rais-Bahrami K,Chang T,et al. Therapeutic hypothermia for neonatal encephalopathy and extracorporeal membrane oxygenation. J Pediatr. 2010,157(3):499-501.

36. Field DJ,Firmin R,Azzopardi DV,et al. NEST Study Group. Neonatal ECMO Study of Temperature(NEST)—a randomised controlled trial. BMC Pediatr. 2010,10:24.

37. Buckner PS,Maidens JM,Finer NN. Characterization of the neonatal heart rate baroreflex during and after EC-MO. Early Hum Dev. 1993,32(1):49-61.

38. Kimball TR,Daniels SR,Weiss RG,et al. Changes in cardiac function during extracorporeal membrane oxygenation for persistent pulmonary hypertension in the newborn infant. J Pediatr. 1991,118(3):431-436.

39. Secker-Walker JS,Edmonds JF,Spratt EH,et al. The source of coronary perfusion during partial bypass for extracorporeal membrane oxygenation(ECMO). Ann Thorac Surg. 1976,21(2):138-143.

40. Kinsella JP,Gerstmann DR,Rosenberg AA. The effect of extracorporeal membrane oxygenation on coronary perfusion and regional blood flow distribution. Pediatr Res. 1992,31(1):80-84.

41. Carter JM,Gerstmann DR,Clark RH,et al. High-frequency oscillatory ventilation and extracorporeal membrane oxygenation for the treatment of acute neonatal respiratory failure. Pediatrics. 1990,85(2):159-164.

42. Rich PB,Awad SS,Crotti S,et al. A prospective comparison of atrio-femoral and femoro-atrial flow in adult venovenous extracorporeal life support. J Thorac Cardiovasc Surg. 1998,116(4):628-632.

43. Dickson ME,Hirthler MA,Simoni J,et al. Stunned myocardium during extracorporeal membrane oxygenation. Am J Surg. 1990,160(6):644-646.

44. Zhang Y,Bissing JW,Xu L,et al. Nitric oxide synthase inhibitors decrease coronary sinus-free radical concentration and ameliorate myocardial stunning in an ischemia-reperfusion model. J Am Coll Cardiol. 2001,38(2):546-554.

45. Meliones JN1,Moler FW,Custer JR,et al. Normalization of priming solution ionized calcium concentration improves hemodynamic stability of neonates receiving venovenous ECMO. ASAIO J. 1995,41(4):884-888.

46. Potapov EV,Weng Y,Hausmann H,et al. New approach in treatment of acute cardiogenic shock requiring mechanical circulatory support. Ann Thorac Surg. 2003,76(6):2112-2114.

47. Morris AH. Extracorporeal support and patient outcome:credible causality remains elusive. Crit Care Med. 2006,34(5):1551-1552.

48. Baslaim G,Bashore J,Al-Malki F,et al. Can the outcome of pediatric extracorporeal membrane oxygenation after cardiac surgery be predicted? Ann Thorac Cardiovasc Surg. 2006,12(1):21-27.

49. Ghez O,Feier H,Ughetto F,et al. Postoperative extracorporeal life support in pediatric cardiac surgery:recent results. ASAIO J. 2005,51(5):513-516.

50. Shin TG,Choi J-H,Jo IJ,et al. Extracorporeal cardiopulmonary resuscitation in patients with inhospital cardiac arrest:a comparison with conventional cardiopulmonary resuscitation. Crit Care Med 2011;39:1-7.

51. 李斌飞,廖小卒,程周,等.体外膜肺氧合联合主动脉内球囊反搏在冠状动脉旁路移植术后心功能不全中的应用.中国体外循环杂志.2011,9(1):12-15.

52. Hsu PS,Chen JL,Hong GJ,et al. . Extracorporeal membrane oxygenation for refractory cardiogenic shock after cardiac surgery:predictors of early mortality and outcome from 51 adult patients. Eur J Cardiothorac Surg, 2010,37(2):328-333.

53. Mikus E,Tripodi A,Calvi S,et al. CentriMag venoarterial extracorporeal membrane oxygenation support as treatment for patients with refractory postcardiotomy cardiogenic shock. ASAIO J. 2013,59(1):18-23.

54. Thiele H,Zeymer U,Neumann FJ,et al. Intraaortic Balloon Pump in cardiogenic shock Ⅱ(IABP-SHOCK Ⅱ) trial investigators. Intra-aortic balloon counterpulsation in acute myocardial infarction complicated by cardiogenic shock(IABP-SHOCK Ⅱ):final 12 month results of a randomised,open-label trial. Lancet. 2013,

16;382(9905):1638-1645.

55. Thiele H,Zeymer U,Neumann FJ,et al. IABP-SHOCK II Trial Investigators. Intraaortic balloon support for myocardial infarction with cardiogenic shock. N Engl J Med. 2012,4;367(14):1287-1296.

56. Sarkar K,Kini AS. Percutaneous left ventricular support devices. Cardiol Clin 2010,28:169-184.

57. Burkle CM,Nuttall GA,Rihal CS. Cardiopulmonary bypass support for percutaneous coronary interventions: what the anesthesiologist needs to know. J Cardiothorac Vasc Anesth. 2005;19:501-504.

58. Vainer J,van Ommen V,Maessen J,et al. Elective high-risk percutaneous coronary interventions supported by extracorporeal life support. Am JCardiol 2007,99:771-773.

59. Chung ES,Lim C,Lee HY,et al. Results of Extracorporeal Membrane Oxygenation(ECMO)Support before Coronary Reperfusion in Cardiogenic Shock with Acute Myocardial Infarction. Korean J Thorac Cardiovasc Surg. 2011,44(4):273-278.

60. Rastan AJ,Dege A,Mohr M,et al. Early and late outcomes of 517 consecutive adult patients treated with extracorporeal membrane oxygenation for refractory postcardiotomy cardiogenic shock. J Thorac Cardiovasc Surg 2010;139(2):302-11,311. e1.

61. Bakhtiary F,Keller H,Dogan S,et al. Venoarterial extracorporeal membrane oxygenation for treatment of cardiogenic shock:clinical experiences in 45 adult patients. J Thorac Cardiovasc Surg 2008;135:382-388.

62. Song SW,Yang HS,Lee S,et al. Earlier application of percutaneous cardiopulmonary support rescues patients from severe cardiopulmonary failure using theAPACHE Ⅲ scoring system. J Korean Med Sci. 2009,24: 1064-1070.

63. Zhang R,Kofidis T,Kamiya H,et al. Creatine kinase isoenzyme MB relative index as predictor of mortality on extracorporeal membrane oxygenation support for postcardiotomy cardiogenic shock in adult patients. Eur J Cardiothorac Surg. 2006,30(4):617-620.

64. Sjauw KD,Konorza T,Erbel R,et al. Supported high-risk percutaneous coronary intervention with the Impella 2. 5 device the Europella registry. J Am Coll Cardiol. 2009,15;54(25):2430-2434.

第 四 篇

冠心病患者合并症的围术期管理

冠状动脉粥样硬化性心脏病虽然是老年性疾病,但目前的发病趋势越发年轻化;同时患者多合并高血压、高血糖和高脂血症。我们在临床工作中常常会碰到冠心病患者合并颈动脉狭窄、重度阻塞性睡眠呼吸障碍、重症高血糖、肺动脉高压、极度肥胖等的患者,如何准确评估患者术前的冠心病合并症,做好充分术前准备;术中选择合适的评估与治疗措施;术后进行预防性治疗及一旦出现相应冠心病合并症和严重感染等并发症能够及时选择有效的针对性治疗方案,是每一位心脏外科医生应该了解并掌握的技能,这有助于心脏外科医生及时并准确判断术后患者病情并有效地与 ICU 医生、脑卒中科医生、耳鼻喉头颈外科医生、呼吸科医生、内分泌科医生、高血压科医生和感染科医生等进行沟通,共同为患者制订个性化的诊疗方案,降低合并症对冠状动脉外科手术的影响,进一步提高患者生存质量。因此,本篇将从合并颈动脉狭窄冠心病患者的围术期管理、合并阻塞性睡眠呼吸障碍冠心病患者的围术期管理、合并糖尿病的冠心病患者的特殊围术期管理、合并肺循环高压的冠心病患者的特殊围术期管理、极度肥胖的冠心病患者手术的特殊麻醉管理、PiCCO 技术在重症冠状动脉旁路移植术患者中的应用、重症冠状动脉旁路移植术后患者医院获得性感染的预防控制及治疗这八方面进行阐述。

第二十章

合并颈动脉狭窄冠心病患者的
围术期管理

脑卒中是在世界范围内位居第二位的人类死亡原因。2011年共导致620万人死亡。根据我国第三次全国死因回顾抽样调查报告,脑血管病目前已跃居为我国居民死亡原因之首,其中卒中是单病种致残率最高的疾病。在全部卒中患者中,缺血性卒中占87%,颅外段颈内动脉狭窄和闭塞引起的卒中占缺血性卒中的11.5%。动脉粥样硬化病变是致颈动脉狭窄和闭塞的最主要原因。由于动脉粥样硬化可同时累及不同部位的动脉,部分冠心病患者可能同时合并有颈动脉病变。颈动脉病变增加了冠状动脉旁路移植术患者围术期发生脑卒中的风险。心脏外科医师了解同时合并冠状动脉和颈动脉病变患者的发病情况、选择治疗方法和围术期管理相关知识,有助于降低此类患者围术期卒中发病风险、提高外科手术的安全性。

一、冠心病合并颈动脉狭窄的流行病学

严重冠状动脉狭窄需要行冠状动脉旁路移植术手术的患者中约有12%～17%合并有50%以上程度的颈动脉狭窄。高龄、女性、吸烟、周围血管病、有短暂性脑缺血发作(TIA)或卒中史及冠状动脉左主干病变等是冠状动脉旁路移植术患者合并重度颈动脉狭窄的预测因素。

Steinvil等在2007年1月至2009年5月期间,对1490例行冠状动脉造影患者24小时内做超声检测,结果显示颈动脉病变发病率与冠状动脉病变部位及冠状动脉受累支数呈正相关。冠状动脉正常、冠状动脉1支病变(狭窄>70%)、2支病变(狭窄>70%)、3支病变(狭窄>70%)和左主干病变(>50%)人群合并中度以上(>50%)颈动脉狭窄的比例分别为5.9%、6.6%、13%、17.8%和31.3%,合并重度(>70%)颈动脉狭窄的比例分别为2.1%、3.1%、3.6%、7.0%和10.8%。

颈动脉颅外段狭窄增加了冠状动脉旁路移植术患者围术期发生脑卒中的风险。Dashe JF等的系统回顾研究显示,冠状动脉旁路移植术的围术期卒中发生率并不高,约为2.2%,但如果合并颅外段颈动脉重度狭窄或闭塞,则围术期卒中风险明显增加。Naylor等人的研究发现冠状动脉旁路移植术患者如无颈动脉狭窄,其围术期卒中风险小于2%,合并单侧无症状颈动脉狭窄(50%～99%)的患者,冠状动脉旁路移植术围术期卒中风险为3%,合并双侧颈动脉狭窄(50%～99%)的卒中风险为5%,合并颈动脉闭塞患者的卒中风险为7%～11%。

D'Agostino等对1279例冠状动脉旁路移植术患者进行了颈动脉筛查,其中262例患者合并有50%以上的颈动脉狭窄,其中单侧狭窄172例(占65.7%),双侧颈动脉狭窄90例(占34.37%)。81%的单侧颈动脉病变患者无脑缺血病史。61%的双侧颈动脉狭窄患者无症状。有症状的单侧颈动脉狭窄患者,冠状动脉旁路移植术后的卒中风险为18%,有症状的双侧颈动脉狭窄患者,术后卒中风险为26%。曾有过短暂性脑缺血发作(TIA)或卒中病史的颈动脉狭窄患者,冠状动脉旁路移植术围术期卒中的风险明显增加(图20-0-1)。

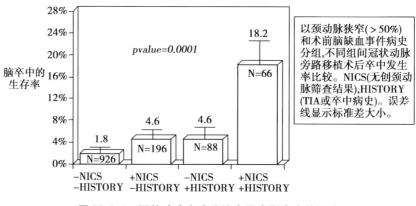

图 20-0-1　冠状动脉旁路移植术围术期卒中的风险

大量临床研究都显示,曾有过 TIA 和卒中病史,特别是近期(6 个月)内发生过脑血管事件的患者,双侧颈动脉重度狭窄或一侧颈动脉重度狭窄对侧颈动脉闭塞的患者,行冠状动脉旁路移植术手术后发生脑卒中的风险明显升高。这些患者应引起心脏外科医生的高度重视。

此外,Naylor AR 等人的研究还发现在冠状动脉旁路移植术后发生脑卒中的患者中,有50% 患者没有明显的颈动脉病变,同时 CT 或尸检发现的区域性脑梗死病变中有60% 无法仅归因于颈动脉病变。除颈动脉病变外,围术期的房颤、主动脉壁的粥样硬化斑块脱落、体外循环时间过长和微栓栓塞等因素也可以造成心脏手术患者围术期脑卒中。降低冠状动脉旁路移植术手术患者围术期脑卒中的发生率,除应重视颈动脉病变外,其他因素也不应被忽视。

二、颈动脉病变的影像学筛查与诊断

冠状动脉旁路移植术前及时发现和明确诊断颈动脉病变,可以为临床医生评价患者围术期脑卒中风险提供依据。目前常用的临床颈动脉病变影像学诊断方法都各有各的优势和局限性,不同检查方法的选择应根据患者的身体状况和颈动脉病变特点来决定。

美国血管外科学会(SVS)指南推荐:对所有出现颈动脉供血区缺血症状的患者进行颈动脉影像学检查。对出现一过性黑矇,眼底镜检查发现视网膜动脉栓塞患者或无症状脑梗死准备行 CEA 治疗的患者均应考虑做颈动脉影像学检查。不推荐为发现无症状颈动脉狭窄而对普通人群进行常规筛查,也不推荐对只有颈部杂音而无其他危险因素的人群进行颈动脉狭窄筛查。推荐对拥有多种危险因素的特定患者进行无症状颈动脉狭窄筛查,这些患者包括:任何年龄段,具有临床意义的外周血管病变的患者;65 岁以上具有 1 个或 1 个以上动脉粥样硬化危险因素的患者(危险因素包括:冠心病、吸烟、高脂血症)。推荐对准备行冠状动脉旁路移植术手术的患者进行颈动脉病变筛查,特别是 65 岁以上、左主干病变或有外周血管病病史的冠心病患者。不推荐对不具备任何前述情形的腹主动脉瘤患者进行颈动脉筛查。不推荐对曾行头颈部放射治疗,无症状的患者行颈动脉筛查。

2011 年美国心脏病学会基金会和美国心脏协会(ACCF/AHA)发布的冠状动脉旁路移植术指南建议,对于准备行 CABG 的患者,如果具有颈动脉病变的高危因素,如:年龄大于65 岁、冠状动脉左主干狭窄、周围血管病、脑血管病史(TIA 或卒中)、高血压、糖尿病、吸烟,应对其进行无创的颈动脉病变筛选。(Ⅱa 类推荐,C 级证据)。

作为颈动脉病变的首选检查方法是彩色多普勒超声(color duplex ultrasonography,CDUS),

它具有操作简单、花费较少、对人体无损伤等特点。同时 CDUS 能很快出结果,使外科医师能更快地制订手术方案,这对有症状的患者尤为重要,因为任何不必要的延迟治疗,都会降低此类患者长期获益。灰阶-彩色多普勒超声对于大部分患者的颈动脉病变可以提供有关斑块大小、厚度、斑块声学特征,颈动脉狭窄处面积或直径狭窄率,管腔内血流方向、速度和残余管腔内径等信息,为临床医生判断病情,制订进一步的检查和治疗方案提供依据。

2003 年美国放射医师学会也制定了颈动脉狭窄程度的超声诊断标准(表 20-0-1),通过测定颈动脉内的血流速度,间接确定管腔的狭窄程度。

表 20-0-1　颈内动脉狭窄多普勒超声诊断标准

狭窄程度(%)	主要参数		附加参数	
	颈内动脉收缩期峰值流速(cm/s)	斑块影像(%)*	颈内/颈总动脉收缩期峰值流速比值	颈内动脉舒张末期流速(cm/s)
正常	<125	无斑块	<2.0	<40
<50	<125	内中膜厚度>1.5mm 直径减少<50	<2.0	<40
50~69	125~230	直径减少≥50	2.0~4.0	40~100
≥70 但小于近闭塞	>230	直径减少≥50	>4.0	>100
近闭塞	高、低或测不到	缓慢细流	不定	不定
完全闭塞	测不到	可见,测不到管腔	不可用	不可用

* 用灰阶-彩色多普勒超声进行斑块评估(管腔直径减少)

对于超过 70% 的狭窄病变,狭窄率的大小应根据颈内动脉舒张末流速期(EDV)和颈内/颈总动脉收缩期峰值流速比值(ICA/CCA ratio)两个附加参数决定。EDV>100cm/s 同时 ICA/CCA ratio>4,则直径狭窄率>70%。EDV>140cm/s,ICA/CCA >8,直径狭窄率>80%。

表中的"狭窄程度",对应于北美症状性颈动脉内膜切除术试验(NASCET)制定的颈动脉狭窄程度诊断标准,NASCET 标准(图 20-0-2)是动脉造影时常用的直径狭窄率计算方法。B 型超声也可以用这种方法测量狭窄率。欧洲超声检查时有时使用欧洲颈动脉外科试验(ECST)制定的标准(图 20-0-2)。因此,使用 B 型超声测量狭窄率时,应说明是采用的哪种计算方法。

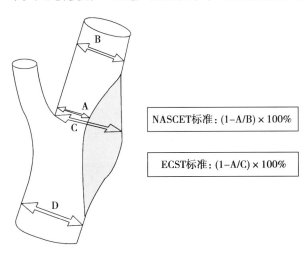

$$NASCET标准:(1-A/B)\times 100\%$$

$$ECST标准:(1-A/C)\times 100\%$$

图 20-0-2　颈动脉直径狭窄率的计算方法

CDUS 检查的准确性受主客观因素,即操作者的熟练程度和颈动脉病变本身特点的影响。钙化严重的斑块产生的声影会遮蔽颈动脉管腔而影响对狭窄程度的探测;当对侧颈动脉同时有重度狭窄或闭塞时,患侧颈动脉血流速度可能会增快,从而高估患侧颈动脉狭窄程度;颈动脉狭窄处的近端或远端存在串联狭窄时,也影响颈动脉血流速度测量的准确性。

CTA 检查可以同时评估颈部和颅内动脉的病变,显示 Willis 环的代偿状况。但严重钙化的斑块和非常严重的狭窄,会影响 CTA 评估的准确性。少数患者会出现造影剂过敏。

MRA 检查具有无放射损伤的优点。对比增强(contrast-enhanced,CE)和时间飞跃法(time-of-flight,TOF)MRA 成像技术是两种临床常用的方法。CE MRA 通过血管内注射二乙烯三胺五乙酸钆(gadolinium-diethylene triamine pentaacetic acid,Gd-DTPA)完成对血管成像,但对肾功能不全的患者,Gd-DTPA 有引起肾源性系统纤维化的风险。TOF MRA 比 CE MRA 在脑血管成像中具有更大的空间分辨率,但缺点是会高估血管狭窄程度,特别是当血管内血流速度慢,有湍流或管壁有钙化时。对肥胖、体内有金属物质和有幽闭恐惧症的患者,也无法行 MRA 检查。

DSA 是诊断颈动脉狭窄的金标准,可以动态观察颈动脉和颅内动脉的形态,评估侧支循环的代偿情况。国际上常用 NASCET 标准计算颈动脉的狭窄程度。DSA 是有创性检查,可能引起穿刺部位的血肿、动静脉瘘、造影剂肾损伤、颈动脉的痉挛甚至脑卒中等并发症,因此一般不作为首选检查方法。经桡动脉入路行弓上及头颈部血管造影可能比经股动脉造影更有优势。

以上各种检查方法,都有各自的优点和局限性,临床医生应在评估本单位各种检查准确性的基础上,根据患者病情特点,灵活应用上述影像学检查方法,以最短的时间和最小的代价准确诊断颈动脉病变,为制订治疗方案提供依据。

外科医师可以仅凭 CDUS 检查结果对中度以上(>50%)有症状和重度(>70%)无症状颈动脉狭窄患者实施手术治疗,但前提是超声医师的检查是准确的。当 CDUS 无法明确诊断或发现无症状的中度(50%～69%)颈动脉狭窄时,需要加做核磁共振血管造影术(magnetic resonance angiography,MRA)、CT 血管造影术(computed tomographic angiography,CTA)或数字减影血管造影(digital subtraction angiography,DSA)检查。当为明确诊断或制订治疗方案,需要评估颈动脉近端或远端血管情况时,可在 CDUS 基础上加做 CTA、MRA 或 DSA 检查。当两种无创影像检查结果(CDUS、CTA、MRA)不一致时,应行 DSA 检查以明确诊断。经过无创性检查,仍不能明确诊断或者考虑行同期介入治疗时,可选择 DSA 检查,以便明确诊断。

三、冠心病合并颈动脉狭窄手术方案选择

(一) 颈内动脉颅外段狭窄的血运重建

颈动脉内膜切除术(carotid endarteretomy,CEA)和颈动脉支架植入术(carotid artery stenting,CAS)是目前应用的两种颈动脉血管重建方法。自 20 世纪 90 年代以来,发布的一系列著名大规模临床研究证明,与单纯药物治疗相比,CEA 加药物治疗对于有症状和无症状颈动脉狭窄引起的脑卒中具有显著的预防效果(表 20-0-2)。CEA 已成为治疗颈动脉狭窄的金标准。

表 20-0-2　颈动脉内膜切除术获益：随机试验

试验名称	手术指征	围术期卒中/死亡（%）	卒中风险减少	*P* 值
North American Symptomatic Carotid Endarterectomy Trial（NASCET）	有症状：≥70%	5.8	16.5%/2 年	<0.001
	有症状：50%～69%	6.7	10.1%/5 年	<0.05
European Carotid Surgery Trial（ECST）	有症状：70%～99%	7.5	9.6%/3 年	<0.01
AsymptomaticCarotid Atherosclerosis Study（ACAS）	无症状：>60%	2.3	5.9%/5 年	0.004
Asymptomatic CarotidSurgery Trial（ACST）	无症状：>60%	3.1	5.4%/5 年	<0.0001

最新美国血管外科学会（SVS）的指南推荐 CEA 作为大多数有症状颈动脉狭窄（50%～99%）和无症状颈动脉狭窄（60%～99%）患者的首选治疗，并要求无症状患者围术期的卒中和死亡率小于 3%。

CAS 是在 CEA 之后出现的另一种治疗颈动脉狭窄的技术。近年来随着脑保护装置在临床的广泛应用，CAS 技术的安全性有了很大的提高，在某些情况下可作为 CEA 的替代手术。2010 年 7 月，颈动脉血管重建内膜切除和支架植入对比试验（carotid revascularization endarterectomy versus stenting trial，CREST）结果证明，CAS 的治疗效果不差于 CEA。但比较围术期终点事件发现，CAS 组比 CEA 组具有更高的卒中率（4.1% vs 2.3%，*P*=0.01）和死亡率（0.7% vs.0.3%，*P*=0.18），而 CEA 组的心肌梗死率更高（1.1% vs.2.3%，*P*=0.03）。特别是对于有症状的颈动脉狭窄患者、女性患者和高龄（≥70 岁）患者，CAS 比 CEA 引起卒中和死亡的风险明显偏高。

基于上述大样本多中心随机对照研究结果，2011 年美国和欧洲相继更新了各自的颅外段颈动脉狭窄治疗指南。但各指南对 CAS 的应用范围的建议存在差别。其中 SVS 指南推荐 CAS 优先用于下述有症状的颈动脉中度以上（≥50%）狭窄患者：①同侧曾做过颈部手术；②气管切开；③同侧颈部外放射治疗后组织纤维化；④曾经有颅神经损伤；⑤病变延续上至颈₂椎体或下至锁骨；⑥合并严重无法纠正的冠心病、慢性心衰或慢性阻塞性肺病。SVS 指南认为，没有充分证据推荐 CAS 作为无症状颈动脉重度狭窄患者的首选治疗方法。

ASA/ACCF 指南对颈动脉血运重建术的推荐意见如下：

1. 有症状患者，无创影像学检查同侧颈内动脉管腔直径减少大于 70%（Ⅰ类推荐，A 级证据）或经导管动脉造影检查管腔直径减少大于 50%（Ⅰ类推荐，B 级证据），预期围术期卒中或死亡率小于 6%，应行 CEA 治疗。

2. 有症状患者，无创影像学检查同侧颈内动脉管腔直径减少大于 70% 或经导管动脉造影检查管腔直径减少大于 50%，预期围术期卒中或死亡率小于 6%，CAS 可以作为 CEA 的替代治疗选择。（Ⅰ类推荐，B 级证据）

3. 选择无症状患者行颈动脉血运重建术时，应评价患者合并症、预期寿命和其他个体因素，并在了解患者意愿的基础上，充分讨论治疗过程的风险和获益。（Ⅰ类推荐，C 级证据）

4. 无症状患者，颈内动脉狭窄率大于 70%，如果围术期卒中、心肌梗死和死亡率低，实

施 CEA 是合理的。（Ⅱa 类推荐,A 级证据）

5. 当有颈动脉血运重建指征时,对于老年患者,特别是血管解剖不利于腔内介入治疗时,应选择首选 CEA。（Ⅱa 类推荐,B 级证据）

6. 当有颈动脉血运重建指征时,对于颈部解剖不利于行血管外科治疗时,应选择 CAS。（Ⅱa 类推荐,B 级证据）

7. 对于 TIA 或卒中患者,当有颈动脉血运重建指征,且无早期血运重建禁忌证时,应在事件发生后 2 周内行血运重建术。（Ⅱa 类推荐,B 级证据）

8. 无症状患者,超声检查颈动脉狭窄小于 70% 或动脉造影检查狭窄小于 60%,经严格筛选后,可以考虑实施预防性的 CAS 治疗。但其治疗效果与单独药物治疗效果比较哪种更好,尚不明确。（Ⅱb 类推荐,B 级证据）

9. 对有症状或无症状患者,由于合并症使得行颈动脉血运重建术（CEA 或 CAS）存在高并发症风险时,血运重建术效果与单独药物治疗效果比较哪种更好,尚不明确。（Ⅱb 类推荐,B 级证据）

10. 除特殊情况外,颈动脉血运重建（CEA 或 CAS）不推荐用于颈动脉狭窄小于 50% 的患者（Ⅲ 类推荐,A 级证据）。颈动脉血运重建不推荐用于颈动脉慢性闭塞的患者（Ⅲ 类推荐,C 级证据）。颈动脉血运重建不推荐用于因脑梗死而导致严重残疾的患者（Ⅲ 类推荐,C 级证据）。

有症状是指最近 6 个月内曾发生非致残性脑卒中（改良 Rankin 评分≤2）或短暂脑缺血症状（包括半球事件、一过性黑矇）。

不利的颈部解剖情况包括但不限于:颈动脉狭窄位于第 2 颈椎以远或胸廓内,曾行同侧 CEA 治疗,对侧声带麻痹,气管切开术,颈部根治外科手术,颈部放射治疗。

增加血运重建术风险的合并症包括但不限于:年龄大于 80 岁,NYHA Ⅲ 或 Ⅳ 级心衰,左室射血分数小于 30%,Ⅲ 或 Ⅳ 级心绞痛,左主干或多支冠状动脉病变,需要在 30 天内行心脏外科手术,心肌梗死发生 4 周内,严重的慢性肺病。

严重残疾一般指改良 Rankin 评分≥3。但需要行个体化评估,对某些具有严重残疾的患者,当预计单独内科治疗可能导致更差的结果时,行血运重建可能是恰当的。

2015 年国家卫生计生委脑卒中防治工程委员会参照国外指南,分别制定了“中国颈动脉内膜剥脱术指导规范”和“中国颈动脉狭窄介入诊疗指导规范”。与国外不同,我国颈动脉血运重建治疗总体例数明显偏少,而 CAS 在国内开展的较 CEA 更广泛。在尚不能开展 CEA 的地区,对于某些患者来说,CAS 也许不是最佳的治疗方法,但却是当地现有条件下唯一能获得的方法。

（二）冠心病合并颈动脉狭窄患者的手术治疗策略

由于缺乏循证医学证据,对于冠状动脉合并颈动脉狭窄患者的最佳治疗方案目前没有定论。在颈动脉病变干预时机,最佳手术方式的选择等方面的争论颇多,各研究对各种术式的安全性的结论也存在不一致的情况。

Naylor AR 等分析研究了无症状颈动脉狭窄患者行心脏外科手术后的卒中和死亡风险,结果显示:对于合并单侧无症状颈动脉中度以上狭窄（50% ~99%）患者,病变同侧脑卒中发生率为 2.0%（1.0% ~3.8%）,任何部位的卒中发生率为 2.9%（2% ~5.7%）。这类患者卒中风险不随颈动脉狭窄程度的增加而增加（70% ~99%,80% ~99%）。合并双侧无症状颈动脉中度以上狭窄（50% ~99%）的患者或一侧颈动脉中度以上狭窄（50% ~99%）同时对侧颈动脉闭塞患者,心外科术后的卒中风险为 6.5%,卒中/死亡风险 9.1%(3.8% ~ 20.6%)。合并双侧颈动脉重度狭窄(80% ~99%))患者,行同期单侧颈动脉加心脏手术,术后发生卒中的风险为 5.7%。Naylor AR 等认为,没有证据支持应对合并单侧无症状颈动脉病变的心外科患者给予预防性的颈动脉手术或介入治疗。可以考虑给予合并严重的双侧无症状颈动脉病变的心外科患者,行预防性的颈动脉手术或介入治疗。

2011 年美国 ACCF/AHA 冠状动脉旁路移植术指南建议,对于曾发生过 TIA 或脑卒中,同时颈动脉有中度以上狭窄(50% ~99%)的 CABG 术前患者,应该考虑行颈动脉血管重建术和 CABG。手术顺序和手术时机应根据患者心肌和脑部病变的相对严重程度决定(Ⅱa 类推荐,C 级证据)。对于没有 TIA 和卒中病史的患者,如果患者双侧颈动脉重度狭窄(70% ~99%)或者一侧颈动脉重度狭窄对侧颈动脉闭塞,可以行颈动脉血管重建术(Ⅱb 类推荐,C 级证据)。

冠心病合并颈动脉狭窄患者最佳手术方案的选择仍无定论。有些研究显示对合适的患者行同期联合 CEA/CABG 治疗是安全的,围术期卒中和死亡率为 2% ~5%,且卒中长期预防效果好。

然而,Borger 等的分析研究则显示与分期手术相比,同期 CEA/CABG 治疗的围术期卒中和死亡率更高。

Naylor 等的荟萃分析显示,同期和分期 CEA-CABG 手术的效果无显著差别。

对此类患者,非体外循环下冠状动脉旁路移植术(off-pump CABG)可能比停跳冠状动脉旁路移植术(on-pump CABG)更具优势。一项荟萃研究显示与同期或分期 CEA+on-pump CABG 相比,同期 CEA+off-pump CABG 患者术后的卒中、心肌梗死和死亡的风险更低。也许与停跳冠状动脉旁路移植术相比,非体外循环下冠状动脉旁路移植术中血压更高,从而能更好地保证颈动脉病变患者的脑组织灌注。

CEA-CABG 联合手术的麻醉及手术时间长,手术操作复杂,颈部伤口创面相对较大,这些不利因素都增加了这一术式患者的围术期管理难度和手术风险。与 CEA 相比,CAS 的操作更简单,手术时间更短,CAS-CABG 联合手术也是一种可供选择的治疗方案。

Timaran 的荟萃分析显示,联合 CAS/CABG 比联合 CEA/CABG 治疗更安全。Timaran CH 等研究了 5 年内 27 084 例同期手术患者资料,结果 CAS 联合心脏手术比 CEA 联合心脏手术明显减少院内卒中的发生率。

2014 年欧洲完成了一项多中心前瞻性研究——SHARP 研究,目的是观察 CAS 后立即行 on-pump CABG 这一杂交术式的安全性。由德国和意大利的 4 家大型医院参与,共连续观察了 101 例患者。结果显示 30 天累计致残性卒中、急性心肌梗死和死亡率为 4%。

但 CAS 在球囊扩张和植入支架时会刺激颈动脉窦的压力感受器,部分患者会出现心率减慢、血压下降等血流动力学不稳定的情况。血压下降过多会减少已存在病变的冠状动脉的血流量,加重心肌缺血,有诱发心肌梗死和恶性心律失常的风险。为防止植入的颈动脉支架内形成血栓,CAS 患者需要服用双抗血小板药物(如阿司匹林+氯吡格雷)治疗,而双抗血小板治疗会增加 CABG 术中和术后的出血风险。这些因素增加了联合 CAS-CABG 治疗的复杂性。

由于目前仍然缺少多中心大样本随机对照试验研究做指导,对冠心病合并颈动脉狭窄患者的手术顺序、手术时机和手术方式的选择,应根据每位患者心脏和颈部病变的相对严重程度以及所在医院的技术条件决定。

根据现有的指南和研究结果,冠状动脉合并颈动脉狭窄患者,采取以下的决策流程(图20-0-3)应该是合理的。

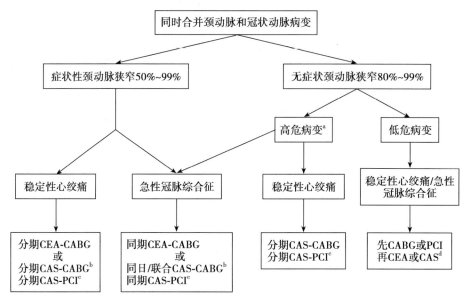

图20-0-3　冠状动脉合并颈动脉狭窄患者,治疗决策流程图

[a] 双侧颈内动脉80% ~99%狭窄或一侧颈内动脉80% ~99%狭窄伴对侧颈内动脉闭塞或无症状颈内动脉80% ~99%狭窄伴脑血流灌注明显减少;[b] 根据患者病变特点及当地技术条件选择;[c] SYNTAXA评分小于33分;[d] CABG或PCI后6~8周,考虑行CEA或CAS治疗。CABG,冠状动脉旁路移植术;PCI,冠状动脉介入术;CEA,颈动脉内膜切除术;CAS,颈动脉支架植入术

根据上述Venkatachalam S. 等人的推荐意见,对合并颈动脉狭窄的拟行冠状动脉旁路移植术手术患者,根据患者的不同情况,拟定了具体治疗方案,仅供外科医师参考。

对于无症状单侧重度颈动脉狭窄患者,可先行CABG手术,待CABG手术6~8周后再行CEA或CAS术。CEA术前5天尽量停用氯吡格雷,单用阿司匹林抗凝。CEA术后待拔除伤口引流管后,可恢复口服氯吡格雷。

慢性稳定性心绞痛合并有症状性颈动脉中度以上狭窄患者或者双侧颈动脉重度狭窄,或者一侧颈动脉重度狭窄对侧颈动脉闭塞的患者,可先行颈动脉血管重建术。如果行CEA治疗,术后恢复顺利,于CEA术后1~2周行CABG。如果先行CAS,应将心脏手术推迟3~4周,CAS术后应给予双重抗血小板治疗,并在心脏手术前5天开始停用氯吡格雷。

对于急性冠状动脉综合征合并有症状性颈动脉中度以上狭窄患者或者双侧颈动脉重度狭窄,或者一侧颈动脉重度狭窄对侧颈动脉闭塞的患者,可以考虑行颈动脉和冠状动脉同期血管重建术。对有症状的颈动脉狭窄患者,在症状出现后2周内完成颈动脉手术,患者的长期获益最大。

同期CEA-CABG手术和同期CAS-CABG手术比较,哪种治疗的效果和安全性更有优势,以现有的资料还不能得出确切的结论。

同期CEA-CABG手术。术前5天停用阿司匹林和氯吡格雷,改用低分子肝素抗凝治疗。术中先行CEA,待颈部伤口缝合后,再行CABG。术后根据伤口引流情况,尽早恢复阿司匹林(100mg/d)和氯吡格雷(75mg/d)口服。氯吡格雷口服3个月,阿司匹林终身服用。

同期CAS-CABG手术。文献报道的具体实施方案,特别是抗血小板药物的应用并不统一。

Velissaris I 等报道 90 例同期行 CAS-CABG 治疗。入选标准为有症状颈动脉狭窄>60%，无症状颈动脉狭窄>70% 的准备行冠状动脉旁路移植术患者。患者术前不服用抗血小板药，先在局麻下经股动脉穿刺，在脑保护装置下行 CAS。CAS 后保留股动脉鞘管，立即转入外科手术室，在全麻下行 CABG。术后患者回 ICU，如无禁忌证（如出血），静脉输注 1g 精氨酸阿司匹林。当激活全血凝固时间（activated clotting time，ACT）<180 秒后，拔除股动脉鞘管。术后第一天开始，每天口服 100mg 阿司匹林和 75mg 氯吡格雷，维持 1 年。术后平均随访 29 个月，只有 1 例轻微卒中，1 例术后 15 天死于肺栓塞，无心肌梗死发生。

SHARP 研究采取的方案为至少术前 3 天开始给予阿司匹林 100mg 口服，术后如胸腔引流量少，术后 6 小时经鼻胃管给予负荷量的氯吡格雷 300mg，以后每天给予 75mg 氯吡格雷和 100mg 阿司匹林，持续 1 个月后单用阿司匹林。

对双侧颈动脉重度狭窄患者，应先对一侧颈动脉进行血管重建术，另一侧应视狭窄程度，一般在第一次 CEA 手术后 3 个月再处理比较安全。哪侧颈动脉先行血管重建术，一般应遵循以下原则：①引起症状的一侧颈动脉先处理；②两侧均无症状，狭窄程度最高的一侧先处理；③两侧均无症状且两侧狭窄程度相似，应先处理侧支代偿较差侧的颈动脉；④若无症状重度狭窄，两侧的狭窄程度和侧支代偿情况无差别，先处理给主功能区大脑供血的颈动脉，例如患者为右利手，应先处理左侧颈动脉，以保证患者可能发生的神经功能损伤最小。

冠心病合并颈动脉狭窄患者属于手术高危人群，对于复杂病例，术前请血管外科、神经科、介入科的专家会诊，开展科室间协作，共同探讨相对安全的个体化治疗方案，对减少术后不良事件的发生是必要的。

四、冠心病合并颈动脉狭窄的围术期药物治疗

1. β 受体阻滞剂　2011 年美国 CABG 指南，所有冠状动脉旁路移植术患者，如无禁忌证，手术前至少 24 小时开始服用 β 受体阻滞剂，以减少术后房颤的发生（Ⅰ 类推荐，B 级证据）。冠状动脉旁路移植术后如无禁忌证，应尽早恢复使用 β 受体阻滞剂，以减少术后房颤的发生（Ⅰ 类推荐，B 级证据）。出院时，如无禁忌证，所有冠状动脉旁路移植术患者应给予开具 β 受体阻滞剂处方（Ⅰ 类推荐，C 级证据）。对于无禁忌证的冠状动脉旁路移植术患者，特别是那些左室射血分数大于 30% 的患者，术前应用 β 受体阻滞剂，可以有效减少院内死亡的风险（Ⅱa 类推荐，B 级证据）。β 受体阻滞剂可以有效地减少围术期心肌缺血事件的发生（Ⅱa 类推荐，B 级证据）。术后早期无法口服 β 受体阻滞剂的患者，如果临床病情稳定，应静脉给予 β 受体阻滞剂（Ⅱa 类推荐，B 级证据）。

围术期缺血评价研究（perioperative ischemic evaluation study，POISE）显示，对行非心脏手术患者，围术期应用 β 受体阻滞剂（琥珀酸美托洛尔缓释片 200mg）虽然可以减少心源性死亡、非致死性心肌梗死和非致死性心搏骤停的发生，但由于增加了心动过缓和低血压事件，导致了患者发生卒中和围术期的死亡风险增加。

2009 年 ACCF/AHA 非心脏手术围术期心血管评估和监护指南建议，对于术前已经服用 β 受体阻滞剂治疗的患者，围术期应该继续服用。如果术后突然停药，有增加心血管事件发生率和死亡率的可能。对于血管外科高危患者，如果合并心肌缺血、冠状动脉病变或多种临床危险因素的患者，应给予 β 受体阻滞剂治疗。SVS 指南要求此类患者如服用 β 受体阻滞剂，应将心率维持在 60 ~ 80 次/分钟。

因此，对于合并颈动脉狭窄的冠心病患者，如果在颈动脉血运重建术前应用 β 受体阻滞

剂治疗,应尽量避免心率过慢和血压过低,警惕因服用 β 受体阻滞剂对脑部血供的影响。

2. **他汀类药物**　根据 2011 年美国 ACCF/AHA 冠状动脉旁路移植术指南,所有 CABG 患者,如无禁忌证,都应接受他汀类药物治疗(Ⅰ级推荐,A 级证据)。所有 CABG 患者,应给予足够剂量的他汀类药物治疗,以使低密度脂蛋白胆固醇(LDL-C)浓度小于 100mg/dL,LDL-C 浓度降低至少 30%(Ⅰ级推荐,C 级证据)。所有 CABG 中的极高危患者,应给予他汀类药物治疗使 LDL-C 低于 70mg/dL(Ⅱa 级推荐,C 级证据)。对于没有服用过他汀类药物而需急诊冠状动脉旁路移植术的患者,应立即开始大剂量他汀类药物治疗(Ⅱa 级推荐,C 级证据)。

经强化降脂治疗预防脑卒中试验(SPARCL)显示,对曾有 TIA 和卒中病史的患者,给予大剂量阿托伐他汀(80mg/d)口服可以显著降低卒中风险,特别是对已知颈动脉狭窄的患者,获益尤为明显。同时有研究显示,CEA 手术患者服用他汀类药物能明显降低 CEA 术后 30 天内的卒中、TIA 和死亡的发生率。

2013 年动脉粥样硬化相关的缺血性脑卒中或 TIA 在《ACC/AHA 降低成人动脉粥样硬化性心血管疾病风险胆固醇治疗指南》中被划归"动脉粥样硬化性心血管疾病(atherosclerotic cardiovascular disease,ASCVD)",ASCVD 包括:急性冠状动脉综合征、心肌梗死病史、稳定或不稳定心绞痛、冠状动脉或其他动脉血运重建、卒中、短暂性脑缺血发作(TIA)或动脉粥样硬化性外周动脉疾病。他汀类药物降胆固醇治疗的目标被进一步提升为降低 ASCVD 风险,他汀类药物也成为了 ASCVD 二级预防的基础治疗方案之一。

新的降低胆固醇的治疗指南,对于包括缺血性脑卒中或 TIA 患者在内的 ASCVD 使用他汀类药物治疗的推荐,是基于其降低 LDL-C 的强度而非目标值。他汀类治疗的强度分为高强度(LDL-C 降低≥50%)、中等强度(LDL-C 降低 30% ~ 50%)和低强度(LDL-C 降低<30%)。对于已有 ASCVD 的患者,年龄≤75 岁,如无禁忌证应建议给予高强度的他汀类药物治疗。对于年龄>75 岁患者,在综合考虑他汀类药物治疗获益、不良反应、药物相互作用和患者意愿的基础上,选择高强度或中等强度的他汀类药物治疗(表 20-0-3)。

表 20-0-3　高、中、低强度他汀治疗

高强度他汀治疗	中等强度他汀治疗	低强度他汀治疗
LDL-C 降低≥50%	LDL-C 降低 30% ~ 50%	LDL-C 降低<30%
每日服用剂量	每日服用剂量	每日服用剂量
阿托伐他汀 40 ~ 80mg	阿托伐他汀 10(20)mg	辛伐他汀 10mg
瑞舒伐他汀 20(40)mg	瑞舒伐他汀(5)10mg	普伐他汀 10 ~ 20mg
	辛伐他汀 20 ~ 40mg	洛伐他汀 20mg
	普伐他汀 40(80)mg	氟伐他汀 20 ~ 40mg
	洛伐他汀 40mg	匹伐他汀 1mg
	氟伐他汀缓释片 80mg	
	氟伐他汀 40mg,2 次/日	
	匹伐他汀 2 ~ 4mg	

因此,对合并有症状的颈动脉狭窄的冠心病患者,如无禁忌证应给予高强度的他汀类药物治疗。

3. **抗血小板药物**　阿司匹林可以减少 CEA 患者围术期发生卒中的风险,所有 CEA 手

术患者围术期应服用阿司匹林 81 ~ 325mg/d。围术期氯吡格雷的使用视具体情况而定。一般 CEA 患者,氯吡格雷术前停用至少 5 天。如果患者因冠状动脉支架植入等原因,停用氯吡格雷风险大,术前也可不停用氯吡格雷。术后第一天继续给予阿司匹林(100mg)或阿司匹林(100mg)+氯吡格雷(75mg)口服治疗。

CAS 至少术前 3 天开始给予双抗血小板治疗,阿司匹林+盐酸噻氯匹定或阿司匹林+氯吡格雷。术后继续双抗血小板治疗 1 个月。1 个月后单用阿司匹林终身服药。

对于择期 CABG 患者,氯吡格雷和替卡格雷术前停用至少 5 天,普拉格雷术前停用至少 5 天。急诊 CABG 患者氯吡格雷和替卡格雷术前停用至少 24 小时。对于 CABG 患者,短效静脉用糖蛋白Ⅱb/Ⅲa 抑制剂(依菲巴特或替罗非班)术前停用至少 2 ~ 4 小时。如果术前没有服用阿司匹林,应术后 6 小时内开始服用阿司匹林。但 CABG 患者无法耐受阿司匹林或阿司匹林过敏时,可每日口服氯吡格雷 75mg 代替。

对于 CEA-CABG 联合手术的患者,术前给予低分子肝素,术后继续口服阿司匹林。

对于 CAS-CABG 联合手术的患者,最佳的抗血小板治疗方案目前尚不明确。SHARP 研究采取的方案较易操作:术前应口服阿司匹林 100mg,术后伤口出血不多,术后 6 小时给予波立维负荷量(300mg),以后每日口服阿司匹林(100mg)+氯吡格雷(75mg)至少 1 个月,以后改为终身服用阿司匹林 100mg/d。

4. **肝素**　CEA 和 CAS 术中需使用肝素。CEA 手术中在阻断颈动脉前,需给予 0.6 ~ 0.8mg/kg 体重的肝素,待活化凝血时间(activated clotting time, ACT)大于 250 秒后,可以安全地阻断血流。术后可不给予鱼精蛋白中和肝素,但如果创面渗血明显时,也可使用鱼精蛋白。术后如果继续给予肝素治疗,会增加 CEA 患者颈部血肿的发生几率,一般术后不再使用肝素。

CAS 在植入动脉鞘管后,经动脉给予 500U 肝素,术后无需中和。

对于因合并房颤或瓣膜置换术后等需要抗凝治疗的患者,行颈动脉血管重建术前应停用口服抗凝药,改用低分子肝素替代。

五、围术期监护和并发症防治

(一)围术期监护

1. **血压控制**　为了保证术前颈动脉狭窄患者的脑灌注,维持相对高的血压水平对患者是有利的。特别是双侧颈动脉重度狭窄、一侧重度狭窄合并对侧颈动脉闭塞、单侧颈动脉狭窄而侧支代偿不好的患者,如果血压控制过低,可能诱发脑梗死。术前最佳的血压水平因人而异,一般单侧颈动脉重度狭窄患者的收缩期血压应维持在 130 ~ 150mmHg,双侧重度狭窄或一侧闭塞、另一侧重度狭窄的患者应维持在 150mmHg 以上是安全的。但由于患者同时合并有冠状动脉病变,过高的血压会增加患者的心脏后负荷,使心肌细胞耗氧增加,可能诱发心肌梗死,对此类患者的血压控制应遵循个体化原则,精细地调节血压,尽量同时兼顾脑组织血供和心肌的氧耗。术前血压控制不好的患者(收缩压 > 180mmHg 和(或)舒张压 >100mmHg),应推迟手术。

术中麻醉科医生与手术医生应密切配合。在分离解剖颈动脉,特别是血管钳夹闭颈动脉阻断血流时,应将血压维持在相对高的水平,以维持脑部供血。当已经建立血管内转流或血管缝合完毕开放血流后,应将血压降低。术中牵拉颈动脉分叉处可能刺激颈动脉窦压力感受器,引起心率减慢、血压下降,这对合并有严重冠状动脉疾病的患者是危险的。除外科操作轻柔,手术医生在可能牵拉血管前应提前通知麻醉医生,使其有所准备。另外,术中使用局麻药局部浸润,抑制颈动脉窦的神经传导可能会有一定帮助。

当患者已行 CEA 或 CAS 治疗,颈动脉狭窄解除后,应积极控制血压处于相对较低的水平,收缩压控制在 120～140mmHg 的水平对于大多数患者是安全的,如果术后收缩压长时间高于 160mmHg,会增加脑组织高灌注和颈部伤口血肿的风险。对于少数患者即使血压维持在正常水平,也会出现高灌注的症状,则应进一步控制血压在更低的水平,直到症状缓解。

2. CEA 术中脑部监护　CEA 治疗的目的是预防脑卒中,但 CEA 本身也可以引起脑卒中和死亡。要保证患者能够通过 CEA 而获益,必须尽量降低术中和术后的卒中发生率。术中脑卒中发生的原因,主要是由栓塞和脑组织低灌注引起。术中通过脑部监护,可以发现脑组织灌注不足和微小的栓子脱落,指导外科医生及时调整手术操作,避免造成无法挽回的脑组织损伤。

术中脑监护的手段包括:脑电图(eletroencephalography,EEG)、经颅多普勒超声(transcranial doppler,TCD)、反流压(stump pressure,SP)、感觉诱导电位(sensory-evoked potentials,SSEP)和最近开发的近红外光谱技术(near-infrared spectroscopy,NIRS)。TCD 可以经颞骨窗持续监测手术侧大脑中动脉的血流速度和微栓信号,提示脑灌注不足和栓塞风险。EEG 通过比较两侧大脑皮层自发电活动,可以发现手术侧脑组织由于灌注不足而出现的功能障碍。SP 通过阻断术侧颈总动脉和颈外动脉血流后,测量获得颈内动脉内压力,反映了在阻断颈内动脉正向血流的情况下,手术侧脑组织经侧支代偿供血的情况。如果 SP<50mmHg,则提示如果手术侧无颈内动脉正向血流,脑组织出现缺血性损伤的几率大。SSEP 通过刺激周围传入神经,经头皮电极记录大脑皮层电位变化,反映脑组织灌注情况。新开发的 NIRS 可以通过记录额叶脑组织的氧合情况,反映脑灌注的水平,但其在脑部监护方面的实际效果还有待进一步研究。以上各项技术各有优缺点,单用任何一项技术,都无法保证监控的绝对准确和完整。因此,两种或多种方法联合使用,如常用 TCD 和 EEG 联合,可达到最佳的监控效果。

(二) 术后常见并发症的预防和治疗

1. 血流动力学不稳定　CEA 术后可能出现血压下降。出现这种情况的原因可能是手术使颈动脉窦感受器受刺激,抑制中枢交感神经兴奋性所致,也可能是术后心功能不全和血容量不足所致。CEA 术后出现低血压,应首先排除心功能不全和有效血容量不足。在补足容量后,血压仍偏低者,可给予 α_1 受体激动剂静脉滴注以维持血压。

有些 CEA 患者术后血压较术前升高。临床上有时可以遇到一些患者术前血压正常,无需服用降压药的患者,而术后血压却不明原因地升高,而需要暂时给予降压药物控制。CEA 术后血压升高的原因很多,如疼痛、环境嘈杂、紧张、寒冷等不良刺激都会增加患者交感神经和肾素血管紧张素系统的活性,引起血压升高。在排除不良刺激的同时,可给予静脉降压药物控制血压,同时尽早恢复和调整口服降压药物治疗。

CAS 治疗颈动脉狭窄时,球囊扩张和支架植入会刺激颈动脉窦压力感受器,可能出现心率减慢、血压下降或两种情况同时出现。CAS 术后血流动力学不稳的发生率约 39.4%,19% 的 CAS 患者术后会有超过 1 小时的血流动力学不稳。一般不会增加围术期风险。术前预防方法扩容和术中预防性静脉注射阿托品 0.5～1mg 可能有效。一旦出现心率慢、血压低的情况,可给予补充容量,静脉多巴胺治疗。

2. 脑高灌注综合征(cerebralhyperperfusionsyndrome,CHS)　CHS 是指颈动脉狭窄外科治疗后,出现血压升高,同侧头痛,局灶性神经障碍。如果处理不当,会导致严重的脑水肿,脑组织内或蛛网膜下腔出血,甚至死亡。颈动脉狭窄外科治疗后,脑高灌注综合征的发生率为 1%～7%。

正常状况下,机体可以通过一系列生理反射调节,控制流经脑组织的血流量的大小。例如,当血压升高时,血液对血管壁的扩张作用,会刺激脑血管壁上的平滑肌细胞收缩,而使流经脑组织的血流量不会出现明显变化。因此,对于健康的个体,只要体循环血压维持在 60 ~ 160mmHg 之间,脑血流灌注可以通过机体的自我调节而保持稳定。因颈动脉狭窄导致脑组织长期慢性缺血的患者,颅内阻力血管通过持续扩张来保证脑组织血流灌注。阻力血管长时间处于扩张状态,会导致血管壁内的平滑肌细胞功能受损,从而丧失对压力刺激的收缩和扩张能力。同时,由于长期高血压、糖尿病对小动脉的损伤,颅内小动脉血管壁逐渐增厚,使管壁平滑肌细胞的弹性进一步丧失。颈动脉狭窄程度越重,病变时间越长,脑灌注自身调节功能的损伤程度就越重。当颈动脉狭窄解除后,脑血流迅速恢复,结构和功能受损的颅内小动脉无法马上通过收缩来减少脑部血流量,降低血管内的静水压。同时,血管壁通透性增加,血浆蛋白外溢,增大组织间隙的胶体渗透压,加重脑组织水肿,出现脑组织高灌注。

最常见的表现为急性神志改变、严重的偏头痛样的同侧头痛、癫痫发作、局灶性神经功能障碍。症状通常出现在 CAS 术后 36 小时内和 CEA 术后的第 4 ~ 7 天。CHS 引起的偏头痛有时需与 CEA 术后耳大神经损伤引起的头痛相鉴别。

有多种临床检查可以明确患者出现的上述症状是否由脑高灌注引起。这些检查包括脑电图、头部 CT、经颅多普勒(TCD)、单光子发射计算机断层显像(SPECT)、头部 MRI 和脑血管造影检查。

术前长期高血压、高龄(>75 岁)、最近 3 个月内做过颈动脉手术、双侧颈内动脉重度狭窄、女性、脑血管反应性受损等患者是发生术后脑高灌注综合征的高危人群。术中使用大剂量吸入性麻醉剂异氟烷,会加重脑血管自身调节功能的丧失。术后血压过高也是导致脑高灌注的重要危险因素。有研究显示对于双侧颈动脉重度狭窄的患者,如果两次 CEA 手术间隔在 3 个月以内者发生脑高灌注风险较大。

由于脑血流量具有血压依赖性,因此 CEA 术后应监测和控制血压,让收缩压 <140mmHg,舒张压<80mmHg。

必要时应及时给予静脉降压药控制血压。特别是对 CHS 高危人群,更要在控制血压的同时,密切观察有无脑高灌注的表现,警惕 CHS 的发生。

一旦发生 CHS,应加强监护,必要时请神经科专业医师会诊。有学者认为,对于 CHS 患者,降压药应首选拉贝洛尔和可乐定,而避免使用可以扩张脑血管的降压药,如二氢吡啶类钙通道阻滞剂、硝酸甘油、硝普钠,但这一说法并无随机对照研究证据。CHS 发生后,治疗关键是迅速控制血压,降压效果可能比降压药物的选择更重要。治疗脑水肿和颅压升高,可给予镇静剂和高渗性脱水药(如甘露醇、高渗盐水)治疗。患者出现癫痫发作时,应给予积极的抗癫痫治疗。

3. 围术期脑卒中　术后 30 天内的脑卒中发生率不尽相同。有症状的颈动脉狭窄患者 CEA 术后为 2.3% ~ 6.4%,CAS 术后为 5.5% ~ 9.2%;无症状颈动脉狭窄患者 CEA 术后为 1.2% ~ 3.0%,CAS 术后为 2.5%。

颈动脉血管重建术后发生缺血性脑卒中的原因很多。CEA 患者出现缺血性脑卒中的原因包括:①术中钳夹血管、内膜切除或放置血管内分流装置时,斑块碎裂后脱落变成栓子;②术中阻断颈内动脉血流时间过长,造成脑组织长时间低灌注;③术后颈内动脉新生成的血栓脱落;④严重的情况可能是颈内动脉夹层或急性闭塞导致。

CAS 患者出现缺血性脑卒中的原因包括:①支架植入时挤压斑块造成破裂后,碎片脱落或斑块局部形成的血栓脱落;②导丝、导管经过主动脉弓时造成血管壁斑块脱落所致;③术后支架内急性血栓闭塞。此外,术中和术后血压低也会引起缺血性脑卒中。

颈动脉血管重建术后也可发生出血性脑卒中。大部分颅内出血继发于缺血性卒中,少数为原发性脑出血和蛛网膜下腔出血。术后高灌注综合征严重时可引起颅内出血。

术后应严格监控血压,避免血压过高和过低。患者麻醉苏醒后,应注意观察其神志变化和神经系统症状及体征。如果患者出现神志淡漠、嗜睡或者昏迷,查体出现新的局灶性神经损伤表现或原有神经系统障碍比术前加重时,应警惕术后卒中的发生。

为明确诊断,应尽快行床旁颈动脉超声检查。如果发现颈内动脉无血流信号,应尽早再次手术探测。如果颈内动脉血流存在,即刻行头部 CT 平扫,排除颅内出血。如无颅内出血,可同期行头颈部动脉 CTA 检查,明确血管内病变部位,必要时可行脑血管造影检查。早期经导管动脉内溶栓或血栓切除术,有助于解除梗死,最大限度地挽救脑组织。

如果头部 CT 检查发现颅内出血,应立即停用抗凝药物和抗血小板药物治疗,同时请神经外科会诊,必要时行开颅减压治疗。

4. 颈部伤口出血和颈部血肿　CEA 术后颈部血肿的发生率约为 1.7%。CEA 术后颈部伤口出血和血肿的原因,可能由于伤口组织创面的渗血,也可能由于颈内静脉分支结扎不牢或颈部淋巴结受损出血。动脉缝合处的出血几率很小,但一旦出现,往往出血量很大。术中和术后使用肝素治疗会增加 CEA 患者术后颈部出血的几率。双抗血小板治疗的患者颈部伤口渗血情况比单用阿司匹林的患者稍重,术后出血几率也相应增加。术前如有可能,应停用氯吡格雷至少 5 天。

CEA 颈部切口位于气管旁,颈动脉周围有肌肉组织包裹,可容纳血肿的空间有限,一旦出现大量出血,极易压迫气管,造成患者窒息。

预防措施包括:术中应尽量减少对软组织的分离范围,减小创面。对切断的颈内静脉分支应仔细缝扎,尽量避免损伤局部淋巴结。关闭颈部伤口前应严密止血。CEA 患者术后除非必要,应尽量避免给予肝素抗凝治疗。术后应密切观察引流量变化,颈部伤口周围软组织张力大小,气管是否居中,患者颈部有无紧束感,有无憋气、呼吸困难的情况。床旁准备气管切开包,以备抢救患者时使用。

如果出现颈部出血或血肿,应先紧急压迫止血,停用抗凝药物。如情况允许可行紧急床旁颈部软组织超声检查,明确出血部位和出血量。如果患者已出现气管压迫症状,应积极二次手术探查止血。对于出血量大,情况紧急的患者,可及时床旁打开已缝合的伤口,清除血肿,解除气道压迫。对于可能窒息的患者,即刻给予气管切开。CEA 术后出现颈部血肿时,患者咽喉部水肿明显,且气管在血肿压迫下向对侧移位,经口气管插管很难成功,必要时积极行气管切开是挽救患者生命的明智选择,稍有迟疑可能会造成严重的后果。

5. 颅神经损伤和周围神经损伤　CEA 术后可出现颅神经损伤和周围神经损伤,而 CAS 几乎不会出现神经损伤情况。可能的损伤包括第 IX、X、XI 和 XII 对颅神经、颈部交感神经干、颈部皮肤感觉神经。颈动脉病变位置高,需要向头端过多解剖分离组织的患者,更容易出现颅神经损伤。在颅神经损伤中,舌下神经损伤最常见。损伤的原因有:手术误切断、电刀烧灼损伤、过度牵拉、血肿压迫等。

神经损伤后会出现相应的症状。绝大部分的神经损伤是暂时性的,Hye RJ 等研究统计所有术后出现颅神经损伤的患者中,有 34% 在 1 个月内可以恢复正常,有 80.8% 在 1 年内可以完全恢复。颅神经损伤只会在短期内对患者生活造成不便,如 2~4 周的咀嚼和吞咽困难,对患者长期生活质量没有影响。

六、作者实践

1. 病例一　患者男性,55 岁。主因"频发心绞痛入院"入院。既往史:吸烟、高血压、陈旧性脑梗。冠状动脉造影示三支病变(图 20-0-4)。入院后筛查颈动脉超声示:右侧颈内动脉起始残余血流束宽约 0.13cm,直径狭窄率 73% ,狭窄处 PSV = 336cm/s;左侧颈内动脉起始段透声显示欠佳,仅探及细线样血流信号,残余血流束宽约 0.06cm,直径狭窄率 88% ,狭窄处 PSV = 550cm/s。行头颈部动脉 CTA 检查(图 20-0-5、图 20-0-6),见双侧颈内动脉重度狭窄,左侧更重,同时双侧椎动脉及基底动脉重度狭窄。此患者成功接受 LCEA+CABG 的同期手术治疗。

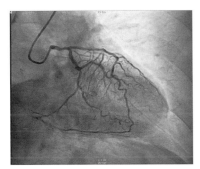
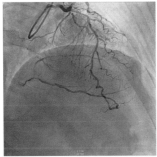
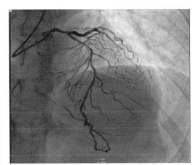
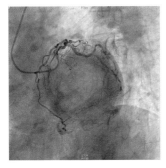
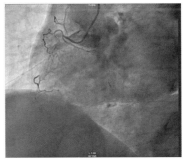

图 20-0-4　冠状动脉造影显示前降支、回旋支和右冠重度狭窄

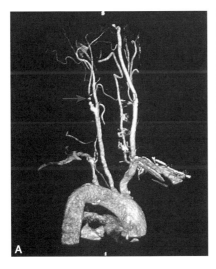
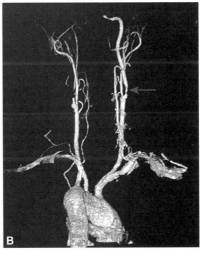

图 20-0-5　颈部动脉 CTA 检查

A. 左侧颈内动脉重度狭窄;B. 右侧颈内动脉重度狭窄

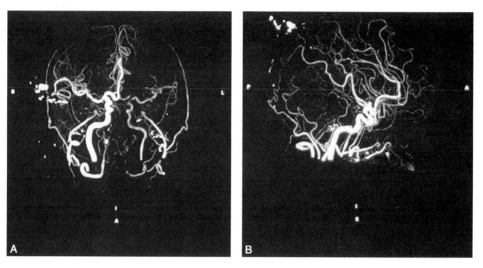

图 20-0-6　颅内动脉 CTA 显示：双侧椎动脉和基底动脉重度狭窄。左颈内动脉、左侧大脑前、左侧大脑中动脉显影淡

A. 正位；B. 侧位

2. 病例二　患者女性，69 岁。主因"不稳定心绞痛"入院。既往吸烟、高血压病史。近 1 个月频发右侧肢体无力，每次持续数分钟可自行缓解。颈动脉超声检查示：左侧颈内动脉起始管腔狭窄，直径狭窄率 84%，局部 PSV＝502cm/s。冠状动脉造影示三支病变（图 20-0-7），颈动脉 CTA 示左颈内动脉重度狭窄近闭塞（图 20-0-8）。考虑此患者有频繁左侧颈内动脉供血区 TIA 发作，且左侧颈内动脉起始处管腔重度狭窄，给予同期 LCEA+CABG 手术治疗获得成功。

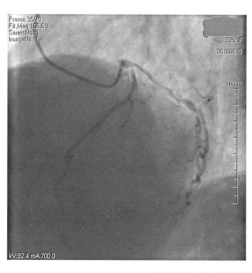
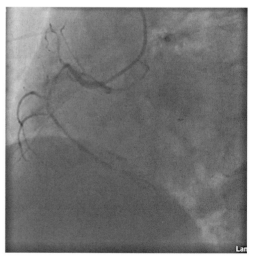

图 20-0-7　冠状动脉造影示三支病变

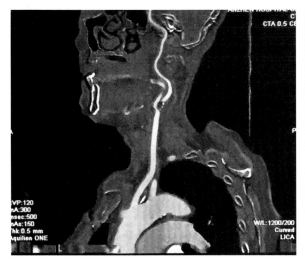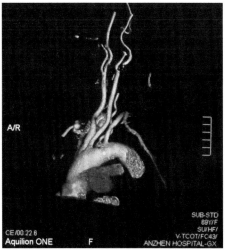

图 20-0-8 颈动脉 CTA 示左颈内动脉重度狭窄近闭塞

（李同勋 陈圣杰）

【主编述评】

合并颈动脉狭窄增加了冠状动脉旁路移植术患者围术期脑卒中风险。虽然颈动脉狭窄并不是引起冠状动脉旁路移植术患者脑卒中的唯一原因，但通过及时发现和恰当治疗颈动脉狭窄，可以降低此类患者术后脑卒中风险。认识合并颈动脉狭窄冠心病患者病情的复杂性，采取多学科协助的方法，制订周密的个体化治疗方案，可能会获得最满意的疗效。合并颈动脉狭窄，增加了冠状动脉旁路移植术患者围术期管理的难度。根据患者病变特点和治疗情况，术后应严密观察患者病情变化，及时发现和处理常见的并发症，是提高此类患者手术安全性的重要保障。

（顾承雄）

参 考 文 献

1. Harrison's Principles of Internal Medicine 19th ed. P2559, 2015.

2. Roger VL, Go AS, Lloyd-Jones DM, et al. Heart disease and stroke statistics-2012 update: a report from the American Heart Association. Circulation, 2012, 125(1): 188-197.

3. Flaherty ML, et al. Carotid artery stenosis as a cause of stroke. Neuroepidemiology, 2013, 40: 36-41.

4. Salasidis GC1, Latter DA, Steinmetz OK, et al. Carotid artery duplex scanning in preoperative assessment for coronary artery revascularization: the association between peripheral vascular disease, carotid artery stenosis, and stroke. J Vasc Surg. 1995; 21(1): 154-60; discussion 161-162.

5. Berens ES1, Kouchoukos NT, Murphy SF, et al. Preoperative carotid artery screening in elderly patients undergoing cardiac surgery. J Vasc Surg. 1992; 15(2): 313-321; discussion 322-323.

6. Steinvil A1, Sadeh B, Arbel Y, et al. Prevalence and predictors of concomitant carotid and coronary artery atherosclerotic disease. J Am CollCardiol, 2011; 57(7): 779-783.

7. Dashe JF1, Pessin MS, Murphy RE, et al. Carotid occlusive disease and stroke risk in coronary artery bypass graft surgery. Neurology, 1997; 49(3): 678-686.

8. Naylor AR, Mehta Z, Rothwell PM, et al. Carotid artery disease and stroke during coronary artery bypass: a

critical review of the literature. Eur J Vasc Endovasc Surg,2002,;23（4）:283-294.

9. D'Agostino RS,Svensson LG,Neumann DJ,et al. Screening carotid ultrasonography and risk factors for stroke in coronary artery surgery patients. Ann Thorac Surg. 1996;62（6）:1714-1723.

10. Das SK,Brow TD,Pepper J. Continuing controversy in the management of concomitant coronary and carotid disease:an overview. Int J Cardiol,2000;74（1）:47-65.

11. Ricotta JJ,Aburahma A,Ascher E,et al. Society for Vascular Surgery. Updated Society for Vascular Surgery guidelines for management of extracranial carotid disease:executive summary. J Vasc Surg. 2011;54（3）: 832-836.

12. Hillis LD,Smith PK,Anderson JL,et al. American College of Cardiology Foundation/American Heart Association Task Force on Practice Guidelines. 2011 ACCF/AHA guideline for coronary artery bypass graft surgery:executive summary:a report of the American College of Cardiology Foundation/American Heart Association Task Force on Practice Guidelines. J Thorac Cardiovasc Surg. 2012;143（1）:4-34.

13. Grant EG,Benson CB,Moneta GL,et al. Carotid artery stenosis:gray-scale and Doppler US diagnosis—Society of Radiologists in Ultrasound Consensus Conference. Radiology. 2003;229（2）:340-346.

14. North American Symptomatic Carotid Endarterectomy Trial Collaborators. Beneficial effect of carotid endarterectomy in symptomatic patients with high-grade carotid stenosis. N Engl J Med. 199;325（7）:445-453.

15. Barnett HJ,Taylor DW,Eliasziw M,et al. Benefit of carotid endarterectomy in patients with symptomatic moderate or severe stenosis. North American Symptomatic Carotid Endarterectomy Trial Collaborators. N Engl J Med. 1998;339（20）:1415-1425.

16. Randomised trial of endarterectomy for recently symptomatic carotid stenosis:final results of the MRC European Carotid Surgery Trial（ECST）. Lancet,1998,351:1379-1387.

17. Endarterectomy for asymptomatic carotid artery stenosis. Executive Committee for the Asymptomatic Carotid Atherosclerosis Study. JAMA,1995,273:1421-1428.

18. Halliday A,Mansfield A,Marro J,et al. MRC Asymptomatic Carotid Surgery Trial（ACST）Collaborative Group:Prevention of disabling and fatal strokes by successful carotid endarterectomy in patients without recent neurological symptoms:randomised controlled trial. Lancet,2004,363（9420）:1491-1502.

19. Brott TG,Hobson RW II,Howard G,et al. CREST Investigators. Stenting versus endarterectomy for treatment of carotid-artery stenosis. N Engl J Med 2010;363（1）:11-23.

20. Silver FL,Mackey A,Clark WM,et al. CREST Investigators. Safety of stenting and endarterectomy bysymptomatic status in the Carotid RevascularizationEndarterectomy Versus Stenting Trial（CREST）. Stroke,2011,42（3）:675-680.

21. Howard VJ,Lutsep HL,Mackey A,et al. Influence of sex on outcomes of stenting versusendarterectomy:a subgroup analysis of the CarotidRevascularization Endarterectomy versus StentingTrial（CREST）. Lancet Neurol. 2011,10（6）:530-537.

22. Voeks JH,Howard G,Roubin GS,et al. CRESTInvestigators:Age and outcomes after carotid stentingand endarterectomy:the carotid revascularizationendarterectomy versus stenting trial. Stroke,2011,42（12）:3484-3490.

23. American College of Cardiology Foundation/American Heart Association Task Force1;American Stroke Association;American Association of Neuroscience Nurses;et al. 2011 ASA/ACCF/AHA/AANN/AANS/ACR/ASNR/CNS/SAIP/SCAI/SIR/SNIS/SVM/SVS guideline on the management of patients with extracranial carotid and vertebral artery disease:executive summary. J Neurointerv Surg. 2011;3（2）:100-130.

24. Naylor AR1,Bown MJ. Stroke after cardiac surgery and its association with asymptomatic carotid disease:an updated systematic review and meta-analysis,2011,May;41（5）:607-24.

25. Evagelopoulos N,Trenz MT,Beckmann A,et al. Simultaneous carotid endarterectomy and coronaryartery bypass grafting in 313 patients. CardiovascSurg. 2000;8（1）:31-40.

26. Mishra Y, Wasir H, Kohli V, et al. Concomitant carotid endarterectomy and coronarybypass surgery: outcome of on-pump and off-pump techniques. AnnThoracSurg. 2004;78(6):2037-2043.

27. Minami K, Fukahara K, Boethig D, et al. Long-term results of simultaneous carotid endarterectomyand myocardial revascularization with cardiopulmonary bypassused for both procedures. J ThoracCardiovascSurg. 2000;119(4 Pt 1):764-772.

28. Borger MA, Fremes SE, Weisel RD, et al. Coronary bypass and carotid endarterectomy: does a combined approach increase risk? A metaanalysis. Ann ThoracSurg. 1999,68(1):14-20.

29. Naylor AR, Cuffe RL, Rothwell PM, et al. A systematic review of outcomes following staged and synchronous carotid endarterectomy and coronary artery bypass. Eur J VascEndovascSurg. 2003,25(5):380-389.

30. Beauford RB, Saunders CR, Goldstein DJ. Off pump concomitant coronary revascularization and carotid endarterectomy. J CardiovascSurg (Torino). 2003,44(3):407-415.

31. Fareed KR1, Rothwell PM, Mehta Z, et al. Synchronous carotid endarterectomy and off-pump coronary bypass: an updated, systematic review of early outcomes. Eur J VascEndovasc Surg. 2009;37(4):375-378.

32. Timaran CH, Rosero EB, Smith ST, et al. Trends and outcomes of concurrent carotid revascularization and coronary bypass. J Vasc Surg. 2008;48(2):355-360.

33. Versaci F, Reimers B, Del Giudice C, et al. Simultaneous hybrid revascularization by carotid stenting and coronary artery bypass grafting: the SHARP study. JACC CardiovascInterv. 2009;2(5):393-401.

34. Venkatachalam S, Shishehbor MH. Management of carotid disease in patients undergoing coronary artery bypass surgery: is it time to change our approach? CurrOpinCardiol. 2011;26(6):480-487.

35. Rothwell PM, Eliasziw M, Gutnikov SA, et al. Carotid Endarterectomy Trialists Collaboration. Endarterectomy for symptomatic carotid stenosis in relation to clinical subgroups and timing of surgery. Lancet. 2004;363(9413):915-924.

36. Velissaris I, Kiskinis D, Anastasiadis K. Synchronous carotid artery stenting and open heart surgery. J Vasc Surg. 2011;53(5):1237-1241.

37. POISE Study Group. Effects of extended-release metoprolol succinate in patients undergoing non-cardiac surgery (POISE trial): arandomised controlled trial. Lancet 2008;371:1839-1847.

38. American College of Cardiology Foundation/American Heart Association Task Force on Practice Guidelines; American Society of Echocardiography; American Society of Nuclear Cardiology; et al. 2009 ACCF/AHA focused update on perioperative beta blockade incorporated into the ACC/AHA2007 guidelines on perioperative cardiovascular evaluation and care for noncardiac surgery. J Am Coll Cardiol. 2009;54(22):e13-e118.

39. McGirt MJ, Perler BA, Brooke BS, et al. 3-Hydroxy-3-methylglutaryl coenzyme A reductaseinhibitors reduce the risk of perioperative stroke and mortality aftercarotid endarterectomy. J VascSurg. 2005;42(5):829-835.

40. Kennedy J, Quan H, Buchan AM, et al. Statins are associated with better outcomes aftercarotid endarterectomy in symptomatic patients. Stroke. 2005;36(10):2072-2076.

41. Stone NJ, Robinson JG, Lichtenstein AH, et al. American College of Cardiology/American Heart Association Task Force on Practice Guidelines. 2013 ACC/AHA guideline on the treatment of blood cholesterol to reduce atherosclerotic cardiovascular risk in adults: a report of the American College of Cardiology/American Heart Association Task Force on Practice Guidelines. J Am Coll Cardiol. 2014;63(25 Pt B):2889-2934.

42. Ogasawara K1, Sakai N, Kuroiwa T, et al. Japanese Society for Treatment at Neck in Cerebrovascular Disease Study Group. Intracranial hemorrhage associated with cerebral hyperperfusion syndrome following carotid endarterectomy and carotid artery stenting: retrospective review of 4494 patients. J Neurosurg. 2007;107(6):1130-1136.

43. vanMook WN, Rennenberg RJ, Schurink GW, et al. Cerebral hyperperfusion syndrome. Lancet Neurol. 2005 Dec;4(12):877-88.

44. Lieb M,Shah U,Hines GL. Cerebral hyperperfusion syndrome after carotid intervention:a review. Cardiol Rev. 2012;20(2):84-89.

45. Moulakakis KG,Mylonas SN,Sfyroeras GS,et al. Hyperperfusion syndrome after carotid revascularization. J Vasc Surg. 2009;49(4):1060-1068.

46. LaMuraglia GM,Brewster DC,Moncure AC,et al. Carotid endarterectomy at the millennium:what interventional therapy must match. Ann Surg. 2004;240(3):535-544;discussion 544-546.

47. Hye RJ,Mackey A,Hill MD,et al. Incidence,outcomes,and effect on quality of life of cranial nerve injury in the Carotid Revascularization Endarterectomy versus Stenting Trial. J Vasc Surg. 2015;61(5):1208-1215.

第二十一章

合并阻塞性睡眠呼吸障碍冠心病
患者的围术期管理

阻塞性睡眠呼吸暂停低通气综合征（obstructive sleep apnea hypopnea syndrome，OSAHS）在心血管疾病患者中的发病率为40%～60%，可增加人群心血管病事件发生风险且是罹患冠心病的独立危险因素。冠状动脉旁路移植术（cardiac artery bypass grafting，CABG）是严重冠心病的一种主要治疗方法，OSAHS可能与CABG患者围术期是否平稳和预后存在密切关系，但在现行CABG手术的冠心病患者中，OSAHS的诊断率极低。因此，加强对CABG患者OSAHS的检出率，增强对OSAHS患者围术期管理并实施一定程度的干预措施，同时加强对冠心病合并OSAHS患者的宣教，对有OSAHS的冠心病患者行CABG治疗有积极的临床意义。

一、阻塞性睡眠呼吸暂停低通气综合征（OSAHS）

1. **睡眠呼吸暂停低通气综合征（sleep apnea hypopnea syndrome，SAHS）**　睡眠呼吸暂停低通气综合征（sleep apnea hypopnea syndrome，SAHS）占睡眠呼吸疾患70%以上，成人发病率为2%～4%。睡眠呼吸暂停（sleep apnea，SA）是指睡眠中口和鼻气流均停止10秒以上；低通气是指呼吸气流降低超过正常气流强度的50%以上并伴有4%以上血氧饱和度下降；SAHS是指每夜睡眠中呼吸暂停反复发作在30次以上或AHI≥5。AHI是指呼吸暂停/低通气指数（睡眠中每小时呼吸暂停/低通气次数）。SAHS分型：①阻塞性睡眠呼吸暂停综合征（obstructive sleep apnea hypopnea syndrome，OSAHS）：睡眠时口鼻无气流，胸腹呼吸运动存在。②中枢性睡眠呼吸暂停综合征（central sleep apnea hypopnea syndrome，CSAHA）：睡眠时口鼻气流和胸腹呼吸运动同时停止，膈肌和肋间肌也都停止活动。③混合性睡眠呼吸暂停综合征（mixed sleep apnea hypopnea syndrome，MSAHS）：指在一次呼吸暂停过程中，开始出现中枢性呼吸暂停，继之同时出现阻塞性呼吸暂停。

2. **阻塞性睡眠呼吸暂停低通气综合征（OSAHS）**　SAHS中又以OSAHS患者最多见。OSAHS患者由于睡眠时反复的呼吸暂停及低通气，导致了低氧血症和高碳酸血症以及睡眠结构破坏，造成组织器官缺血缺氧，对多系统功能损害，临床表现为咽干舌燥，夜间憋醒，白天嗜睡，记忆力减退、性功能障碍，OSAHS可并发高血压、冠心病，导致心衰、夜间猝死、脑卒中，是心脑血管疾病的独立危险因素（图21-0-1）。

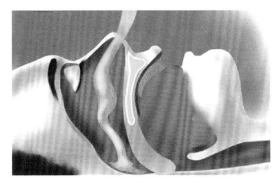

图21-0-1　OSAHS致上气道阻塞，气流受限

3. **OSAHS 分级**　AHI 定义为睡眠期间平均每小时发生呼吸暂停或低通气的次数。AHI=（呼吸暂停次数+低通气次数）/总睡眠时间（分钟）×60 次。美国睡眠医学会确定 5<AHI<15 为轻度 OSAHS 患者；15≤AHI<30 为中度 OSAHS 患者；AHI≥30 为重度 OSAHS 患者。

二、冠心病合并 OSAHS

冠心病（coronary artery heart disease，CAD）是由于冠状动脉粥样硬化引起动脉管腔狭窄或阻塞致心肌缺血缺氧坏死的疾病。2013 年杨功焕发表于 *Lancet* 资料显示，我国的冠心病作为死亡因素，已经从 1990 年的第 7 位跃升为 2010 年的第 2 位，2010 年冠心病死亡人数达 94.5 万。同时，2013 年中国心血管病报告指出冠心病死亡率年增长幅度为 5.05%，严重威胁我国公众健康。根据 2011 年美国 ACCF/AHA/SCAI 制定的冠状动脉旁路移植术（cardiac artery bypass grafting，CABG）和经皮冠状动脉介入治疗（percutaneous coronary intervention，PCI）指南，冠状动脉血运重建可显著改善心肌缺血，是严重 CAD 患者的主要治疗方式，证据等级 B 级，但一项 SYNTAX 试验将 1800 例患者随机分为接受 PCI 或 CABG，术后 3 年患者主要心脑血管不良事件发生率高达 20.2%～28.0%。这提示除心肌缺血外，其他原因的缺氧可能也是引起 CAD 患者不良预后的因素。因此，单纯改善 CAD 患者心肌缺血并不能降低所有危险因素。阻塞性睡眠呼吸暂停低通气综合征（obstructive sleep apnea hypopnea syndrome，OSAHS）是睡眠期间周期性上呼吸道阻塞致呼吸暂停和低通气，引起反复的低氧血症。美国睡眠心脏健康研究所的研究结果表明，OSAHS 是 CAD 患者死亡率的独立预测因子，心肌梗死患者中的 OSAHS 患病率达 30%～58%，未经治疗的中重度 OSAHS 患者中致死性和非致死性心血管事件的发生率较健康人群升高。而目前对于 OSAHS 的严重性及普遍性缺乏足够认识。因此，OSAHS 合并冠状动脉血运重建患者围术期应该有效解决 OSAHS 引起的低氧血症。2013 年美国 ACP 临床治疗 OSA 指南指出，尚缺乏 OSAHS 患者心血管事件的长期随机对照研究。

OSAHS 患者除 CAD 外还可并发多种代谢性疾病，如脂质代谢紊乱和糖尿病等。代谢紊乱参与了动脉粥样硬化起始，病变发展，粥样斑块破裂，血栓形成。因此，了解 OSAHS 患病人群特点及其与代谢紊乱及 CAD 的关系，阐明 OSAHS 引起的靶器官损害或加速已有疾病靶器官损害情况，对冠心病合并 OSAHS 患者血运重建的围术期防治有重要意义。

三、OSAHS 对冠心病患者的心肺功能影响

OSAHS 对冠状动脉旁路移植术患者围术期的影响主要体现在心、肺两个重要器官，这关系到患者心脏术后循环和呼吸功能的稳定。因此，务必明确 OSAHS 对心血管和肺功能的影响。

（一）OSAHS 致神经内分泌紊乱参与冠心病

OSAHS 参与冠心病的病理机制是多因素的，其通过反复的呼吸暂停和低通气引起反复的低氧血症，进而引起一系列神经内分泌因子分泌紊乱，从而参与并加重冠心病的发生与发展。其中主要包括交感神经过度兴奋、水盐失衡、炎症反应、氧化应激、血管内皮功能紊乱和胰岛素抵抗等。

1. **交感神经过度激活和水盐失衡**　间断低氧血症是交感神经激活的关键因素，OSAHS 患者夜间睡眠时气道气流暂停或受限时，导致缺氧和高碳酸血症，从而刺激中枢和外周化学感受器，导致交感活性增强。交感神经张力增高，一方面使心率加快，血压升高，心肌耗氧量

增加,诱发室性异位搏动;另一方面儿茶酚胺、肾素血管紧张素及内皮素分泌增加,冠状动脉阻力血管收缩舒张失衡,阻力增加,血流速度减慢。此外,交感神经兴奋还具有记忆效应,反复发生容易诱发冠状动脉痉挛、心肌缺血,甚至引发急性冠状动脉综合征。

2. 氧化应激、炎症反应和冠状动脉内皮损伤　OSAHS 反复发生低氧-复氧过程,产生大量氧自由基(reactive oxygenspecies,ROS),氧自由基可使 NO 水平下降,ET 浓度升高,NO 是内皮源性血管舒张因子,是内皮细胞功能的保护因子,而 ET 是一种强力缩血管物质,可诱发冠状动脉痉挛。同时,NO 水平下降可引起血小板聚集,白细胞黏附,血管平滑肌细胞增殖和移行,血管通透性增加,参与并促进动脉粥样硬化形成等。此外,氧化应激可引发大量炎症因子释放,如 TNF-α、IL-1、IL-6、IL-8、VEGF 和 ICAM-1 等。这些炎症介质前体也是导致血管增殖紊乱的重要介质。与此同时,冠心病是内皮功能失调和炎症反应相互作用所导致的一种动态过程。研究发现,多种参与动脉粥样硬化形成和发展过程中的重要炎症因子在 OSAHS 患者体内亦具有较高水平。

3. 胰岛素抵抗　既然 OSAHS 存在较高并发冠心病的可能,那么 OSAHS 与冠心病之间一定存在相通或交叉的环节。国内外研究显示 OSAHS 是胰岛素抵抗(insulin resistanoe,IR)的独立危险因素,它可以直接引起 IR。慢性间歇缺氧引起交感神经持续兴奋,刺激儿茶酚胺和皮质酮释放,通过糖代谢及胰高血糖素、糖皮质激素作用等途径导致 IR;高碳酸血症或酸中毒可导致胰岛素及其受体亲和力下降;同时氧化应激引起或促进 IR;炎症因子白介素-6和肿瘤坏死因子-α 均可诱导 IR;此外,缺氧可使血管内皮细胞一氧化氮合成酶活性受抑制,导致内皮功能紊乱而引起 IR。IR 在代谢综合征中发挥着重要作用,代谢综合征参与冠心病发生、发展的全过程。魁北克心血管研究结果显示胰岛素抵抗是 CAD 的强力预测因子,因而胰岛素抵抗不仅是 CAD 的危险因素,也是 CAD 预后不良的指标。

(二) OSAHS 影响肺功能

多数学者认为 OSAHS 可致肺功能损害。许多年前国外就有研究认为 OSAHS 患者肺功能变化与病情的严重程度有关,梁大华等曾经报道 OSAHS 患者肺功能指标与 AHI 相关。补呼气量(expiratory reserve volume,ERV)减少的原因可能是多数 OSAHS 患者颈围大,即使不伴肥胖的患者在颈部前外侧也有明显的脂肪沉积,咽腔周围脂肪软组织沉积,呼气时咽部横断面积缩小会导致 ERV 增大受限。而 AHI 与每分钟最大通气量(maximum voluntary ventilation,MVV)负相关说明 OSAHS 对患者的呼吸储备能力亦有明显损害。

其次,OSAHS 患者多有肥胖及脂肪沉积,主要表现为限制性通气功能受损,但也有一定程度的阻塞性通气功能受损。原因是肥胖症尤其是中心型肥胖者,腹内压增加,膈肌向头侧移位,卧位时此现象更明显,肺活量、肺总量降低。而 OSAHS 因为气道阻塞导致习惯性打鼾、夜间憋气/窒息与高血压等表现,这种气道阻塞与肥胖密切相关。其原因可能是 OSAHS 伴肥胖患者比同等肥胖程度的正常人颈部含有更多的脂肪,上气道横截面积减小造成上气道狭窄,分析其原因可能是用力肺活量(forced vital capacity,FVC)、ERV 减少可使肺容积减少,肺弹性回缩力增强,胸腔产生更明显的吸气负压,导致上气道被动塌陷,增加了睡眠呼吸暂停低通气的发生频率;另外肺容积减少可能影响肺和胸壁的机械感受器的传入并导致呼吸中枢的不稳定,同时机体氧储备下降也增加了睡眠时呼吸中枢的不稳定性,这些均能导致呼吸不规则和呼吸暂停的发生。因此,对于 OSAHS 伴有肥胖的患者适当的减轻体重对于肺功能的改善非常有利。

另外,国外 Anch 等认为 OSAHS 患者存在上气道结构异常和(或)抗塌陷能力下降,仰卧位时,重力作用使软组织结构重排,上气道口径变小。这表明,除了肥胖因素参与外,从坐位到卧位可导致上气道阻力进一步增加。王玮等也认为体位可独立于肥胖因素影响 OSAHS 患者的肺功能;体位改变后的中重度患者上述指标自身变化明显($P<0.01$)。产生这种差别的原因可能为:

1. **上气道结构异常**　正常人觉醒时从坐位到卧位咽部横截面积可下降 23% 左右,而 OSAHS 患者多伴有增殖体肥大、小颌、短颈等异常使上气道狭窄,卧位时由于重力作用使狭窄进一步加重(图 21-0-2)。

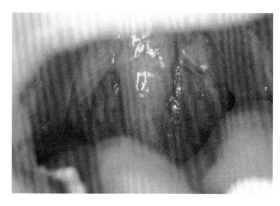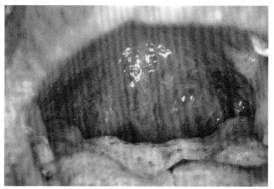

图 21-0-2　扁桃体肥大

2. **上气道顺应性增加**　正常人上气道中咽部顺应性最大,使其闭合所需的负压最小, OSAHS 患者卧位睡眠时咽部顺应性比正常人更大,很小的负压即可引起上气道闭合;

3. **咽部肌张力下降**　轻度 OSAHS 患者仅 FEV% 出现明显下降,原因可能是 OSAHS 患者存在不同程度的上气道阻塞因素,而肺功能能够检查到因气道阻塞引起的气流变化,当体位改变后因肺容积缩小而导致周围气道闭塞,故反映小气道阻塞的 FEV% 出现下降。

OSAHS 患者存在着一定程度的肺功能损害,肺功能损害与 OSAHS 疾病的严重程度、OSAHS 患者是否肥胖以及体位改变有关,应该引起重视。肺功能部分指标与呼吸功能紊乱程度关系密切,对于临床疑诊和已经确诊的 OSAHS 患者进行肺功能检测,有助于初步筛查和对其病情严重程度的判断。肥胖者尤其是体重指数较大的患者肺功能会有所下降,减轻体重对 OSAHS 伴肥胖患者的肺功能改善有利。

四、OSAHS 的检查手段

1. **多导睡眠检测仪(polysomnography,PSG)**　从晚 10 时至次日早晨 5 时行 PSG 进行 7 小时睡眠监测,监测内容包括口鼻气流、胸腹运动、脑电、肌电、眼动、心律、心率、腿动、鼾声和体位、夜间最低血氧饱和度(MinSaO₂)、血氧饱和度低于 90% 的时间占总睡眠时间百分比($TSaO_2<90$)等。诊断标准:睡眠呼吸暂停(SA)是指睡眠过程中口鼻呼吸气流均停止 10 秒以上。低通气是指睡眠过程中呼吸气流强度(幅度)较基础水平降低 50% 以上并伴有血氧饱和度(SaO_2)较基础水平下降≥4%。也可以用便携式睡眠监测仪测定(图 21-0-3,图 21-0-4)。

2. **肺功能检查**　最大呼气流量(速)-容积曲线(环)是诊断上气道阻塞的首选检查方法。上气道阻塞时,流量-容积曲线出现明显的变化,具有诊断价值。如前所述,根据流量-容积曲线形态的改变可判定不同的上气道阻塞。①可变型胸外上气道阻塞,其流量-容积曲线表现为吸气流速明显受限而呈现吸气平台,呼气流速则基本正常,故 FEF50%/FIF50% >1; ②可变型胸内上气道阻塞,其流量-容积曲线表现为呼气流速明显受限而呈现呼气平台, FEF50%/FIF50% <1;③固定型上气道阻塞,其流量-容积曲线表现为吸气和呼气流速均明显

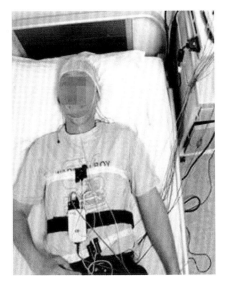
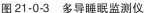

图 21-0-3 多导睡眠监测仪

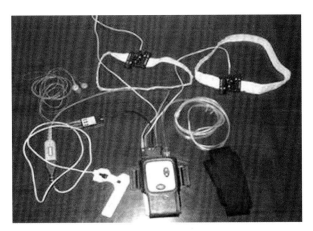

图 21-0-4 便携式睡眠监测仪

下降,且程度相当,呈现为一矩形,FEF50%/FIF50% = 1。

3. **颈部 X 线片** 颈部 X 线片首先可以大体判断患者下颌结构,同时有利于鉴别其他气道阻塞性疾病。气管 X 线片对渗出性气管炎、气道异物及无名动脉压迫所致的上气道阻塞具有较高的敏感性,但对喉或气管软化的敏感性较差。吸气相颈部 X 线片对喉气管炎和会厌炎具有鉴别价值。喉气管炎的典型征象为"尖塔"征。声门下区狭窄多见于喉气管炎患者,但亦可见于会厌炎。会厌炎在颈部侧位片可显示肿胀的会厌和咽下部扩张。气道 X 线片对上气道阻塞的诊断虽可提供重要信息,但其准确性较差,应与病史和体征相结合进行判断,可进一步行颈部 CT 检查。

4. **内镜检查** 纤维喉镜或纤维支气管镜检查可直接观察上气道,了解声带、气管环的变化以及呼吸过程中病变的动态特征,且可采集活体组织行病理学检查,故对诊断具有决定性作用。对疑为上气道阻塞者,均应考虑进行内镜检查。但严重呼吸困难者不宜进行检查,且对血管性疾病严禁进行活组织检查。

五、冠心病合并 OSAHS 的治疗手段

(一)冠状动脉旁路移植术

2011 美国 AHA 冠状动脉旁路移植术外科治疗指南未明确规定 CAD 合并 OSAHS 患者治疗规范。由于冠心病合并 OSAHS 患者对 OSAHS 的严重性缺乏足够认识,仅针对缺血心肌进行冠状动脉血运重建术,并未对 OSAHS 进行特定治疗。单纯 CAD 冠状动脉血运重建术仅仅改善了缺血心肌的血液供应,但对由 OSAHS 引起全身缺氧所致的一系列神经内分泌紊乱及代谢紊乱所造成的冠状动脉血管内皮损害改善可能有限。因此,单纯冠状动脉血运重建术并未降低 OSAHS 致 CAD 的危险因素。

(二)悬雍垂-腭-咽成形术

悬雍垂-腭-咽成形术(uvulopalalophanyngoplasty,UPPP)适用于:①单纯鼾症患者,鼾声影响同室睡眠者或由于职业原因要求手术者;②60 岁以下的患者,经 PSG 判定为轻度或中度 OSAHS

者;③经定位检查,证实上气道阻塞部位在软腭后平面者。对于拟行 CABG 手术患者:首先,合并 OSAHS 的冠心病患者年龄多数在 60 岁以上,且中-重度 OSAHS 患者为多数,不符合 UPPP 手术指征;其次,在行 CABG 手术过程中需要对患者进行肝素化处理,术后需要服用 1 年的双抗血小板药物。因此,UPPP 手术不适合合并 OSAHS 的 CABG 手术患者在围术期及术后近期的治疗。

(三) 持续气道正压通气

持续气道正压通气(continuous positive airway pressure,CPAP)可解除患者上呼吸道塌陷和狭窄,改善夜间低氧血症和反复的觉醒/睡眠紊乱,是目前 OSAHS 的首选治疗方案。2013 年美国 ACP 临床 OSA 治疗指南指出,尽管 CPAP 可提高中重度 OSAHS 患者呼吸睡眠相关指标,但目前仍缺乏 CPAP 对其他重要临床终点事件预后的证据,尤其缺乏 OSAHS 患者心血管事件的长期随机对照研究。此外,2014 年新英格兰医学杂志报道了两项关于 CPAP 治疗 OSAHS 的临床随机对照研究,认为 CPAP 治疗可降低 OSA 患者短期心血管病危险因素。同时,*JACC* 一项研究显示,5 年随访 371 例 PCI 术后患者经 CPAP 治疗和不治疗组患者心血管病死亡率分别为 3% 和 10%,提示 CPAP 可以改善 PCI 术后合并 OSAHS 患者的预后(图 21-0-5)。

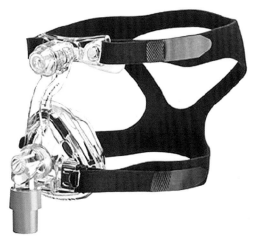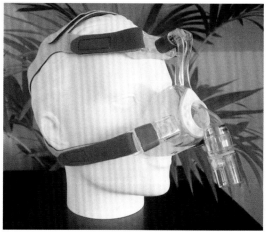

图 21-0-5　CPAP 呼吸机面罩

1. CPAP 呼吸机的发展　1971 年 Gregory 等首次经气管插管使用 CPAP 呼吸机治疗新生儿呼吸窘迫综合征(NRDS),使萎陷的肺泡复张,并增加功能残气量。1973 年 Kattwinkel 通过鼻塞(Nasalprong)装置使用 CPAP 呼吸机,这种 nCPAP 呼吸机得到普遍化的应用。但 nCPAP 呼吸机应用时因口腔的气体漏出可导致呼吸道压力不稳定,当气流增加或呼吸道阻力增加时这种压力变化更为明显。为克服这些问题,1988 年 Mao 等改进了 nCPAP 呼吸机方法,在近鼻呼吸道处通过气流喷射的动力能转换发生气流。与传统 CPAP 呼吸机的相比,改进后的新型 CPAP 呼吸机的呼吸道压力变化与预置值较为接近,波动值较小。

2. CPAP 呼吸机作用原理　CPAP 呼吸机对呼吸生理的作用主要有以下几个方面:

(1) 增加肺跨肺压:CPAP 呼吸机使呼吸道持续保持正压,可间接增加跨肺压。

(2) 扩张肺泡,增加功能残气量:CPAP 呼吸机在呼吸末维持肺泡正压,使肺泡保持一定的扩张,避免肺泡塌陷,增加功能残气量,增加肺泡面积,改善肺顺应性,减少肺内分流,改善氧合。CPAP 呼吸机不仅可以避免肺泡塌陷,还可以使已塌陷的肺泡重新扩张。

（3）减少肺表面活性物质（PS）的消耗：肺泡萎陷时肺泡表面面积减少，导致 PS 消耗增加。CPAP 呼吸机通过持续呼吸道正压通气防止肺泡塌陷，减少 PS 消耗。

（4）减小呼吸道阻力：在呼吸时易发生塌陷，CPAP 呼吸机可保持呼吸道处于扩张状态，防止呼吸道塌陷，使整个呼吸道阻力减小，减少呼吸做功（图 21-0-6）。

（5）减少呼吸做功：CPAP 呼吸机使肺泡扩张，增加功能残气量，减少肺内分流，改善通气/血流比值，进行有效的气体交换，使呼吸运动所需能量减少，减少呼吸做功。

（6）增加呼吸驱动力：CPAP 呼吸机可以通过刺激 Hering-Bresuer 反射和肺牵张感受器的刺激，稳定胸廓支架，防止胸廓塌陷，提高膈肌的呼吸功效，增加呼吸驱动力，使自主呼吸变得有规律。

3. CPAP 呼吸机的主要方式

（1）水封瓶 CPAP 呼吸机：将呼出气体进入水封瓶中，在呼气末产生阻力，使呼吸道和肺泡保持一定压力。

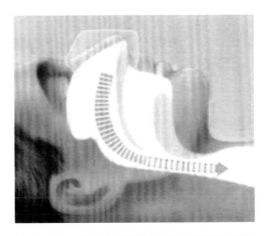

图 21-0-6　CPAP 呼吸机利用正压通气打开阻塞上气道

该方法简便易行，尤其适用于基层医院，在临床上起到一定作用，但该方法有以下缺陷：①压力调节不准确、不方便，可发生气胸；②吸入氧体积分数太高，为 100%，不能调节易发生氧中毒；③无加温湿化功能，易发生呼吸道干燥，刺激呼吸道。

（2）专用 CPAP 呼吸机：目前已有 5~6 种型号专用 CPAP 呼吸机，主要部件包括：①气源：为高压空气和氧气，两种气流压力相等方能保证空气氧气混合器输出气体氧体积分数准确；②空气氧气混合器：用于空气和氧气的混合，调节输入氧体积分数；③加温湿化器：加热并湿化吸入氧气，保证吸入气体湿度 0.8~1.0，温度 30~35℃，以防止呼吸道分泌物干结堵塞；④连接管道：可选用乳胶管、螺旋管等高顺应性管道。

4. CPAP 呼吸机的使用方法

（1）准备 CPAP 呼吸机仪器：将 CPAP 呼吸机装置安装好，检查管道连接、气源连接、加温湿化。

（2）预调参数：初调压力一般为 0.39~0.59kpa，供气流量应大于通气量的 3 倍，即 6~8mL/kg×呼吸次数/分钟×3，一般供气流量为 5~7 分钟，FiO 可与给 CPAP 呼吸机前后相同。10~15 分钟后测定血气，同时监测生命体征及观察病体变化。

（3）调节方法：用 CPAP 呼吸机后若 $Pa(O_2)$ 仍低，可逐渐增加压力，每次以 0.098~0.196kPa 的梯度增高，最高压力不宜超过 0.785kPa，同时可按 0.05~0.10 的幅度提高 FiO_2。也可将压力保持在 0.49~0.59kPa 不变，仅提高 FiO_2，使 $Pa(O_2)$ 达到 6.7~10.6kPa。若 $Pa(O_2)$ 不能维持在 6.7kPa 以上，需改用机械通气。若 $Pa(O_2)$ 持续稳定，应逐渐降低 FiO_2，每次递减 0.05。当 $FiO_2<0.3$ 时，$Pa(O_2)$ 仍维持在 6.7~10.6kPa，可按每次 0.098kPa 的梯度递减压力，直至降低到 0.196~0.294kPa。

5. CPAP 呼吸机的使用时间　鼻罩可选用普通硅胶膜鼻罩，CPAP 选用全自动 CPAP 睡眠呼吸机。CPAP 试用期为 7 天，工作压力范围为 4~20cmH_2O，根据试用期内耐受压力的

90%重置每一位患者的最佳固定压力。CPAP 治疗每晚不少于 6 小时。为增加患者经鼻持续气道正压通气治疗的依从性,在使用前均予以教育,让其懂得为什么要治疗及经鼻持续气道正压通气治疗原理。

6. CPAP 呼吸机的使用禁忌证　①肺气肿:肺气肿肺泡已明显扩张,如再增加呼吸道正压,有使肺泡破裂的危险。②气胸:CPAP 呼吸机可使肺泡破裂处加大或更不易闭合。③腹胀:CPAP 呼吸机可抑制胃肠蠕动,使胃肠胀气,呼吸道正压可将气体压向胃内,严重者可引起穿孔。未经治疗的先天性膈疝,应用 nCPAP 呼吸机可出现腹胀,进一步压迫胸部脏器。④局部损伤:面部、口腔食管和颅骨近期做过外科手术或受过外伤,急性鼻窦炎、鼻出血。已知或怀疑有鼓膜破裂或其他中度的耳部疾病。

六、冠心病合并 OSAHS 的围术期管理

（一）麻醉插管

全身麻醉是冠状动脉旁路移植术中的一个重要环节,OSAHS 患者特殊的上气道结构使气管插管变得较为困难,长期全身缺氧又是麻醉的不利因素,加之全身性疾病的影响,需要良好的麻醉条件。对于中-重度 OSAHS 患者在行冠状动脉旁路移植术前应进行上气道、颈部 CT、肺功能的检查,并请耳鼻喉头颈外科和麻醉科联合会诊,避免插管困难而造成手术风险增加。

（二）拔管时机

重症 OSAHS 患者长期处于夜间低血氧等病理状态,呼吸中枢驱动性差,对手术和麻醉药物的耐受性明显下降,手术本身的牵拉压迫使咽腔开大肌的作用受到限制,手术后麻醉药物蓄积也可以造成患者术后病情加重。对下咽部狭窄、过度肥胖,重度 OSAHS 患者应采用延迟拔管技术。在此期间可应用咪达唑仑和 PCA。咪达唑仑起效快,停药后患者恢复也较迅速,有良好的顺行性遗忘效应,静脉维持剂量既可以保持患者自主呼吸,又可避免镇静剂使用所致的呼吸抑制和通气下降,还可使平均动脉压明显降低、循环稳定,呼吸频率下降;另外患者同时接受 PCA 镇痛,可以加强咪达唑仑的镇静作用。对于其他患者我们采用同步清醒拔管,在保证安全的基础上减轻患者痛苦和经济负担。

（三）CPAP 干预

重度和术前最低血氧饱和度<60% 的 OSAHS 患者,术前进行 CPAP 治疗后患者的呼吸暂停指数可明显减少或消失,化学感受器的敏感性提高,通气驱动性增强,促进肺泡通气量增加,血氧饱和度提高,心肌供血增加,改善心肺功能,从而降低手术并发症的发生。CPAP消除呼吸暂停治疗 OSAHS 的主要机制是:呼吸机经鼻对上呼吸道提供一定的正压,显著降低患者呼吸做功,扩张上气道,解除了患者上呼吸道塌陷和狭窄,改善了夜间低氧血症和反复的觉醒/睡眠紊乱,削弱交感神经的过度兴奋;压力反射将逐渐恢复正常,长期应用 CPAP治疗,可提高中枢神经系统对低氧的敏感性;减轻胸腔内血流动力学紊乱;血浆中血管活性物质及炎症因子显著降低。Lavie 等研究发现,CPAP 治疗后可降低 OSAHS 患者体内脂质过氧化产物增多;Teramoto 等发现 CPAP 治疗后 OSAHS 患者血浆 IL-6 水平显著降低。因此,能否通过相关 CPAP 治疗来减轻机体心血管病危险因素的相关指标,进而改善冠状动脉血运重建术后 OSAHS 患者的远期预后,具有重要的研究价值。

（四）术后 OSAHS 护理

1. 通过有效普及 OSAHS 相关疾病的知识,提高患者及其家属对 OSAHS 的认知程度,做到尽早预防和正确治疗;

2. 通过健康指导和行为干预来改变患者的不良生活方式(如吸烟、饮酒等);

3. 加强患者的心理护理和社会支持;

4. 指导患者控制体重,OSAHS 被认为是一种"生活方式相关性疾病",超重型和肥胖型患者的患病率明显高于正常人群。因此,控制体重不仅可以降低 OSAHS 的发生率,而且还能减少其对身体的不良影响;

5. CPAP 治疗的护理。CPAP 是中重度 OSAHS 的首选方法,可改善主观和客观症状以及生活质量,降低 OSAHS 的病死率,改善远期预后。

七、作者实践

OSAHS 是一种发病率高、严重影响生活质量并危及生命的疾病,可并发高血压、冠心病、呼吸衰竭、糖尿病和脑卒中等,其发病率为 4% ~25%。OSAHS 是冠心病发生、发展的独立危险因素,冠心病患者中 OSAHS 的发病率为 40% ~45%。行冠状动脉血运重建手术患者属于高危冠心病患者,但诊断率较低,目前仅有少量研究报道 CABG 手术患者中 OSAHS 发病率为 47% ~87%;其发病率差异较大的原因是采用检测手段不统一,采用睡眠呼吸监测的 CABG 患者 OSAHS 发病率较采用柏林问卷的患者高。此外,CHEST 报道 CABG 手术患者中-重度 OSAHS 发病率为 56%,但是该研究并未明确排除混合型睡眠呼吸暂停患者。目前尚无在 OPCABG 手术的患者群中关于 OSAHS 发病率的相关报道。本研究为国际首次报道 OPCABG 患者中单纯 OSAHS 的发病率。我们对 74 例均接受 OPCABG 手术的冠心病患者通过 PG 监测排除合并中枢性睡眠呼吸暂停患者进行了研究,结果显示,在 OPCABG 患者中单纯 OSAHS 发病率为 70.3%,中-重度 OSAHS 发病率为 52.7%,说明 OPCABG 患者中 OSAHS 发病率极高,且该类 OSAHS 患者中绝大多数为中-重度 OSAHS,提示 OSAHS 不仅可以影响冠心病的发生和发展,同时冠心病也可以加重 OSAHS 严重程度(图 21-0-7)。

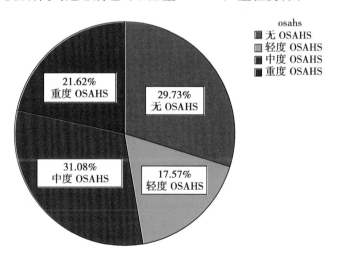

图 21-0-7 在 74 例 OPCABG 患者中合并 OSAHS 患者的发病率为 70.3%;合并中重度 OSAHS 患者发病率为 52.7%

吸烟、饮酒、肥胖、性别、年龄以及遗传等都是冠心病和 OSAHS 发病的危险因素。本研究结果显示,74 例入组冠心病患者中男性占 81.1%,合并 OSAHS 的 OPCABG 患者中男性所占比例为 82.7%(43/52),远高于女性;合并中-重度 OSAHS 的 OPCABG 患者男性所占比例远高于合并轻度或无 OSAHS 患者(92.3% vs. 68.6%,P = 0.009);其可能原因为:①孕激素对脂质代谢、血管内皮功能和凝血功能均有保护作用,女性在绝经期后失去孕激素对心血管病危险因素的抑制作用,绝经期后女性冠心病发病率较绝经期前增加约 3 倍,但仍低于男性;②孕激素有一定的呼吸中枢刺激作用,绝经期后女性失去该作用导致 OSAHS 发病率明显增加。本研究中女性 OSAHS 发病率为 17% (9/52),远高于正常人群中女性 2% ~5% 的发病率;③男性与女性颈部解剖结构存在差异,在总脂肪含量无差别的情况下,男性颈部软组织容量明显多于女性,故男性合并 OSAHS 的严重程度较女性严重。

另外,本研究结果显示,74 例入组冠心病患者中有吸烟史占 55.4%;合并中-重度 OSAHS 的 OPCABG 患者吸烟史所占比例远高于合并轻度或无 OSAHS 患者(66.7% *vs.* 42.9%,$P=0.04$);其可能原因为:①吸烟可损害血管内皮功能,是冠心病的重要危险因素;②吸烟导致肺通气功能下降、气道阻力增加和气道炎症改变;③近年来的研究表明,气道炎症是独立于系统炎症发生的,且与 OSAHS 的发生密切相关;④男性吸烟史比例明显高于女性(卡方检验 $P<0.001$),在合并中-重度 OSAHS 的 OPCABG 患者中吸烟史比例较高。因此,本研究基线资料分析结果提示,中重度男性 OSAHS 患者或伴有吸烟史可能更容易发生严重冠心病。

我们对基线资料中具有显著统计学差异的指标(射血分数、睡眠呼吸平均暂停时间、鼾声指数、平均氧饱和、最低氧饱和)进行二元 logistic 回归分析显示左心室射血分数 $P=0.022$ ($OR=0.922$,95% CI 0.86 ~0.99),揭示射血分数是合并 OSAHS 的 OPCABG 患者的保护性因素,随着射血分数增加,OPCABG 合并 OSAHS 的严重程度降低;提示中-重度 OSAHS 可能严重影响 OPCABG 患者的心功能。相关研究表明,睡眠呼吸暂停与左心功能不全关系密切,左心功能不全合并 OSAHS 的发生率为 30% ~40%;同时,OSAHS 可引起血流动力学的改变,OSAHS 患者缺乏睡眠中正常的循环系统低负荷阶段,且反复呼吸暂停造成回心血量增多,前负荷加重,长期发展致左心功能不全;此外,动物实验已经证实 OSAHS 可激活神经内分泌系统和细胞因子,激活凋亡通路引起心肌细胞凋亡、心肌细胞数量减少,导致心室重塑和心功能下降。因此,本研究中合并轻度或无 OSAHS 的 OPCABG 患者左心功能明显高于合并中-重度 OSAHS 的患者($P=0.013$)。

相关研究报道,OSAHS 是新发房颤的独立预测因素,OSAHS 患者房颤发生率是非 OSAHS 患者的 2 倍,可能与心房自律性增强、心房重塑有关,但对于合并 OSAHS 的 CABG 患者,术后房颤的发生存在争议。Mungan 等报道,对于合并 OSAHS 的 CABG 术后患者房颤发生率是非 OSAHS 患者的 1.5 ~2.8 倍(发生率为 40% ~50%);Amra 等报道 OSAHS 与 CABG 术后房颤发生无显著统计学差异;上述研究均使用能效较低的柏林问卷诊断 OSAHS,同时入选患者并未明确排除合并中枢性睡眠呼吸暂停患者。而本研究对入组患者 OPCABG 手术后进行 72 小时六导心电监测,结果显示 OPCABG 手术后房颤发生率仅为 18.9%,且合并中-重度 OSAHS 的 OPCABG 患者与合并轻度或无 OSAHS 患者的房颤发生无统计学差异 ($P=0.712$)。其原因我们认为:①OPCABG 手术后患者失眠率极高,很少出现睡眠呼吸暂停事件;②OPCABG 手术后心脏应激性较强,基础心率增加 20% ~30%,血液容量不足和内环境紊乱(尤其是钾离子过低)是引起心脏手术后阵发性房颤发生的主要原因;③虽然本研究结果显示合并不同程度 OSAHS 的 OPCABG 患者房颤发生无统计学差异,但是我们仍能够发现合并中-重度 OSAHS 的患者房颤发生概率较高(20.5% *vs.* 17.1%),如果增加样本量并进一步延长随访时间,房颤的发生率可能会出现一定变化。

OPCABG 手术后最危及生命的并发症为恶性室性心律失常,包括室速和室颤,其主要原因为再发心肌缺血。而 OSAHS 引起室性心律失常的主要原因为低氧血症和交感-迷走神经的兴奋性失衡,呼吸暂停早期兴奋迷走神经,终末期由极度兴奋突然随呼吸恢复转变为交感神经兴奋,则容易出现室性早搏,严重时可发生室性心动过速。OPCABG 手术后,患者失眠率极高,很少出现睡眠呼吸暂停事件;且 OPCABG 手术后患者均有每日 6~24 小时吸氧及手指血氧检测,保证氧分压及氧饱和度的正常,故本研究中 OPCABG 术后恶性室性心律失常的发生仅与术后心肌缺血有关,与 OSAHS 严重程度无关。

我们对入组患者 OPCABG 术中和术后指标进行分析显示,中-重度 OSAHS 可平均增加 OPCABG 手术患者在 ICU 滞留时间 15.5 小时、增加平均住院天数 0.7 天、增加平均住院费 0.87 万元。而影响上述指标差异的可能因素为术前二元 logistic 回归分析结果中存在显著差异的患者心功能和睡眠呼吸平均暂停时间。因此,我们以术前射血分数和平均暂停时间为模型,分别对患者滞留 ICU 时间、住院天数和住院费用进行线性回归分析,结果显示仅射血分数与 ICU 滞留时间和住院费用存在统计学有显著性意义的相关性,且为负相关,即患者射血分数越高、心功能越好,则患者 ICU 时间越短、住院费用越低;而平均暂停时间与 ICU 滞留时间、住院天数和费用无显著统计学相关性。我们推测尽管术前合并不同程度 OSAHS 的 OPCABG 患者睡眠呼吸暂停时间有显著差异,但是在手术中及术后因给予患者持续吸氧治疗并严格保证患者血氧饱和度,且没有影响 OPCABG 术中和术后指标;而 OSAHS 对 OPCABG 患者心功能的长期影响无法在术中及术后得到迅速缓解,因此,合并不同程度 OSAHS 的 OPCABG 患者心功能的显著性差异会影响术后患者 ICU 时间并增加住院费用。CPAP 是治疗 OSAHS 的主要手段,长期使用可显著改善患者心功能。我们认为对合并 OSAHS 的 OPCABG 患者围术期进行 CPAP 干预的效果有限,不能迅速改善患者心功能使其受益。由此可见,提高 OPCABG 患者 OSAHS 的检出率并进行早期干预,或者对 OPCABG 术后患者给予长期 OSAHS 干预,可能会使该类严重冠心病患者获得更好预后。

综上所述,OSAHS 在 OPCABG 手术患者中发病率较高,尤其是合并中-重度的 OSAHS 患者;男性和吸烟史是合并中-重度 OSAHS 的 OPCABG 患者的重要危险因素;OSAHS 严重影响 OPCABG 患者的心功能,并增加患者 ICU 滞留时间、住院时间和住院费用;由于 OPCABG 患者对 OSAHS 认识程度不足、检出率极低,选择合适时间对合并 OSAHS 的 OPCABG 患者进行临床 OSAHS 干预可能获益。

八、前景展望

有效降低合并 OSAHS 的 CAD 患者血运重建术后远期不良心脑血管病事件是全世界心血管病和呼吸睡眠医生面临的热点和难点。对接受冠状动脉血运重建的中重度 OSAHS 患者行术后规范化 CPAP 治疗,改善患者缺氧及心血管病危险因素,降低远期不良心血管病事件的危险因素及发生率,提高患者的生活质量,减轻患者及社会经济负担,合并 OSAHS 的冠状动脉旁路移植术后患者的联合治疗是未来的发展趋势。同时,深入探索该治疗模式对心血管病危险因素的影响,为 CAD 的防治提供重要的理论依据和新思路。

(高铭鑫　宋伟)

【主编述评】

OSAHS 是冠心病发生、发展的独立危险因素,在冠心病患者中发病率较高。OSAHS 对冠心病患者的心肺功能也有不同程度的影响,可能参与严重冠心病患者行 CABG 手术围术期的恢复。目前,CPAP 是中-重度 OSAHS 患者的有效干预措施,且无创。围术期应加强对

CABG 患者的 OSAHS 检查、宣教及适时 CPAP 干预,可以避免由于 OSAHS 对 CABG 手术造成不利的影响。另外,CPAP 的长期干预可能对 CABG 患者预后产生一定作用,机制及疗效仍需进一步观察及探索。

（于　洋）

参 考 文 献

1. McEvoy RD, Antic NA, Heeley E, et al. SAVE Investigators and Coordinators. CPAP for Prevention of Cardiovascular Events in Obstructive Sleep Apnea. N Engl J Med. 2016;375(10):919-931.

2. Scorza FA, Scorza CA, Cavalheiro EA, et al. Obstructive sleep apnea: Underestimated risk factor in sudden cardiac death in schizophrenia. Sleep Sci. 2016;9(2):57-58.

3. Hillis LD, Smith PK, Anderson JL, et al. American College of Cardiology Foundation/American Heart Association Task Force on Practice Guidelines. 2011 ACCF/AHA guideline for coronary artery bypass graft surgery: executive summary: a report of the American College of Cardiology Foundation/American Heart Association Task Force on Practice Guidelines. J Thorac Cardiovasc Surg. 2012;143(1):4-34.

4. Hamaoka T, Murai H, Kaneko S, et al. Single-Unit Muscle Sympathetic Nerve Activity Reflects Sleep Apnea Severity, Especially in Severe Obstructive Sleep Apnea Patients. Front Physiol. 2016;7:66.

5. Ozge G, Dogan D, Koylu MT, et al. Retina nerve fiber layer and choroidal thickness changes in obstructive sleep apnea syndrome. Postgrad Med. 2016;128(3):317-322.

6. Afonso Delgado L, Micoulaud Franchi JA, Monteyrol PJ, et al. Implantable nerve stimulation for obstructive sleep apnea hypopnea syndrome Presse Med. 2016;45(2):183-192.

7. Chen Y, Li Y, Jiang Q, et al. Analysis of Early Kidney Injury-Related Factors in Patients with Hypertension and Obstructive Sleep Apnea Hypopnea Syndrome (OSAHS). Arch Iran Med. 2015;18(12):827-833.

8. Kazemzadeh GH, Bameshki AR, Navvabi I, et al. Association of Obstructive Sleep Apnea Syndrome and Buerger's Disease: a Pilot Study. Acta Med Iran. 2015 Oct;53(10):622-626.

9. Villa MP, Pietropaoli N, Supino MC, et al. Diagnosis of Pediatric Obstructive Sleep Apnea Syndrome in Settings With Limited Resources. JAMA Otolaryngol Head Neck Surg. 2015;141(11):990-996.

10. Koseoglu S, Ozcan KM, Ikinciogullari A, et al. Relationship Between Neutrophil to Lymphocyte Ratio, Platelet to Lymphocyte Ratio and Obstructive Sleep Apnea Syndrome. Adv Clin Exp Med. 2015;24(4):623-627.

11. Szakács Z, Ádám Á, Annus JK, et al. Hungarian Society for Sleep Medicine guideline for detecting drivers with obstructive sleep apnea syndrome. Orv Hetil. 2016;157(23):892-900.

12. Farber JM. Clinical practice guideline: diagnosis and management of childhood obstructive sleep apnea syndrome. Pediatrics. 2002;110(6):1255-1257.

13. Section on Pediatric Pulmonology, Subcommittee on Obstructive Sleep Apnea Syndrome. American Academy of Pediatrics. Clinical practice guideline: diagnosis and management of childhood obstructive sleep apnea syndrome. Pediatrics. 2002;109(4):704-712.

14. Yang G, Wang Y, Zeng Y, et al. Rapid health transition in China, 1990-2010: findings from the Global Burden of Disease Study 2010. Lancet. 2013;381(9882):1987-2015.

15. Levine GN, Bates ER, Blankenship JC, et al. ACCF; AHA; SCAI. 2011 ACCF/AHA/SCAI Guideline for Percutaneous Coronary Intervention: executive summary: a report of the American College of Cardiology Foundation/American Heart Association Task Force on Practice Guidelines and the Society for Cardiovascular Angiography and Interventions. Catheter Cardiovasc Interv. 2012 Feb 15;79(3):453-495.

16. Schulz R, Grebe M, Eisele HJ, et al. Obstructive sleep apnea-related cardiovascular disease. Med Klin (Munich). 2006;101(4):321-327.

17. Qaseem A, Holty JE, Owens DK, et al. for the Clinical Guidelines Committee of the American College of Physicians. Management of Obstructive Sleep Apnea in Adults: A Clinical Practice Guideline From the American College of Physicians. Ann Intern Med. 2013;159:471-483.

18. Drager LF, Togeiro SM, Polotsky VY, et al. Obstructive sleep apnea: a cardiometabolic risk in obesity and the metabolic syndrome. J Am Coll Cardiol. 2013;62(7):569-576.

19. Fisman EZ, Tenenbaum A. Adiponectin: a manifold therapeutic target for metabolic syndrome, diabetes, and coronary disease? Cardiovasc Diabetol. 2014;13(1):103.

20. Jean-Louis G, Zizi F, Brown D, et al. Obstructive sleep apnea and cardiovascular disease: evidence and underlying mechanisms. Minerva Pneumol. 2009;48(4):277-293.

21. Louis JM, Auckley D, Sokol RJ, et al. Maternal and neonatal morbidities associated with obstructive sleep apnea complicating pregnancy. Am J Obstet Gynecol. 2010;202(3):261. e1-5.

22. Smith KA, Yuan JX. Breaking barriers in obstructive sleep apnea. Focus on "Intermittent hypoxia-induced endothelial barrier dysfunction requires ROS-dependent MAP kinase activation". Am J Physiol Cell Physiol. 2014;306(8):C724-C725.

23. Ciccone MM, Scicchitano P, Zito A, et al. Correlation between inflammatory markers of atherosclerosis and carotid intima-media thickness in Obstructive Sleep Apnea. Molecules. 2014;19(2):1651-1662.

24. Kadohira T, Kobayashi Y, Iwata Y, et al. Coronary artery endothelial dysfunction associated with sleep apnea. Angiology. 2011;62(5):397-400.

25. Morgenstern M, Wang J, Beatty N, et al. Obstructive sleep apnea: an unexpected cause of insulin resistance and diabetes. Endocrinol Metab Clin North Am. 2014;43(1):187-204.

26. Jean-Louis G, Zizi F, Clark LT, et al. Obstructive sleep apnea and cardiovascular disease: role of the metabolic syndrome and its components. J Clin Sleep Med. 2008;4(3):261-272.

27. Zhang Q, Zhang X, Zhao M, et al. Correlation of obstructive sleep apnea hypopnea syndrome with metabolic syndrome in snorers. J Biomed Res. 2014;28(3):222-227.

28. Mahalle N, Kulkarni MV, Naik SS, et al. Association of dietary factors with insulin resistance and inflammatory markers in subjects with diabetes mellitus and coronary artery disease in Indian population. J Diabetes Complications. 2014;28(4):536-541.

29. Yoshimura C, Oga T, Chin K, et al. Relationships of decreased lung function with metabolic syndrome and obstructive sleep apnea in Japanese males. Intern Med. 2012;51(17):2291-2297.

30. Klinnert W, Orth M, Rasche K, et al. [Does nCPAP-therapy change the lung function of patients with obstructive sleep apnea syndrome?]. Pneumologie. 2004;58(10):712-717.

31. Vázquez Oliva R, Cano Gómez S, Capote Gil F, et al. Effects of nasal continuous positive airway pressure on lung function in patients with sleep obstructive apnea syndrome. Arch Bronconeumol. 1995;31(1):18-22.

32. Geliebter A, McOuatt H, Tetreault CB, et al. Is night eating syndrome associated with obstructive sleep apnea, BMI, and depressed mood in patients from a sleep laboratory study? Eat Behav. 2016;23:115-119.

33. Johnson MW, Anch AM, Remmers JE. Induction of the obstructive sleep apnea syndrome in a woman by exogenous androgen administration. Am Rev Respir Dis. 1984;129(6):1023-1025.

34. Martinho FL, Zonato AI, Bittencourt LR, et al. Obese obstructive sleep apnea patients with tonsil hypertrophy submitted to tonsillectomy. Braz J Med Biol Res. 2006;39(8):1137-1142.

35. Dündar A, Ozünlü A, Sahan M, et al. Lingual tonsil hypertrophy producing obstructive sleep apnea. Laryngoscope. 1996;106(9 Pt 1):1167-1169.

36. Bilgin C, Erkorkmaz U, Ucar MK, et al. Use of a portable monitoring device (Somnocheck Micro) for the investigation and diagnosis of obstructive sleep apnoea in comparison with polysomnography. Pak J Med Sci. 2016;32(2):471-475

37. Danzi-Soares NJ, Genta PR, Nerbass FB, et al. Obstructive sleep apnea is common among patients referred for coronary artery bypass grafting and can be diagnosed by portable monitoring. Coron Artery Dis. 2012;23(1): 31-38.

38. Choi JH, Cho SH, Kim SN, et al. Predicting Outcomes after Uvulopalatopharyngoplasty for Adult Obstructive Sleep Apnea: A Meta-analysis. Otolaryngol Head Neck Surg. 2016 Aug 2. pii:0194599816661481.

39. Marvisi M, Vento MG, Balzarini L, et al. Continuous positive airways pressure and uvulopalatopharyngoplasty improves pulmonary hypertension in patients with obstructive sleep apnoea. Lung. 2015;193(2):269-274.

40. Barceló A, Esquinas C, Bau? à JM, et al. Effect of CPAP treatment on plasma high sensitivity troponin levels in patients with obstructive sleep apnea. Respir Med. 2014;108(7):1060-1063.

41. Qaseem A, Holty JE, Owens DK, et al. for the Clinical Guidelines Committee of the American College of Physicians. Management of Obstructive Sleep Apnea in Adults: A Clinical Practice Guideline From the American College of Physicians. Ann Intern Med. 2013;159:471-483.

42. Chirinos JA, Gurubhagavatula I, Teff K, et al. . CPAP, Weight Loss, or Both for Obstructive Sleep Apnea. N Engl J MED, 2014, 370(24):2265-2275.

43. Robert CB. Cardiovascular Morbidity and Obstructive Sleep Apnea. N Engl J MED, 2014, 370(24): 2339-2341.

44. Daniel JG, Naresh MP, Reena M, et al. CPAP versus Oxygen in ObstructiveSleep Apnea. N Engl J MED, 2014, 370(24):2276-2285.

45. Kattwinkel J, Fleming D, Cha CC, et al. A device for administration of continuous positive airway pressure by the nasal route. Pediatrics. 1973;52(1):131-134.

46. Nicholl DD, Hanly PJ, Poulin MJ, et al. Evaluation of CPAP Therapy on Renin-angiotensin System Activity in Obstructive Sleep Apnea. Am J Respir Crit Care Med. 2014. [Epub ahead of print]

47. Fietze I, Penzel T, Alonderis A, et al. COST Action B26 Group. Management of obstructive sleep apnea in Europe. Sleep Med. 2011;12(2):190-197.

48. Teramoto S, Yamaguchi Y, Yamamoto H, et al. Cardiovascular and metabolic effects of CPAP in obese obstructive sleep apnoea patients. Eur Respir J. 2008;31(1):223-225.

49. Krishnan V, Dixon-Williams S, Thornton JD. Where there is smoke···there is sleep apnea: exploring the relationship between smoking and sleep apnea. Chest. 2014;146(6):1673-1680.

50. Jara SM, Benke JR, Lin SY, et al. The association between secondhand smoke and sleep-disordered breathing in children: a systematic review. Laryngoscope. 2015 Jan;125(1):241-247.

51. Lee W, Nagubadi S, Kryger MH, et al. Epidemiology of Obstructive Sleep Apnea: a Population-based Perspective. Expert Rev Respir Med. 2008;2(3):349-364.

52. Grilli F, Pasquino S, Gallinella E, et al. Obstructive sleep apnea(OSA) and cardiovascular risk in patients undergoing CABG(coronary artery by-pass grafting), Riv Neurobiol 2007;53:198-202.

53. Danzi-Soares NJ, Genta PR, Nerbass FB, et al. Obstructive sleep apnea is common among patients referred for coronary artery bypass grafting and can be diagnosed by portable monitoring. Coron Artery Dis. 2012;23(1): 31-38.

54. Uchôa CHG, Danzi-Soares NJ, Nunes FS, et al. Impact of OSA on cardiovascular events after coronary artery bypass surgery. Chest. 2015;147(5):1352-1360.

55. Young T, Palta M, Dempsey J, et al. The occurrence of sleep-disordered breathing among middle-aged adults. N Engl J Med. 1993;328(17):1230-1235.

56. Simon JA, Hunninghake DB, Agarwal SK, et al. Effect of estrogen plus progestin on risk for biliary tract surgery in postmenopausal women with coronary artery disease. The Heart and Estrogen/progestin Replacement Study. Ann Intern Med. 2001;135(7):493-501.

57. Mikami M, Tatsumi K, Kimura H, et al. Respiration effect of synthetic progestin in small doses in normal men. Chest. 1989 Nov;96(5):1073-1075.

58. Whittle AT, Marshall I, Mortimore IL, et al. Neck soft tissue and fat distribution: comparison between normal men and women by magnetic resonance imaging. Thorax. 1999;54(4):323-328.

59. Ali SF, Smith EE, Reeves MJ, et al. Smoking Paradox in Patients Hospitalized With Coronary Artery Disease or Acute Ischemic Stroke: Findings From Get With The Guidelines. Circ Cardiovasc Qual Outcomes. 2015;8(6 Suppl 3):S73-S80.

60. Malerba M, Montuschi P. Non-invasive biomarkers of lung inflammation in smoking subjects. Curr Med Chem. 2012;19(2):187-196.

61. Taillé C, Rouvel-Tallec A, Stoica M, et al. Obstructive Sleep Apnoea Modulates Airway Inflammation and Re-modelling in Severe Asthma. PLoS One. 2016;11(3):e0150042.

62. Wang J, Yu W, Gao M, et al. Impact of Obstructive Sleep Apnea Syndrome Per se on Endothelial Function, Arterial Stiffening, and Serum inflammatory Markers: An Update Meta-Analysis and Meta-Regression of 18 Studies. JAHA,2015;002454R1.

63. Hall AB, Ziadi MC, Leech JA, et al. Effects of short-term continuous positive airway pressure on myocardial sympathetic nerve function and energetics in patients with heart failure and obstructive sleep apnea: a randomized study. Circulation. 2014;130(11):892-901.

64. Bitter T, Fox H, Dimitriadis Z, et al. Circadian variation of defibrillator shocks in patients with chronic heart failure: the impact of Cheyne-Stokes respiration and obstructive sleep apnea. Int J Cardiol. 2014;176(3): 1033-1035.

65. Li S, Feng J, Wei S, et al. Delayed neutrophil apoptosis mediates intermittent hypoxia-induced progressive heart failure in pressure-overloaded rats. Sleep Breath. 2016;20(1):95-102.

66. Gami AS, Hodge DO, Herges RM, et al. Obstructive sleep apnea, obesity, and the risk of incident atrial fibrillation. J Am Coll Cardiol. 2007;49(5):565-571.

67. Miller JD, Aronis KN, Chrispin J, et al. Obesity, Exercise, Obstructive Sleep Apnea, and Modifiable Atherosclerotic Cardiovascular Disease Risk Factors in Atrial Fibrillation. J Am Coll Cardiol. 2015;66(25):2899-2906.

68. Wong JK, Maxwell BG, Kushida CA, et al. Obstructive Sleep Apnea Is an Independent Predictor of Postoperative Atrial Fibrillation in Cardiac Surgery. J Cardiothorac Vasc Anesth. 2015;29(5):1140-1147.

69. van Oosten EM, Hamilton A, Petsikas D, et al. Effect of preoperative obstructive sleep apnea on the frequency of atrial fibrillation after coronary artery bypass grafting. Am J Cardiol. 2014;113(6):919-923.

70. Mooe T, Gullsby S, Rabben T, et al. Sleep-disordered breathing: a novel predictor of atrial fibrillation after coronary artery bypass surgery. Coron Artery Dis. 1996;7(6):475-478.

71. Abuelo JG. Low dialysate potassium concentration: an overrated risk factor for cardiac arrhythmia? Semin Dial. 2015;28(3):266-275.

72. Huang B, Zhou X, Wang Z, et al. Extracardiac autonomic modulations: Potential therapeutic options for myocardial ischemia-induced ventricular arrhythmia. Int J Cardiol. 2015;188:45-46.

73. Raghuram A, Clay R, Kumbam A, et al. A systematic review of the association between obstructive sleep apnea and ventricular arrhythmias. J Clin Sleep Med. 2014;10(10):1155-1160.

74. Wang J, Yu W, Gao M, et al. Continuous Positive Airway Pressure Treatment Reduce Cardiovascular Death and Non-fatal Cardiovascular Events in Patients with Obstructive Sleep Apnea: A Meta-analysis of 11 Studies. Int J Cardiol,2015;191:218-231.

第二十二章

合并糖尿病的冠心病患者的
围术期管理

　　随着社会和经济的发展,冠心病患者每年都在大量增加,并且有年轻化的趋势,这极大地增加了我国的社会负担。其中,有相当一部分患者的冠状动脉呈现弥漫性多支病变,特别是合并糖尿病的患者,通过保守治疗或介入治疗往往很难取得理想效果,而冠状动脉旁路移植术(CABG)在治疗心血管疾病中具有不可替代的作用。CABG 手术是一种创伤较大需要开胸的心脏外科手术,在围术期,无论是糖尿病患者还是非糖尿病患者都容易出现应激性高血糖状态。已有的研究证明,高血糖是增加心脏外科手术后患者死亡和并发症的独立危险因素。心脏外科医生应充分认识高血糖和糖尿病的发病机制及临床表现并据此制订手术方案,以期最大限度地减少并发症的发生。胰岛素分泌不足或外周组织胰岛素受体不敏感所导致的高血糖是糖尿病的主要临床表现,糖尿病近、远期均有相关并发症发生。除了原发病变,糖尿病所引起的心血管疾病并发症可增长 2～4 倍,大约 5.2%的 CABG 手术患者术前就可能合并糖尿病而未经确诊。围术期的血糖控制效果同样影响着 CABG 手术的预后,无论对于是否已确诊糖尿病的患者,控制血糖对大多数患者都很重要。

一、CABG 术后发生高血糖的机制

　　机体遭受感染、创伤、大出血、大手术及急性中毒所致的非特异性反应称应激。心脏手术易发生应激反应,这主要由机体的神经内分泌激素的大量释放,出现高分解代谢、产热和高血糖所致。糖尿病患者由于机体对生理水平的胰岛素失去敏感性,产生胰岛素抵抗,术后的高应激反应加重了胰岛素抵抗,表现为病理性高血糖、糖耐量下降、脂肪分解增加和高胰岛素血症等,可引起一系列代谢紊乱和心肺负担加重。除高血糖外,胰岛素抵抗对脂肪和氨基酸代谢也有影响,使其分解代谢加速,临床上出现高脂血症和负氮平衡。胰岛素抵抗还是术后疲劳的重要原因。这种状态往往要持续数周,血糖升高明显且不易控制。术后胰岛素抵抗是指患者术后处于一种与 2 型糖尿病相似的特殊代谢状态,机体对胰岛素的生物反应较正常时减弱,它亦可发生在原无糖尿病的择期手术患者,主要表现为:①加重脏器细胞水肿;②减少脏器血流从而导致脏器缺血;③加剧自由基损伤;④引起渗透性利尿,增加血液黏稠度,加重微循环障碍;⑤细胞糖酵解产物增多对脏器细胞具有毒性作用,引起多脏器衰竭。应激性高血糖与高龄心脏手术预后不良直接相关,是影响患者预后的独立因素。CABG 手术中,无论是否是糖尿病患者、是否行体外循环,特别是在没有给予外源性胰岛素情况下,患者都可能发生显著的血糖升高,导致这种高血糖的原因有多种多样。

1. **手术创伤**　CABG 是一种开胸手术,开胸对于机体是一种非常大的刺激,在这个过程中机体中的各项激素水平会失去平衡,导致反应性高血糖。手术过程会直接促使一些应激性激素产生增多(如儿茶酚胺、糖皮质激素、胰高血糖素和生长激素等),其中糖皮质激素的分泌量比平时增加 10 倍以上。这些激素都是胰岛素的拮抗激素,可促进糖原分解、肝糖原异生、脂肪和蛋白质等分解代谢,并且能够抑制胰岛素释放,降低组织对胰岛素的敏感性,增加周围组织对胰岛素的抵抗,从而致使组织对糖的利用下降,肝糖原输出增多,引起血糖反应性升高。手术过程可促使机体产生大量细胞因子和炎性介质(如肿瘤坏死因子、白细胞介素 1 和白细胞介素 6 等),这些细胞因子和炎性介质会促使上述应激性激素的分泌增多,从而使胰岛素分泌减少、胰岛素抵抗增强、葡萄糖利用障碍,造成反应性高血糖。手术应激患者由于外周组织对胰岛素的反应性和敏感性降低,因此正常剂量的胰岛素无法产生正常生物学效应,出现胰岛素抵抗和高血糖与高胰岛素血症的并存。一般认为,发生胰岛素抵抗的分子生物学机制与胰岛素受体前受体功能异常、受体后信号转导、葡萄糖转运、细胞内代谢障碍及细胞因子(如肿瘤坏死因子)等因素有关。

2. **体外循环产生应激性高血糖**　冠心病合并瓣膜病等其他心脏疾病需要在体外循环下进行冠状动脉血运重建手术。随着近年来心肌保护液的改良、体外循环、术中麻醉及术后监护水平的明显提高,相关并发症有所下降。体外循环心脏手术期间,由于低体温、低血压、血液稀释、非搏动性灌流和麻醉等众多因素对机体造成强烈的刺激,由此导致的机体强烈的应激反应可导致血中葡萄糖、游离脂肪酸、甘油以及乳酸的浓度增加,抑制了胰岛素在外周组织细胞胰岛素受体、胰岛素受体底物-1 和细胞分裂活化蛋白激酶的磷酸化作用,产生胰岛素抵抗和糖耐量异常。同时,应激导致肾上腺皮质激素升高也可间接加重高血糖和胰岛素抵抗,其具体机制为:①受体前机制:儿茶酚胺、生长激素、皮质醇、胰高血糖素等分泌增强,抵抗胰岛素的降糖作用;②受体机制:包括受体数目下调和胰岛素与受体结合率下降;③受体后机制:胰岛素底物活性下降,葡萄糖转运蛋白数目减少。另外,体外循环的一系列刺激可促使内源性血糖生成,减少组织对血糖的摄取,加强肾脏对原尿中滤过的葡萄糖的重吸收等使血糖升高。

体外循环加重了 CABG 患者术后胰岛素抵抗,使其术后血糖较非体外循环者明显升高。对于合并糖尿病且冠状动脉条件较差的患者,争取行 OPCABG 手术,并重视术后高血糖和胰岛素抵抗的危害及其危险因素,降低胰岛素抵抗及术后血糖水平对促进术后患者恢复是非常重要的。

3. **社会心理因素**　围术期患者除了机体应激,还存在社会心理上的应激,如患者因对手术本身认识不足而产生的术前恐惧,对于手术预后的担心或因家庭经济情况等,这些均可导致患者变得紧张甚至焦虑。此时,机体会发生一系列生理变化(如心跳加快、出汗增多等),这些变化是由交感神经兴奋性增强以及自主神经系统失调所导致的。交感神经兴奋会导致肾上腺激素等升糖激素的分泌增多,从而促使血糖(主要是术前)反应性升高。因此,患者的心理状态、家庭和社会支持等因素也是影响患者围术期血糖稳定的重要因素,在应激性高血糖的发生、发展中起着重要作用。

4. **其他因素**　手术过程中的外用药物也是导致应激性高血糖产生的因素之一,如儿茶酚胺类、环孢素、类固醇、利尿剂、蛋白抑制剂、生长激素等,这些药物同样能够影响糖代谢,引起反应性高血糖。

二、高血糖的危害

（一）高血糖对心脏的损害

高血糖血症对全身各个脏器几乎都有损害,对心脏的损害尤为突出。研究发现,对于血糖控制不理想的非糖尿病患者,其术后并发症的发生率明显高于血糖控制理想的患者,并且预后更差。应激性高血糖会影响心血管手术患者的自身免疫力,降低机体抗感染能力。应激性高血糖不但可以抑制自身免疫细胞和中性粒细胞等的吞噬功能和趋化作用,还可以破坏细胞的细微结构,增加细胞壁的通透性从而影响细胞的功能。应激性高血糖使血液变得黏稠,红细胞和血小板聚集而引起血液高凝并逐渐形成血栓。而自由基使氧化加剧,在血液中产生大量的脂质过氧化物附着在血管壁上,使血管腔变细,管壁粗糙,弹性变弱,血管变脆,从而增加心血管事件的发生率。在对有糖尿病的高血糖狗实验模型的研究中发现,其血糖水平的高低与心肌梗死面积的大小成正相关,血糖水平越高者其梗死面积越大,应激性高血糖抵消了预缺血的保护作用,并进一步加重了缺血再灌注的损伤。应激性高血糖对心脏的损害主要表现在以下几个方面。

1. 增加炎性反应　2002年Esposito等曾报道在对健康的受试者及糖尿病患者或糖耐量异常的患者的实验中,应激性血糖升高可以导致炎性标记物的急剧增加,增加炎症因子的释放从而加重炎症反应。2003年Marfella等对首次无并发症的心肌梗死患者的研究中发现,应激性高血糖血症与增强的炎症性免疫反应成正相关,并且可以使心功能恶化。以上均表明了应激性高血糖可以增强炎症反应,从而降低心脏功能。

2. 加剧缺血心肌细胞的水肿　在体外循环时,由于心肌缺血、缺氧更加明显,加速了葡萄糖的无氧酵解,导致其终末产物乳酸生成增多,使血管壁通透性增加,造成钠水潴留而形成细胞水肿;同时,高血糖血症还减慢了钙离子恢复的速度,而造成细胞内大量钙离子堆积,干扰线粒体氧化磷酸化过程,引起细胞蛋白质和脂代谢紊乱,钠钾泵受抑制,使ATP生成障碍,进一步加剧缺血心肌细胞的水肿。

3. 引起心功能降低　应激性高血糖可以降低患者的心功能。Bellod等指出高血糖血症同心功能衰竭有显著相关性,是影响患者预后的主要因素。当机体处于应激状态时,应激性高血糖可以加重心肌细胞损伤,引起梗死面积增大,心肌收缩力减弱,坏死心肌不协调地变长、变薄,导致坏死区域扩张和心室扩大,左室舒张末压增大而导致心室重构并增加心肌耗氧量,进一步加重了心肌缺血,使左心室功能严重受损而极易发生心力衰竭。应激性高血糖还可使心肌细胞的应激性增强,室性心律失常增加,猝死率增高。过度应激所造成的血糖明显升高,可导致血流动力学的改变,血液黏稠度增加,使组织灌注降低,导致组织缺血缺氧加重,加重心功能不全。另外,高血糖血症还能通过促进血栓形成、诱发心律失常及损伤血管内皮功能等作用加剧对心肌的损害。

（二）高血糖影响CABG手术预后

糖尿病导致CABG手术后的病死率有所增加,无糖尿病史而围术期出现高血糖的患者术后的死亡率亦有所增高。对不同人群和血糖控制方案的多项研究结果表明,患者无论在CABG手术中是否行体外循环,术中和术后高血糖的发生与术后病死率均呈正相关。体外循环术中血糖>270mg/dl被定义为高血糖,一般处理措施为单次注射胰岛素,目前尚缺乏一个标准化方案。对于糖尿病和非糖尿病患者,术中高血糖是院内并发症发生率和死亡率的独立预测因子。相关研究显示,患者术中若连续四次血糖测量均>200mg/dL为血糖控制效果不良,与术中未发生高血糖患者相比,可增加住院死亡率并延长 ICU 滞留时间。另一项研究证实,CABG 术中血糖的平均值及最高值是术后短期死亡率的独立预测指标之一,术中平均血糖水平是死亡率、肺、肾脏并发症的一个重要预测因子,并增加胸骨后伤口感染的危险性;同时 CABG 术前糖尿病是病死率的重要危险因子。这些研究虽然没有术中血糖控制的具体参照标准,但是血糖控制在 200mg/dl 以下可以降低术后并发症的发生率。

(三) 高血糖的相关并发症

许多并发症和高血糖相关。血糖升高会引起体液渗透压改变从而影响细胞功能,高血糖最重要的影响是患者围术期感染。多种研究表明合并高血糖的CABG 手术患者,发生严重感染的风险会明显增加,不仅包括手术过程相关性感染(纵隔感染和伤口感染)(图 22-0-1),还有尿路感染,合并糖尿病的患者更易发生这些并发症。糖尿病患者CABG 手术后发生感染的风险是普通患者的 4 倍。虽然引起感染风险增加的具体原因尚不明确,但这可能与慢性疾病有关。比如,长期高血糖引起免疫系统

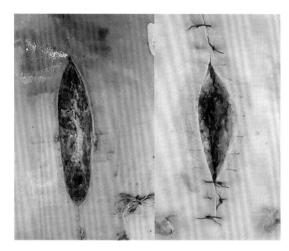

图 22-0-1　糖尿病患者 CABG 手术后伤口愈合不良

的紊乱,小血管病变造成的局部组织缺氧。其他研究还显示,合并术后高血糖的患者感染的并发症可能是基于急性、可逆的免疫功能紊乱,包括多核细胞噬菌和杀菌作用的减弱。术后对患者施行 24 小时持续输入胰岛素可以使白细胞作用恢复到基线水平。已经证实术后高血糖会降低分叶核粒细胞的趋化作用、调理作用及整体的抗氧化作用。虽然胰岛素的最佳剂量和时机尚不清楚,但注射胰岛素可以逆转免疫系统的改变。

三、血糖控制

1. **围术期高血糖的管理**　心脏外科围术期持续输注胰岛素与标准胰岛素治疗相比可使病死率明显下降,尤其可使已经明确的高血糖患者的病死率降低 57% 。Lazar 等研究发现,术前以及术后 12 小时葡萄糖+胰岛素+钾的极化液治疗可改善心肌代谢状况,且极化液组(将血糖目标控制在 6.9 ~ 11.1mmol/L)与标准治疗组(将血糖控制在 <13.9mmol/L)相比,虽然 30 天病死率无明显差异,但 2 年生存率却明显增加。Lecomte 等研究发现,强化血糖控制可降低非糖尿病心脏手术患者 30 天病死率。目前多数学者认为心脏手术目标血糖水平应该被限制得更加严格。1992 年制订的目标血糖水平是 150 ~ 200mg/dl,仅对术后住在 ICU 的患者才会重视血糖的管理。1995 年,对血糖管理方案又进行了调整。目标血糖水平也在不断降低,从 125 ~ 174mg/dl(1999—2000)到 100 ~ 150mg/dl(2001—2004),再到最近的 70 ~ 110mg/dl。由于波特兰糖尿病计划治疗方案的不断改变,这个研究提出了一些关于糖尿病患者心脏手术围术期血糖管理最佳方案的观点。虽然这个研究还有很多局限性,但它提供了一些关于血糖管理对心脏手术预后影响的数据。

2. **术前血糖控制**　术前血糖水平包含入院时的空腹血糖水平、糖化血红蛋白水平以及术前 3 天平均空腹血糖水平,对病死率及心血管相关不良事件均有不同程度的影响。

Schmeltz 等研究发现,入院时合并糖尿病的患者行 CABG 术后 30 天病死率是血糖正常患者术后 30 天病死率的 3 倍,而术后血糖与病死率无显著相关性。Faritous 等研究表明 CABG 术前糖化血红蛋白水平越高,术后切口感染和败血症发生率就越高。因此,心脏外科医生对合并糖尿病的 CABG 患者术前的血糖控制非常重要。

3. 术中血糖控制 Doenst 等研究发现,心脏外科手术中的血糖增高是患者住院期间病死率增加的独立预测因素。血糖每增高 1mmol/L,糖尿病患者的病死率便会增加 20%,而非糖尿病患者的病死率也会增加 12%。Gandhi 等研究发现,心脏手术中高血糖是手术并发症的独立预测因素,这些并发症包括肾脏、肺脏并发症及术后 30 天死亡率;研究还显示,当血糖>5.6mmol/L 时,血糖每增加 1mmol/L,术后的不良事件将增加 34%。Ouattara 等在对合并糖尿病的 CABG 患者研究发现,术中对患者血糖控制不佳可增加住院期间的不良事件 6.2 倍。术中血糖控制的理想方法还不明确。相关研究显示,合并糖尿病的冠心病患者术中胰岛素强化治疗并没有减少患者住院或住在 ICU 的时间,且术中胰岛素强化治疗的疗效与术后胰岛素强化治疗的疗效相比并没有明显的优势,反而可能发生有害作用。由于数据有限且缺乏心脏手术中血糖管理的具体草案,目前还没有发现最理想的治疗途径,高血糖依然令人担心,而严格的血糖控制可能弊大于利。值得注意的是,术中高血糖又增加了患者的手术风险。

4. 术后血糖控制 术后重症监护室应激性高血糖能够显著增加病死率和心血管不良事件的发生。相关研究显示,CABG 术后 24 小时严重的高血糖与住院期间的病死率显著相关。2001 年,Van den Cerghe 等完成了第一组对危重患者胰岛素治疗的前瞻性随机对照试验,研究对象中有 63% 是心脏手术后发生的高血糖,研究结果显示术后胰岛素的强化治疗可以降低一年内的死亡率和住院期间的死亡率,并可以明显降低 ICU 住院天数超过 5 天患者的死亡率,此外还有利于提高生存质量。强化胰岛素治疗使血行性感染发生率降低了 46%,急性肾衰透析或血液过滤发生率减少了 41%,平均输血量减少了 50%,严重的多发性神经病的发病率减少了 44%。研究结果还发现,在 ICU 内,手术组与用药物治疗的非手术组患者其控制血糖的治疗方案带来了显著不同的治疗结果。类似研究显示,胰岛素强化治疗可降低心脏手术后 ICU 患者的死亡率,但是对单纯糖尿病患者没有发现强化胰岛素治疗可以降低 ICU 或院内死亡率。对于糖尿病患者,胰岛素强化治疗与传统治疗方案相比,可以降低并发症的发生率,包括急性肾脏损伤、危重病多发性神经系统疾病。在对其他疾病包括心血管、呼吸、消化、肝脏疾病、败血症及恶性肿瘤的研究显示,强化胰岛素治疗也可以降低这类患者的死亡率。因此,糖尿病患者内在的适应性调控机制可能限制强化胰岛素治疗的效果,而糖尿病高血糖患者降糖过快反而可能使病情恶化。但目前还没有足够的数据支持理想的糖尿病患者的目标血糖,仍需要找出最佳的血糖控制方案。

5. 糖化血红蛋白与 CABG 手术 糖化血红蛋白是 CABG 术后血糖波动以及术后高血糖的重要预测因素,但糖化血红蛋白与 CABG 术中血糖无显著相关性。Halkos 等研究发现,升高的糖化血红蛋白水平与 CABG 术后的不良事件显著相关,术前糖化血红蛋白监测有利于对患者的合理危险分层。另有研究表明,升高的糖化血红蛋白水平与 CABG 术后长期生存率的降低有显著相关性。Alserius 等研究认为,糖化血红蛋白>6% 是 CABG 术后胸骨切口感染和纵隔炎症的重要危险因素,同时也是术后 3 年内病死率增加的危险因素;术前升高的糖化血红蛋白水平增加了 CABG 术后并发症的风险,但与住院期间的病死率无显著相关性;术前糖化血红蛋白水平不能够预测接受 CABG 手术的糖尿病患者的远期预后。

四、围术期强化胰岛素的治疗方案

1. CABG 术后强化胰岛素治疗　基于上述研究的结果和对高血糖和低血糖相关危险因素的理解,临床上提出了许多针对 CABG 手术患者围术期的胰岛素治疗方案。虽然这些数据来自不同患者群体,但有一个共识就是严密监测血糖水平和优化血糖值是有益的。Leuven 试验首次为外科 ICU 患者血糖管理提供了参照。波特兰糖尿病研究计划第一次针对 CABG 手术合并糖尿病患者研究提供了参照,而后续针对 CABG 手术患者胰岛素治疗方案的进展均是以这些参照为基础。由于各种文献和研究项目得出的不同治疗方案,因此目前很难确定 CABG 手术患者血糖控制的理想治疗方案,一些研究只推荐了针对心胸术后 ICU 患者控制血糖的治疗指南,而另一些研究则提供了高血糖治疗的具体方案。这些研究中都有一个针对性方案在应用中成功降低了低血糖的发生率。虽然一些研究表明,强化血糖控制是合理的,通过密切的血糖控制,可以使低血糖事件的发生降到最小化,但是没有研究可以提供一个具体的治疗方案用于临床。大部分患者用葡萄糖注射液和注射胰岛素来控制血糖,通过调整注射比例使血糖维持在预定的范围。多数研究报道,预定的血糖范围调整后,降低了低血糖的发生率,共同推荐的血糖范围是 100～150mg/dl。为了达到目标,在手术室和 ICU,都必须严密监测血糖,常常要求每小时床边血糖测定。胰岛素注射治疗同时监测血糖和调整胰岛素剂量非常耗费人力,尤其在实施严格控制血糖治疗的时候。所以,临床上应该确定个体化的血糖水平并制订相应的治疗原则避免低血糖的发生。

2. 强化胰岛素治疗与炎症反应　体外循环下冠状动脉旁路移植术手术是临床上已经成熟的手术方式,随着心血管外科技术和体外循环(cardiopulmonarybypass,CPB)技术的不断提高,心脏手术的死亡率虽然已大大降低,但在体外循环(CPB)手术期间,各种刺激因素往往造成机体强烈的应激性反应,既可产生应激性高血糖又可激活机体的血液和补体系统,从而导致大量炎症因子的释放引起全身炎症反应综合征 SIRS(systemic inflammatory response syndrome),并伴有典型的心肌出血和再灌注损伤。全身炎症反应综合征(SIRS)是机体失控的自我持续放大和自我破坏性的炎症反应,如果任其发展失衡则可诱发急性呼吸窘迫综合征(ARDS)和多器官功能衰竭(MODS),是造成患者死亡的重要原因。大量临床资料表明,胰岛素强化治疗不仅可有效控制血糖还可以明显降低术后炎症因子的释放,从而降低术后患者临床相关并发症的发生率和病死率,改善患者预后,加快康复速度。

五、血糖控制的目标

相关研究表明,术后血糖>12.2mmol/L 的患者感染并发症是血糖正常者的 5 倍。术后血糖一旦超过正常水平就应该给予降糖治疗,并将血糖控制于 4.0～6.1mmol/L 范围内较为合适,可有效地减少高血糖所致的一系列并发症。术后并发症增多可影响或延长康复,延长住院时间,术后血糖控制不佳,不但会影响疾病愈合也可加重患者心理和经济负担。术后未拔除气管插管前可合理地应用胰岛素有效地控制血糖,拔管后能进食的患者可根据病情选择合适的降糖药物,促进患者的康复。根据血糖值积极调整胰岛素剂量,避免高血糖控制不佳和低血糖的发生,从而促进患者恢复,缩短治疗时间和治疗费用,减轻患者负担。2001 年发表的 Leuven-1 研究结果指出,在外科重症监护患者中应用胰岛素强化控制血糖(<6.1mmol/L)可使死亡风险下降 42%,同时可使相关并发症风险下降。2009 年发表的 NICE-SUGAR 研究是目前最大的、多中心的、在重症监护室强化控制血糖的研究,该研究的

血糖控制目标为<6.1mmol/L,结果发现,强化降糖组90天病死率高于常规治疗组,强化降糖组低血糖发生率明显高于常规降糖组。国际心胸外科医师学会2009年的指南提出,无论是糖尿病患者还是非糖尿病患者,在心脏外科手术中和手术后早期均应将血糖控制在<10mmol/L,如血糖>10mmol/L应予静脉输注胰岛素。而美国临床内分泌学会和美国内分泌学会的指南则推荐在重症监护室的外科患者血糖应维持在7.8~10.0mmol/L。

六、低血糖

目前对于术后血糖超过何种水平应开始胰岛素治疗,胰岛素用量及采用何种治疗方法尚无统一的标准。胰岛素治疗过程中应严密观察血糖变化,随时调整胰岛素用量,严格控制血糖治疗的主要不良反应是低血糖。低血糖可能是导致危重患者病情恶化或死亡的重要因素,应该及时发现,积极处理。由于麻醉或危重患者的低血糖症状和体征不易被察觉,为了维持目标血糖在一个小的范围内浮动,必须要有严格的血糖监控。大量研究均表明低血糖是一个危险因素,并明确了降低其发生的方法。许多研究文献均有报道,ICU患者接受强化胰岛素治疗时,发生低血糖的可能性增加。最近的一些随机对照试验也显示,低血糖是影响预后的一个显著因素。强化胰岛素治疗过程中所发生的低血糖会使死亡率上升,由于强化胰岛素治疗可能发生与低血糖相关的安全隐患(包括死亡率的增加),一些随机试验被终止。低血糖是长期强化控制治疗中并发的主要风险。临床上需要个性化改变胰岛素降血糖的治疗方案,并重新设定强化胰岛素治疗的目标血糖值。

七、围术期血糖控制的意义

美国内分泌学会最近发表了一个关于院内糖尿病患者治疗的意见书,据报道,推荐的治疗方案为ICU患者最高血糖浓度维持在110mg/dl,其他住院患者最高血糖浓度维持在180mg/dl,这个观点得到了美国麻醉师协会的认同。美国心脏协会最近也公布了一个血糖管理的具体推荐指南,2007年他们提出了对于糖尿病非CABG手术患者的治疗方案和围术期评估的指南,并推荐了围术期血糖控制的范围,有高危心肌缺血伴急性高血糖患者的血糖控制范围,或者ICU中接受心血管手术或非CABG手术患者的血糖控制的范围。基于现在报道的数据及血糖控制的利弊,建议CABG手术患者的目标血糖控制范围为120~150mg/dl。这个范围将最大程度地有效减少术中和术后高血糖的并发症和死亡率,同时减少低血糖发生的危险。无论是应用何种治疗方案,患者都应该被密切监测并经实验室分析确诊高血糖,特别是麻醉患者高血糖症状可能被掩盖。这些推荐的理想治疗方案可能随着科技的进步而改变,比如持续并且可信的血糖测量方法可以被临床使用。基于这一点,严格的血糖控制并使相关风险降到最小是可能实现的。

(杨玲　张红超)

【主编述评】

无论患者在术前是否有糖尿病,高血糖常常在心脏手术的围术期出现。围术期应激性高血糖对心脏手术患者本身是有害的,并与临床不良事件有明确的相关性,特别是对于糖尿病患者。术前糖化血红蛋白监测有利于手术风险分层,围术期血糖监测有利于心脏外科手术的科学管理。合理的血糖控制可降低心脏外科手术患者的近期和远期病死率及并发症的发生率。强化血糖控制对改善心脏手术患者预后的效果还有待于大样本量、前瞻性、多中心以及随机对照研究来进一步探索。

(于洋)

参 考 文 献

1. Perez A, Levin A, Alam N. A Comparison of the Use of Clinical-Guideline-Recommended Antihypertensive Regimens in Mexican American, Non-Hispanic Black, and Non-Hispanic White Adults With Type 2 Diabetes and Hypertension in the United States: NHANES 2003-2012. Diabetes Educ. 2016 Sep 12. pii: 0145721716666680. [Epub ahead of print]

2. 汪会琴, 胡如英, 武海滨, 等. 2型糖尿病报告发病率研究进展. 浙江预防医学. 2016, (1): 37-39.

3. 杨舒尧, 王珍, 沈旭慧, 等. 农村社区老年糖尿病与非糖尿病人群冠心病风险比较. 中国老年学杂志. 2016, 36(7): 1601-1603.

4. Mancini GB, Farkouh ME, Brooks MM, et al. Medical Treatment and Revascularization Options in Patients With Type 2 Diabetes and Coronary Disease. J Am Coll Cardiol. 2016 Sep 6; 68(10): 985-995.

5. Baber U, Farkouh ME, Arbel Y, et al. Comparative efficacy of coronary artery bypass surgery vs. percutaneous coronary intervention in patients with diabetes and multivessel coronary artery disease with or without chronic kidney disease. Eur Heart J. 2016 37(46): 3440-3447.

6. 中国心脏调查组. 中国住院冠心病患者糖代谢异常研究--中国心脏调查. 中华内分泌代谢杂志. 2006, 22(1): 7-10.

7. Nyström T, Holzmann MJ, Eliasson B, et al. Estimated glucose disposal rate and long-term survival in type 2 diabetes after coronary artery bypass grafting. Heart Vessels. 32(3): 269-278.

8. Shah R, Yang Y, Bentley JP, et al. Comparative effectiveness of coronary artery bypass grafting (CABG) surgery and percutaneous coronary intervention (PCI) in elderly patients with diabetes. Curr Med Res Opin. 2016, 32(11): 1891-1898.

9. Ansley DM, Raedschelders K, Choi PT, et al. Propofol cardioprotection for on-pump aortocoronary bypass surgery in patients with type 2 diabetes mellitus (PRO-TECT II): a phase 2 randomized-controlled trial. Can J Anaesth. 2016; 63(4): 442-453.

10. Ekim M, Ekim H, Yilmaz YK, et al. Transient Diabetes Insipidus Following Cardiopulmonary Bypass. J Coll Physicians Surg Pak. 2015; 25 Suppl 1: S10-11.

11. Klein HJ, Csordas A, Falk V, et al. Pancreatic stone protein predicts postoperative infection in cardiac surgery patients irrespective of cardiopulmonary bypass or surgical technique. PLoS One. 2015; 10(3): e0120276.

12. Moutakiallah Y, Benzaghmout K, Aithoussa M, et al. Coronary surgery under cardiopulmonary bypass in patients with diabetes. Pan Afr Med J. 2014, 17: 199.

13. Matyal R, Sakamuri S, Huang T, et al. Oxidative stress and nerve function after cardiopulmonary bypass in patients with diabetes. Ann Thorac Surg. 2014; 98(5): 1635-1643; discussion 1643-1644.

14. 刘琪琳, 陈斌, 杨小霖, 等. 强化胰岛素治疗对体外循环炎症反应的影响. 中国老年学杂志. 2015, (13): 3572-3572.

15. Feng J, Sellke F. Microvascular dysfunction in patients with diabetes after cardioplegic arrest and cardiopulmonary bypass. Curr Opin Cardiol. 2016, 31(6): 618-624.

16. 李雅琼, 徐东, 尚学斌, 等. 体外循环心脏手术患者围术期血糖及乳酸变化. 首都医科大学学报. 2015, (1): 137-140.

17. 程大新, 沈七襄, 陈利民, 等. 长时间体外循环转流对代谢的影响及处理. 中国体外循环杂志. 2005, 3(1): 44-46.

18. Pang PY, Lim YP, Ong KK, et al. 2015 Young Surgeon's Award Winner: Long-term Prognosis in Patients with Diabetes Mellitus after Coronary Artery Bypass Grafting: A Propensity-Matched Study. Ann Acad Med Singapore. 2016; 45(3): 83-90.

19. 赵林双, 谭学莹, 向光大, 等. 血管紧张素Ⅲ型和α1肾上腺素能受体抗体对预测老年2型糖尿病合并冠心病患者死亡危险性分析. 中国糖尿病杂志. 2013, 21(11): 961-964.

20. Guvener M, Pasaoglu I, Demircin M, et al. Perioperative hyperglycemia is a strong correlate of postoperative in-

fection in type Ⅱ diabetic patients after coronary artery bypass grafting. Endocr J. 2002;49(5):531-537.

21. Thiele RH,Hucklenbruch C,Ma JZ,et al. Admission hyperglycemia is associated with poor outcome after emergent coronary bypass grafting surgery. J Crit Care. 2015;30(6):1210-1216.

22. Sevuk U,Cakil N,Altindag R,et al. Relationship between nadir hematocrit during cardiopulmonary bypass and postoperative hyperglycemia in nondiabetic patients. Heart Surg Forum. 2014 Dec;17(6):E302-E307.

23. Klemencsics I,Lazary A,Szoverfi Z,et al. Risk factors for surgical site infection in elective routine degenerative lumbar surgeries. Spine J. 2016 Aug 9. pii:S1529-9430(16)30869-30875.

24. Kok TW,Agrawal N,Sathappan SS,et al. Risk factors for early implant-related surgical site infection. J Orthop Surg (Hong Kong). 2016;24(1):72-76.

25. 高永顺,吴喜章,王钵,等. 清创加肌皮瓣转移术治疗胸骨骨髓炎及胸骨后感染 15 例. 中华胸心血管外科杂志. 2001,17(2):1.

26. Morimoto M,Azuma N,Kadowaki H,et al. Regulation of type 2 diabetes by helminth-induced Th2 immune response. J Vet Med Sci. 201678(12):1855-1864.

27. Eftekharian MM,Karimi J,Safe M,et al. Investigation of the correlation between some immune system and biochemical indicators in patients with type 2 diabetes. Hum Antibodies. 2016;24(1-2):25-31.

28. 陈香,翁建平. 2 型糖尿病与天然免疫系统激活. 中国实用内科杂志. 2006,26(20):1578-1580.

29. Sener M,Caliskan E,Bozdogan N,et al. Thoracic epidural anesthesia and blood glucose levels in diabetic patients undergoing cardiopulmonary bypass under insulin infusion according to the Portland protocol. Exp Clin Endocrinol Diabetes. 2010;118(3):190-194.

30. Stamou SC,Nussbaum M,Carew JD,et al. Hypoglycemia with intensive insulin therapy after cardiac surgery:predisposing factors and association with mortality. J Thorac Cardiovasc Surg. 2011;142(1):166-173.

31. Berwouts D,Remery M,Van Den Berghe T. Vertebral collapse caused by bone metastasis. J Thorac Oncol. 2011;6(4):823.

32. Koskenkari JK,Kaukoranta PK,Rimpiläinen J,et al. Anti-inflammatory effect of high-dose insulin treatment after urgent coronary revascularization surgery. Acta Anaesthesiol Scand. 2006;50(8):962-969.

33. Gupta D,Kirn M,Jamkhana ZA,et al. A unified Hyperglycemia and Diabetic ketoacidosis (DKA) insulin infusion protocol based on an Excel algorithm and implemented via Electronic Medical Record (EMR) in Intensive Care Units. Diabetes Metab Syndr. 2016;11(4):265-271.

34. Terzioglu B,Ekinci O,Berkman Z. Hyperglycemia is a predictor of prognosis in traumatic brain injury:Tertiary intensive care unit study. J Res Med Sci. 2015;20(12):1166-1171.

35. Merchant AT,Josey MJ. Commentary:Periodontal Treatment and Inflammation in Diabetes:Association or Causation? J Periodontol. 2016;87(10):1113-1116.

36. Sindhu S,Akhter N,Shenouda S,et al. Plasma fetuin-A/α2-HS-glycoprotein correlates negatively with inflammatory cytokines,chemokines and activation biomarkers in individuals with type-2 diabetes. BMC Immunol. 2016;17(1):33.

37. Meersseman P,Boonen E,Peeters B,et al. Effect of Early Parenteral Nutrition on the HPA Axis and on Treatment With Corticosteroids in Intensive Care Patients. J Clin Endocrinol Metab. 2015;100(7):2613-2620.

38. zarfarin R,Sheikhzadeh D,Mirinazhad M,et al. Do nondiabetic patients undergoing coronary artery bypass grafting surgery require intraoperative management of hyperglycemia? Acta Anaesthesiol Taiwan. 2011;49(2):41-45.

39. Maeda Y,Akazawa S,Akazawa M,et al. Glucose transporter gene expression in rat conceptus during early organogenesis and exposure to insulin-induced hypoglycemic serum. Acta Diabetol. 1993;30(2):73-78.

40. 赵瑾,冯宪真,冯丽丽,等. 常规和强化胰岛素控制危重患者应激性高血糖过程中低血糖发生率比较. 医学临床研究. 2015,(3):581-582.

41. 戴雪明,潘速跃. 早期改良强化胰岛素序贯治疗在 ICU 中的应用. 中国老年学杂志. 2011,31(16):3047-3049.

第二十三章

合并肺动脉高压的冠心病患者的
围术期管理

肺动脉高压(pulmonary arteryhypertension, PAH)是累及肺动脉内皮细胞、肌层及外膜的一种病变,可使肺动脉血流受限,从而导致肺血管阻力增加,最终引发右心衰竭的综合征。肺动脉高压是一种独立的疾病,又可以是其他疾病并发症的一种表现。左心疾病相关肺动脉高压是肺动脉高压最常见的病因之一,并严重影响疾病的进展及预后。左心疾病所致的肺动脉高压是由于高血压病及冠心病导致左心功能下降、心力衰竭、左心充盈压升高、肺静脉高压,通过肺毛细血管床的逆向传递,从而产生肺动脉高压或称为肺循环高压,是一种被动性肺动脉压力升高,这一过程伴有肺循环功能和结构的改变。老年肺动脉高压患者中,冠心病是最常见的病因之一。冠心病易引起收缩期心力衰竭,发生于约 2/3 的左心室收缩功能障碍的患者。约 60% 的严重左心室收缩功能障碍患者和 70% 的左心室舒张功能障碍患者均会发生肺动脉高压。而合并肺动脉高压的冠心病患者则提示预后不佳。研究发现,左心心力衰竭合并中度以上肺动脉高压患者 2.8 年的病死率达 57%,而无肺动脉高压的心力衰竭患者其病死率则为 17%。肺动脉高压不仅可引起左心结构改变,还将导致左心室舒张功能障碍,随着肺动脉收缩压升高,左心舒张功能障碍愈加明显。因此,无论对需要做心外科手术还是其他外科手术的疾病,肺高压都是增加发病率和死亡率的一个危险因素,临床医生必须掌握肺动脉高压的诊断并正确评估其相应并发症,对行 CABG 手术患者更要加强肺动脉高压的早期诊断和治疗,以改善患者的预后。

一、肺脏生理

肺循环在正常情况下呈现低压低阻的特点。正常的收缩期、舒张期及平均肺动脉压力(pulmonary artery pressure, PAP)分别是 22mmHg、10mmHg 和 15mmHg。PVR 正常值为 90 ~ 120dynes·s·cm^{-5}。PH 的定义为休息时 PAP>25mmHg 或运动后 PAP>30mmHg,或者 PVR >300dynes·s·cm^{-5}。平均 PAP>50mmHg 或 600dynes·s·cm^{-5} 被称为严重 PH。PAP 是一个很重要的参数,因为它代表了右室后负荷,直接影响右室功能和心输出量(cardiac output, CO)。血流面临肺血管的阻力(pulmonary vascular resistance, PVR)大小也会影响心脏排血,尤其在心脏间隔存在缺损的情况下会导致心内分流。一旦有心内分流存在,PVR 会直接影响静脉血的氧合(图 23-0-1)。

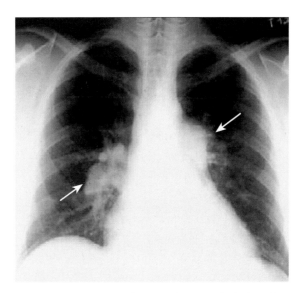

图 23-0-1　PH 患者胸部 X 线片显示的膨出肺动脉和肺门(箭头所示)

二、肺动脉高压的分类

传统的原发性肺动脉高压(primary pulmonary hypertension,PPH)和继发性肺动脉高压(secondary pulmonary hypertension,SPH)的分类现已弃用,2003 年在意大利威尼斯召开了第三届世界动脉性肺动脉高压研讨会,对肺动脉高压分类作了修订,基本包括五大类:①动脉性:其中包括继发于先心病体肺分流的肺动脉高压和特发性肺动脉高压(idiopathic PAH,IPAH)等,IPAH 取代了原先的 PPH,指所有原因不明的动脉性肺高压;②左心疾病性:如左心室衰竭、左房室瓣病变和左心室顺应性降低等导致的肺循环压力和阻力被动性增加;③慢性血栓性或栓塞性;④呼吸系统疾病及低氧相关性;⑤其他原因导致的肺动脉高压。目前,继发于先心病的肺动脉高压仍是我国肺动脉高压患者发病的主要类型,左心性肺动脉高压和 IPAH 有增多趋势。不同类型的肺动脉高压,其病理机制和肺血管的病理改变大致相同,大都包括遗传易感性、缺氧、毒物暴露史和(或)炎性介质等因素导致的血管内皮细胞增生和功能异常、血栓形成和血管张力调节紊乱以及血管重建等。CABG 患者合并的肺动脉高压为第二类。

三、冠心病合并肺动脉高压

冠心病等左心疾病患者发生肺动脉高压被认为是对升高的左房压的被动性反应。左心房直接受左心室压力影响,左心房扩大体现了其对压力升高严重程度的反应。为了适应降低的左心室顺应性,患者出现左心房压力上升、左心房壁张力增加,左房心肌扩张及左心室压力超负荷,而这些反应又是启动心力衰竭神经内分泌机制的刺激因素。同时,冠心病患者由于冠状动脉狭窄或痉挛导致心肌缺血、缺氧和室壁运动障碍,影响心脏主动舒张和被动的顺应性能,造成舒张和收缩功能均损害。肺动脉高压患者往往存在左心舒张功能障碍,并与其右心室膨胀程度呈正相关。然而,冠心病患者左心室的舒张和收缩功能在肺动脉高压的发生发展中的价值仍有待进一步研究证实。

另外,行 CABG 手术患者多伴有心肌梗死,心肌梗死后心肌缺血、坏死、心肌微循环障碍以及局部室壁运动异常均会导致心脏收缩功能障碍;间质水肿、纤维细胞浸润和瘢痕形成使左心室僵硬度增加,从而造成心脏舒张功能受损,这是心肌梗死后继发肺动脉高压发生的重要机制。既往研究显示,左心疾病所致的肺动脉高压患者一般预后较差,也有研究指出肺动脉高压是多种左心疾病患者死亡的独立危险因素。然而,目前国内外尚缺乏针对 CABG 合并肺动脉高压对临床预后影响的研究。

体外循环本身就可造成 PVR 升高,对于合并 PAH 的冠心病患者在体外循环下行 CABG 将是一次严峻的考验。如果不能有效控制 PAP,则会加剧 PAP 的增高、限制右心排血量、室间隔向左移位,使左心充盈不足引起体循环低血压;同时也影响右心室的心肌灌注、加大了氧供和氧耗的差异,导致恶性循环,以至不能脱离体外循环。体外循环造成的内皮功能障碍、全身性炎症反应、肺隔离及肺缺血再灌注损伤等因素相互影响,可进一步加重肺的损伤。体外循环引起的 PVR 升高的机制包括:①体外循环期间形成的碎屑,如聚集蛋白、血小板、损伤的白细胞、纤维蛋白或脂肪会阻塞肺血管;②体外循环机加入的预充液,降低了血液的胶体渗透压,是造成肺血管外肺水增加的原因之一;③体外循环转机中,左心系统引流不充分会引起肺静脉淤血和肺静脉高压;④体外循环中,由于血液和人工管道接触、全身低温、肺的隔离,造成补体激活,促炎因子(TNF-α,IL-1β,IL-8)合成增加,以及细胞间黏附因子表达增加,中性粒细胞在肺内大量募集和激活。

四、肺动脉高压的围术期处理

PAH 是一种进行性疾病,干预治疗的效果取决于病变的程度。PAH 最初可由血管收缩引起,它经扩血管治疗容易恢复。然而,随着 PAH 的发展,血管持续收缩导致平滑肌肥大和血管腔狭窄。经过数周至数月的扩血管治疗平滑肌肥大是可逆的,但是远期效果并不明显。疾病的进一步发展就产生炎症、纤维化以及多种相关病变。这时候的治疗变得相当困难,当病变进展到一定程度以后使用血管舒张药降低 PVR 可能无效,相反却导致扩张体循环血管和减低周围脏器灌注的副作用。内皮功能减低也可能导致受体减少从而减弱血管扩张药的作用。肺动脉高压是心脏和非心脏手术围术期死亡或发生严重并发症的独立危险因素,因此这类患者的围术期处理极具挑战。在心外科手术期间,在这个急性期 PAH 治疗阶段中最重要的是即使 PAH 进行性发展,甚至治疗可能无效,也要努力逆转血管收缩和(或)使用血管内皮舒张剂。肺动脉高压的治疗目的在于阻抑肺血管重塑,改善内皮功能．抑制微血栓形成、减轻肺动脉压力,降低肺循环阻力,增加心排血量,改善心功能,提高患者生存质量。

(一) 术前检查和评估

所有肺动脉高压患者术前均应接受全面的评估。除 WHO 的 4 级功能状况评估外,6 分钟步行试验也常被用于患者运动耐力和药物治疗的效果评估。常规的术前检查应包括心电图、胸片、动脉血气分析和肺功能测定等。超声心动图能提供左右心室是否扩张或肥厚、心肌功能、瓣膜病变、室间隔移位和卵圆孔是否开放等情况,同时能评估肺动脉压力的高低和反映左右心室功能。

心导管检查是诊断和评估肺动脉高压的金标准,能提供肺动脉压力以明确诊断,中心静脉压可以反映右心衰竭的严重程度,低心排指数则提示预后不佳。通过给予短效的 NO、依前列醇或腺苷等行肺动脉血管扩张试验可以了解肺血管对血管扩张药的反应性。此外,心导管检查还能了解卵圆孔是否开放和冠状动脉循环的情况,必要时可同时行房间隔造口术。

（二）术前准备

术前持续氧疗以维持末梢氧饱和度>90%,防止低氧导致的肺血管收缩和肺血管阻力（PVR）上升。继续使用抗肺动脉高压和纠正右心衰的药物直至手术,同时需要考虑上述这些药物和麻醉药在抑制心肌和扩张体循环血管等方面的协同作用。对于术前采用强心利尿治疗者,需定期监测血药浓度以防过量并动态监测血电解质,使用利尿药控制由心衰引发的下肢水肿时,过度利尿将导致右室前负荷的急剧降低。如果肺动脉高压是在术前才被诊断,应该尽早使用扩血管药物,如西地那非 50～100mg/d 和 L-精氨酸 15g/d。接受抗凝治疗者,以肝素替换其他间接作用的抗凝药直至手术日。手术当天使用咪达唑仑等麻醉前用药使患者轻度镇静,但要注意防止呼吸抑制导致的缺氧和二氧化碳潴留。

（三）术中麻醉管理

1. **诱导与术中麻醉**　PAH 患者通常具有高基准的交感紧张性和儿茶酚胺分泌,这些患者在麻醉诱导过程中有严重血流动力学不足的倾向。人体研究表明,除氯胺酮和氧化亚氮外,其他常用的静脉和吸入麻醉药对肺循环几乎没有影响,并且已经成功地用于肺动脉高压的患者。诱导药物可选择异丙酚 1～2mg/kg、硫喷妥钠 1～2mg/kg 或依托咪酯 0.2～0.4mg/kg。阿片类药物（芬太尼、阿芬太尼、瑞芬太尼和苏芬太尼）对肺动脉张力没有明显影响,用以阻断气管插管引发的心血管及气道反应,也可辅以利多卡因 1mg/kg 抑制插管反应。去极化和非去极化肌松药均可采用,但应避免使用具有组胺释放作用的肌松药（如阿曲库铵）。苯肾上腺素和去甲肾上腺素均可用于麻醉诱导时的低血压,去甲肾上腺素的优势在于降低 MPAP/MAP 的同时对心排量没有影响。术中麻醉维持可以选择挥发性麻醉药或实施全身静脉麻醉,间断给予阿片类和肌松药维持镇痛和肌松水平。胸段硬膜外麻醉或镇痛对肺血管张力的影响尚存在争议,但均已成功应用于肺动脉高压患者的阴道分娩、剖宫产和其他非心脏手术。对静脉回流、心脏前后负荷以及对心率加速神经的影响是实施胸段硬膜外麻醉需要考虑的问题。腰麻对循环的影响与硬膜外麻醉类似,但更为剧烈。

术中应监测有创动脉压、中心静脉压和肺动脉压。值得注意的是,严重肺动脉高压的患者在置入肺动脉导管时可能会遇到困难,且容易出现心律失常。术中经食管超声（TEE）监测有利于直观地评估血流动力学变化情况。术中液体治疗应以血流动力学、心脏充盈压力、心室容量、心内分流和临床反应为指导。应谨慎使用血管活性药物及其他可能降低体循环血压的药物。围术期尽可能维持窦性心律,避免房颤和其他快速性心律失常。充分镇痛镇静,避免应激造成过多的内源性儿茶酚胺释放,维持体温恒定,避免室颤。

2. **麻醉过程中合理选用前列腺素**　冠心病合并肺动脉高压患者常伴有右心功能不全,非体外循环下行冠状动脉旁路移植术中及时处理肺动脉高压,对术后预防右心功能不全是十分必要的,术中如果不及时降低或控制好肺动脉压,将增加术后病死率。临床上常采用经中心静脉直接给予血管扩张药物以降低肺动脉压,但对体循环影响较大。因此,选择性控制肺血管阻力以降低右心后负荷是降低术后各种并发症和控制术后病死率的关键。应用硝普钠等硝基类扩血管药及酚妥拉明等 α 受体阻滞药均可降低肺血管阻力,但因其无选择性,不仅扩张肺血管,同时还会扩张全身血管,因此容易导致体循环血压下降而限制了扩张肺血管作用的进一步发挥。PGE1 的前体为花生四烯酸,在体内与血浆蛋白结合,贮存于各种组织的细胞膜中。当组织受到刺激时会生成多种活性物质,PGE1 就是其中之一。肺是 PGE1 作用最明显的靶器官,静注 PGE1 时,其大部分在肺内被代谢,缓解肺血管局限性狭窄、扩张肺动脉,增加远端肺血流,可改善肺通气/血流比例失调,从而达到降低肺动脉压的作用。中心静脉给药的特点是操作简便,容易掌握,缺点是对于肺循环和体循环阻力的调控没有选择性。通过肺动脉给予 PGE1,药物作用到肺血管后,与肺内的血浆蛋白结合,激活 PGE1 受体,因为体循环的血容量远多于肺循环,故药物到达体循环后浓度明显降低,故对体循环的影响小于经中心静脉给药(对照组)。而对照组通过中心静脉全身给药,PASP 和 PVR 下降的同时,MAP 和 SVR 也随之下降,同时全身给药也破坏了肺血管缺氧性收缩的自动保护机制,加重肺内分流。

(四) 呼吸管理

目前尚没有针对肺动脉高压患者术后最佳的呼吸管理方案,但应以维持合适的肺动脉血流为目标,防止并及时纠正增加 PVR 的因素(如低氧、高二氧化碳、酸中毒等),避免呼吸性酸中毒,可适量过度通气($PaCO_2 30 \sim 35mmHg$),纠正代谢性酸中毒,必要时可输注碳酸氢钠以维持 pH>7.45。

缺氧、酸中毒和高碳酸血症会显著升高 PVR。尽管这些都是要避免的,但过度通气也可能被动升高 PVR,而且如果肺部有气体残留则会改变右室前负荷。机械性正压通气可能会有显著的负性血流动力学作用。随着正压通气使肺容量扩大且 FRC 降低,PVR 升高,因此右室后负荷会进一步升高,当肺容量接近功能残气量(FRC)时,PVR 最小。在右室功能正常的患者中这几乎没有作用,但 PAH 患者肺部过度膨胀,存在呼气末正压(positive end expiratory pressure,PEEP)不足或过高会导致心排量的急剧降低,当 PEEP 大于 $10 \sim 15cmH_2O$ 时,会增加右心室的后负荷,导致左室室壁顺应性降低,而且 PEEP 可能挤压通气良好区域的肺毛细血管,使血流向通气不良的区域分布,因而降低 PaO_2,增加 PVR。但在 PVR 增高合并右室功能减退的患者,适当采用 PEEP 可增加功能残气量(FRc),改善气体交换和提高氧合。因此,合并 PAH 的 CABG 手术患者适度的过度通气和碱血症有助于降低 PVR 和提高氧合水平,但过快的呼吸频率可导致气道峰压增加,导致肺损伤。另外,有研究表明高频振荡通气(HFOV)和 INO 治疗肺动脉高压的效果相当,两者联合应用要优于单独使用。

(五) 容量管理

在没有 PH 并且右心室收缩力正常的情况下,容量负荷会升高 RV 输出量。尤其当 CVP <12 ~ 15mmHg 时,升高前负荷就会升高 RV 射血分数和搏出量。然而,如果右心室的收缩力减低以及 PH 伴随右心室衰竭,过度增加容量负荷则是有害的。在这种情况下,容量负荷会导致右心室扩大、左心室容量减少和整体的心排量减少,其机制为心室壁张力升高、收缩力降低、心室相互依赖性增强以及左室充盈受损。当 CVP 接近 20mmHg 和右室梗死出现时尤为突出。对于这些患者,最适当的容量管理方法是:经心排量监测或者经 TEE 监测右心室和左心室的功能,并用这些方法评估患者对补充容量产生的相应反应。在右心室容量负荷过重时,静脉血管扩张药、硝酸甘油或利尿治疗对于提高右心室的功能很有益处。

(六) 围术期肺动脉高压的治疗药物

硝普钠和硝酸甘油均是一氧化氮(NO)供体,可降低 PVR,由于缺乏肺血管选择性,静脉给药可导致体循环低血压,进一步降低右室灌注。另外,由于可扩张通气不良肺泡区域较大的血管和抑制低氧性肺血管收缩反应,从而导致静脉血掺杂。吸入硝普钠或硝酸甘油可降低肺动脉压力,但对体循环血压无显著影响。NO 和前列环素是围术期处理肺动脉高压的常用药物,各有其优缺点。吸入 NO(INO)可扩张肺血管,而对体循环无显著影响。吸入的 NO 主要到达通气良好的肺血管,只增加通气肺区的血流量,除了降低 PVR 还可降低肺内分流,增加通气/血流比例,改善肺循环内的氧合。INO 的效果有赖于基础肺动脉压力(PAP)和 PVR 的水平,使用前 PVR 增高的患者往往治疗效果更佳,此外还与血管反应性有关,后者主要系由血管重塑情况决定,如慢性左房室瓣病变所致的固定性肺动脉高压对 INO 的治疗效果可能就不甚满意。前列环素在降低 PAP、PVR、增加心排量及改善右室功能方面优于硝酸甘油、硝普钠和 NO,但由于缺乏肺血管选择性,静脉给药时可导致体循环低血压从而限制了其临床应用。吸入前列环素正成为围术期肺动脉高压的重要治疗手段,与 INO 给药设备价格昂贵、需持续监测代谢产物浓度以及仅限于气管插管患者使用等不足相比,吸入前列环素,通过在呼吸环路中连接简单的雾化装置即可实现给药,但是此法给药效率不高,最终到达肺部的药物只有 3% 左右,因此尚待改进。PDE-3 抑制剂可抑制 cAMP 降解,从而扩张肺血管。静脉给予米力农可有助于脱离体外循环,静脉给予米力农联合 INO 吸入可显著降低先天性心脏病手术后的肺动脉压力。吸入米力农可增加对肺血管的选择性,血流动力学和氧合改善情况也均优于静脉给药,另外还可防止体外循环后肺血管内皮细胞的功能紊乱及 NO 撤药后肺动脉高压反弹。联合吸入米力农和前列环素时,可进一步增加每搏量、降低 PAP。目前,米力农是 INO 和前列环素治疗失败后重要的辅助治疗手段。扎普司特、双嘧达莫和西地那非属 PDE-5 抑制剂,肺血管选择性高,可增强 INO 降低 PAP 的效果。口服西地那非已被成功用于心脏手术和心脏移植术后肺动脉高压的治疗。联合使用上述药物,既可增加疗效,又可避免因使用过高剂量的单种药物所导致的副作用。

(七) 经静脉应用血管扩张剂

事实上所有的血管扩张剂都被证实可以降低心脏手术患者的 PVR。血管扩张剂的特异选择要考虑其对肺血管扩张的效果,以及其在扩张肺血管系统时对体循环血管舒张的强度。通过 NO/cGMP 途径作用的药物在使肺血管舒张的情况下还会导致体循环血管舒张。这一机制在单纯有 PH 和 PH 合并右室衰竭的患者应用硝酸甘油或者硝普钠是很合理的。硝酸甘油不仅降低 PVR,而且还可以优于硝普钠,增加冠状动脉血流改善缺血心肌的供血。另外,硝普钠在同时存在肺循环和体循环高压时特别适用,因为它同时作用于两组血管床。提高 cGMP 的药物也可导致肺血管舒张。前列腺环素刺激腺苷酸环化酶来升高 cGMP,这会导致血管舒张并进一步提高 CO 和心率,同时降低平均 PAP 和右室压力。前列腺素 E_1(PGE$_1$)和 PGI$_2$ 是潜在的血管舒张剂,这些物质使肺血管系统舒张并提高右室功能的效能已经在心脏病患者身上得到证明。尽管这些药物对许多患者有所帮助,但仍需谨慎使用。因为已知的副作用会削弱其应用价值,尤其在一些临床个例中。前列腺素和前列腺环素对于心脏病患者的副作用包括高排出量性心力衰竭、脸红、腹泻和血小板减少症。

没有选择地应用体静脉血管扩张剂治疗 PH 会引起严重的体循环低血压。体循环压力的降低会导致冠状动脉灌注压降低从而加重右心室缺血。经静脉使用的血管舒张剂优先扩张肺循环的程度取决于 PVR/SVR 比值(例如若 PVR 升高超过 SVR,那么所有的静脉给予扩血管药物会产生相对全身血管舒张更多的肺血管舒张作用)。例如血管舒张药物硝酸甘油和米力农的作用已在术中被证实。继发于经静脉使用血管舒张剂导致的体循环压力降低,使得降低右室后负荷导致 RV 搏出量升高的效果也会最小化。只有待右室输出量提高才会增加 CO,且限制体循环压力的下降(或实际性提高)。与之相对,如果肺血管舒张药不能提高右室搏出量,体循环压力下降就不可避免。因此,为了决策是否经静脉给予血管舒张剂,评估其对右室功能和改变 CO 中的作用是十分重要的。认识到右室后负荷降低的结果是右心室舒张末期和收缩末期容积减低是很重要的。换句话说就是升高右室射血分数,但未必增加右室搏出量。

（八）磷酸二酯酶Ⅲ抑制剂

磷酸二酯酶Ⅲ（phosphodiesterase，PDEⅢ）抑制剂可减缓 cAMP 分解，是一种血管舒张剂和正性肌力药。PDE Ⅲ抑制剂对围术期 PH 的患者是有效的。血管扩张剂米力农已被证明在扩张肺血管的同时可提高 CO，因此对右心室衰竭和 PH 有效。对于刚刚从 CPB 过程中停机的心脏手术患者，米力农被多项研究结果证实其有效性。

像其他血管舒张剂一样，米力农对肺循环并不具有特异性作用，它也会导致体循环低血压；然而当 PVR 处于高 PVR/SVR 比值时会优先增加心排量。Yamada 等人研究表明，尽管米力农对于 CPB 前 CI 低于正常的有升高 CI 的作用，但它却能显著降低 SVR，尤其对于 CPB 前 CO 低下且需要去甲肾上腺素维持足够的体循环灌注压的患者更需要应用米力农增加体循环的灌注。米力农还可降低 PAOP 和 CVP。氨力农是另一种 PDEⅢ抑制剂，在米力农和氨力农的对比研究中，两者没有血流动力学改变方面的显著差异。氨力农的半衰期明显较米力农长（3.5 小时 vs 30～60 分钟），这限制了其在心脏手术方面的应用。也有报道称氨力农使血小板计数和功能减低从而导致血液凝血障碍，因此尤其在心脏病患者术中作用受限。

PDEⅢ抑制剂对严重心肌收缩力低下的患者也是有益的。因为这些药物的作用增强了 β-肾上腺素激动剂的效用。β-激动剂用于支持心脏收缩力刺激腺苷酸环化酶提高 cAMP；因此 PDE Ⅲ抑制剂阻止 cAMP 分解，增强了例如肾上腺素和去甲肾上腺素等正性肌力药的作用。

（九）其他血管扩张剂

PDE-V 抑制剂因减少 cGMP 分解而归类于血管舒张剂。PDE-V 抑制剂西地那非单独使用以及合并其他血管扩张药的持续肺血管舒张作用已被证明。心脏外科手术前口服西地那非可以降低围术期 PH。两名二尖瓣病变导致严重 PH 的患者术中成功使用鼻饲法应用西地那非来治疗 PH 效果良好。西地那非也会协同增强激活 cGMP 途径药物的作用。例如西地那非可以增强并延长吸入性 NO 的作用。

内皮素-1 作用于内皮素-A 受体从而使血管收缩，作用于内皮素-B 受体则使血管舒张。有证据表明内皮素-A 在 PH 中表达升高从而使血管收缩。在一些研究中非选择性内皮素拮抗剂波生坦可降低 PVR，尽管其只是在肺循环中有相对选择性。Channick 等人在对 PH 治疗方法的实验研究表明，同安慰剂相比，应用波生坦不仅可以提高心排指数并增加 PH 患者六分钟步行距离，还可以降低 PVR。现在已进行了有关于心脏手术患者应用选择性内皮素-A 拮抗剂司他生坦的实验研究。鉴于其可选择性地阻断内皮素-A 受体，司他生坦可减低伴有 PH 的肺动脉收缩程度，但不影响内皮素-B 舒张血管的作用。

使用正确剂量的腺苷可选择性地使肺血管舒张，其半衰期短的这一特性保证了肺血管舒张但不会使体循环血管扩张。Fullerton 等人研究表明经中心静脉注射腺苷可使肺血管明显舒张而 PAP 和 PVR 减低，同时使一组 10 例心脏外科患者的心排量得到增加。

（十）正性肌力药

如果右室衰竭的首要病因是其收缩力减低，那么所有的 β1-肾上腺素激动剂都会有效提高右室功能。许多研究都表明，肾上腺素、去甲肾上腺素、多巴酚丁胺、异丙肾上腺素和多巴胺等对治疗继发于心脏手术的收缩力减低所引起的右室衰竭有效。特效药物的选择很大程度上取决于心肌功能低下的严重程度。在右心室收缩力轻度减低时，多巴胺或多巴酚丁胺足以显示疗效。多巴酚丁胺治疗 PH 和右室衰竭较多巴胺更佳，因为它缺乏 α-1 肾上腺素

373

激动剂的作用,不会升高 PVR。尽管多巴酚丁胺有正性肌力作用,Romson 等人观察到给 CPB 后的患者应用多巴酚丁胺升高心排量的效果主要是通过提高心率来实现的。在对米力农的多中心实验研究中发现,多巴酚丁胺提高心排指数 55%,而米力农仅为 36%,同时发现多巴酚丁胺会引起高血压和心动过速。因此,虽然看起来多巴酚丁胺会比米力农提升更多的心排量,但其引起的心动过速则会限制它在心脏手术中的使用,从而使得治疗 PH 和右室衰竭更倾向于米力农。个别时候我们也会使用正性肌力药异丙肾上腺素来扩张肺循环;然而其增加心肌耗氧量和心动过速作用使得其应用有限。

严重右室收缩力减低的患者需要更强效的 β-肾上腺素激动剂,如肾上腺素和去甲肾上腺素。肾上腺素属于可同时与 α 和 β 受体结合并且自然产生的儿茶酚胺,低剂量时 β 作用占主导地位,高剂量时 α 激动占主导。一项针对低心排患者用肾上腺素和氨力农的对比研究表明:相对于氨力农,肾上腺素使心排量、心率和平均动脉压显著升高,但肾上腺素也会导致心肌工作负荷和耗氧量明显升高。存在体循环低血压时去甲肾上腺素是更恰当的选择,因为它通过相对于 β-2 血管舒张作用和更强效的 α-1 肾上腺素作用不仅提高正性支持也升高右心室冠状动脉灌注压。

钙激活剂左西孟坦是一种正在研究的新型强心药物,它可增强心肌收缩力并导致血管舒张。目前在心脏外科的应用指征仍有待明确。最近的前沿研究表明,左西孟坦提高心指数和搏出量的同时可降低 PAOP 和肺动脉压。这对于一些患者非常有益,因为它会改善心衰症状。

单纯 α-肾上腺素激动剂因其提高冠状动脉灌注压从而对于右室衰竭也是有效的。如果降低的冠状动脉灌注是缺血的病因,那么升高的体循环血压可能会逆转右室缺血并提高收缩力,而它通常出现在 CPB 之后。然而,我们要注意所有的 α-1 激动剂都可能升高 PVR。在 PH 患者低 SVR 状态时血管加压素对于提高全身和冠状动脉灌注压力是有效的。Tayama 等人研究发现可使心脏直视术后患者体循环压力和 SVR 的升高、可以维持 CO 而不伴 PVR 的显著改变。

(十一) 吸入性肺血管舒张剂的应用

吸入性肺血管舒张药对于许多 PH 患者都具有明显的优势。吸入性血管舒张药对肺循环的选择性意味着它们能使肺而不是全身血管舒张。最初用于心外科临床的吸入性肺血管舒张药是 NO 和 PGI_2。吸入性 NO 通过从肺泡至肺血管平滑肌的扩散来刺激产生 cGMP,继而扩张血管。因 NO 会快速结合血红蛋白而失效,故对 SVR 没有作用。吸入性 PGI_2 提高血管平滑肌 cGMP 从而导致肺动脉舒张,但在对体循环起作用前水解。吸入性血管舒张药也可提高潜在通气/灌注比值异常患者的 PaO_2。因为这些药物是吸入的,血管舒张首先作用在有限的通气区域,因此通气/灌注匹配度提高而异常分流减少。吸入性血管舒张剂的氧合作用和经静脉血管舒张剂差异较大,后者可扩张全肺区域并通过在通气较差区域抑制 HPV 的方式改善氧合作用。

吸入性 NO 和 PGI_2 被证明是可以选择性舒张肺血管并且有效提高儿童和成人心脏病患者、ARDS 患者以及顽固性 PH 新生儿 RV 功能的措施。许多病例报道证实了吸入性 NO 和 PGI_2 有利于严重 PH 及右室衰竭患者顺利脱离 CPB。RV 后负荷减低转为右室压力减低,进而减低 RV 收缩末和舒张末容积。这会导致搏出做功减低并且右室射血分数升高。虽然吸入性 NO 和 PGI_2 几乎总是升高右室射血分数,但评价其益处的研究要将 RV 搏出量和 CO 一起评估。一些研究表明吸入性 NO 对于 RV 衰竭、PH 和心源性休克患者可以降低 PAP 和

PVR,同时升高右室搏出量和 CO。另一些研究表明 RV 射血分数升高但 RV 搏出量不变。

吸入性血管舒张剂对比经静脉血管舒张剂的首要优势是肺血管舒张不伴有全身血管舒张并导致冠状动脉灌注压力减低。因此,可能吸入性血管舒张剂最适用于 PH 合并体循环低血压的患者或者体循环压力低致冠状动脉灌注压力严重减低的患者。而且在全身低血压的患者,吸入性血管舒张剂对抗用于治疗体循环低血压的 α-激动剂在肺部的作用。

吸入性 NO 和 PGI$_2$ 对 PH 患者的心外手术也是有效的,因其血氧不足常继发于呼吸疾病的通气/灌注异常。但是许多研究表明对于呼吸系统疾病的患者,吸入治疗可以在急性期改善 RV 功能和肺的氧和作用,ARDS 患者长期使用吸入性 NO 尽管有利于氧合作用,但却是暂时的。吸入性 NO 不能改善这些患者的预后。

除了 NO 和 PGI$_2$ 还有许多其他吸入性药物可以作为血管舒张剂,包括 PGE$_2$、NO 受体激动剂、硝普钠、硝酸甘油、特异性 cAMP 或 cGMP 的 PDE 抑制剂、腺苷和肾上腺髓质素。以上所有药物都和 NO 及 PGI$_2$ 一样是有效的,这些吸入性药物可以与其他药物起协同作用。例如,经静脉或吸入性米力农可能加强吸入性 PGI$_2$ 的作用。同理,经静脉给予米力农会加强 β-肾上腺素激动剂的作用。西地那非,一种口服 PDE V 抑制剂,可单纯舒张肺血管,但更重要的是它能加强并延长吸入性 NO 的作用。吸入性 NO 通过特殊的气体输送管路,PGI$_2$ 和其他药物可用普通喷雾系统吸入。

NO 或 PGI$_2$ 用于心外科手术治疗 PH 患者时需要注意药物选择的合理性。多数研究表明,NO 和 PGI$_2$ 对于降低 PAP 和 PVR 具有相同的效果。两者会快速导致肺血管舒张并成比例地影响 PVR 基线和血管收缩程度。两者都有剂量依赖性并在应用过程中变化。两者都会导致反跳性 PH,这是因为延长其使用会轻度抑制内源性血管舒张。每种药物都有不同的潜在副作用或并发症,NO 会导致高铁蛋白血症,尽管在低剂量时作用极小。气道内形成二氧化氮也有潜在毒性,但在临床低浓度吸入 NO,不太可能发生 NO 中毒。吸入性 PGI$_2$ 可能也会有气道毒性作用,尽管在临床表现并不明显,而且研究也不像 NO 那么深入,但是理论上 NO 和 PGI$_2$ 均可以抑制血小板使出血增多。

许多研究比较了吸入性和经静脉给予血管舒张剂的效用。其中大多数表明两者对于 PAP 和 PVR 作用相同。然而,吸入性和经静脉给予血管舒张药的效用不尽相同,这对于临床用量非常重要。经静脉给予血管舒张药除能降低 PAP 外还可降低 PAOP、CVP 和全身体循环压力。与之不尽相同的是吸入性血管舒张药在降低 PAP 时却对左心室前负荷以及体循环压力的影响极小。事实上,吸入性血管舒张剂可升高左室功能不全患者的左心室舒末压,其原理是继发于肺静脉系统血管舒张不完全的肺血流提升。如果期望降低左心室的前负荷或体循环压力,经静脉给予血管舒张药物则是合适之选。

五、右心室衰竭患者的 PAH 治疗

1. **右心室衰竭与 PAH**　相对于壁厚并适合承受压力的左心室,右心室(the right ventricle,RV)壁薄,新月形的右心室解剖结构及其组织学特点适用于容量存储。因此,右心室不像左心室那样有前负荷依赖性,前负荷的增加只能小幅度提高搏出量。左心室在后负荷较大范围波动时仍能保持输出量恒定,右室功能更容易受 PAP 影响。即使右室收缩功能正常,当平均 PAP 大于 40mmHg 时会导致 RV 射血分数降低。当右室收缩功能减低时,会更容易受到后负荷迅速升高的影响。与之相反,渐进的 PAP 变化使得 RV 有缓冲适应过程而变得肥大,以保持相对正常的输出量。

由于存在主动脉和右室间的持续压力梯度变化曲线(冠脉灌注压),进入 RV 的冠状动脉血流会从收缩期持续到舒张期。右室血/氧供给与全身压力成正比并与右室压力成反比例。全身性低血压(或右室压力升高)可能导致右室冠状灌注压力降低。右室需氧量与其压力、右室容积和心率成正比。故提高右室压力不仅能降低右室氧供而且能提高其需氧量。因此,使用血管舒张药降低 PAP,继而降低右室压力对治疗 PAH 和右室缺血是极为重要的。同时,避免全身体循环血压和冠状灌注压力降低也十分重要。

右心室衰竭最常见于急慢性压力负荷过重。右室对后负荷的急剧升高的耐受性非常差,而对于右室负荷平缓升高的患者,在出现右室衰竭症状及体征前,患者往往有数年的耐受期,直到出现明显的中心静脉压(central venous pressure,CVP)升高。在 PVR 慢性升高的情况下,右心室会因变得肥大而影响全身血压。尽管右室会出现代偿性改变,PAH 最终会导致右室扩大,右室射血分数降低,搏出量减少和全心功能减低。缺血和梗死也会导致右室衰竭,从而使流向右室的冠状动脉血流减少。尽管心绞痛通常由左室缺血引起,右室的冠状动脉血流减少或氧需升高也会致使缺血加重。右心室的缺血还可能因体外循环(cardiopulmonary bypass,CPB)的心肌保护不够引起。

由 PAH 和右室衰竭引起的最常见的术前症状包括呼吸困难、乏力、运动耐受力减低、昏厥、胸痛和周围性浮肿。心电图(electrocardiogram,ECG)变化,诸如电轴右偏,右束支传导阻滞和下壁 ST 段变化可在右心室扩大或右室缺血时始终存在。PAH 和右室衰竭的体征可包括呼吸急促和心动过速伴颈静脉怒张。通常可触及右室抬举样搏动,心脏听诊可闻及三尖瓣反流形成的低沉杂音。右室衰竭在超声心动图上表现为右室扩大,右室游离壁和(或)间隔运动减低,以及三尖瓣反流(见下节)。随着右室衰竭的进一步发展,颈静脉出现怒张。右室衰竭时 CVP 可能由正常时的小于 5mmHg 升高到 20mmHg 或更高。PAH 不仅会使右室功能减弱,也可能影响到左室功能。存在 CVP 升高的右心室和右室舒张末期容积压力之间是相互依赖的关系,室间隔会膨向左室腔。因此,右心室衰竭会减低左室充盈,提高 PAOP,降低左室输出量。右室扩大也可能导致心包内压力升高从而使左室扩张及运动减弱。右室衰竭可能明显损害全心功能和心排量,后者可能源于右心室衰竭本身,也可能是受损的左心室(LV)功能引起。

2. PAH 合并右心衰竭患者的 TEE 检查　右心室的食管超声(techocardiography,TEE)检查对于合并右心衰的 PAH 患者十分重要。右心室不对称的新月形的非对称结构使得用 TEE 评价 RV 功能更具有挑战性,不仅要获得更多的影像还要对功能评估有很高的要求。正常右室游离壁厚度不到左室的 1/2 且舒张末期通常<5mm,右室肥大(RV hypertrophy,RVH)特征是舒张末期右室游离壁厚度>5mm。尽管右室压力和容量负荷过重存在部分重叠,一种被普遍接受的观点是 RVH 是右室压力负荷过重的一种代偿,同时它还提示患者有一定程度的 PAH 或肺动脉瓣狭窄或 RVOT 梗阻。在那些由于 PAH 导致 RVH 进一步发展和右室功能低下的患者,其右室壁厚度可能超过 10mm,用 TEE 对右心室的监测中,在有些 RVH 患者中常可见到室间隔上形成的突起小梁。尽管右室压力负荷过重会导致 RVH,右室容量负荷过重常会导致右室扩大,正常的右室舒末横截面积(cross-sectional area,CSA)是左室的 60%。右室扩大分级从轻度(RV CSA60% ~ 100% LV CSA)到中度(RV CSA = LV CSA)再到重度(RV CSA>LV CSA)。随着右室扩大,其形状从类似三角形变得更接近圆形,且通常形成部分心尖。在 TEE 检查中,RV 功能低下的明显特征包括右室游离壁严重运动减退或无运动、右室增大、右室形状由新月形变为圆形以及室间隔从右向左呈扁平或膨出状。正常情况下,室间隔作为左室的一部分并且在心动周期中向右室凸出。与之相反,右室扩大或增厚超过左室,室间隔变扁平并可出现矛盾运动。

3. 右心衰竭的 PAH 患者麻醉管理　大部分 PAH 和 RV 衰竭的患者在心脏手术中需要麻醉/肌松及意识控制。通常应避免在 PAH 患者身上使用一氧化氮和氯胺酮。尽管在儿童患者身上无此作用,但两者中的任何一种都会引起成年 PAH 患者的 PVR 升高。临床上应谨慎避免使用这些药物治疗 PAH 患者,虽然氯胺酮可以使诱导平稳进行。易挥发的麻醉药对 PVR 影响最小,但它会降低心肌收缩力,故在严重右心衰竭的患者中应少用。

4. PAH 合并右室衰竭的治疗策略　确定患者是否有 RV 衰竭、PAH 或两者都有是很重要的。对于没有右室衰竭的 PAH 患者应优先推荐使用血管舒张药。相反地,对于有 PAH 的右室衰竭患者应优先推荐使用正性肌力药,必要的话还可使用利尿剂或血管收缩剂。PAH 合并右室衰竭的治疗要基于其对每一个体全身血流动力学影响的状况。如上所述,PAH 升高右室后负荷,这可能会增加 RV 压力和容量负荷,同时减低 RV 射血分数和搏出量。这些变化会导致室间隔移动、升高心包压力和 PAOP 并降低心排量。升高的 RV 容量和压力负荷也会降低冠状动脉血流并加重 RV 缺血和 RV 衰竭,这对心排量会有进一步的负面影响。心排的降低会导致代谢性酸中毒进而加重 PAH。PAH 的治疗包括血管舒张剂降低 PVR,正性肌力药提高 RV 功能(使血管容量最优化),纠正酸碱平衡和(或)氧合状态。

治疗 PAH 和 RV 衰竭需要持续的血流动力学监测。心脏手术中最好用动脉测压管和 PA 导管分别进行持续的压力监测,因为通气、氧合或心脏功能的微小变化都会对 PVR 产生显著影响,应用 ECG 的右室面 ST 段分析;TEE 对于全身血流动力学状态的客观评估等对指导治疗、提高疗效是必要的。如果 RV 衰竭没有严重到导致三尖瓣关闭不全,那么经 PA 导管热稀释法测量心排量应该更为准确。

当 PH 和右室收缩力减低时,通常需要联合使用正性肌力药和血管舒张药达到。为了降低 PVR 和升高心排量的目标,多种正性肌力药和血管舒张药的联合使用都已被证明有效。准确选择联合治疗药物取决于患者对正性支持和血管舒张需求的程度。合并轻度右室功能不全的 PH 患者需要多巴酚丁胺、米力农或者联合多巴胺或多巴酚丁胺加硝酸甘油。当右室功能严重减低时,需要肾上腺素和去甲肾上腺素这类更强效的正性肌力药。米力农在肺血管舒张时能够加强肾上腺素和去甲肾上腺素的正性肌力作用。硝酸甘油或者硝普钠联合强效正性肌力药以扩张肺脉管系统。同时也可以考虑使用吸入性肺血管舒张药,因为其在降低 PH 的同时对体循环血压的影响很小(见吸入性肺血管舒张药治疗)。

主动脉内球囊反搏(intraaortic balloon pump,IABP)通常用于辅助治疗左室衰竭,但对于右室衰竭的患者也很有益处。IABP 可以提高左心室排血,降低左房压力(left atrial pressure,LAP)并随之降低 PAP 和 PVR。在动物实验中,Nordhaug 等人发现,应用 IABP 在降低 PVR 的同时可提高动脉血压、心排量和右室功能。右心室辅助装置(RV assist device,RVAD)是利用一个机械泵引流右房血液,然后经 PA 泵回血液从而有效支持衰竭的右心室。

六、作者体会

治疗轻度 PAH 伴或不伴有 RVH 应经静脉使用血管舒张剂并联合使用非强效正性肌力药,或单独使用 PDE Ⅲ 抑制剂。更严重的 PH 和(或)RV 衰竭需使用经静脉和(或)吸入性血管舒张剂并联合更强效的正性肌力药。正确使用 PDE Ⅲ 抑制剂是很有益处的,因为它们既能加强正性肌力药的作用同时也增强肺血管舒张。患有 PAH、全身低血压和右心室衰竭的患者是最难处理的。这些患者通常需要具有 α-1 特性的强效正性肌力药来升高全身压力，同时联合 PDE Ⅲ抑制剂来加强正性肌力药的作用以及扩张肺血管，再加上吸入性肺血管舒张剂在不改变 SVR 的基础上最大限度地舒张肺血管。这些处理经验和措施能够很好地为合并 PAH 的患者行 CABG 手术治疗提供保障。

（汪川　张红超）

【主编述评】

处理合并 PAH 的 CABG 手术患者往往充满挑战。治疗这类患者的准确方法是基于对肺生理和合理使用药物的理解。虽然许多研究证实了多种有效的治疗方法，但对不同药物功效的证据依然是有限的。尽管证据有限，但所有 PAH 患者都能从主动和被动的降低 PVR 的治疗中受益。最首要的方法是保持正常酸碱平衡和避免血氧不足。要优化容量状态。此后，血管舒张剂和正性肌力药的选择要基于一种合理的方法并在有创和无创监测下即时反馈疗效并及时调整方案。

（顾承雄）

参 考 文 献

1. Davey R, Raina A. Hemodynamic monitoring in heart failure and pulmonary hypertension: From analog tracings to the digital age. World J Transplant. 2016;6(3):542-547.

2. Sivak JA, Raina A, Forfia PR. Assessment of the physiologic contribution of right atrial function to total right heart function in patients with and without pulmonary arterial hypertension. Pulm Circ. 2016;6(3):322-328.

3. 刘伟华，柳志红，罗勤，等. 继发于肺动脉高压的慢性右心衰竭与继发于左心疾病的慢性全心衰竭患者通气功能的差异. 中国循环杂志. 2014,(12):996-999.

4. Geerdink LM, du Marchie Sarvaas GJ, Kuipers IM, et al. Surgical outcome in pediatric patients with Ebstein's anomaly: A multicenter, long-term study. Congenit Heart Dis. 2016 Aug 25. doi:10.1111/chd.12404.

5. Bednarczyk J, Strumpher J, Jacobsohn E. Inhaled milrinone for pulmonary hypertension in high-risk cardiac surgery: silver bullet or just part of a broader management strategy? Can J Anaesth. 2016;63(10):1122-1127.

6. 陈光献，唐白云，张金涛，等. 心脏手术合并肺静脉高压术后近期疗效分析. 中华全科医学. 2009,7(5):1.

7. MacIver DH, Adeniran I, MacIver IR, et al. Physiological mechanisms of pulmonary hypertension. Am Heart J. 2016;180:1-11.

8. Buggeskov KB, Sundskard MM, Jonassen T, et al. Pulmonary artery perfusion versus no pulmonary perfusion during cardiopulmonary bypass in patients with COPD: a randomised clinical trial. BMJ Open Respir Res. 2016 Sep 6;3(1):e000146.

9. Pinsky MR. The right ventricle: interaction with the pulmonary circulation. Crit Care. 2016;20:266.

10. Assad TR, Brittain EL, Wells QS, et al. Hemodynamic evidence of vascular remodeling in combined post-and precapillary pulmonary hypertension. Pulm Circ. 2016;6(3):313-321.

11. Santos-Ribeiro D, Mendes-Ferreira P, Maia-Rocha C, et al. Pulmonary arterial hypertension: Basic knowledge for clinicians. Arch Cardiovasc Dis. 2016 Aug 29. pii:S1875-2136(16)30135-8.

12. 蒋晓敏，周陵，陈绍良. 肺动脉高压肺血管丛状病变的研究进展. 中国病理生理杂志. 2014,(8):1519-1522.

13. Treptow E, Oliveira MF, Soares A, et al. Cerebral microvascular blood flow and CO_2 reactivity in pulmonary arterial hypertension. Respir Physiol Neurobiol. 2016;233:60-65.

14. 徐东江，朱广瑾. 几种肺动脉高压相关因子的研究进展. 中国病理生理杂志. 2010,26(4):819-832.

15. Sen S, Chatterjee S, Mazumder P, et al. Epidural anesthesia: A safe option for cesarean section in parturient with

severe pulmonary hypertension. J Nat Sci Biol Med. 2016;7(2):182-185.

16. 唐琴,秦光梅. 内皮细胞与低氧性肺动脉高压的发病机制. 临床肺科杂志. 2015,(8):1512-1515.

17. Steppan J,Tran HT,Bead VR,et al. Arginase Inhibition Reverses Endothelial Dysfunction,Pulmonary Hypertension,and Vascular Stiffness in Transgenic Sickle Cell Mice. Anesth Analg. 2016;123(3):652-658.

18. Covre EP,Freire DD Jr,Dalfior BM,et al. Low-level lead exposure changes endothelial modulation in rat resistance pulmonary arteries. Vascul Pharmacol. 2016;85:21-28.

19. Al-Kindi SG,Farhoud M,Zacharias M,et al. Left Ventricular Assist Devices or Inotropes for Decreasing Pulmonary Vascular Resistance in Patients with Pulmonary Hypertension Listed for Heart Transplantation. J Card Fail. 2016 Jun 30. pii:S1071-9164(16)30546-2.

20. Doras C,Le Guen M,Peták F,et al. Cardiorespiratory effects of recruitment maneuvers and positive end expiratory pressure in an experimental context of acute lung injury and pulmonary hypertension. BMC Pulm Med. 2015 Jul 31;15:82. doi:10.1186/s12890-015-0079-y.

21. Santos CL,Moraes L,Santos RS,et al. The biological effects of higher and lower positive end-expiratory pressure in pulmonary and extrapulmonary acute lung injury with intra-abdominal hypertension. Crit Care. 2014 Jun 13;18(3):R121. doi:10.1186/cc13920.

22. Bouzat P,Walther G,Rupp T,et al. Inferior vena cava diameter may be misleading in detecting central venous pressure elevation induced by acute pulmonary hypertension. Am J Respir Crit Care Med. 2014;190(2):233-235.

23. Cotton DB,Gonik B,Dorman K,et al. Cardiovascular alterations in severe pregnancy-induced hypertension:relationship of central venous pressure to pulmonary capillary wedge pressure. Am J Obstet Gynecol. 1985;151(6):762-764.

24. Kim JS,Nam MH,Do YS,et al. Efficacy of milrinone versus nitroglycerin in controlling pulmonary arterial hypertension induced by intravenous injections of absolute ethanol in anesthetized dogs. J Vasc Interv Radiol. 2010;21(6):882-887.

25. 于洋,闫晓蕾,顾承雄. 前列腺素 E1 在老年患者非体外循环冠状动脉旁路移植术中的应用. 中国胸心血管外科临床杂志. 2008,15(1):10-13.

26. Hyldebrandt JA,Sivén E,Agger P,et al. Effects of milrinone and epinephrine or dopamine on biventricular function and hemodynamics in an animal model with right ventricular failure after pulmonary artery banding. Am J Physiol Heart Circ Physiol. 2015;309(1):H206-212.

27. Yamada T,Katori N,Tagawa M,et al. The use of milrinone in a patient with mitral regurgitation and severe pulmonary hypertension:a case reportMasui. 2003;52(7):762-765.

28. Drozd K,Ahmadi A,Deng Y,et al. Effects of an endothelin receptor antagonist,Macitentan,on right ventricular substrate utilization and function in a Sugen 5416/hypoxia rat model of severe pulmonary arterial hypertension. J Nucl Cardiol. 2016 Sep 29. [Epub ahead of print]

29. McLaughlin V,Channick RN,Ghofrani HA,et al. Bosentan added to sildenafil therapy in patients with pulmonary arterial hypertension. Eur Respir J. 2015;46(2):405-413.

30. Al Omar S,Salama H,Al Hail M,et al. Effect of early adjunctive use of oral sildenafil and inhaled nitric oxide on the outcome of pulmonary hypertension in newborn infants. A feasibility study. J Neonatal Perinatal Med. 2016;9(3):251-259.

31. He YY,Liu CL,Li X,et al. Salubrinal attenuates right ventricular hypertrophy and dysfunction in hypoxic pulmonary hypertension of rats. Vascul Pharmacol. 2016 Sep 24. pii:S1537-1891(16)30181-1.

32. Chon MK,Cho KI,Cha KS,et al. Effects of long-term iloprost treatment on right ventricular function in patients with Eisenmenger syndrome. J Cardiol. 2017,69(5):741-746.

33. 尚小珂,卢蓉,肖书娜,等. 同步心导管及 2D 超声构建人肺动脉高压右心室压力容积环的研究. 中国介入心脏病学杂志. 2015,(11):626-630.

34. Plakke MJ, Maxwell CD, Bottiger BA. Intraoperative Monitoring of Pulmonary Artery Physiology With Transesophageal Echocardiography in a Patient With an Extensive Pulmonary Aneurysm Undergoing Partial Nephrectomy. A A Case Rep. 2016;7(5):108-11.

35. Dai XF, Chen LW, Chen DZ, et al. Transesophageal echocardiography guided patent ductus arteriosus occlusion in adults with severe pulmonary hypertension through a parasternal approach. Int J Clin Exp Pathol. 2015;8 (10):12300-12306.

36. Ashes C, Roscoe A. Transesophageal echocardiography in thoracic anesthesia: pulmonary hypertension and right ventricular function. Curr Opin Anaesthesiol. 2015;28(1):38-44.

37. Silva PS, Cartacho MP, Castro CC, et al. Evaluation of the influence of pulmonary hypertension in ultra-fast-track anesthesia technique in adult patients undergoing cardiac surgery. Rev Bras Cir Cardiovasc. 2015;30(4): 449-458.

38. Nordhaug D, Steensrud T, Muller S, et al. Intraaortic balloon pumping improves hemodynamics and right ventricular efficiency in acute ischemic right ventricular failure. Ann Thorac Surg. 2004;78(4):1426-1432.

第二十四章

极度肥胖的冠心病患者手术的
麻醉管理

　　肥胖症是中国社会所面临的一个严重问题。2016年 *Lancet* 发表全球成年人体重调查报告，其调查发现，全球成人肥胖人口已经超过瘦子，而中国超越美国，成为全球肥胖人口最多的国家，肥胖总人数达8960万。其中，中国男性肥胖人数4320万人，女性肥胖人数4640万人，高居世界第一。不仅如此，目前肥胖和极度肥胖人口数量还在不断地增长。肥胖不仅增加了患者的临床管理难度，同时还降低了其预期寿命。仅有1/7的病态肥胖患者能够达到常人的预期寿命。

　　近些年来，有关肥胖程度的界定标准一直在不断地调整和改进，世界卫生组织依据体重指数（BMI；kg/m^2）来定义肥胖：正常 $18.5kg/m^2 \leqslant BMI \leqslant 24.9kg/m^2$；Ⅰ级，BMI为30～$34.9kg/m^2$；Ⅱ级，BMI为35～$39.9kg/m^2$；Ⅲ级，即为极度或病态肥胖，$BMI \geqslant 40kg/m^2$。按此标准，目前有2%～3%的人口处于病态肥胖状态，且这一比例还在不断增长。

　　随着肥胖人口的不断壮大，与肥胖相关的医学问题也日趋增多，其不仅会对进行手术治疗的患者产生显著的负面影响，同时还增加了围术期麻醉管理难度。极度肥胖患者常伴有冠状动脉疾病（CAD）和心功能不全，这使得其对CABG手术治疗的需求逐渐增大。青少年肥胖的高发，导致需行冠状动脉重建术的肥胖青壮年患者日益增多。麻醉医生必须对肥胖的临床后果及其对全身脏器功能的影响有清楚的认识，并且掌握肥胖患者麻醉管理的原则和要点，只有这样，才能更好地应对麻醉中的风险，将其围术期发病率和死亡率降至最低。

一、肥胖与 CABG 手术预后

　　我们对于极度肥胖患者CABG手术相关风险的认识日益深刻，而针对此类患者的必要医疗护理也日臻完善。随着肥胖患者在外科手术患者中所占比重的不断增大，与之相关的额外医疗成本也在持续增长。肥胖患者通常有较多的伴发疾病，而对于这些伴发疾病同样也要进行全面的检查评估，并进行相应的治疗。葡萄糖耐受不良、糖尿病、胰岛素抵抗、高血压、高脂血症、肾脏和冠状动脉疾病、卒中、骨性关节炎以及阻塞性睡眠呼吸暂停（OSA）在肥胖患者中高发，且患者的体重越大，其发病率越高，病情越严重。肥胖患者麻醉及手术的风险和难度较大，加之其又是术后并发症的高发人群，因此其手术室占用时间、ICU停留时间及住院时间均相应延长。

　　极度肥胖患者普遍并存有其他疾病，患者的肥胖程度即为导致其CABG手术围术期不良转归的危险因素。然而，只是明确了肥胖可以增加CABG术后并发症的发生率，对其他方面有何不利影响，尚不得而知。Prabhakar等人通过研究发现，随着患者BMI的增大，其CABG术后肾衰竭的发生率显著升高，这可能与极度肥胖患者高血压和糖尿病的发病率高有关。同时，上述研究显示，极度肥胖患者的术后机械通气时间和住院时间均有所延长。此外,其他研究发现,肥胖与术后胸骨伤口感染例数的增多有关。中度肥胖患者发生胸骨深部组织感染的相对危险低于极度肥胖患者。相关研究显示,BMI 值>50kg/m^2 的心脏手术患者,其 ICU 停留时间、住院时间及机械通气时间均相应延长且其伤口感染的发生率均有所升高,而这其中有一半的患者所进行的是非择期 CABG 手术。这也反映出部分心脏外科医生对于极度肥胖患者的忌惮具有一定道理。

肥胖还可导致术后心律失常。心律失常的相关危险因素有很多,包括年龄、手术类型以及低射血分数等,其中病态肥胖已被证实是引发房颤的独立危险因子。尽管有学者指出心脏肥大在肥胖患者中的发生率较高,其可致心房扩大继而引发房颤,但其最终的机制尚不得而知。目前我们已对肥胖患者 CABG 手术的不良转归有了较为深入的认识,但能否通过改进麻醉管理方式来改善患者的临床转归尚待论证。

尽管肥胖患者 CABG 术后并发症的发生率较高,但人们始终更关注其死亡率有无增长。有些研究认为其死亡率确有增加。一项研究表明,BMI>35 的患者其手术风险增大。与体重正常或轻度肥胖的患者相比,中度肥胖患者 BMI 值虽仅有轻度增加,但其风险调整后的死亡率却显著升高,而极度肥胖患者风险调整后的死亡率几乎为体重正常或轻度肥胖患者的 1.5 倍。另一项研究通过多中心对心脏手术患者 14 年的随访显示,体重过轻或过重都会导致患者死亡率的显著升高。相反,以往的一些研究认为肥胖并非是导致冠状动脉旁路移植术后患者死亡的危险因素。

二、肥胖对呼吸系统的影响

大多数肥胖患者的气道解剖结构和(或)肺功能都会发生比较显著的变化。在应用镇静剂后或麻醉诱导时,肥胖患者上呼吸道的软组织结构可阻塞气道,并由此引发低氧血症和高碳酸血症。肺功能的异常与患者的体型和体重密切相关。

1. **肥胖患者的呼吸功能**　在自主呼吸状态下,身体质量是呼吸系统生理功能的重要决定因素之一。病理性肥胖患者具有典型的限制性模式,用力肺活量比预计量减少约 25% ～ 50%,功能残气量和总肺容量随着补呼气量的减少而比预计量减少约 35% ～ 60%。病理性肥胖患者可能有潜在缺氧的危险,在静息状态下肥胖患者的氧耗大约比非肥胖患者高 25%。动脉血氧分压在仰卧位时可能异常。肥胖患者的呼吸系统顺应性比预计值下降 35%,这归咎于肥胖对胸壁的影响;轻度肥胖患者和并发肥胖相关性缺氧综合征患者的肺顺应性的下降分别为 25% 和 40%。呼吸阻力增加主要是由于肺容量的减少和内源性呼气末正压(positive end-expiratory pressure,PEEP)增加而出现呼气流速的限制,特别是仰卧位。

2. **肥胖患者易发生围术期肺不张**　肺不张常有两种类型,①压缩性肺不张:由于膈肌活动幅度的减小,使肺部分组织因膨胀不全而不能正常地进行气体交换,相应肺组织丧失换气功能;②吸收性肺不张:低通气灌注率区域的肺泡很少被吸入的气体膨胀,血液循环能使氧气从肺泡转运到血液中的速度远超过氧气从上呼吸道进入肺泡的速度,血液循环保持肺泡膜两侧的氧气压力梯度,氧气迅速通过肺泡膜进入血液,肺泡里的气体逐渐被吸干,肺泡逐渐塌陷,肺不张逐渐形成。小潮气量、通气不足及(纯氧)高浓度吸氧($FiO_2 \geq 0.8$)可促成吸收性肺不张形成。围术期肺不张的形成机制多数因为麻醉中所用的肌松药使呼吸肌的张力消失,作用于胸廓的向外弹性回缩张力,引起患者在麻醉诱导和麻醉维持中肺不张。膈肌向头侧运动的衰减、胸廓强直性和膈肌向上移位的改变均将减少跨肺压(肺泡与胸膜腔之间的压力梯度),共同促成肺泡的塌陷和压缩性肺不张。肥胖患者的肺背侧部肺段较体重正常的患者有更高比例的非充气性肺不张。体重正常的患者,肺不张和通气灌注比例失调的区域经过自身调节使其对肺换气功能的影响很小或甚微,而并发其他病理状态的患者却可增强分流(如急性呼吸窘迫综合征和心力衰竭引起的肺水肿),从而进一步干扰通气灌注及肺功能。麻醉诱导期对肺生理功能干扰主要是胸廓运动的改变和膈肌的松弛而产生肺膨胀不全、气体交换干扰和血气灌注失调。另外,呼吸道压力对肺组织结构损伤所触发的通气相关性肺损伤与潮气量大小、峰压高低及 PEEP 的水平相关。通气相关性肺损伤是引起术后肺并发症的主要原因之一,术后肺部并发症可以引起较高围术期病死率和发病率或延长患者住院时间。

三、肥胖导致的气道并发症

(一) 阻塞性睡眠呼吸暂停

阻塞性睡眠呼吸暂停(OSA)是冠心病发病和死亡的独立危险因素。BMI 值每增加 2 个单位(如 $27 \sim 29kg/m^2$),患 OSA 的概率就会增加 25%。美国女性 OSA 的患病率为 2%,男性为 4%,而在极度肥胖人群中,女性和男性的患病率则分别高达 3% ~25% 以及 40% ~78%。咽周大量脂肪组织的堆积以及上呼吸道肌张力的异常降低(以快速动眼睡眠期为著)引起的气道狭窄,是肥胖患者发生 OSA 的主要原因。OSA 患者对麻醉和抗焦虑药物的呼吸抑制作用十分敏感,这可能是由于上述药物降低了其气道的肌张力。此外,对很多肥胖患者来说,面罩通气尚且难以实施,其气管插管的难度就更大了。肥胖患者 OSA 的相关症状会随着其体重的减轻而有所改善,但由于这类患者通常进行的是紧急或急救性质的 CABG 手术,因此术前有计划地减轻体重可行性不强。

在美国,有 80% ~90% 的 OSA 患者未被明确诊断,而有助于确诊的信息通常来自其室友或同寝者。病史资料中 OSA 的特征性表现包括习惯性打鼾、睡眠期间的呼吸中断(呼吸暂停发作后通常会出现短促的喘息、呼噜声或重新发出的鼻息声)、日间困乏感、晨间头痛以及易怒等。对肥胖患者来说,OSA 的诊断及其严重程度的判定不能仅以患者的 BMI 值、颈周径、肺功能检查、日间动脉血气分析(未吸氧时)或睡眠相关不适症状的问卷调查结果为依据来进行。即使患者具有 OSA 的典型症状和体征,但要想确诊必须进行多导睡眠监测。

(二) 肥胖通气不良综合征

肥胖通气不良综合征(obesity hypoventilation syndrome;OHS)是指肥胖患者(BMI ≥ $30kg/m^2$)在除肺或神经肌肉疾病等其他原因外,在清醒状态下患有高碳酸血症($PaCO_2$ ≥ $45mmHg$)。目前 OHS 的定义中没有包括睡眠呼吸紊乱,但是这些患者在睡眠呼吸监测中具有相同的表现:反复发生的阻塞性睡眠呼吸暂停(obstructive sleep apnea,OSA)伴高碳酸血症,气流受限造成阻塞性通气不足并贯穿整个睡眠阶段。若未合并日间高碳酸血症,单独的睡眠低通气也不属于 OHS,但可能是 OHS 的早期症状,之后可能会发展成为慢性二氧化碳潴留。这与睡眠呼吸紊乱、神经肌肉疾病患者身上所观察到的临床症状相似。并非所有肥胖患者都会发生低通气,只有一些病态肥胖患者可导致日间肺通气不足。随着肥胖人数的增加,OHS 的发病率也在增加,估计美国有数十万的 OHS 患者。文献报道约 10% ~20% 的睡眠门诊患者及 50% 的 BMI 大于 $50kg/m^2$ 的住院患者均患有 OHS,估计约 0.3% ~0.4% 的人可能患有 OHS。由于多种小型研究没有将慢性阻塞性肺疾病患者排除在外,同时对睡眠呼吸暂停的定义不同,该项数据的准确性受到限制。目前没有前瞻性队列研究调查哪些 OSA 的患者会随着体重的增加发展为 OHS。OHS 对 CABG 手术过程中的麻醉影响主要来自其对呼吸功能的损害和呼吸中枢的影响。

1. OHS 对呼吸功能的影响　在严重的 OHS 患者中,由低通气所导致的酸血症及低氧血症可能会影响呼吸肌的性能。由于没有对 OHS 患者的呼吸肌结构进行详细分析,所以呼吸肌是否有原发肌病还不太清楚。其次,相对于二氧化碳正常的肥胖患者及 OSA 患者,OHS 患者向心性的脂肪分布更加明显,表现在有较大的腹围和更高的腰臀比。向心性肥胖者膈肌上移,膈肌运动减弱,做功减少,而卧位时更加明显。此外,向心性肥胖者更大程度上减少了肺容积并限制了通气,造成 OHS 患者呼吸肌效率降低的同时增加呼吸功。

2. OHS 对呼吸中枢的影响　呼吸中枢驱动力的变化也会导致日间高碳酸血症的发生。通常,重度肥胖者需增加呼吸驱动力以维持胸壁正常运动并需要做更多的呼吸功。而 OHS 患者不具有这一代偿机制。此外,OHS 患者对缺氧及高碳酸血症的通气反应减弱,且似乎不受家族遗传因素影响,是后天出现的现象。近期有研究显示激素或者脂肪因子与 OHS 有关。

肥胖并非是导致 OHS 的唯一病理生理学因素,因为单纯的肥胖并不足以引发患者的日间高碳酸血症。当发生高碳酸血症和低氧血症时,机体通常会反射性地增大每分钟通气量。OHS 患者的这种机体保护性机能受损,而单纯肥胖患者却与常人无异。持续气道正压通气并不能完全缓解 OHS 患者的高碳酸血症。而在患者睡眠期间进行的经鼻间歇性正压通气则可使其 CO_2 反应曲线完全或至少部分地恢复正常。在减轻总体重(TBW)的同时辅以孕酮(一种呼吸兴奋剂)治疗,可以改善患者的通气情况。引发 OHS 的原因既有"外在"因素(肥胖),又涉及中枢病变。针对 OHS 的治疗包括尽量减少使用或停用可致呼吸抑制的药物、解除气道梗阻以及适当应用呼吸兴奋剂。

四、肥胖对心血管系统的影响

肥胖患者通过增加心血管系统的绝对血容量来满足机体氧需求的增大,然而其单位公斤体重的相对血容量却有所减少(由 86ml/kg 降至 47ml/kg),这是因为肥胖导致机体脂肪含量增多,而脂肪组织的血流灌注较差。由于氧需增大,机体在心率维持不变的情况下通过增大每搏量使心输出量增加,以此提高氧供,维持供需平衡。除内脏血流量稍有增加以及肾血流量略有减少外,就各脏器的血流分配而言,肥胖人群与常人几乎无异。需要指出的是,肥胖者的单位体表面积心输出量与常人相比无统计学差异。由此可见,肥胖所引起的血流动力学改变并不十分复杂。

机体对肥胖的适应能力很强,其通过自身的一些调整和代偿使动静脉血氧分压差维持正常。但尽管如此,肥胖还是会导致其心室功能受损。肥胖者左室搏出做功指数与左室舒张末期压力之比低于正常值,且与其肥胖程度呈负相关。肥胖所致每搏量的增加导致心室舒张末期的容量和压力均增大,这可使血压正常的肥胖患者发生离心性心室肥大。而当其同时又患有高血压(肥胖常见的并存疾病)时,体循环血管阻力的增大又会引起心室的向心性肥厚,这与高血压对非肥胖人群的影响无异。上述两种机制均可致左室心搏做功增加。对轻至中度肥胖患者来说,左室扩大及室壁增厚的程度与其肥胖程度相关,而心功能的减低则与其肥胖持续的时间有关。综上所述,高血压和肥胖能够协同地增加患者心力衰竭的风险。

五、肥胖患者的麻醉期管理

(一) 血流动力学检测

在经受开胸手术创伤、心搏骤停、体外循环、心脏复跳后及麻醉苏醒等心血管系统影响较大的麻醉手术过程后,肥胖患者的泵功能及组织供血供氧状态明显差于非肥胖组患者,其可能有三个方面:①与同等身高的非肥胖患者相比,肥胖患者的循环血量、心排量(CI)和心脏做功增加,并常伴有代偿性心室肥厚和扩张。因此,心脏储备能力显得比较有限。当由于术中各种原因所致的心脏前后负荷改变时,如末梢交感神经兴奋,外周血管阻力增加,循环血量及血液黏滞度的改变或心脏本身接受停跳复跳过程所导致的心肌物理化学内环境因素的改变时,心脏泵功能的失代偿状态可能较明显地表现出来;②由于肥胖患者的脂肪组织占体重的比例较大,而绝大多数静脉与吸入全麻药物均为亲脂性药物,而药物在脂肪内储存和再释放的过程较长,导致麻醉诱导时间、麻醉药在体内达到平衡的时间及排出时间相应延长,使调整麻醉深度,维持循环功能的稳定增加了难度,因此,麻醉药物对心肌的负性肌力作用及对外周血管的扩张作用在严重肥胖患者身上可能表现得更为明显;③其他因素:病理性肥胖患者常伴有胸廓肌顺应性下降,肺泡通气量降低,加剧了麻醉苏醒期的呼吸做功,也可通过增加心输出量来代偿前后负荷和呼吸做功增加所需的氧量,使心脏负担加重。此外,严重肥胖患者多并发局限性肾小球硬化症和糖尿病肾病以及肝脂肪浸润所致的肝细胞退行性病变,从而使肝肾功能受到不同程度的损害,以上诸多因素均可影响心脏泵功能和组织氧供与氧耗。因此,密切监测接受 CABG 手术的肥胖患者的血流动力学变化是手术的可靠保障。

经动脉穿刺置管进行的直接动脉血压监测是 CABG 手术的常规监测之一,在一些非 CABG 手术中也可以使用。然而,对肥胖患者进行动静脉置管操作的难度较大,这是因为其用以定位的解剖标志及动脉搏动均不是很清晰。较之传统的解剖标志定位法,在二维超声引导下行颈内静脉和股静脉穿刺置管,操作用时更短,成功率更高。这种在实时连续超声引导下的中心静脉置管技术对肥胖患者的意义更大。

肥胖患者的静息心脏充盈压原本就比较高,其在仰卧位时还会进一步增大。因此,肥胖患者是肺水肿的高危人群。常规体检不易发现肥胖患者心输出量或心充盈压的细微变化,因此对其中一部分患者可能需要进行经肺动脉漂浮导管的有创血流动力学监测。经食管超声心动图检查有助于我们对血管内容量和心肌功能的评估,在 CABG 手术期间其作用和意义更加显著。

(二) 药代动力学变化

肥胖患者常伴随着身体组分和机体机能的显著变化,可能引起许多药物的药代动力学和药效学特征发生明显改变,从而影响麻醉药物的疗效。肥胖患者应用药物治疗时,必须考虑与正常人群之间的药代动力学和(或)药效学差异。

1. 肥胖对药物吸收的影响　CABG 手术期间所有药物均由中心静脉给入,不存在药物吸收的问题。

2. 肥胖对药物分布的影响　药物的理化性质对肥胖患者体内的分布影响最大,脂溶性高的药物在脂肪组织及其他组织有高度亲和力,药物在组织的浓度远高于血药浓度。肥胖患者体内脂肪的含量明显高于正常患者,因此可以认为对于亲脂性药物,其分布发生了明显改变。与此相反,水溶性药物多分布于细胞外液,肥胖患者与正常体重的患者相比差异不大。此外,药物对组织亲和性与肥胖密切相关。肥胖患者药物与血浆蛋白的结合受到影响,血浆结合蛋白浓度改变或药物亲和力改变均可影响药物的分布,主要的血浆蛋白有与酸性药物结合的白蛋白和与碱性药物结合的糖蛋白。

3. 肥胖对药物代谢的影响　大多数药物在肝脏进行代谢,但是个体与肝脏大小和肝脏清除率的关系并不是很确定。对大部分或全部通过肝脏代谢的药物,肥胖会增加其清除率,而且对于肝脏的代谢,低出生体重(low birth weight,LBW)比 TBW 具有更好的相关性,这是由于 LBW 相比 TBW 在肝脏的体积和心输出量有更好的关联。脂溶性药物在肥胖者体内的代谢高于常人,且其作用时间也相应延长,这可能与此类药物(如静脉麻醉药、巴比妥类药物、挥发性麻醉药等)在脂肪内的蓄积有关。但是,目前尚无相关临床证据表明应用脂溶性麻醉药物会导致肥胖患者苏醒延迟。

4. 肥胖对药物消除的影响　肥胖患者的肝脏、肾脏清除率增加,但清除能力不与 TBW 呈线性关系。当总体重增加时,LBW 和脂肪组织同时增加,但肥胖患者主要增加的是脂肪组织,LBW 的增加和 TBW 没有线性关系。因此,推测肥胖患者肝、肾组织的重量与 LBW 呈线性关系。另外,器官大小不能完全反映器官的功能,尤其是肥胖患者同时处于疾病状态时,可能导致器官功能改变,从而导致体内药代动力学产生变化。

肾脏是影响药物清除率的主要器官,药物消除的过程包括肾小球滤过率、肾小管分泌和肾小管重吸收。肥胖对药物清除率的变化有三种观点:①肥胖患者与非肥胖患者相比有更高的绝对药物清除率;②药物清除率不与 TBW 的增加呈线性关系;③药物清除率与 LBW 呈线性关联。因此,在未来的研究中,LBW 作为研究肥胖患者药物在体内暴露量的地位是不可忽视的。

处于明显超重状态的患者(BMI>27.5)在应用镇痛及镇静催眠药时,应对其剂量进行一定的调整。就舒芬太尼来说,机体脂肪含量的增加不仅使其分布容积增大,还延缓了其从体内的消除。肌松药(如维库溴铵、罗库溴铵)脂溶性较差,其主要分布在非脂肪组织中,因此推荐按照患者的理想体重(IBW)而非实际总体重(TBW)用药。0.6mg/kg 罗库溴铵(2× ED_{95})按 IBW 给药,其肌松维持时间为 ~30 分钟,而按 TBW 给药,肌松可维持 ~60 分钟,且个体差异明显。顺式阿曲库铵以 0.2mg/kg 的剂量按 IBW 和 TBW 给予,其肌松维持时间分别为 ~45 分钟和 ~90 分钟。而琥珀酰胆碱无论按 IBW 还是按 TBW 用药,均能产生确实的肌松效果,但是对于极度肥胖患者来说,按照其 TBW 用药能明显改善插管条件。

(三) 体位变化

合适的体位对极度肥胖患者来说尤为重要。一般情况下,会将患者的头和肩背部垫高,并使其头部高于上胸部水平(斜坡位),或令其胸骨上切迹与外耳道处于同一水平面。上述体位不仅可改善患者的通气,而且更易形成从口至声门的直视线。但在临床工作中,只能将患者大致地摆为上述体位,不可能十分精确。体位的摆放必须确切,万不可应付了事。因为诱导期间,特别是在气管插管失败后,肥胖患者的血氧饱和度通常会迅速降低,便无暇再去仔细调整患者的体位。

肥胖患者对平卧位耐受较差,体外循环心脏术后,临床常规为术后初醒患者取床头抬高 20°~30° 的仰卧位。气管插管拔除后可半卧位、坐位或侧卧位交替,以增加患者的舒适度(图 24-0-1)。半坐卧位可减少膈肌受压,有利于气体交换,减少切口张力,减

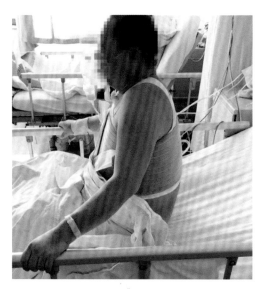

图 24-0-1　肥胖患者(BMI=33.6)ICU 体位

少疼痛,利于深呼吸、咳嗽咳痰。

（四）术前用药和麻醉准备

由于肥胖患者的胃液分泌增加和胃酸过多,在诱导过程中胃肠反流及肺误吸危险性相对增加,因此建议用甲氧氯普胺及 H_2 受体阻滞剂如雷尼替丁来减少胃液及胃酸产生;苯二氮䓬类和阿片类及其他影响呼吸的药应谨慎使用,肥胖患者对此类药物相对敏感;麻醉前如无禁忌,应给阿托品以减少气道分泌物;高血压患者非胃肠手术时,术前应继续服用降压药。麻醉前,备好合适的麻醉机械是有必要的,包括一些特殊的不同大小的喉镜片、喉罩、纤维喉镜、口咽或鼻咽通气道、射频通气、血压计、可塑性导管芯、局麻药喷壶、呼吸末二氧化碳监测等,大手术中,有创动脉血压监测十分必要,有条件可应用 BIS 或 AEP 监测麻醉深度。

（五）面罩通气和气管插管

肥胖患者由于解剖学原因,往往存在不同程度的通气困难。BMI>26kg/m² 会使面罩通气的难度增大 3 倍。而导致面罩通气困难的五个独立危险因素分别为年龄>55 岁、BMI>26kg/m²、牙齿缺失、面部胡须以及打鼾史。通过术前的气道评估,及早发现有潜在困难气道的患者是预防气道不良事件发生的首要措施。有些学者认为极度肥胖患者的插管困难率是常人的 2～10 倍,但上述观点并未获得广泛的认同。目前对于"插管困难"的界定尚缺乏一个统一的标准,而这可能也是造成研究结果有所差异的一个原因。

肥胖患者脂肪组织大量沉积,可使口咽腔减小,颌面肥厚变形,颞颌关节活动受限,颈部粗短,喉咽腔外压增高,胸腹壁肥厚,胸肺顺应性、功能余气量降低,这些改变常引起通气受阻和形成困难气道,特别是全麻诱导时在全麻药作用下。肌肉松弛、舌体后坠而发生面罩通气不足,甚至面罩通气困难(DMV)。DMV 是临床麻醉诱导期常会遇到的气道管理问题,极易引起患者缺氧,甚至发生心跳呼吸骤停等。对于困难气道的患者,我们应慎重选择插管的时机(清醒插管或麻醉诱导后插管)。以往对可疑困难气道的极度肥胖患者多采用光纤设备辅助下的清醒插管。然而,对于不稳定心绞痛及冠心病患者,清醒插管增大了其发生围术期不良事件的风险。因此,如何在实施清醒气管插管的同时避免心动过速、高血压及心肌缺血的发生,是目前我们所面临的一大挑战,这不仅需要我们具有娴熟的操作技术及相关药理学知识,同时还常常需要助手的协助。目前,除插管喉罩(ILMA)外,还有一些气道装置,比如可视喉镜等,也可用于极度肥胖患者的气管插管,但是否能切实地提高上述患者的插管成功率尚待论证。

（六）麻醉诱导

在麻醉诱导期间,对于行 CABG 手术的患者,我们不仅要确保其气道安全,同时还要避免心动过速和血压升高。由于极度肥胖患者被认为是胃酸吸入综合征的高危人群,因此麻醉医生普遍对其采用快速顺序诱导(RSI)。然而,据文献报道,麻醉期间胃酸吸入综合征的发生率很低,仅为 1/3216,且肥胖并非其唯一的危险因素。有 1/3 的误吸案例是因患者恶心呕吐所致,而在诱导期间对患者进行深度镇静,就有可能避免上述事件的发生。以往我们之所以认为肥胖患者为胃液吸入综合征的高危人群,是因为有研究指出 70% 的肥胖患者在禁食后其胃液 pH<2.5 和(或)剩余胃液量≥25ml,而仅有 5% 的非肥胖患者会出现上述情况。近期,Harter 等人通过研究发现,禁食后肥胖患者高胃液量伴胃液低 pH 的发生率远低于瘦体型患者,且其对口服枸橼酸钠制剂反应良好。而肥胖患者与非肥胖患者的胃排空速率基本相同。

无论是否将已禁食的极度肥胖患者视为"饱胃"状态,诱导期间都会考虑对其实施环状软骨压迫。在环状软骨上适当加压,将其压向椎体,从而压闭食管。但鉴于食管通常位于环状软骨下 10mm 处且易于加压时发生横向移位,因此压迫环状软骨预防误吸的作用一直未获定论。对于行择期手术且已禁食的粗颈肥胖患者来说,联合应用 RSI 及环状软骨加压是否能有效地降低其反流误吸的风险,目前还存在很大的争议。此外,在快速顺序诱导过程中,过早给予肌松剂并不利于气道安全,而在确保能经面罩或 ILMA 对患者实施通气后再给予肌松剂,可能更加稳妥。

麻醉诱导应注意:

1. **防止反流**　可采取下述预防措施:术前使用 H_2 受体阻滞剂及抗酸剂;快速诱导;压迫环状软骨;安置粗胃管,排空胃内容;插管后立即气囊充气;一旦发生反流,迅速置头低位吸引,以避免反流物入肺。

2. **避免缺氧**　如果行非清醒状态插管,预给氧要充足。因为肥胖患者拥有相对小的功能残气量(氧储备小)和高氧耗,越是肥胖则全麻诱导无通气期耐受缺氧的时限越短,故诱导前的氧合十分重要。主张诱导前以 8L/min 流量面罩给氧去氮,尽量缩短插管的无通气期。

3. **防止肺不张**　肥胖患者肺功残气量随着 BMI 增加而减少,仰卧位会进一步减少,使肺不张的发生几率大大增加。故 Coussa 等主张对无反流性疾病患者诱导后,使用机械通气经面罩给氧去氮,同时给 $10cmH_2O$ 的 PEEP,可以有效阻止和减少肺不张的发生,从而降低肺内分流,改善氧合,延长无通气期缺氧耐受时间。

4. **插管体位**　喉镜暴露时,肥胖患者应处于最佳的体位——斜坡位(ramped position),即开始麻醉诱导前使患者处于最易吸入气体的体位(从肩胛部至头部将患者安置成斜坡位)。此位置的喉部暴露情况明显优于标准位(sniff position)。

5. 遇困难插管时,应避免在无通气期盲目反复试插致循环功能严重紊乱。实施清醒插管时,除了给予适当镇静和镇痛外,局麻一定要充分。

6. 现在已被证实常用麻醉药如异丙酚、硫喷妥钠、苯二氮䓬类、小剂量肌松药和氧化亚氮都能使喉壁松弛塌陷,所以对预计通气或插管困难,尤其对鼾症患者要慎用。

7. 通过听诊和呼吸末二氧化碳波形来证实气管插管位置正确与否。

(七)　术中进行保护性肺通气

1. **潮气量**　6~10ml/kg×理想体质量,并增加频率维持生理状态下的动脉二氧化碳分压或者维持呼气末二氧化碳分压在 30~40mmHg(1mmHg=0.133kPa),当然也要避免内源性 PEEP 的出现。

2. 在诱导后血流动力学和血容量稳定状态下,反复手法肺复张(呼吸道平台压力 35~55cmH_2O,时间 6 秒/3 次)。

3. 手法复张后,紧接着使用 PEEP。术中通过调整 PEEP 可获得适当的氧合,注意气道峰压不要超过 $30cmH_2O$,约 $5cmH_2O$ 的 PEEP 就可使肺泡张开,改善氧合。PEEP 不能过高,否则过高胸内压影响血液回流,会减少心排出量。

4. **术中患者体位**　在不影响手术操作的前提下,患者应尽可能保持 35° 的头高脚低仰卧位。

5. $FiO_2 0.4~0.8$。术中麻醉维持使用七氟烷或地氟烷复合瑞芬太尼,用顺阿曲库铵维持肌松。

(八)　术后拔管

术后拔管应根据肥胖患者心肺功能状况严格掌握拔管指征,要充分拮抗肌松药的残余作用;对应用氧化亚氮麻醉者,停药后吸入纯氧时间要足够;意识完全清醒可减少呼吸道梗阻和误吸的发生率,困难插管患者拔管一定要在意识完全清醒下进行。吸引分泌物时间不能过长,以免引起低氧血症和支气管痉挛等并发症。在放气囊前给患者正压通气鼓肺,可减少分泌物误吸,同时改善供氧。内源性肾上腺素水平在拔管后可显著升高,可用少量艾司络尔和 $1.0 \sim 1.5mg/kg$ 的利多卡因来预防减少拔管引起的血流动力学波动。此外,体位以取侧卧位为佳,既可减轻因腹部脂肪和腹内脏器对膈肌压迫所致的呼吸储备功能的影响,又可防止舌后坠,利于分泌物的自行流出。

肥胖患者脱机前准备:①继续保持患者 $35°$ 的头高脚低体位;②$FiO_2 \leqslant 0.4$;③密闭式呼吸道分泌物的吸引;④如上述的手法复张一样,进行手法复张;⑤继续使用 PEEP($10cmH_2O$)直至拔管;⑥拔管期间尽可能不在气管导管内手工吸痰,以减少吸痰对呼吸道的过度刺激。

拔管后可采取适当的半仰卧位,有利于呼吸,预防低氧血症,但对易于恶心呕吐的患者要慎用。虽然肥胖患者对阿片类药物相对敏感,还是主张在严密观察和持续血氧监测下,对肥胖患者术后进行镇痛,这样有利于患者术后尽快恢复。同时鼓励患者术后尽早下床活动,自主呼吸,以减少肺不张,肺感染,深静脉血栓形成等并发症的发生。

(九) 机械通气模式

对于肥胖患者,我们通常采用容量控制的通气模式。容量控制通气即为按照已设定的潮气量输送恒量的气流以达到患者所需分钟通气量。肥胖常可导致肺和胸壁顺应性降低,因此在行容量控制通气时患者的气道压往往较高。此外,此通气模式的潮气量设置也是一大难点。我们必须认识到大潮气量通气,特别是当伴有较高平均气道压时,对患者产生的危害。压力控制通气可产生较高的瞬时气流峰值,其有利于肺泡的充盈,在改善机体氧合的同时避免了容量控制通气模式的一些弊端。然而,每种通气模式都有其不足之处,对于肥胖患者来说,术中保护性肺通气最重要。

(十) 术中控制血糖

目前普遍认为糖尿病和单纯血糖升高均可增大患者 CABG 围术期风险。强化胰岛素治疗全面降低了患者的住院死亡率以及血行性感染和需行透析治疗的急性肾衰的发生率,同时还减少了患者的输血量。在一项回顾性研究显示,心脏手术术中持续静脉输注胰岛素的死亡率低于间断皮下注射胰岛素患者,但是血糖过低也会对患者的术后恢复产生严重的不利影响。因此,应严密监测患者的血糖以避免低血糖症的发生。严格的血糖控制之所以能够改善患者的转归,是多方面因素共同作用的结果。高血糖可致吸入麻醉药的心脏保护作用消失,而这可能是术中及术后高血糖患者转归较差的原因之一。

(十一) 注意肺动脉高压

行 CABG 手术的肥胖患者常伴有肺动脉高压(PH)。肺动脉高压即为平均肺动脉压于静息时 $\geqslant 25mmHg$ 或于运动时 $>30mmHg$,而其也可定义为肺血管阻力 $>2 \sim 3$ Wood 单位或 $>200 \sim 300$ dyne/s · cm^5。如前文所述,OSA 和 OHS 是极度肥胖患者常见的并存疾病,其可导致患者的肺动脉压升高,继而引发右心功能不全。肺动脉高压患者 CABG 手术相关并发症的发生率和死亡率均相应增加。而有关于极度肥胖患者所特有的额外风险目前还不是十分明确。就极度肥胖患者 CABG 手术的麻醉管理而言,麻醉医生必须避免过度镇静、高碳酸血症和交感神经兴奋的发生,因为上述不良事件可使患者原有的肺动脉高压进一步加重。心肺转流术(CPB)可引发肺血管内皮细胞损伤以及肺功能障碍,这可能是因为在心肺转流过程中,肺组织灌注不足或全身炎症反应的激活导致肺血管床的反应性进一步恶化。

对肺动脉高压的处理一直以来都是一个十分棘手的问题,对极度肥胖患者来说更甚。大多数经静脉给予的扩张肺血管的药物(如多巴酚丁胺、硝酸甘油、米力农、硝普钠和钙离子通道阻滞剂等)在应用时都会导致体循环低血压。而对患者进行容量扩充和机械通气则可能使其血流动力学进一步恶化并导致右心衰竭。而通过吸入的方式给予血管舒张药物就可使其作用局限于肺血管,从而有效地降低 CABG 手术患者的肺动脉高压。研究证实,吸入一氧化氮和前列环素均可产生上述疗效。因此,对伴有肺动脉高压的极度肥胖患者应考虑于围术期吸入一氧化氮。

六、术后管理

CABG 手术患者的术后管理应包括以下几个方面,即疼痛治疗、通气和氧合状态的改善、优化心功能药物的使用以及严格的血糖控制,且上述治疗对肥胖患者更为关键。CABG 手术后的镇痛十分重要,对肥胖患者尤甚。当使用镇痛及镇静药物对患者进行疼痛治疗时,务必注意对其呼吸的监测。对有些患者来说,胸部硬膜外镇痛也不失为一种选择,尽管出于对患者凝血功能障碍的忧虑,限制了这种镇痛方法的应用。右旋美托咪啶因无呼吸驱动抑制作用,目前已用于肥胖患者的镇痛和镇静治疗,且其特别适宜在脱机及向 ICU 转送患者时应用。极度肥胖患者常伴有 OSA,且呼吸驱动对维持其正常的通换气功能十分重要。因此,对这类患者更宜应用无呼吸抑制的药物。在钢丝线缝合胸骨时,按照患者的去脂体重给予 $1\mu g/kg$ 的右旋美托咪啶负荷量,随后再以 $0.2\sim0.7\mu g/kg \cdot h$ 持续输注,能够减少术后吗啡的用量(最多可减少其 50% 的用量)。右旋美托咪啶具有减缓心率的作用,应用时须慎重,特别是在给予负荷剂量后,可出现严重的心动过缓,引起显著的血流动力学改变。右旋美托咪啶是一种 α_2-受体激动剂,输注过快会出现一过性的高血压及反射性心动过缓。此外,右旋美托咪啶还具有交感抑制作用,将其应用于心衰及基础交感张力较高的患者时,会导致严重的低血压,需及时纠正。

七、作者实践

极度肥胖患者的麻醉管理始于对其进行的全面细致的术前评估,同时掌握其原有疾病的情况,据此制订麻醉计划。气道管理是重中之重,因此术前应特别关注患者是否伴有 OSA 或其他通气方面的异常,并留意观察患者所取体位,这将有助于麻醉期间的气道管理。以往,我们普遍认为极度肥胖患者均应视为"饱胃",而目前这一认识受到了质疑。一些新技术和新方法的使用,使得患者在麻醉诱导期间的氧合更加充分,减缓了呼吸暂停后血氧饱和度下降的速度,而这对意外困难插管的患者尤为重要。一些研究结果表明,ILMA 的使用易化了肥胖患者的通气和气管插管。而 CABG 手术后的管理也应根据肥胖患者的相关特点进行相应调整。肥胖患者术后早期拔管的失败率较高,须慎重。在进行镇痛治疗时,应注意对患者生命体征的监测,以免出现呼吸、循环的抑制。严格的血糖控制对肥胖患者大有裨益。此外,右旋美托咪啶可用于患者术后的镇痛及镇静治疗,且对脱机期间的患者尤其适宜。为了使肥胖患者的 ICU 停留时间和住院时间不致延长,周详的诊疗计划和各种围术期治疗措施的相互协调尤为关键。

(卢家凯　张红超)

【主编述评】

肥胖人口的不断增长加之其较高的心脏病发病率，使得需行外科手术特别是 CABG 手术的肥胖患者日趋增多。这类患者通常具有较多的合并症，而对其合并症的干预也是临床治疗的重要环节。麻醉医生必须要明确肥胖患者围术期的相关风险，并能够妥善处理其围术期并发症，为冠心病患者的 CABG 手术保驾护航。

（于　洋）

参 考 文 献

1. Global BMI Mortality Collaboration. Body-mass index and all-cause mortality：individual-participant-data meta-analysis of 239 prospective studies in four continents. Lancet. 2016；388（10046）：776-786.

2. Vaid S，Hanks L，Griffin R，et al. Body mass index and glycemic control influence lipoproteins in children with type 1 diabetes. J Clin Lipidol. 2016；10（5）：1240-1247.

3. Sung KC，Ryu S，Lee JY，et al. All cause mortality and body mass index in a young Asian occupational cohort without baseline metabolic syndrome components. Int J Cardiol. 2016；224：271-278.

4. 侯冬青，赵小元，刘军廷，等. 儿童青少年肥胖与成年后糖尿病的关联分析. 中华预防医学杂志. 2016，（1）：23-27.

5. Rao W，Su Y，Yang G，et al. Cross-Sectional Associations between Body Mass Index and Hyperlipidemia among Adults in Northeastern China. Int J Environ Res Public Health. 2016 May 20；13（5）. pii：E516. doi：10. 3390/ijerph13050516.

6. Rexrode K，Rundek T. Body mass index and stroke in UK women："Obesity paradox" revisited. Neurology. 2016 Sep 7. pii：10. 1212/WNL. 0000000000003186.［Epub ahead of print］No abstract available.

7. Huang K，Liu F，Han X，et al. Association of BMI with total mortality and recurrent stroke among stroke patients：A meta-analysis of cohort studies. Atherosclerosis. 2016；253：94-101.

8. Langton RS，Neyra J，Downs JW，et al. The Relationship Between Enlistment Body Mass Index and the Development of Obstructive Sleep Apnea in the U. S. Military. Mil Med. 2016；181（8）：913-919.

9. Rehman SM，Elzain O，Mitchell J，et al. Risk factors for mediastinitis following cardiac surgery：the importance of managing obesity. J Hosp Infect. 2014；88（2）：96-102.

10. Pullan M，Kirmani BH，Conley T，et al. Should obese patients undergo on-or off-pump coronary artery bypass grafting? Eur J Cardiothorac Surg. 2015；47（2）：309-315.

11. Reeves BC，Ascione R，Chamberlain MH，et al. Effect of body mass index on early outcomes in patients undergoing coronary artery bypass surgery. J Am Coll Cardiol. 2003；42（4）：668-676.

12. Prabhakar G，Haan CK，Peterson ED，et al. The risks of moderate and extreme obesity for coronary artery bypass grafting outcomes：a study from the Society of Thoracic Surgeons' database. Ann Thorac Surg. 2002；74（4）：1125-1130；discussion 1130-1131.

13. Roberts JV1，Bates T. The use of the Body Mass Index in studies of abdominal wound infection. J Hosp Infect. 1992；20（3）：217-220.

14. Sasabuchi Y，Yasunaga H，Matsui H，et al. The Dose-Response Relationship Between Body Mass Index and Mortality in Subjects Admitted to the ICU With and Without Mechanical Ventilation. Respir Care. 2015；60（7）：983-991.

15. Tian M，Zhang M，Guo X，et al. Comment on Abdallah et al. entitled "body mass index and risk of surgical site infection following spine surgery：a meta-analysis". Eur Spine J. 2014 Feb；23（2）：477.

16. Abdallah DY，Jadaan MM，McCabe JP. Answer to the Letter to the Editor of Mingbo Tian et al. concerning "Body mass index and risk of surgical site infection following spine surgery：a meta-analysis" by D. Y. Abdal-

lah, M. M. Jadaan and J. P. McCabe; Eur Spine J, doi:10. 1007/s00586-013-2890-6. Eur Spine J. 2014;23 (2):478-479.

17. Abdallah DY, Jadaan MM, McCabe JP. Body mass index and risk of surgical site infection following spine surgery: a meta-analysis. Eur Spine J. 2013 Dec;22(12):2800-2809.

18. Itani KM, Jensen EH, Finn TS, et al. Effect of body mass index and ertapenem versus cefotetan prophylaxis on surgical site infection in elective colorectal surgery. Surg Infect (Larchmt). 2008;9(2):131-137.

19. Sabbag A, Sidi Y, Kivity S, et al. Obesity and exercise-induced ectopic ventricular arrhythmias in apparently healthy middle aged adults. Eur J Prev Cardiol. 2016;23(5):511-517.

20. Bunch TJ, May HT, Bair TL, et al. Long-term influence of body mass index on cardiovascular events after atrial fibrillation ablation. J Interv Card Electrophysiol. 2016;46(3):259-265.

21. Keeling WB, Kilgo PD, Puskas JD, et al. Off-pump coronary artery bypass grafting attenuates morbidity and mortality for patients with low and high body mass index. J Thorac Cardiovasc Surg. 2013;146(6):1442-1448.

22. Filardo G, Adams JP. Effect of body mass index on mortality in patients undergoing isolated coronary artery bypass grafting. Ann Thorac Surg. 2010;90(3):1060.

23. Atique SM, Shadbolt B, Marley P, et al. Association Between Body Mass Index and Age of Presentation With Symptomatic Coronary Artery Disease. Clin Cardiol. 2016 Jul 19. doi:10. 1002/clc. 22576.

24. Hällberg V, Kataja M, Lahtela J, et al. W-CABG Study Group. Obesity paradox disappears in coronary artery bypass graft patients during 20-year follow-up. Eur Heart J Acute Cardiovasc Care. 2016 Feb 24. pii:2048872616633844.

25. Balci MK, Ari E, Vayvada M, et al. Osteoporosis in Lung Transplantation Candidates: Association With 6-minute Walking Test and Body Mass Index. Transplant Proc. 2016;48(6):2147-2151.

26. 陈燕,张湘燕,叶显伟. 肥胖、上气道形态及颅面结构与阻塞性睡眠呼吸暂停综合征的相关性研究. 贵州医药. 2010,34(2):103-107.

27. 张兰芳,余剑波. 病态肥胖的全麻气管插管. 中国中西医结合外科杂志. 2009,15(4):400-401.

28. Choi JW, Song JS, Lee YJ, et al. Increased Mortality in Relation to Insomnia and Obstructive Sleep Apnea in Korean Patients Studied with Nocturnal Polysomnography. J Clin Sleep Med. 2016 Sep 13. pii:jc-00004-16.

29. Karaloǧlu F, Kemaloǧlu YK, Yilmaz M, et al. Comparison of full-night and ambulatory polysomnography with ApneaGraph in the subjects with obstructive sleep apnea syndrome. Eur Arch Otorhinolaryngol. 2016 Jul 4.

30. Sequeira TC, BaHammam AS, Esquinas AM. Noninvasive Ventilation in the Critically Ill Patient With Obesity Hypoventilation Syndrome: A Review. J Intensive Care Med. 2016 Aug 15. pii:0885066616663179.

31. Orenstein DM, Boat TF, Stern RC, et al. Progesterone treatment of the obesity hypoventilation syndrome in a child. J Pediatr. 1977;90(3):477-479.

32. Alosco ML, Spitznagel MB, Cohen R, et al. Decreases in body mass index after cardiac rehabilitation predict improved cognitive function in older adults with heart failure. J Am Geriatr Soc. 2014;62(11):2215-2216.

33. Prince SA, Janssen I, Tranmer JE. Influences of body mass index and waist circumference on physical function in older persons with heart failure. Can J Cardiol. 2008;24(12):905-911.

34. 李卫虹,冯新恒,李昭屏,等. 脉冲波组织多普勒超声心动图检测肥胖患者心脏结构和心功能. 中国循环杂志. 2010,25(4):295-298.

35. 刘晓璐,陆军,李雪娇,等. 肥胖患者体内药代动力学变化及给药方案制定. 实用药物与临床. 2015,18 (12):1508-1512.

36. Helmstaedter V, Tellkamp R, Schwab B, et al. High-frequency jet ventilation in otorhinolaryngology-surgical and anaesthesiologic issues. Laryngorhinootologie. 2014;93(7):455-460.

37. Hayashi M, Iwasaki T, Yamazaki Y, et al. Clinical features and outcomes of aspiration pneumonia compared with non-aspiration pneumonia: a retrospective cohort study. J Infect Chemother. 2014;20(7):436-442.

38. Gagovic V, Spier BJ, DeLee RJ, et al. Endoscopic ultrasound fine-needle aspiration characteristics of primary adenocarcinoma versus other malignant neoplasms of the pancreas. Can J Gastroenterol. 2012; 26 (10): 691-696.

39. Furnary AP, Gao G, Grunkemeier GL, et al. Continuous insulin infusion reduces mortality in patients with diabetes undergoing coronary artery bypass grafting. J Thorac Cardiovasc Surg. 2003; 125 (5); 1007-1021.

40. Hu EC, He JG, Liu ZH, et al. Survival advantages of excess body mass index in patients with idiopathic pulmonary arterial hypertension. Acta Cardiol. 2014; 69 (6); 673-678.

第二十五章

冠心病外科手术中的血压管理

由于全世界心血管疾病死亡病例的 14% 与高血压有关,高血压仍然是心血管疾病最重要的危险因素,也是心脏病和脑卒中防治中最关键的干预因素之一。2010 年我国因高血压死亡共计 204.3 万例(男性 115.4 万,女性 88.9 万),占全部死亡的 24.6%。美国各种类型的高血压大约占总人数的 1/3(约 7 千万)。在高血压人群中,大约 25% 的患者没有接受过治疗,50% 的患者没有得到规范化有效的治疗,还有 25% 的患者没有被明确诊断。

心血管疾病可以是高血压的原因,也可以是高血压导致的结果。心血管疾病占全世界死亡病例的 30% 左右,预计在未来几十年里仍将会是最严重的公共健康威胁。统计数据显示,多数死亡病例和再次入院病例都源于三种情况:急性高血压危象、急性冠状动脉综合征(acute coronary syndrome,ACS)和充血性心力衰竭(congestive heart-failure,CHF)。尽管高血压流行病学和预后的统计数据令人担忧,但临床降压治疗是确切有效的,然而它需要巨额费用。2013 年,我国卫生总费用为 31 869 亿元,其中治疗高血压的直接经济负担约占 6.61%。在美国治疗高血压的每年花费将近 70 亿美元。如果加上那些暂未治疗的高血压患者将要花去的医疗费会更多。现在中国每年有超过 4 万冠心病患者需要接受CABG 手术麻醉,高血压发病率越来越高,是不良预后的确切危险因素。因此,麻醉医生一定要明确高血压的病理生理变化及其相关风险,以及合并高血压患者心脏手术的血压管理策略。

一、高血压的病理生理

1. **血压由持续的平均动脉压和搏动的脉压组成** 血压的动态流体压力是由它不同的相关参数决定的。例如,平均动脉压是由左室射血量和外周血管阻力决定的,收缩压是由每搏容量、左室射血能力、血管弹性和压力波反射决定的,脉压的决定因素包括左室射血能力、血液黏滞性和压力波反射。我们在监护仪中实际观测到的脉搏波形是前向和逆向血压波形的综合。

2. **血管壁的适应性改变依赖于血压负荷** 在有小血管重塑(内向性增生)的舒张性高血压的情况下,流量/管壁比例下降。而脉压大的高血压病往往发生大血管重塑(外向性肥厚),甚至发展成为大血管疾病(如主动脉瘤)。

3. **血流动力学改变** 心血管手术中急性血流动力学改变很常见,影响因素有麻醉引起的全身血管阻力变化、手术刺激、钳夹和开放主动脉、体液转移、出血、药物副作用等。血流动力学变化往往发生在循环血量不足或急性循环状态改变时,但由于血管生理状态和顺应性的个体差异,不同患者受到的影响和表现也不尽相同。

动脉的顺应性直接依赖于容量变化,容量负荷导致压力发生相反变化。脉压,不同于收缩压和舒张压,是血管稳定性的一个指标,也是反映动脉系统内衍生的压力波变化率的良好指标。当动脉发生硬化后,动脉系统内产生和反射的压力波传导增快,在收缩晚期传导到大动脉的波形因此会发生早期折返,这一点与舒张早期正好相反。这个增加收缩压的因素明显增加了后负荷并同时抵消了舒张压的增加,因而导致冠状动脉、脑、肾等多器官灌注减少。急性血流动力学波动会使内皮细胞功能发生障碍,导致内皮细胞丧失正常的修复功能。在正常血管,内皮细胞和血管壁中层的急性损伤会很快得到修复。然而,在病变血管,这种损伤并不能被完全修复且可能加剧原有的血管病变。

4. **高龄、长期高血压和血管疾病与脉压密切相关** 高血压可导致器官低灌注和自我代偿能力下降,手术操作(血管钳闭与开放或者插管与拔管)、体外循环炎症反应等因素都可能导致动脉壁损伤而形成血管疾病,这种病变是部分心血管患者手术后发生血管相关并发症的关键病理生理学基础。血管硬化后平滑肌细胞形态发生改变,重要脏器的血管壁随之发生重塑。因此,在血管硬化病人,血压自动调节范围的个体差异性较大。受手术和麻醉的影响也会出现不同的反应。因而在某些人群中,尽管血压维持在"可接受"水平,但仍可能发生器官灌注不足。另外,收缩期后负荷增加且同时合并舒张期低灌注压和相对性血容量减少是导致围术期血管损伤和术后器官功能障碍的病理生理学基础。

5. **血流剪切力与血管损伤** 观察动脉压力波形上升支,尤其在心脏和大血管手术患者,就会发现与高血压相关的剪切力指标能反映重要血管损伤。在正常动脉,低剪切力会导致动脉粥样硬化,而高剪切力似乎有保护作用。但在接受心血管介入治疗或有动脉病变的患者,高剪切力会加剧血管损伤、斑块破裂、栓塞形成和激活神经体液系统。众所周知,脉压增大会提高振荡剪切力,进一步加剧损伤。

6. **血管活性物质与炎症因子** 内皮细胞释放许多扩张和收缩血管的物质以维持正常的血管弹性。研究发现,急性血流动力学波动会影响内皮细胞功能,并损伤不稳定内膜。内皮细胞功能障碍通常导致内皮 NO 合成酶减少,使 NO 清除氧化物的这种保护性作用减弱,从而导致机体内氧化物增加。血压增加会直接增大血管壁张力,进而导致内皮细胞功能失调、炎症级联反应和促进凝血。局部血管壁张力增加会导致斑块破裂。

动脉内膜下斑块形成后,施加在细胞壁上的张力和剪切力的变化会诱发炎症反应并损伤脆弱斑块的稳定性。在没有产生并发症的粥样硬化病变动脉中,低振荡剪切力都会加剧促凝血效应。更重要的是,作用于血管壁的血压搏动的侧压力可以破坏血管壁弹性纤维,加剧血管的扩张和硬化。随着血管逐渐扩张,作用于血管壁的侧压力破坏作用进一步强化。这些变化最终会导致血管壁发生重构(如中层坏死、硬化)和血管阻力增加,进而使器官灌注减少。在正常血管,层流剪切力对动脉有保护作用,而低振荡剪切力会加速其病变进程,从而导致动脉粥样硬化形成和斑块破裂。

二、高血压与动脉粥样硬化

冠心病患者均有全身动脉粥样硬化,长期高血压会使血管硬化,使治疗变得更加复杂。我们应该着重关注脉压大的老年患者的血流动力学管理,这类人群的血管长期受到高脉压刺激,会出现血管壁弹性纤维分解。因为血管已经发生了异常解剖学改变或者已经因局部组织间质体液急性改变引起动脉发生病理生理学变化,所以麻醉和手术刺激会明显增加这类患者血管受损的概率。围术期血流动力学异常会进一步导致内皮细胞功能障碍。对于硬化的血管壁,其应力变化能力降低,失去弹性的血管会失去缓冲能力。这种缓冲能力对血管来说是非常重要的顺应性,在心动周期中能使由心室射血所产生的急性压力变化给血管壁带来的伤害降到最低。高龄、高血压、糖耐量异常、更年期和冠心病都会引起血管硬化或产生硬化倾向,而这些情况尤其常见于需要体外循环的 CABG 手术患者。此外,作用于大动脉的高脉压可使附壁斑块崩解;儿茶酚胺过量释放、缺血再灌注损伤、体液和细胞性炎症反应、血小板激活等均会导致微循环血流减少。当上述这些急性和压力性生理变化发生在心血管的手术中时,如何评估、定性和治疗高血压就显得格外重要。

三、高血压的风险

高血压是冠心病、血脂异常、心衰、肾功能障碍、脑功能障碍、阿尔兹海默病和糖尿病等疾病的主要危险因素之一。大量研究公认,包括那些血压的绝对值尚低于高血压标准的患者,心血管疾病的发病率和死亡率随着血压升高而增高。血压越高,风险越大。比如年龄在 40 ~ 69 岁、血压 115/75 ~ 185/115mmHg 的人群,收缩压每增高 20mmHg 或舒张压每增高 10mmHg,罹患心血管疾病的风险就会增加一倍。

既往研究中,对高血压各个阶段的病理生理特点及其发病率、死亡率以及安全有效的降压治疗措施等方面已经有了非常深入的认知,对平均动脉压、收缩压、舒张压、脉压(PP)以及它们之间的相互影响也得出了明确结论。研究证实,这些高血压类型(或表型)的特定表现形式能够反映潜在的心血管疾病状态。有充分依据表明这些血压分型与不良心血管事件有相关性。单纯收缩期高血压往往会随年龄增加而增加,而单纯舒张期高血压会随年龄增加而减少。既有收缩期高血压又有舒张期高血压的患者也会随着年龄增加而减少。缺血性心、脑血管疾病发生率随着年龄因高血压的增加而增加。在 60 岁以上人群,收缩期高血压比舒张期高血压更常见,若合并心、脑血管疾病等致命性或者其他非致命性疾病,在预后和转归方面也比舒张期高血压患者具有更高风险。

很多研究已经证实,高血压表型是围术期不良结果的独立危险因素,有助于评估围术期风险、指导降压治疗和设计临床实验。平均动脉压(MAP)也被广泛用于无论是非心脏手术还是体外循环下心脏手术患者围术期的风险评估。在非心脏手术中 MAP 从基线水平在 1 小时内降幅>20mmHg,或者在 15 分钟内 MAP 迅速上升超过 20mmHg,又即刻下降超过 20mmHg,这些变化都会导致并发症的增加。另外,心脏手术患者在体外循环期间平均动脉压下降会导致认知功能障碍、增加双侧分水岭性脑卒中的危险。对于同时罹患肾功能障碍和脑卒中的患者,心脏手术中有较高的脉压(PP),而且每增加 10mmHg 就会产生新增风险。

虽然已经认识到区分高血压表型在制订个体化治疗方面的意义和必要性,但至今尚未能确立一个能改善预后的围术期血压管理策略。众所周知,很多器官都能在一定的血压范围内自动调节血流量,不同个体的自我调节范围是有差异的,手术和麻醉能影响器官血流量和自我调节能力。不同高血压表型的患者自动调节的范围不同。有些情况下,表面上属于"临床可接受的血压",实际上可能会导致部分人群的器官低灌注。

四、血压的测量

要做到合理管理血压又把副作用降到最低,我们必须精确测量血压并深刻理解我们测得的血压值隐含什么意义。某些传统的评估血压方法已被接受,但是,近来一些证据对它的可靠性提出了质疑,尤其是一些影响治疗决策的概念性方法。例如,平均动脉压是一个静态的综合指标,是由心排血量和体循环血管阻力决定的,而脉压是一个动态指标,是由心脏收缩力和大动脉阻力决定的,反映了大动脉的顺应性。测量和计算这些参数的方法会影响到它的精确性。

无创血压测量是在肱动脉放置袖带,直接"听"到数值,进而计算出间接数据,由此得到收缩压、舒张压和平均动脉压。收缩压由每搏射血量、射血分数、动脉弹性及其反应性、压力波反射等因素决定;舒张压由循环血量、动脉的顺应性和脉率决定;脉压由心室射血、大动脉的黏滞性和压力波反射决定;平均动脉压的决定因素包括心室射血和体循环血管阻力。外周血管阻力等指标与心排血量的变化相关,这些参数不是心血管结构方面的指数,但却能影响到主动脉的压力指数。除外心排血量和外周血管阻力,主动脉压力参数还受动脉壁的硬化程度和压力波的反射性等因素影响。通过测量血管反应性、血管收缩力的激发程度、脉搏波传导速率和其他一些机械测量方法反映内皮细胞的生理参数变化,比监测外周和肱动脉血压更能准确地估计预后。

外周血压(小动脉)和中心血压(大动脉)的差别对血压管理及其预后也有影响。在高龄或糖尿病患者,这种差别尤其重要。可是,临床往往忽略了这种"实际存在的差别"。相关研究显示,使用不同的降压药物,即使降压幅度一样但降压的效果却不一样。因此,对严重血管疾病和高血压患者而言,中心血压(大动脉)监测对血流动力学的评估比外周血压监测更重要。

五、急性高血压的管理

虽然术前已有高血压和(或)其他高血压急症以及在麻醉和手术初始就有的高血压与术中和术后所见的高血压,从高血压诱发的风险上看是有交叉的。但术中和术后所见的高血压是高血压的一种独立状态,与前者作用机制不同。术中积极地进行血压管理对预后非常重要,与术前原有高血压治疗策略相比同样重要。

麻醉和术中发生高血压的患者多在术前已有血压异常的基础。这些术中的急性血压变化,在手术室及其以后的治疗中会有不同的变化趋势。围术期各种影响血管张力的因素(不论神经性、内皮性或是机械性的)所导致的急性血压变化都会引起局部或全身的血流动力学改变,这种改变是缓慢或紧缩性刺激的结果。术后血流动力学变化可能会触发急性促凝血反应和炎性反应,进而影响患者预后。应激与血管张力、内皮功能以及中枢神经系统兴奋性等直接相关。因此,基础血压高的患者如果发生急性血压波动,则发生不良预后的概率大大增加,其危害会持续几天甚至几十年。

术前高血压是手术不良预后的一个重要危险因素,但更重要的是我们应该意识到高血压并不是一个平稳发展的病理生理进程。除外慢性高血压(治疗或非治疗),一部分人还会发生急性高血压。对于这种高血压我们必须要明确两点:①必须被控制;②意识到它的严重危害且明显增加心血管事件的发病率和死亡率。例如,急性高血压综合征常常发生在术中和术后,在急性休克、急性脑卒中及急性失代偿性心衰等疾病基础上,合并血压急剧升高而导致急性高血压综合征。急性高血压综合征在发病机制和治疗反应性等方面不同于慢性高血压。而且,急性高血压综合征并不一定与其他类型高血压危象相似,后者占所有高血压疾病的 1%~2%(约70万/7千万),并且与麻醉和手术不相关。

急性高血压患者中约有 25% 存在高血压危象;临床症状有胸痛、呼吸短促和卒中综合征等,其中 1/4 患者会发生休克。如果收缩压降到 160mmHg 以下的平均时间是 4 小时,那么过度治疗的发生率很高,4%的患者会发展为必须干预治疗的低血压,6.2%的人会发生蛛网膜下腔出血;且其中60%的患者会出现降压后血压反弹,收缩压甚至会超过180mmHg。目前研究者们一致认为,原有的急性高血压治疗方案已经过时,需要更新临床工作指南以规范急性高血压的治疗原则。

六、加强围术期血压控制

多数医生通常更注意监测血压而不是去控制血压。我们往往对最佳的"目标血压"缺乏准确判断和深刻认知,从而导致了这样的临床状态。这样的结局倒是有助于避免不良治疗、加深医生对血压变化结果的了解。有一份临床工作指南指出,过度关注急性血压变化和治疗,会延误医生对血压真实变化的判断。这种情况尤其适用于手术室,因为有些血压变化通常转瞬即逝,在多数病例是不需要治疗的。

目前还缺乏休克、心衰、透析和手术患者伴发急性高血压时临床治疗的"目标血压"的明确数据。在治疗大多数病例时,临床医生更倾向避免发生低血压而不是通过治疗去达到某一特定的血压目标(即"目标血压")。这种临床思路是基于多种因素考虑的,并不是通过人为控制去限定一个血压的自动调节范围。而且,临床工作中很多药物使用没有遵循严格的静滴法或持续推注给药,没有考虑到快速降压带来的风险和严重后果。例如,回顾性分析某大学附属医院的急性高血压危象治疗,发现入选病例中有57%的患者存在过度治疗,有4%的患者出现了过度降压带来的副作用和不良后果(如心肌梗死或缺血性休克)。

资料显示,控制血压而不是明显降压会改善预后。诸如缺血性和出血性脑卒中、蛛网膜下腔出血、透析相关的恶性高血压、主动脉夹层、围术期高血压等急性、不稳定性高血压综合征都有一个特定而且狭窄的血压治疗"窗口",需要采取快速起效、容易监测、易于撤除的治疗措施,来维持一个最理想的血压水平。虽然目前还没有一个公认的针对每个患者都有效的综合措施。但治疗急性高血压时,我们需要针对不同的患者和病情在临床"可容忍范围"内尽可能地维持一个最佳血压。因为种种原因,很多患者的最佳血压范围难以确定。明确"多高血压是过高了?"、"能容忍多低的血压?"以及确定最佳"血压容忍度"(或者非最佳血压的不可容忍度)对每一个患者而言都是至关重要的。尤其对于心脏手术患者,因为血管疾病和高血压是这类患者的常见问题。高血压和低血压没有统一的界定标准。临床医生们通过这些数据认识到血压管理的重要性,血压绝对值、血压基线变化百分比、异常血压持续时间、血压指标(收缩压和平均动脉压)等都与不良预后相关。当我们评估和治疗高血压时必须考虑到这些问题。

七、CABG 手术与高血压

CABG 手术中经常需要控制血压(几乎88%的病例发生),说明术中血压变化很常见。很多操作和治疗会直接导致血压变化,诸如急性失血/缺血/体液丢失等循环血量减少、体外循环下的 CABG 手术时大血管钳闭和开放等操作、体外循环期间血压变化和血液流速改变等。术后也有类似问题,如撤除机械通气和镇痛泵后降压治疗的效果会受到影响。围术期高血压会增加心肌耗氧和左室舒张末压,导致心内膜下低灌注和心肌缺血,同时也增加了脑卒中、认知功能障碍、肾功能障碍等风险,还会导致外科吻合口出血。如果围术期高血压没有得到有效控制,会激发炎症反应和血小板激活的促凝血反应,危及微循环。

在 CABG 手术中,儿茶酚胺过量释放、缺血再灌注损伤、体液和细胞炎性介质反应、血小板激活等都会影响到微循环,这些机械性和生理性干扰因素也会影响对高血压的评估、定性及其治疗。动脉粥样硬化的严重程度与高血压直接相关,并且是脑卒中、心肌梗死、围术期肾功能障碍的一个重要的风险预测指标。不同于低流量和无血流状态(如休克),急性循环障碍会导致血压急剧改变,进而损伤血管、引发促凝血反应和炎症反应、促使体液或血液进入组织。因此,循环功能发生障碍时,中枢神经系统、心血管系统以及肾脏等重要脏器会发生不可逆性损伤。

八、血压的临床管理策略

控制血压的目标是由患者诸多的特殊条件所决定,如是否有高血压病史、有无正在接受其他特殊的紧急治疗、有无功能衰竭的终末期器官等。在不同情况下需要根据个体特征制订不同的血压控制目标,要充分考虑病情(如手术、心衰、脑卒中类型)、高血压表型(收缩压、舒张压、平均动脉压和脉压亚型)和患者基本条件(如治疗的预期结果)等诸多因素。

有数据证明舒张压明显升高的高血压患者在围术期更容易发生缺血、心律失常和心血管危险事件,但没有证据表明推迟麻醉和手术能够降低围术期风险。20 世纪 90 年代早期,Charlson 等人对术中血压波动和全天内血压变化进行研究后发现,在高风险择期手术的高血压患者中,那些平均动脉压分别在大于 1 小时降幅超过 20mmHg、在 1 小时内平均动脉压降幅超过 20mmHg 以及在超过 15 分钟平均动脉压增幅超过 20mmHg 的患者发生不良预后的风险最大。Gold 等学者对术中某个特定阶段的血压管理进行了研究,其研究描述了体外循环时平均动脉压的管理方法以及平均动脉压与肾、脑功能预后的相关性。舒张压通常被认为是血压管理的重要指标,也是围术期评估心血管风险的基础。美国心脏病学学会(AHA)指南认为术前舒张压超过 110mmHg 时,手术应当暂缓。

高血压的生理特点(最合适的血压参数)以及相关的发病率、死亡率和治疗措施等都已明确。在血压正常人群和高血压人群,相对于收缩压和舒张压,脉压能更好地预测脑卒中的发生概率。对某些单纯收缩压升高的高血压或"正常血压"的过度治疗会导致舒张压严重降低的低血压和冠状动脉低灌注。对于严重动脉粥样硬化患者和脉压明显增大(如 ≥ 80mmHg)的动脉硬化患者,这种低灌注状态会存在危害。内皮细胞损伤[如手术操作和(或)体外循环相关炎症介质反应所引起的]合并高脉压会增加术后心血管并发症的发生率。

基于 CABG 手术患者和其他患者的各种试验及其随访数据,临床已经确立了许多高血压管理策略。相关研究显示,把目标收缩压范围定在 75 ~ 145mmHg 与定在 105 ~ 145mmHg 相比,超出范围的异常血压值能良好地预测 30 天死亡率。一些研究发现,使用硝普钠降压会使超出界定值的血压持续时间更长,硝普钠治疗组有增加死亡率的趋势。虽然有多种原因可以解释这一结果,但长时间血压异常不能回归界定值是重要原因之一。因此,硝普钠虽然是经典的降压药物,但应用时仍需谨慎。在一个相对狭窄的范围内对血压进行谨慎、细微地调节应该是围术期血压管理的终极目标。目前临床上有多种降压药物选择,但还没有被公认的最佳药物。对临床医生而言,重要的是血压管理的目标和目的,而不是如何达到这一目的。

九、展望

近一个世纪以来,高血压患者围术期治疗的主要工作就是谨慎合理管理好血压。术前血压没有得到有效控制或降压效果欠佳的患者应该推迟择期手术,以便在麻醉前优化血压治疗方案。对那些术前已患高血压的患者来说,围术期紧急控制血压有一定难度,因为临床可接受血压的"窗口"较窄,容易演变成为过度治疗。高龄、高血压患者进行心脏手术和麻醉时,术中血压管理难度很大。这类患者的血压在正常生理状态下也往往会突然发生各种变化。临床工作中我们往往着重于高血压患者的降压治疗和术中、术后密切监测血压,却忽视制订不合理的血压控制方案所导致的不良后果。对心脏手术患者,围术期评估、定性和治疗高血压尤为重要。儿茶酚胺过量释放、再灌注损伤、体液和细胞炎性反应、血小板激活等急性和压力性生理学波动都会干扰微循环,诱发急性高血压综合征。血压管理的关键是密切监测并着重关注那些适于评估血压生理变化的指标,以找出每一个患者的"靶点",使血压维持在一个适当的狭窄范围内(避免大幅波动)。这种治疗策略能优化围术期血压治疗、降低术后不良事件的发生率。

(杨彦伟　张晶)

【主编述评】

　　围术期高血压的病理机制包括儿茶酚胺过量释放、再灌注损伤、体液和细胞炎性反应、血小板激活等急性生理波动,这些因素都会干扰微循环。围术期高血压会增加心肌氧耗和左室舒张末压,导致心内膜下缺血和心肌缺血。此外,围术期高血压还会增加脑卒中、认知功能障碍和肾功能障碍的风险,增加术中出血甚至造成外科吻合口破裂。心血管手术中无效的血压管理可诱发术后不良事件。预先制订目标血压可降低这种风险。我们仍需结合临床工作总结更多的研究结果,力争为每一个患者制订个体化和特定情况下的治疗策略。

(顾承雄)

参 考 文 献

1. Nicoll R,Zhao Y,Ibrahimi P,et al. Diabetes and Hypertension Consistently Predict the Presence and Extent of Coronary Artery Calcification in Symptomatic Patients:A Systematic Review and Meta-Analysis. Int J Mol Sci. 2016 Sep 6;17(9). pii:E1481.

2. Mancia G. Should blood pressure reduction be aggressive in patients with hypertension and coronary artery disease? Lancet. 2016 Aug 26. pii:S0140-6736(16)31398-8.

3. Costa C,de Araújo Gonçalves P,Ferreira A,et al. White-coat hypertension during coronary computed tomography angiography is associated with higher coronary atherosclerotic burden. Coron Artery Dis. 2016 Aug 30. [Epub ahead of print].

4. Gilbert-Kawai E,Martin D,Grocott M,et al. High altitude-related hypertensive crisis and acute kidney injury in an asymptomatic healthy individual. Extrem Physiol Med. 2016 Sep 14;5:10. doi:10.1186/s13728-016-0051-3.

5. Hai JJ,Tam E,Chan PH,et al. Incidence and Predictors of Sudden Arrhythmic Death or Ventricular Tachyarrhythmias after Acute Coronary Syndrome:An Asian Perspective. Heart Rhythm. 2016 Sep 15. pii:S1547-5271(16)30759-30757.

6. Ranasinghe I,Krumholz HM. Predicting 30-Day Readmission or Death in Patients With Heart Failure:Looking Beyond the C Statistic. JAMA Cardiol. 2016 Sep 28. doi:10.1001/jamacardio.2016.3101.

7. 陈伟伟,高润霖,刘力生,等. 中国心血管病报告. 中国循环杂志. 2016,31(6):521-528.

8. Muneuchi J,Nagatomo Y,Watanabe M,et al. Relationship between pulmonary arterial resistance and compliance among patients with pulmonary arterial hypertension and congenital heart disease. J Thorac Cardiovasc Surg. 2016;152(2):507-513.

9. Belik D,Tsang H,Wharton J,et al. Endothelium-derived microparticles from chronically thromboembolic pulmonary hypertensive patients facilitate endothelial angiogenesis. J Biomed Sci. 2016 Jan 19;23;4. doi;10. 1186/ s12929-016-0224-9.

10. Okruhlicová L,Dlugosová K,Mitasíková M,et al. Ultrastructural characteristics of aortic endothelial cells in borderline hypertensive rats exposed to chronic social stress. Physiol Res. 2008;57 Suppl 2;S31-7. Epub 2008 Mar 28.

11. Tangvarasittichai S,Pingmuanglaew P,Tangvarasittichai O. Association of Elevated Serum Lipoprotein(a),Inflammation,Oxidative Stress and Chronic Kidney Disease with Hypertension in Non-diabetes Hypertensive Patients. Indian J Clin Biochem. 2016 Oct;31(4);446-451.

12. Asirvatham-Jeyaraj N,Fiege JK,Han R,et al. Renal Denervation Normalizes Arterial Pressure With No Effect on Glucose Metabolism or Renal Inflammation in Obese Hypertensive Mice. Hypertension. 2016;68(4); 929-936.

13. Madoglio RJ,Rugolo LM,Kurokawa CS,et al. Inflammatory and oxidative stress airway markers in premature newborns of hypertensive mothers. Braz J Med Biol Res. 2016 Aug 1;49(9);e5160.

14. Liu Z,Zhao Y,Dong Y,et al. OS 10-02 EFFECTS OF HELICOBACTER PYLORI INFECTION ON ATHERO-SCLEROSIS WITH HYPERTENSION AND TYPE 2 DIABETES MELLITUS IN AGED POPULATION. J Hypertens. 2016 Sep;34 Suppl 1;e72. doi;10. 1097/01. hjh. 0000500038. 70142. 91.

15. Muhlestein JB,Moreno FL. Coronary Computed Tomography Angiography for Screening in Patients with Diabetes;Can Enhanced Detection of Subclinical Coronary Atherosclerosis Improve Outcome? Curr Atheroscler Rep. 2016;18(11);64. Review.

16. El Khoudary SR,Santoro N,Chen HY,et al. Trajectories of estradiol and follicle-stimulating hormone over the menopause transition and early markers of atherosclerosis after menopause. Eur J Prev Cardiol. 2016;23(7); 694-703.

17. 赵克洪,沈江明. 高龄老年患者颈动脉粥样硬化与心血管危险因素及缺血性脑卒中的相关规律. 中国临床康复. 2004,8(13);2420-2421.

18. Arshad AR,Tipu HN,Paracha AI. The impact of hypertension on lipid parameters in type 2 diabetes. J Pak Med Assoc. 2016;66(10);1262-1266.

19. Sadlecki P,Grabiec M,Walentowicz-Sadlecka M. Prenatal Clinical Assessment of NT-proBNP as a Diagnostic Tool for Preeclampsia,Gestational Hypertension and Gestational Diabetes Mellitus. PLoS One. 2016 Sep 29;11 (9);e0162957.

20. Haller ST,Kumarasamy S,Folt DA,et al. Targeted disruption of Cd40 in a genetically hypertensive rat model attenuates renal fibrosis and proteinuria,independent of blood pressure. Kidney Int. 2016 Sep 28. pii;S0085-2538(16)30443-4.

21. Zamami R,Kohagura K,Miyagi T,et al. Modification of the impact of hypertension on proteinuria by renal arteriolar hyalinosis in nonnephrotic chronic kidney disease. J Hypertens. 2016;34(11);2274-2279.

22. Davey R,Raina A. Hemodynamic monitoring in heart failure and pulmonary hypertension;From analog tracings to the digital age. World J Transplant. 2016;6(3);542-547.

23. Wiesmann M,Roelofs M,van der Lugt R,et al. Angiotensin II,hypertension,and angiotensin II receptor antagonism;Roles in the behavioural and brain pathology of a mouse model of Alzheimer's disease. J Cereb Blood Flow Metab. 2016 Sep 5. pii;0271678X16667364.

24. Scherer R,Van Aken H,Lawin P. Hemodynamic and respiratory changes in operations of the esophagus by unilateral ventilation. Chirurg. 1984;55(10);665-669.

25. Xu X,He J,Wang S,et al. Ankle-brachial index and brachial-ankle pulse wave velocity are associated with albuminuria in community-based Han Chinese. Clin Exp Hypertens. 2016 Sep 26;1-6.

26. Omboni S, Posokhov IN, Kotovskaya YV, et al. Twenty-Four-Hour Ambulatory Pulse Wave Analysis in Hypertension Management: Current Evidence and Perspectives. Curr Hypertens Rep. 2016; 18(10): 72.

27. Townsend RR, Roman MJ, Najjar SS, et al. Central blood pressure measurements-an opportunity for efficacy and safety in drug development? J Am Soc Hypertens. 2010; 4(5): 211-214.

28. 刘丽丹, 韩宁, 苑妍新, 等. 全麻诱导期间急性高血容量血液稀释对高血压患者血流动力学的影响. 中国医科大学学报. 2009, 38(2): 118-120.

29. Mattos MS, Lemes HP, Ferreira-Filho SR. Correlation between pre-and post-dialysis blood pressure levels in hemodialysis patients with intradialytic hypertension. Int Urol Nephrol. 2016 Sep 26.

30. Tonelli M, Lloyd A, Pannu N, et al. Extracellular fluid management and hypertension in urban dwelling versus rural dwelling hemodialysis patients. J Nephrol. 2016 Aug 23.

31. Akça B, Dönmez K, Dişli OM, et al. The effects of pulmonary hypertension on early outcomes inpatients undergoing coronary artery bypass surgery. Turk J Med Sci. 2016; 46(4): 1162-1167.

32. Akca B, Erdil N, Disli OM, et al. Coronary Bypass Surgery in Patients with Pulmonary Hypertension: Assessment of Early and Long Term Results. Ann Thorac Cardiovasc Surg. 2015; 21(3): 268-274.

33. Bhat SA, Goel R, Shukla R, et al. Platelet CD40L induces activation of astrocytes and microglia in hypertension. Brain Behav Immun. 2016 Sep 19. pii: S0889-1591(16)30430-5.

34. Charlson ME, MacKenzie CR, Gold JP, et al. Intraoperative blood pressure. What patterns identify patients at risk for postoperative complications? Ann Surg. 1990; 212(5): 567-580.

35. Gold MI, Han YH, Helrich M. Pulmonary mechanics during anesthesia. 3. Influence of intermittent positive pressure and relation to blood gases. Anesth Analg. 1966; 45(5): 631-641.

36. Hillis LD, Smith PK, Anderson JL, et al. American College of Cardiology Foundation/American Heart Association Task Force on Practice Guidelines. 2011 ACCF/AHA guideline for coronary artery bypass graft surgery: executive summary: a report of the American College of Cardiology Foundation/American Heart Association Task Force on Practice Guidelines. J Thorac Cardiovasc Surg. 2012; 143(1): 4-34.

37. 翟屹, 胡建平, 孔灵芝, 等. 中国居民高血压造成冠心病和脑卒中的经济负担研究. 中华流行病学杂志. 2006, 27(9): 744-747.

38. Blandford A, Furniss D, Lyons I, et al. Exploring the Current Landscape of Intravenous Infusion Practices and Errors (ECLIPSE): protocol for a mixed-methods observational study. BMJ Open. 2016 Mar 3; 6(3): e009777.

39. Han SW, Lee SS, Kim SH, et al. Effect of cilostazol in acute lacunar infarction based on pulsatility index of transcranial Doppler (ECLIPse): a multicenter, randomized, double-blind, placebo-controlled trial. Eur Neurol. 2013; 69(1): 33-40.

第二十六章

PiCCO 技术在重症冠状动脉旁路移植术患者中的应用

冠状动脉旁路移植术(CABG)后患者由于基础病变、手术方式、术后并发症等方面存在差异性,在血流动力学方面可有不同表现,特别是危重症患者,更容易出现各种循环不稳定情况,并需要进行相应个体化处理。在精准医疗、优化管理的现代医学导向下,我们需要分析和连续动态地监测患者的血流动力学状况。这种监测可以通过临床评估和使用各种不同的先进监测技术实现。

脉搏指示持续心输出量监测(pulse indicator continous cadiac output,PiCCO)通过经肺热稀释技术与脉搏轮廓波形分析技术相结合,能实时动态评估心输出量(CO),同时可监测心排指数(CI)、每搏输出量指数(SI)、全心舒张末容积(GEDV)、血管外肺水(EVLW)和肺血管通透性指数(PVPI)等多项血流动力学指标,及时了解冠状动脉旁路移植术后患者心脏功能及容量负荷状态,从而对患者病情进行早期评估、早期处理,提高治疗成功率。

一、PiCCO 技术原理

近代医学科学家们一直对心输出量(CO)的评估与动态监测寄予极大关注,并设计开发出应用不同原理、技术与途径测定 CO 的方法:

1. Fick 氧量法
2. 染料稀释法(心脏绿,同位素等)
3. 温度稀释法
4. 电磁血流量计法(经血管外、导管顶端等)
5. 生物电阻抗血流图法
6. X 线心血管造影法
7. 放射性核素心血管扫描法
8. 超声心动图及多普勒(经胸廓,经胸骨上窝,经食管,经肺动脉导管)
9. FickCO$_2$ 重呼吸技术
10. 核磁共振法
11. 正电子发射断层扫描
12. 脉波轮廓分析法(经主动脉、股动脉、桡动脉、指脉等)
13. 基于脉搏力度的 Lido/LiDCOrapid
14. 力分析记录法(PRAM 法)

近 10 余年,结合了经肺热稀释和动脉脉搏轮廓分析两种技术的 PiCCO,由于创伤小、危险性低,历经仪器、导管、公式演算等的改进,临床精确性和指导意义不断提高,目前已较普遍推广进入心外科及危重症学科应用。

（一）经肺热稀释法

Stewart 在 19 世纪发明了用指示剂稀释法测量 CO。他首先将人造指示剂直接注入血流，然后在其下游测定指示剂平均浓度和平均传输时间，计算出心排血量。后经 Hamilton 等改进并推广，确立 Stewart-Hamilton 指示剂稀释法的基本原理。

$$容量 = 流量 \times 平均循环时间$$

这一原理可以理解为，一种外源性的指示剂，注射入血后，经过静脉系统、右心系统、肺血管、左心系统后流向动脉系统，过程中指示剂会被血流稀释，而稀释的速度取决于血流速度。如果血流速度较快，指示剂的稀释速度也较快，其浓度-时间曲线变化较小，在下游部分测定到的指示剂浓度相对较低；反之，如果血流速度较慢，在下游的指示剂浓度就会较高。

对于 PiCCO，冷溶液（通常使用 0℃ 盐水 15ml）即为指示剂，血流温度变化相当于指示剂浓度的变化，即热稀释原理。我们在中心静脉导管处尽量快速地注射冷盐水，也就是冷指示剂，它流经静脉、右心、肺循环、左心、主动脉、外周动脉，在股动脉、肱动脉、腋动脉等血流的下游，置入尖端带有温度传感器的动脉导管监测并记录冷盐水温度的变化，最终热稀释曲线可以被记录和描绘出来，温度降低变化由冷指示剂流经的容积和流量决定。通过热稀释公式我们可以计算心输出量（CO）。

1954 年 Fegler 等提出温度稀释心排血量计算公式（图 26-0-1）：

$$CO = [Vi(Tb-Ti) \cdot K] / [\Delta Tb \cdot dt] \qquad Vi 为注入剂容量$$

Tb、Ti 为注射指示剂前的血温和指示剂的温度

$\Delta Tb \cdot dt$ 为稀释曲线下的面积，应该用积分法计算

K 为热感常数。

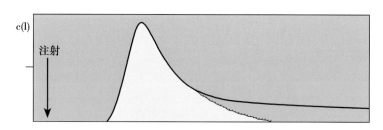

图 26-0-1　热稀释曲线及其曲线下的面积示意图

（二）脉搏轮廓连续监测技术

1983 年，Wesseling 提出心搏量同主动脉压力曲线的收缩面积成正比，压力依赖于顺应性及其系统阻力，并做了压力、心率、年龄等影响因素校正后，用动脉脉搏轮廓法测定 CO 的方法也发展了起来。脉搏轮廓分析法的原理基于每搏量和大动脉收缩部分下面积的关系，在心室收缩期，血液进入大动脉，射血期间大动脉内的血量要比进入外周血管的血要多，大动脉内容量和压力升高，而后进入舒张期，血液从大动脉进入到外周血管和冠状动脉中，大动脉内容量和压力下降。大动脉容量和压力改变的关系就是其顺应性。在周围动脉（股动脉等）置入导管测量到的大动脉下游压力和血流之间的关系取决于顺应性。公式如下（图 26-0-2）：

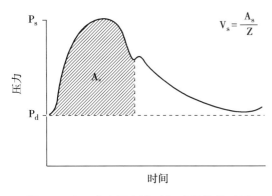

$$V_s = \frac{A_s}{Z}$$

图 26-0-2　动脉压力波形与时间的关系图
（PS 为收缩期压力，Pd 为舒张期压力）

SV-AS/Z　　SV 为每搏出量 ml 数

AS 为动脉压力波收缩期曲线下面积

Z 为大动脉阻力

结合热稀释法测量 CO 和脉搏轮廓分析法可以获得患者个体大动脉顺应性特征。主动脉血流和主动脉末端（股动脉或周围血管）测定的压力之间的关系，是由主动脉顺应性特性所决定的，即主动脉顺应性具有同时测定的血压和血流（CO）的意义。

PiCCO 技术通过计算动脉波形收缩部分的曲线下面积得到该次心脏射血的 SV，再结合之前的经肺热稀释技术测量到的 CO 进行校正，从而可以得到连续准确的 SV。

（三）分布容量指标的测量

在热稀释法描记的热稀释曲线中，指示剂经过从中心静脉到左心室等一系列不同容积的腔室。作为若干个不同的串联混合腔室，虽然它们流率相同，但混合容量不同，热稀释曲线衰减的状态，理论上除了流量以外，取决于最大腔室的容积。这一系列腔室中容积最大的是肺循环，由此通过一系列计算和转化得出临床上有意义的一些指标：如全心舒张末容积（GEDV），血管外肺水（EVLW），肺血管通透性指数（PVPI）和肺循环容积（PBV）等。

1951 年，Newman EV 等在染料稀释法浓度-时间曲线波形分析中，提出了平均传输时间（MTT）的概念，它是由到达下游测量点的第一个指示剂微粒的时间点与第一个和其后所有指示剂微粒显现时间的平均差共同组成，注射点和测量点之间的全部容积常常形容为"针到针的容积"，也就是胸腔内热容积（ITTV）。

胸腔内热容积包括胸腔内血容量（ITBV）和肺循环外容积，也就是血管外肺水。而 ITBV 是由 GEDV 和 PBV 组成的。

实验证明，通过在热稀释法-染料稀释法的实际测量中发现 ITBV 和 GEDV 之间存在良好相关性，回归分析后可以得到如下公式：

$$ITBV = 1.25 \cdot GEDV$$

二、PiCCO 技术参数及其意义

PiCCO 包括两种技术，其参数也由两种技术测得或计算而来（表 26-0-1）。总结如下：①热稀释方法得到的非连续性参数：心输出量（CO）；全心舒张末期容积（GEDV）；胸腔内血容量（ITBV）；血管外肺水（EVLW）；肺血管通透性指数（PVPI）；心功能指数（CFI）；全心射血分数（GEF）；②动脉轮廓分析法得到的连续性参数：连续心输出量（PCCO）；动脉压（AP）；心率（HR）；每搏量（SV）；每搏量变异（SVV）；脉压变异（PPV）；系统血管阻力（SVR）；左心室收缩力指数（dPmx）。

重要参数的临床意义如下：

1. AP 动脉血压　不同设备和型号的机器测量计算的参数也有所不同，现以常用的 PiCCO plus 为例，测量的 AP 包括收缩压、舒张压、平均动脉压，单位 mmHg（显示过去 12 秒内的平均值）。

表 26-0-1　PiCCO 技术常用参数

项　目 参　数	连续参数	不连续参数
流量/后负荷	CO SV HR AP SVR	
容量管理	SVV PPV	GEDV ITBV
肺		EVLW PVPI
收缩力	dPmx	GEF CFI

2. **SVR**　全身血管阻力,单位 $dyn \cdot sec \cdot cm^{-5}$(显示过去 12 秒内的平均值)。

3. **GEDV(global enddiastolic volume)**　全心舒张末期容积,是心脏四个腔室内血液的总量,评估容量即前负荷的指标。前负荷是充足心输出量的必要前提。和心脏灌注压力不同,容量反映前负荷不会因为机械通气、腹腔内高压等因素产生误差。相比较灌注压力,能更好地评估心脏前负荷(german sepsis guidelines),它和每搏输出量有良好的关联性。

4. **ITBV(intrathoracic blood volume)**　胸腔内血容积,是心脏四个腔室以及肺血管内的血液量总和,也是评估容量的前负荷的指标。是由 GEDV 和 PBV 组成的,指注射点到探测点之间胸部心肺血管腔内的血容量。经大量实验与临床观察证实,ITBV 与这段心血管腔充盈量密切相关。

5. **SVV(stroke volume variation)和 PPV(pulse pressure variation)**　每搏输出量变异与脉压变异。在正压通气时,吸气阶段胸腔压力增高静脉回流减少,右心前负荷下降。如果患者处于低容量状态,回流量的减少程度受正压通气影响更为明显。在相同的肺顺应性下,潮气量越大,胸腔内压力改变越大,静脉回流量也会减少越多,右心前负荷和心输出量的改变会在 2~4 个心跳周期后传到左心室,从而导致左心室心输出量下降越多。故而随着潮气量改变而改变的收缩压或脉搏压,其改变程度可定量反映患者前负荷反应性。反之,在同样条件的正压通气状态下,回心血量减少的程度取决于患者当时的容量状态。在低血容量时,回心血量下降更加明显。

此外,必须重视正压通气对左心室 SV 变化的影响。正压通气可增加胸腔内压并挤压肺循环,一过性增加左心的前负荷。对于后负荷,一般认为它等于左心室内压和心包压力(胸腔内压)之差即跨壁压,胸腔压力增加,跨壁压减小,后负荷减小。两者共同作用下使得在吸气阶段左心输出量轻度增加。随后吸气结束时即将转入呼气,右心输出量由于之前正压通气的影响呈现下降状态,可导致左心前负荷下降进而造成左心输出量下降。这样,在正压通气的周期中,表现为对左心室 SV 的影响也是周期性的,吸气时候 SV 最大,呼气时候 SV

最小。

SV 的这种周期性变化实际上等于利用正压通气完成了自身的容量负荷试验。根据心脏 Frank-Starling 定律,心室的前负荷和心输出量正相关。但这种相关性是曲线关系,只有前负荷或容量状态处于 Frank-Starling 曲线的上升支,增加前负荷,心脏的 SV 才会有比较大的变化幅度,也就是说心脏具有前负荷依赖性,或容量反应性。而在 Frank-Starling 曲线的平坦支,增加前负荷后 SV 的变化幅度也是相对较小的,也就是此时没有容量反应性。无论是心功能正常还是心功能不全这一定律均是存在,故而可以在正压通气一个相对短的周期中获得心脏前负荷受压力影响的周期性改变所导致的 SV 的周期性变化,从而作为患者是否具有容量反应性的一种重要参考指标。PiCCO 技术应用脉搏轮廓法测量 CO 是以动脉压力波形为基础进行计算的,用此方法我们可以获得每一个 SV,放入一个正压通气周期中,SV 的变化度就可以进行自由比较。SVV 是指 SV 的变异度,它是在一个呼吸周期中的最大 SV 减去最小 SV,其差值除以整个呼吸周期中的 SV 平均值,最后乘以 100% 而得到。SVV 越大,说明 SV 的变异度越大,患者越具有容量反应性。

由于左心室 SV 和动脉顺应性决定了收缩压,所以当 SV 变化时收缩压一定会产生变化,而收缩压和舒张压也受胸前内压力的影响而出现波动,但这种波动变化是同向的,故而收缩压和舒张压的差值脉搏压可以反映 SV 的变化,而其不会受到胸腔内压力变化的影响。在整个呼吸周期中,最大脉搏压和最小脉搏压的差值除以此期间脉搏压的平均值,最后再乘以 100% 可得到一个新衍生出来的测定容量反应性的指标,即 PPV。潮气量的设置因为对胸腔内压力的变化梯度产生了影响,故而也可以影响到 PPV。在固定潮气量的前提下,PPV 的测定和比较才是有意义的。根据研究,目前认为 PPV 超过 13% 则提示患者具有容量反应性,可作为敏感的容量反应性预测指标。但是需要注意的是,应用 PPV 进行评估时,若有心率失常,则 PPV 的变化是不准确的。此外,必须保证是在正压通气条件下,如果患者有自主呼吸会对动脉压力产生影响,此时需要应用适当的镇静治疗。

6. EVLW (extravascular lung water)　　EVLW 指的是分布于胸腔内肺血管外的液体,该液体由血管滤出进入组织间隙的量,由肺毛细血管内静水压,肺间质静水压、肺毛细血管内胶体渗透压和肺间质胶体渗透压所决定。它是一个差值,代表了胸腔内总水量的胸腔内温度容积(ITTV)减去代表胸腔内血管内血液容积的胸腔内血容积(ITBV)的差值。

肺组织间隙的负压作为吸引力量,可以使一定量的液体通过毛细血管内皮孔隙进入到肺间隙中,让肺泡表面保持湿润状态。进入肺间隙中的液体过多时,将引起肺间质腔中蛋白含量稀释,降低肺间质胶体渗透压,减慢自毛细血管流入肺间质的液体量。肺泡间质腔内液体由于压力梯度机制作用进入淋巴系统或由肺毛细血管重吸收或通过气道分泌排出,进入淋巴管的液体最终汇入中心静脉。每天离开肺间质的淋巴液流量约 500ml,如果肺毛细血管滤出过多或液体排出受阻都会使 EVLW 增加,导致肺水肿。超过正常 2 倍的 EVLW 将影响气体弥散和肺的功能,出现肺水肿的症状与体征。

计算单一冷指示剂血管外肺水的函数公式如下:

$$EVLW = ITTV - ITBV$$

或

$$EVLW = ITTV - 1.25 \cdot GEDV$$

EVLW 在管理前负荷中具有重要作用。由于心外科重症患者发生心功能不全肺水肿非常常见,当液体积聚于肺间质和肺泡内,将造成肺部的损伤。而 EVLW 可以分辨以及量化肺水肿,是一种可以在床边获得肺水量化值的方法,不仅对有效管理液体、减轻肺水肿有指示作用,对容量过度补充也有预警功能。

7. PVPI(pulmonary vascular permeability index)　肺血管通透性指数是 EVLW 和肺循环容积 PBV 之间的关系指标,判断肺水肿的类型,是由静水压升高引起或是通透性改变导致。计算公式如下:

$$PVPI = EVLW/PBV$$

如果出现肺水肿,而 PVPI 正常,则考虑 EVLW 与 PBV 同步增高,故而应该为静水压增高所致肺水肿;而若 PVPI 升高,则考虑 EVLW 增高即血管外肺水增加,而 PBV 不变,应该认为是渗透压性肺水肿。

8. GEF　全心射血分数,它是一个衍生指标,反映了心肌的前负荷和射血之间的关系,是由 4 倍的每搏输出量与全心舒张末容积 GEDV 相除得到的数值。在生理上并不存在 GEDV 所代表的心脏所有四个腔室舒张末容积的总和,所以用 4 倍的每搏输出量代替了全心输出量,计算公式如下:

$$GEF = 4 \times SV/GEDV$$

9. CFI 与 dPmx　心功能指数与左心室收缩力指数,是反映心肌收缩功能的指标。

三、PiCCO 技术对于冠状动脉旁路移植术患者的监测意义

将 PiCCO 技术应用于冠状动脉旁路移植术后患者,可对患者的整体循环状况进行充分评估,了解和监控其血流动力学状况及改变。

(一) 容量的评估

心外科术后患者液体管理的问题是个老生常谈的话题,但也是一个我们常常忽视或者无暇去精确计算并时时评估调整的重要问题。对于 CABG 术后的患者,如果心输出量不足可能会影响冠状动脉血管内的流量,甚至损害心肌的血供。而液体负荷过度,也常常可能由于各种复杂的原因造成,故而精准而及时的监测是现代冠状动脉外科术后监护所必须掌握的技术。

1. 评估心脏前负荷　适当的前负荷是既不增加心脏的负担,又能满足心脏泵血的需求,国外对于前负荷的监测指标研究提示:ITBV 是一项比肺动脉阻塞压(PAOP)、右心室舒张末期压(RVEDP)以及中心静脉压(CVP)更好的心脏前负荷指标,能更准确反映心脏前负荷的变化。

ITBV 由 GEDV 和 PBV(肺循环容积)组成,GEDV 也是反映前负荷的重要指标,临床中可以结合以上资料进行判断。

另外,还有两个重要指标,SVV 和 PPV 也是判断心脏前负荷状态的指标,且 PPV 在有创血压监测的条件下就可获取,更为简便且常用。但应用时需注意满足三个条件:窦性心律,充分镇静,无自主呼吸。SVV 可用于预测扩容治疗对每搏输出量的提高程度,减少扩容的风险,准确地指导容量治疗。

2. 冠状动脉旁路移植术后患者与风湿性心脏病瓣膜术后状况还是有所不同,容量要在心功能允许的范围内调整到一个比较充足合适的水平,从而保证心排量,保证冠状动脉的足够灌注,也就是保证心肌的血运。调整容量时可参考上述指标,并观察调控后的容量反应性及监测指标的时时变化。对于术前心功能尚可,无明显组织水肿的患者,可将上述指标调整

到正常数值并予以维持。结合临床指标判断,将患者前负荷状态调整到一个最适的状态。

(二) 泵功能的监测

影响心脏射血量的因素较多,包括心脏解剖性病变,组织的代谢需求即氧供和氧需状态,血 O_2/CO_2 及酸碱与电解质状态,心率与节律,机体循环血容量,心脏前负荷,血流压力与阻力,末梢循环状态,血管与血液状态、体液介质、激素、受体、神经调节与药物影响、心肌代谢与营养状态、心肌收缩力、心肌顺应性、心脏的后负荷状态、室壁各段是否协同运动、胸内压力的变化、冠状动脉循环状态和机体其他系统或脏器功能状态等,在对每一个患者进行个体化监测和治疗时,应充分考虑所有可能影响因素及其临床意义,并思考它们之间的相互影响结果。故而精准地测定和监护是十分必要的。

对心脏泵功能的监测可以通过监测 CO、CI、SV 等数值的连续变化实现。此外,PiCCO技术还提供 GEF、CFI 与 dPmx 等心脏收缩力的指标。

冠状动脉外科术后的患者,一方面我们希望有较满意的 CO 或 SV 输出,可以供应机体组织的灌注,实现氧供目标,另一方面并不希望患者的心肌氧耗过重,此时结合 CO、SV 与收缩力指标综合判断,并且根据末梢循环、乳酸及尿量等临床表现考虑,对于重症冠状动脉术后患者,本身心功能欠佳或心肌血运重建不满意者,可将以上指标维持在正常范围偏低的水平,只要保证心脏及其他组织灌注的治疗目标即可,维持一个最适的心肌、机体氧供和氧需的平衡状态。给心脏及机体一个休息恢复的时机,待急性期过去,心脏功能有所恢复,再酌情将上述指标根据患者需求向更高的阶段性目标调整。所以对上述指标的持续性动态监测是十分必要的。

另外需要注意的一点是,患者存在容量反应性只是提示其心功能状态位于心功能曲线的升支部分,并不代表此时一定需要输液来提高心输出量,只有存在循环障碍时才意味着患者需要扩容治疗,应用补液扩容提高心输出量时需特别注意肺水增加的潜在风险。

(三) 肺水肿的评估

临床上,许多原因可以造成间质性肺水肿,如左心衰竭、肺部的炎症或应激反应、败血症、中毒以及烧伤等都可使肺间质或肺泡腔的液体含量增加,液体转移到这些结构中,可源于肺毛细血管内静水压增加(如左心衰,血液淤滞于肺静脉),也可能因为肺血管对血浆蛋白的通透性增加(如内毒素、炎性因子、肺炎、败血症、中毒、烧伤等,造成肺血管内皮细胞破坏)所致,漏出的蛋白到肺间质中吸引更多的水以促使血管内外的胶体渗透压平衡。无论是静水压的增加或是肺血管通透性的增加,都会造成肺水肿,也就是 EVLW 的增加。临床可用的肺血管通透性指标是肺水同胸腔内血容积之比,即 EVLW/ITBV,正常比值是0.25,在严重损伤时,该比值可高达1.5。

应用 PiCCO 提供的 EVLW、EVLW/ITBV 可以定量了解到肺水肿的有无及其程度,但若要定性地判断是什么原因造成的肺水肿,则需要另一个指标:PVPI,即肺血管通透性指数。如果 EVLW 增加伴随 PVPI 升高,则提示肺水肿是由于肺血管通透性增加所造成;如果 EVLW 增加而 PVPI 正常,则考虑是由于心衰造成的静水压升高从而引起肺水肿。

冠状动脉外科术后患者,如果因心功能不全进而发生肺水肿,则是比较危重的情况。首先,对于心功能不全或炎性反应严重的患者要避免发生这类情况,需对 EVLW 和 PVPI 进行连续动态的监测,发现数值升高时应分析判断其发生原因,其程度如何,并及时给予相应处理,如强心、利尿、补充蛋白或抗炎等,并根据临床症状及数值监测动态分析干预手段的效果,避免出现心功能不全的严重后果。EVLW 可以灵敏地反应肺水的情况,且准确性高于

PWAP 等指标。一旦患者出现容量负荷过重或心功能不全等情况，肺水轻微的增加，PiCCO 技术便能及时发现和提示，帮助在临床工作中早期发现肺水肿，并及时调整治疗方案。

（四）外周血管阻力

外周血管阻力（SVR）= 平均动脉压（mBP）−右房压（RAP）/心排血量（CO）×80。SVR 是一个反映后负荷的指标，如果后负荷过高势必造成心排量下降，但是如果后负荷过低即外周血管阻力低，则也会明显影响组织灌注和回心血量。故而结合 CO、CI 等指标，监测和调整合适的 SVR 也是血流动力学的一个重要方面。特别是对于心外科术后的危重症患者，为了强心、提高血压而使用大量血管活性药物的时候，根据以上指标调整不同药理作用的正性肌力药物就比较容易而且准确。综合 CI、ITBV、PVPI、EVLW 和 SVR 等项指标，能更准确地协调容量管理和血管活性药物之间的关系，实现最优化的血流动力学治疗目标。

四、PiCCO 技术操作要点

1. **连接管路**　置入中心静脉管和动脉热稀释导管，并连接好压力传感器。中心静脉导管和动脉导管应该避免放置到同一部位，以免造成局部的交互影响。中心静脉管可选择上腔静脉插管，而动脉管的置入，则可以选择肱动脉或股动脉，但需注意不要让导管的尖端进入主动脉内，尖端也不可以在心脏内。

如果存在放置上述管路的禁忌证，则不能进行 PiCCO 监测，如正在接受主动脉内球囊反搏（IABP）治疗的患者就不能应用 PiCCO 的脉搏轮廓分析方式进行监测（图 26-0-3）。

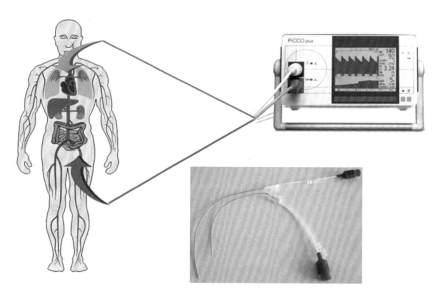

图 26-0-3　PiCCO 连接示意图

2. **准备设备**　将温度感受器与中心静脉管一端相连接，连接血液温度传输电缆和注射液温度感受电缆及动脉压力数据线，连接机器地线、电源线，打开机器，如果直接使用监护仪 PiCCO 模块，则连接好线路后直接调试监护仪心输出量监测，则会出现 PiCCO 监测界面（图 26-0-4）。

3. **进行压力调零，输入患者参数，进行注射液注射**　开机后首先进入压力调零界面进行调整，之后输入患者参数。一切就绪后，可以根据计算要求选择准备适当注射温度的注射

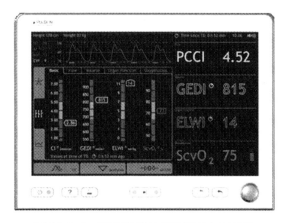

图 26-0-4 PiCCO 操作界面显示各项参数

液并进行热稀释测量,一般每次注射并测量 3 次取其平均值。注射液温度要求<8℃,根据患者体重、注射液温度和血管外肺水的量,确定注射水的量,一般选择 15ml。

PiCCO 血流动力学部分指数(相应指标除以体表面积)正常值参考范围如下(表 26-0-2)。

表 26-0-2 PiCCO 血流动力学部分指数正常值参考范围

参数	正常值	单位
CI(心脏指数)	3.0 ~ 5.0	l/min/m²
ITBVI(胸腔内血容量指数)	850 ~ 1000	ml/m²
EVLWI(血管外肺水指数)	3.0 ~ 7.0	ml/kg
CFI(心功能指数)	4.5 ~ 6.5	1/min
CVP(中心静脉压)	2 ~ 10	mmHg
MAP(有创平均动脉压)	70 ~ 90	mmHg
SVRI(外周血管阻力)	1200 ~ 2000	dyn · sec · cm⁻⁵ · m²
SVI(每搏输出量指数)	40 ~ 60	ml/m²
SVV(每搏量变化)	≤10	%

(杨毅 刘楠)

参 考 文 献

1. Magder S. Cardiac output. In:Tobin MJ,eds. Principles and practice of intensive care monitoring. New York:McGraw-Hill;1998. p. 797-810.

2. Goldberg HS. The control of cardiac output. In:Dantzker DR,eds. Cardiopulmonary critical care. Orlando:Grune& Strtton;1986. p79-87.

3. Poole-Wilson PA. Measurement and control of cardiac output. In:Tinker j,Rapin M,eds. Care of the critically ill patient. Berlin:Springer-verlag;1983,p. 4-18.

4. Mahutte CK. Continous cardiac output monitoring via thermal,fick,Doppler, and pulse contour methods. In:

Tobin MJ. eds. Principles and practice of intensive care monitoring. New York: McGraw-Hill; 1998. p. 901-913.

5. Mahutte CK, Jaffe MB, Chen PA, et al. Oxygen Fick and modified carbon dioxide Fick cardiac output. Crit Care Med 1994; 22(1): 86-95.

6. Bosman RJ, Stoutenbeek CP, Zandstra DF. Non-invasive pulmonary blood flow measurement by means of CO_2 analysis of expiratory gases. Intensive Care Med 1991; 17: 98-102.

7. Goedje O, Hoeke K, Lictwarck-Aschoff M, et al. Continuous cardiac output by femoral arterial thermodilution calibrated pulse contour analysis: comparison with pulmonary arterial thermodilution. Crit Care Med 1999; 27(11): 2407-2412.

8. Goedje O, Hoeke K, Thile M, et al. First experiences with a new pulse-contour -based device for less invasive, continuous cardiac-output montoring. Crit Care Med 1999; 27(1 suppl 279): A119.

9. Gratz I, Kraidin J, Jakobi AG, et al. Continuous noninvasive cardiac output as estimated from the pulse contour curve. J Clin Monit 1992; 8: 20-27.

10. Shoemaker WC, Wo CCJ, Bishop MH, et al. Multicenter trial of a new thoracic electrical bioimpedance device for cardiac output estimation. Crit Care Med 1994; 22(12): 1907-1912.

11. Hinder F, Poelaert J, Schmidt C, et al. Assessment of cardiovascular o volume status by transoesophageal echocardiography and dye dilution during cardiac surgery. Eur J Anaesthesiol 1998, 15: 633-640.

12. Hinder F, Poelaert J, Schmidt C, et al. Assessment of cardiovascular o volume status by transoesophageal echocardiography and dye dilution during cardiac surgery. Intrathoracic fluid volumes and pulmonary function during orthotopic liver trasplantation. Transplantation, 2000, 69 (11): 2394-2400.

13. 刘大为. 临床血流动力学. 北京: 人民卫生出版社, 2013.

14. Hamilton WF, Remington JW: Comparison of the concentration curves in arterialblood of diffusible and non-difusible substances when injected at a constant rate and when simultaneously. Am J Physiol 1947; 148: 35-39.

15. Wesseling KH, Dewit B, Weber JAP, et al. A simple device for the continuous measurement of cardiac output. Adv Cardiovasc Physiol 1983; 5: 16-52.

16. Newman EV, Merrell M, Genecin A, et al. The dye dilution method for describing the central circulation: an analysis of factors shaping the time-concentration curves. Circulation 1951, 4: 735-746.

17. Lichtwarck-Aschoff M, Zeravik J, Pfeiffer U. Intrathoracic bloodd volume accurately circulatory volume status in critically ill patients with mechanical ventilation. Intens Care Med 1992; 18: 142-147.

18. Jacquet L, Honore P, Beale R, et al. Cardiac function after intermittent antegrade warm blood cardioplegia: contribution of the double-indicator dilution technique. Intens Care Med 2000; 26: 686-692.

19. Watanabe Y, Takeda A, Hirakawa M, et al. Comparison between measurements of cardiac output by termodilution methot and pulse dye densitometry using indocyanine green. Crit Care Med 1999; 27 (1 suppl 273): A117.

第二十七章

重症冠状动脉旁路移植术后患者医院
获得性感染的预防控制及治疗

抗感染在心脏外科学领域中占有重要地位,是影响手术质量及疾病的治愈率和患者生存率的重要因素。据报道,心脏外科术后感染的发病率达5%～21%。近年来,随着危重患者的增多,手术复杂程度的增加以及手术时间的延长,心脏外科术后感染对预后的影响已经占有越来越突出的地位,不仅增加了患者并发症(多器官衰竭等),延长住院时间,增加治疗费用,更加重了家庭和社会的负担,导致医疗纠纷,甚至是造成患者死亡的重要原因。在抗生素广泛应用的今天,细菌的耐药性不断改变,使得对感染的控制也变得更为复杂。在医院内,抗生素的普遍应用导致了多重耐药菌株孳生的环境。同时,由于基础疾病的存在,重症心脏外科术后患者又是高危的易感人群,因此,重症心脏外科术后医院获得性感染有着更大的危险性和难治性。

一、重症冠状动脉旁路移植术后患者医院获得性感染的危险因素

重症冠状动脉旁路移植术患者术后感染除了具有一般外科手术感染的特点外,还有其本身的特殊性,其发生术后感染的危险因素包括患者的个体因素及医源性因素。

(一) 患者的个体因素

虽然冠状动脉旁路移植术是无菌手术,但由于多数患者趋于高龄,常合并有慢性阻塞性肺疾病(COPD)、高血压、糖尿病等基础病变,且病程长,术前常有心功能不全、营养不良、肺淤血以及免疫功能低下等因素,极易导致术后病情恶化,发生休克、大出血、多脏器衰竭等危重病变。

(二) 医源性因素

重症冠状动脉旁路移植术患者由于有以上多种复杂个体因素,术后病情较重,加之长时间使用各类抗生素使细菌产生耐药性、ICU 的各种侵入性操作(机械通气、动脉测压、静脉营养、血液净化、ECMO、IABP、留置导尿管、留置胃肠导管、胸腔引流等)、完全胃肠外营养、医疗护理技术操作不规范、手卫生执行得不彻底、医护人员重视不够、无意识防护或薄弱以及医疗仪器设备消毒灭菌不彻底等因素,术后极易发生重症感染。主要原因如下:

1. 肺部感染者中有7%～54%与人工气道和接受机械通气有关(VAP),国外报道经扫描电镜发现95%的气管插管有部分细菌定植,84%的插管完全被形成生物膜的菌所覆盖,而吸痰很容易将其带入下呼吸道(图27-0-1)。

2. 血管内导管的相关性感染有35%～45%发生在 ICU 重症患者中,而70%的脓毒血症是由污染的接头引起的,桡动脉导管12～48小时拔除,其尖端细菌培养为阴性,3～5天拔

除,其尖端细菌培养阳性率为 5.2%(图 27-0-2)。

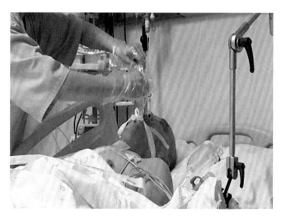

图 27-0-1　经气管插管为患者吸痰

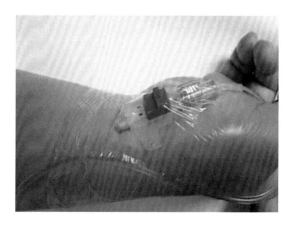

图 27-0-2　桡动脉穿刺

3. 医护人员护理重症患者后手上所带的细菌多达 $10^3 \sim 10^5\, cfu/cm^2$,连续操作前、中、后不重视手消毒,错误地认为有了消毒剂就可万事大吉(被消毒剂伪象所蒙蔽)或戴手套就可以不洗手。

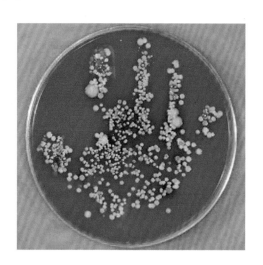

图 27-0-3　手卫生及细菌培养

4. 医疗仪器设备如呼吸机的螺纹管、雾化装置、湿化罐、过滤器和接水杯(冷凝水、湿化液)等消毒灭菌不彻底可造成重症患者院内交叉感染的发生,尤其是螺纹管的污染菌主要来自患者,连接 2 小时污染率可高达 33%,而 12 小时后则会增加至 67%;且管道的冷凝水生成速度可快达 40ml/h,细菌浓度超过 10^5 cfu/ml。此外,吸氧装置如氧气湿化瓶、输氧管、氧气面罩和简易呼吸囊雾化器等消毒灭菌不彻底同样可造成交叉感染的发生,即使储液瓶、氧气湿化瓶中的水经灭菌,但在使用 24 小时后便可检出细菌(图 27-0-4)。

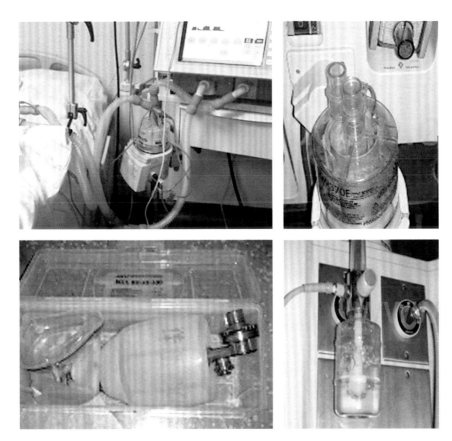

图 27-0-4　ICU 医疗仪器易发生交叉感染

二、重症冠状动脉旁路移植术后患者医院获得性感染的类型及特点

1. **重症冠状动脉旁路移植术患者术后医院获得性感染的类型**　重症冠状动脉旁路移植术患者术后医院获得性感染主要为呼吸系统感染、血行性感染、纵隔感染、泌尿系感染(CAUTI)、手术部位感染(SSI)五种类型。其中呼吸系统感染多为呼吸机相关性肺炎(VAP),而血行性感染主要为导管相关性血行性感染(CRBSI)。

2. **重症冠状动脉旁路移植术患者术后医院获得性感染的特点**　在全球范围内,多重耐药菌(MDR)感染日趋严重,常见多重耐药菌为鲍曼不动杆菌、铜绿假单胞菌、产气 ESBL 肠杆菌科细菌(如肺炎克雷伯菌、大肠埃希菌等)、耐甲氧西林的金黄色葡萄球菌(MRSA)、耐万古霉素的肠球菌(VRE),尤以"ESKAPE"耐药菌已成为导致患者发病及死亡的重要原因(图 27-0-5)。国内细菌感染流行病学调查结果显示,革兰阴性杆菌占临床分离的近 3/4,如此"阴盛阳衰"现象在心脏外科术后重症患者的感染中亦是如此(图 27-0-6)。但近些年随着重症医学的发展,多种有创监测(如 Swan-Ganz、PICCO 等)及多种治疗管路(如 ECMO、IABP、CRRT、PICC 等)的应用,使得重症心脏外科术后患者发生导管相关性血行感染几率显著增长,尤以革兰阳性细菌感染的趋势渐长,其原因大多为未严格遵守无菌技术操作规程所致。

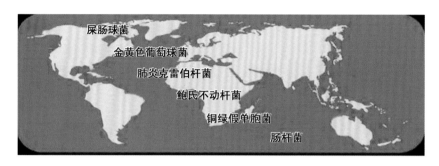

图 27-0-5　多重耐药菌

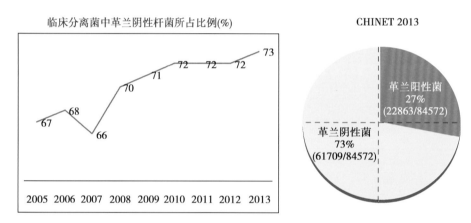

图 27-0-6　革兰阴性菌和阳性菌所占比例

三、重症冠状动脉旁路移植术后患者医院获得性感染的预防与控制

重症监护病房中 45% 的死亡率与获得性感染有直接或间接的关系。美国 SENIC 的调查研究显示,通过预防、控制措施的实施,1/3 的院内获得性感染是可以预防的。同样,重症冠状动脉旁路移植术患者术后医院获得性感染通过有效的预防与控制,亦可显著降低其发生率及病死率。

（一）针对重症冠状动脉旁路移植术前及术中患者预防医院获得性感染原则

术前应及时处理慢性病灶,稳定患者病情,改善患者营养状况,消除感染隐患。应重视缩短手术时间,严格止血,实施综合的血液保护措施(如血液稀释、血液回收),实施相对保守的输血指征,应用铁剂治疗贫血患者,并严格无菌操作,杜绝感染来源。

（二）针对重症冠状动脉旁路移植术后患者预防医院获得性感染原则

术后及早去除各种侵入性操作以减少术后感染的发生,并应强调早期监测,留取各种标本做细菌学培养,根据药敏结果选用敏感抗生素。对于真正感染发热的患者,可采用降阶梯治疗方法:即先选择疗效强且不耐药的广谱抗生素,在此经验性用药的基础上根据血和体液培养及药敏试验结果进一步选用有较强针对性的抗生素。监护室以及呼吸机等医疗设备应定期消毒,并严格遵守各项无菌操作规程。围术期注意改善重症患者的全身状态,加强营养支持,积极维持内环境的平衡。

1. **控制传染源**　发现耐药细菌传染/定植患者,应立即采取有效的隔离措施,可转入单人间普通病房或负压病房继续治疗。负压病房即当排风量大于新风风机的送风量,病房内处于负压状态,主要用于特殊感染患者,减轻扩散范围,防止病原体外流造成交叉感染。相反,正压病房则是当排风量小于新风风机的送风量,病房内处于正压状态,空气洁净程度高,可广泛用于无菌治疗或需保护性隔离的患者(图27-0-7)。

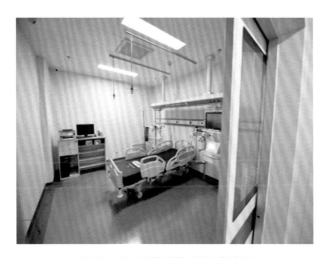

图27-0-7　隔离病房,控制传染源

2. **切断细菌传播途径**

(1) 重症冠状动脉旁路移植术后患者医院获得性感染细菌的侵入途径:重症冠状动脉旁路移植患者术后医院获得性感染细菌的侵入途径分为内源性和外源性。内源性感染为来自宿主自身的感染,主要指来自宿主机体内正常菌群及某些曾感染过而潜伏下来的微生物的重新感染,即定植细菌的转移。外源性感染致病菌来源于宿主体外,患者及带菌者是主要传染源,其中带菌者是指恢复期患者或带有某种病原菌的健康人。对于重症冠状动脉旁路移植患者术后医院获得性感染细菌的侵入途径以外源性感染为主,主要经医务人员的手或器具传播,其原因为选择不适当的消毒方法和消毒液,以及医务人员无菌操作程序不规范等(图27-0-8)。

(2) 切断细菌传播途径方式:切断细菌传播途径方式主要为加强手卫生及严格遵守无菌操作规程。

医务人员的手部清洁是在重症冠状动脉旁路移植术患者术后预防医院获得性感染尤其是多重耐药细菌感染中最简单亦是唯一有效的方式。①在接触不同患者之间,接触可能导致传染的物品(如血液、体液等)后以及去除手套后,均应进行手部清洁。使用手套的确可以使得手部污染降低71%,但手套并不能达到完全的隔离效果。国外一项研究表明,在4% ~ 100%的手套上均培养出了致病菌,摘除手套后手部菌落计数可高达$5 \times 10^4 cfu/cm^2$。所以在接触不同患者之间必须更换手套,并使用酒精擦手液进行手部消毒;②ICU病房的环境有利于微生物的传播,污染的环境表面增加了交叉感染的机会,此时应严格执行手卫生的要求;

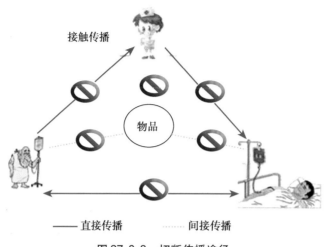

接触传播

物品

—— 直接传播　　……… 间接传播

图 27-0-8　切断传播途径

③医护人员未意识到的行为也会造成感染,如:测量血压、脉搏,碰到患者的手、衣服或床单,扶患者起身,碰到病床栏杆、输液泵、病床等。事实上病房的一切物品都有被污染的可能,尤其床栏表面是潜在的病原菌(耐万古霉素肠球菌、梭状芽胞杆菌)贮存场所,故重症监护病房应配备足够的手部清洁设备,严格执行手卫生的要求。

医务人员应当严格遵守无菌技术操作规程,特别是在实施各种侵入性操作时,应当严格执行无菌技术操作和标准操作规程,避免污染,有效预防多重耐药菌感染。

四、重症冠状动脉旁路移植术后患者医院获得性感染的抗生素治疗原则

抗生素是治疗感染的最主要手段,然而细菌的耐药性常常导致病情难以控制、恶化,甚至治疗失败,导致患者死亡。对心脏外科术后感染情况进行分析,调查引起感染的病原菌及其耐药情况,掌握本单位本地区耐药菌的发生和发展的趋势是非常必要的,可以对临床抗生素的应用提供指导,制订治疗感染的经验性治疗方案,提高针对性和减少耐药菌的产生。

重症冠状动脉旁路移植术患者术后医院获得性感染的抗生素治疗原则为:应该对感染症规范合理使用抗生素。我们要在适当的时间,把适当的抗生素,应用到适当的患者身上;我们还需注意要应用合适的抗生素治疗剂量和治疗疗程,用最小的损害代价换来最大的临床治疗效益。而不合理抗生素的使用会导致菌群失调,诱发耐药并导致治疗失败。

五、重症冠状动脉旁路移植术后患者呼吸机相关性肺炎

呼吸机相关性肺炎(ventilator-associated pneumonia,VAP)的定义:2005 年美国胸科学会(ATS)提出 VAP 是指原无肺部感染的患者,经气管插管或切开进行机械通气治疗 48 小时后发生的医院获得性肺炎。根据 VAP 发生的时间不同,可分为早发性和晚发性 VAP,早发性 VAP 是指机械通气后 48 小时到 5 天内发生的 VAP,多由敏感菌,如肺炎链球菌、流感嗜血杆菌、甲氧西林敏感金黄色葡萄球菌(methicillin sensitive staphylococcus aureus,MSSA)和敏感的肠道革兰阴性杆菌(如大肠杆菌、肺炎克雷伯杆菌、变形杆菌和黏质沙雷杆菌)引起的感染。晚发性 VAP 是指机械通气时间大于或等于 5 天发生的 VAP,很可能是多重耐药(MDR)细菌所致,包括铜绿假单胞菌、产生超广谱 β-内酰胺酶(extended broad-spectrum β-lactamase,

ESBL)的肺炎克雷伯杆菌和鲍曼不动杆菌、耐药肠道细菌属、嗜麦芽窄食单胞菌以及甲氧西林耐药的金黄色葡萄球菌(MRSA)等,免疫受到抑制或低下的患者还需要考虑嗜肺军团菌感染可能。

重症冠状动脉旁路移植术患者术中需要全麻气管插管,术后呼吸机辅助呼吸,此外,体外循环术后患者免疫功能受损、气管插管致口咽部定植菌移位、医务人员无菌操作不规范、各种原因导致的机械通气时间延长等均有可能导致VAP。

(一) 呼吸机相关性肺炎的微生物学

一般情况下,VAP的致病菌常依据痰培养结果,但可靠程度也不一,需要分清定植菌、污染菌还是致病菌问题。细菌仍是常见的致病菌,且常为多种致病菌共存。研究报道,革兰阴性杆菌是VAP的主要致病菌,占病原菌的58%,其中铜绿假单胞菌最为常见,占24%。革兰阳性球菌占35%,其中金黄色葡萄球菌尤其是MRSA是VAP的重要致病菌,其发生率在逐年增加,广泛使用血管内导管以及鼻腔内定居是金黄色葡萄球菌肺炎的重要危险因素。

(二) 呼吸机相关性肺炎的发病机制

呼吸机相关性肺炎(VAP)的发病机制如下:口咽部微生物被误吸;直接吸入含有细菌的微粒;远处感染灶的血行播散;致病菌穿透肺组织,或从临近部位经膈肌或胸壁传播(罕见);胃肠道移位(尚有疑问)。近期的研究显示,口咽部和(或)胃受污染分泌物的误吸仍然是其重要的致病因素。

Huxley等人用放射性核素示踪法发现,45%的正常人在熟睡时存在误吸的可能。而那些吞咽困难、神志不清、气管插管和(或)机械通气、胃肠道疾患和术后患者,则更容易发生误吸(70%)。所以,对于重症患者而言,误吸是普遍存在的现象,唯一不同的是误吸量或程度的差异。即使是带有套囊的气管切开管也不能防止误吸,低容量高压气囊和高容量低压气囊分别有80%和15%的患者发生误吸。

误吸现象在重症患者非常普遍,而相当一部分误吸患者并不发生肺炎。所以,对于细菌定植和肺炎的合理解释为:口咽部和支气管的细菌定植是一种标记物,提示患者呼吸道宿主防御机制存在障碍。根据这种解释,口咽部和近端气道有革兰阴性杆菌定植的患者,很可能同时具有细胞免疫与体液免疫功能的异常。当革兰阴性杆菌进入下呼吸道时,防御机制的障碍将导致肺炎的发生。

细菌进入下呼吸道的另一种方式是通过吸入被呼吸治疗或麻醉设备污染的空气。呼吸机雾化装置能通过超声雾化作用产生大量的<4μm的微粒,一旦受到污染,其产生的微粒可含有高浓度的细菌,从而进入下呼吸道深部。

还有一种情况,细菌性肺炎是由于远处的感染灶通过血行播散所致。近年来发现,在动物模型中,细菌可从胃肠道经上皮黏膜进入肠系膜淋巴结,最终至肺(细菌移位),但缺乏人体中细菌移位的证据。

(三) 呼吸机相关性肺炎的诊断

诊断VAP基于两个方面:一是依据病史(机械通气48小时以上,有危险因素存在)、体格检查和X线胸片判断是否存在肺炎;二是明确感染的病原微生物。

目前诊断VAP的金标准仍然是组织病理学有炎症反应和肺活组织培养微生物阳性,但此标准临床难以实现。临床诊断标准为胸部X线片出现新的浸润性阴影或原有浸润阴影扩大,同时具有以下三项中的两项或两项以上:①体温>38℃;②白细胞计数增高或降低;③脓性痰。此诊断标准的敏感性为69%,特异性为75%,临床操作比较简便,但在具体实践中因无统一的标准和主观差异导致诊断的敏感性和特异性差异很大。

诊断标准强调胸部 X 线片和临床的表现，但两者均不特异。根据体温、血白细胞计数和痰的性质很难区别肺部感染和化脓性气管支气管炎。感染的体征如发热、白细胞增多等是非特异性的，可以是手术应激、体外循环反应或者由于其他部位的感染引起。在机械通气的患者，由于急性呼吸窘迫综合征（ARDS）和其他弥漫性肺损伤，临床表现更缺乏特异性。另外，胸片是诊断 VAP 的重要依据，重症患者肺部出现浸润性阴影应注意同肺不张、ARDS、肺栓塞、氧中毒及心力衰竭等进行鉴别。

此外，没有任何临床表现的患者不代表没有肺炎。VAP 的临床诊断标准可以进行初筛，但由于特异性较差，需采用其他方法（如下呼吸道分泌物涂片、培养等确定致病菌）和临床肺部感染评分等协助诊断。

临床肺部感染评分（clinical pulmonary score，CPIS）有助于 VAP 进行量化诊断，主要从体温、白细胞计数、痰液性状、胸部 X 线片、氧合指数和半定量培养结果诊断 VAP，总分 12 分，一般以 CPIS>6 分作为诊断标准，与金标准相比其敏感性为 77%，特异性为 42%，简化的 CPIS 评分更便于临床评估（表 27-0-1）。

表 27-0-1　临床肺部感染评分

项　　目	参考值	评分
体温（12 小时平均值）（℃）	36～38	0 分
	38～39	1 分
	>39 或<36	2 分
白细胞计数（×10^9/L）	4～11	0 分
	11～17	1 分
	<4 或>17	2 分
分泌物（24 小时吸出物性状数量）	无痰或少许	0 分
	中至大量，非脓性	1 分
	中至大量，脓性	2 分
气体交换指数（PaO_2/FiO_2，KPa）或者以 250mmHg 为界	>33	0 分
	<33	2 分
胸部 X 线片浸润影	无	0 分
	斑片状	1 分
	融合斑片状	2 分

（四）呼吸机相关性肺炎的治疗

早期正确的抗生素治疗能够使 VAP 患者的病死率至少下降一半。此外，抗生素治疗正确与否及其时机都是影响 VAP 患者预后的重要因素。但由于 VAP 的病原学诊断困难，细菌培养需时较长，延迟治疗增加患者的死亡率，早期经验治疗不可避免，在临床高度怀疑 VAP 时，立即开始正确的经验性抗生素治疗是非常关键的。

Jean Chastre 给 VAP 的抗生素治疗提出建议：①初期使用广谱抗生素；②如果不能诊断是感染应停止治疗；③明确病原菌后使用窄谱抗生素；④根据药物代谢动力学和药效学优化

治疗;⑤联合治疗3~5天后转为单药治疗;⑥尽量缩短抗生素治疗时间;⑦对于接受适当的初始经验性抗生素治疗的呼吸机相关性肺炎患者,使用抗生素疗程为8天。

针对多重耐药(multidrug-resistance,MDR)菌,ATS建议:①铜绿假单胞菌引起的VAP应联合用药;②针对不动杆菌属最好的抗生素是碳青霉烯类、舒巴坦、多黏菌素E;③超广谱β内酰胺酶肠杆菌科,应用碳青霉烯类,避免单独应用第三代头孢菌素;④吸入氨基糖苷类或多黏菌素是MDR革兰阴性细菌肺炎的辅助治疗,尤其适合全身治疗不能改善的VAP;⑤唑烷酮类抗生素可选择性替代万古霉素治疗MRSA引起的VAP。

(五) 呼吸机相关性肺炎预防措施

重症冠状动脉旁路移植术患者术后均继续术中气管插管呼吸机辅助通气治疗。人工气道改变了呼吸道的局部结构,致使口腔卫生难以保障;因气管插管其声门不能关闭,鼻腔分泌物及反流物易进入气道;气囊封闭不良,气囊上、声门下集聚的分泌物极易直接进入气道;人工气道易有生物膜形成,致使细菌容易耐药且不易清除。

(六) 呼吸机相关性肺炎的集束化预防措施

1. 床头抬高30°~45°,可改善通气,并减少误吸风险。
2. 每日中断镇静并进行脱机拔管评估,可减少镇静药物使用,促进早期脱机。
3. 预防消化性溃疡,设法减少胃酸产生,减少胃黏膜损伤和消化性溃疡导致出血。
4. 预防深静脉血栓,应减少血栓形成及肺栓塞风险。

(七) 呼吸机相关性肺炎的其他预防措施

1. 每位患者使用新的呼吸机管路,但不常规定期更换呼吸机管路。
2. 每位患者更换新的气管内密闭吸引系统或人工鼻(HME),但不常规更换。
3. 保持气管插管套囊压力>20cmH$_2$O。
4. 及时引流呼吸机管路中的冷凝水。
5. 监测胃残余量。
6. 每日使用氯己定漱口刷牙。

(八) 呼吸机相关性肺炎的预防核心

预防呼吸机相关性肺炎(VAP)的手段有多种,但痰液引流是其核心,且永远是第一位的。充分痰液引流有如下方法:

1. **使用翻身床、半卧位或俯卧位通气** 能使肺开放改善通气的同时有利于痰液的引流;
2. **保留自主呼吸** 有利于痰液引流;
3. **下床活动** 是最有效的痰液引流方法。

六、重症冠状动脉旁路移植术后患者导管相关性血行感染

导管相关性血行感染(catheter-related bloodstream infection,CRBSI)指留置血管内装置的患者出现菌血症,经外周静脉抽取血液培养至少一次结果阳性,同时伴有感染的临床表现,且除导管外无其他明确感染的血行感染源。导管相关的血行感染仅限于导管感染导致的血行感染,能够排除其他部位感染,且导管尖端培养与血培养为同一致病菌。

(一) 导管相关性血行感染的危险因素

重症冠状动脉旁路移植术患者由于术后病情较重,行多种侵入性操作(机械通气、动脉测压、静脉营养、血液净化、ECMO、IABP、留置导尿管、留置胃肠导管、胸腔引流等),长时间

留置各种监测性管路及治疗性管道,加之医疗护理技术操作不规范,术后极易发生导管相关性血行感染。CRBSI 是导致重症冠状动脉旁路移植术患者术后发生全身严重感染和死亡的常见原因之一(图 27-0-9)。

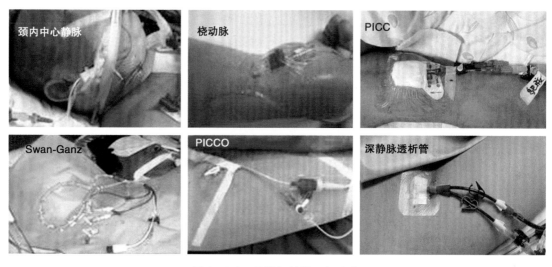

颈内中心静脉　　桡动脉　　PICC

Swan-Ganz　　PICCO　　深静脉透析管

图 27-0-9　导管相关性血行感染

(二) 导管相关性血行感染的流行病原微生物

革兰阳性球菌是导管相关性血行感染(CRBSI)的最主要病原体。常见的致病菌有表皮葡萄球菌、凝固酶阴性葡萄球菌、金黄色葡萄球菌、肠球菌等。表皮葡萄球菌感染约占导管相关性血行感染(CRBSI)的 30%,凝固酶阴性葡萄球菌占 37%,金黄色葡萄球菌占 12.6%,肠球菌等约占 13.5%。革兰阴性杆菌约占 CRBSI 的 14%,主要有铜绿假单胞菌、嗜麦芽窄食单胞菌、鲍曼不动杆菌等。随着广谱抗生素应用日趋广泛,真菌在院内血行性感染中的比例越来越高,念珠菌引起的 CRBSI 占 8%。

(三) 导管相关性血行感染(CRBSI)的发病机制

导管相关血行性感染的发展与以下四个不同途径有关:

1. 外部表面的细菌定植在导管插入穿刺部位时就已经开始,微生物通过导管周围皮肤隧道进入血流。(常见)

2. 导管内表面的定植可能由于使用时导管管口和内表面定植而发生,目前认为频繁地打开导管管口是细菌定植的重要来源。(常见)

3. 在血流感染中经任何来源的导管再行血源性播散。

4. 污染的药物或者液体经过血管内导管的播散。

(四) 导管相关性血行感染的确诊条件

1. 有 1 次半定量导管培养阳性(每导管节段≥15CFU)或定量导管培养阳性(每导管节段≥100CFU),同时至少一个经皮血液培养和导管末端培养出同种微生物。

2. 定量血液培养时,导管血液培养结果是静脉血液培养结果的 3 倍或 3 倍以上可以确诊 CRBSI。

3. 对于差异报警时间(differential time to positivity,DTP),导管血液培养阳性报警时间比静脉血液培养阳性报警时间早 2 小时或以上可以确诊 CRBSI(A-Ⅱ)。

4. 如果从两处 catheter lumen 取出的血液标本进行定量培养,其中一份的培养结果是另一份结果的 3 倍或 3 倍以上,则应考虑可能存在 CRBSI(B-Ⅱ)。此时,符合 DTP 诊断标准的血液培养结果的解释尚无定论(C-Ⅲ)。

5. 外周血和导管出口部位脓液培养均阳性,并为同一株微生物。

(五) 导管相关性血行感染(CRBSI)的治疗

1. 拔除导管的条件

(1) 怀疑中心静脉导管导致发热,同时处于合并严重的疾病状态(如低血压、低灌注状态和脏器功能不全等)、穿刺部位形成的红、肿、热、痛及脓肿时,应立即拔除导管。

(2) 金黄色葡萄球菌、铜绿假单胞菌、真菌以及分枝杆菌引起的 CRBSI。

(3) 革兰阴性杆菌、金黄色葡萄球菌、肠球菌、真菌和分枝杆菌引起的短期导管 CRBSI,应拔除该导管。

(4) 念珠菌导致的导管相关性血流感染,建议拔除中心静脉导管。

(5) 伴有下列情况的 CRBSI 患者均应拔除长期导管:严重感染,化脓性血栓性静脉炎、感染性心内膜炎,致病病原体经敏感抗微生物药物治疗 72 小时以上仍有血流感染。

2. 不拔除导管的情况

(1) 仅有发热的患者(如血流动力学稳定,无持续血行感染的证据、无导管局部或迁徙感染灶时)可不常规拔除导管,但应及时判断导管与感染表现的相关性,同时送检导管内血与外周血两份标本进行培养。

(2) 患者有单个血液培养阳性,并且是血浆凝固酶阴性葡萄球菌,则需要在启动抗微生物治疗和(或)拔除导管前再分别从被怀疑的导管和外周静脉抽取血液进行培养。(血浆凝固酶阴性葡萄球菌是最常见的导管相关性感染的病原菌)

3. 经验性抗菌药物应用　鉴于葡萄球菌是导管相关感染最常见的病原菌,且存在高耐药性,糖肽类抗菌药物应作为导管相关性感染经验性治疗的首选药物。MRSA 流行趋势高的医疗单位,推荐使用万古霉素作为经验治疗药物。MRSA 分离株中,MIC>2mg/ml 的医疗单位,应该使用替代药物如达托霉素(A-Ⅰ)。金黄色葡萄球菌导致的导管相关性血行感染,一般在拔除导管后必须使用敏感抗菌药物治疗 14 天。

(六) 导管相关性血行感染的预防

1. 依据细菌侵入血液的机制,严格遵守无菌操作规程,封闭细菌入路。

2. 强调手部卫生。

3. 尽量在穿刺时或之前提供最大化无菌保护(全合一无菌辅料包)。

4. 严格遵守无菌技术操作规程,特别是在实施各种侵入性操作时。

5. 应用 2% 氯己定皮肤消毒(A-Ⅰ),待干燥后再行操作。

6. 敷料变化、移动、出汗时,需及时更换敷料。

7. 选择最佳穿刺点或部位(锁骨下静脉>颈内静脉>股静脉)。

8. 不建议定期更换静脉导管,每日评估导管,如怀疑有感染或当不需要时适时拔除导管。

七、重症冠状动脉旁路移植术后患者侵袭性真菌感染

重症患者的侵袭性真菌感染(invasive fungal infections,IFI)的发生率呈逐年上升趋势,约占医院获得性感染的 8% ~15%。有研究显示,真菌感染有较高的死亡率,导致高

死亡的原因是感染多发生于病情危重患者,且常继发于抗细菌治疗后。真菌感染患者的体征不具有特异性,易被原发病的表现所掩盖,极易延误诊断。因此,在抗细菌治疗时要注意掌握疗程,疗效不满意时,积极获取病原学资料,警惕真菌感染,对病情迅速恶化者应选择起效快、作用强、抗菌谱广的药物。重症患者的真菌感染病原菌主要包括念珠菌和曲霉菌,其中仍以念珠菌为主,因重症冠状动脉旁路移植术患者术后有多种侵入性操作,留置各种检测性管路和治疗性管路,若术后发生侵袭性真菌感染则以白色念珠菌为最常见的病原菌。

侵袭性真菌感染(IFI)临床诊断的经验浅谈:

1. 双相真菌(组织荚膜胞浆菌、马尼菲青霉)的诊断对于临床是非常大的挑战。

2. 曲霉菌感染多好发于血液科肿瘤患者,且基本多发生在肺部,因曲霉菌的传播主要依靠污染的水和空气。

3. 白色念珠菌与曲霉菌感染的风险因素截然不同,曲霉菌感染取决于中性粒细胞和CD4细胞的功能和数量,而白色念珠菌感染完全取决于侵入性操作。

4. 无菌部位(血液、脑脊液、骨髓)中找到培养阳性结果的基本不是曲霉菌,而是酵母菌。

5. EORTC/MSG 侵袭性真菌诊断标准中提示宿主因素是尽快开展恰当治疗的启动因素,而非危险因素。

6. 即使无宿主因素、无临床表现,但只要光镜下细胞组织病理学阳性即为确诊病例,即需立即治疗。

7. 免疫受损患者痰、血培养均为白色念珠菌并为同一株菌,且两个标本采集时间不能超过 48 小时,即诊断为念珠菌肺炎,继发念珠菌血症。

8. 即使无宿主因素,但存在无法解释的 G 试验持续高滴度即有真菌诊断意义。

9. 酵母菌感染预防与控制在于无菌操作,但曲霉菌感染预防与控制则在于关注严重免疫抑制人群,并杜绝污染的水和空气环境。

八、微生物标本采集送检规范——血培养

提高血培养的检出率可从四方面着手:采血时间、采血部位、采血量、采血套数和瓶数。要降低血培养的污染率则必须严格遵循标准采集流程。

(一)血培养采集时间(图 27-0-10)

1. 寒战高热前 1 小时左右血中菌量最多,宜在寒战高热高峰前后采血培养。

2. 尽可能在抗菌药物使用前采血培养。

3. 怀疑血流感染时应尽早采血,无需体温超过 39℃才抽血。

(二)血培养采血部位

常规采集静脉血而非动脉血(细菌在流动缓慢的静脉血中更容易存活繁殖,培养的阳性率明显高于动脉血)。重症心脏外科术后患者,因行多种侵入性操作(机械通气、动脉测压、静脉营养、血液净化、ECMO、IABP、留置导尿、留置胃肠导管、胸腔引流等),长时间留置各种监测性管路及治疗性管路,加之医疗护理技术操作不规范,术后极易发生导管相关性血行感染。故血培养采集时要分别采集中心静脉导管血和外周静脉导管血,两个穿刺点的采血时间必须接近(≤5 分钟)。

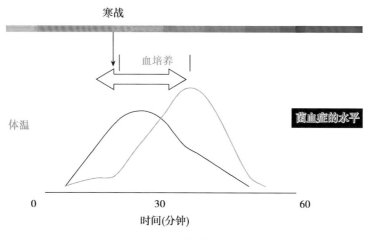

图 27-0-10　血培养采集时间

（三）血培养采集套数、瓶数及采血量

1. CLSI（美国临床实验室标准委员会）推荐血培养每次采集套数为 2～3 套，每套 2 瓶，包括需氧和厌氧各一瓶，每瓶血量 10ml，采血量共 40～60ml，可提高阳性检出率。

2. "两套四瓶"的定义：两套即从两个穿刺点采血，每个穿刺点采血 20ml 分别注入一套（需氧、厌氧）血培养瓶各 10ml。如果采血量不足，应优先将血液注入需氧瓶，剩余血液注入厌氧瓶。因为大部分菌血症是由需氧菌、兼性厌氧菌、酵母菌引起，它们都可以在需氧瓶中生长。

3. 应注意影响血培养阳性率的主要是采血量而非采血时间。

（四）血培养的采血间隔

一过性或间歇性菌血症，连续采集 2～3 套血培养，不建议在 2～5 天内重复采集。对金黄色葡萄球菌阳性的血培养，建议在治疗 48～96 小时后再次培养，以预测是否为复杂性金黄色葡萄球菌菌血症。此外，不同穿刺点的采血间隔时间不再那么重要。

（五）血培养采血前的质量保障

1. 选定采血点后，先对培养瓶进行消毒，弃去培养瓶金属盖，用 75% 酒精或 70% 的异丙醇消毒血培养瓶橡皮塞，待干 60 秒。

2. 血培养采血前应先洗手，然后对穿刺点皮肤进行清洁，而后予皮肤消毒剂消毒。氯己定、碘酊、次氯酸消毒效果优于碘附，因消毒剂需要有足够的作用时间以保证消毒效果，氯己定、碘酊的作用时间为 30 秒，而碘附的作用时间是 1.5～2 分钟。尤其是 2% 氯己定，具有相当强的广谱抑菌、杀菌作用，是一种较好的杀菌消毒药，对革兰阳性和阴性菌都有抗菌作用。

3. 皮肤的每一次消毒之间很关键，应等待其干燥，每一遍消毒液的干燥非常重要，如果不干透，达不到彻底消毒的效果，直接的后果就是有可能把皮肤上的细菌沾染到注射器上之后再注入到血培养瓶里，这就会出假结果，一定会误导医生的治疗。

（六）血培养采集后的运送

装入血液后的培养瓶必须轻柔颠倒混匀数次以防止凝结，采血后立即（2 小时内）送至实验室上机检测，如不能立即送检，请室温保存，不可冷藏或冷冻。

九、重症冠状动脉旁路移植术后患者抗感染用药常规(首都医科大学附属北京安贞医院心脏外科 ICU)

（一）常用抗生素分类

1. 广谱抗生素药物（抗 G$^-$/抗 G$^+$、优势抗 G$^-$）：

（1）二代头孢：头孢孟多。

（2）三代头孢：头孢他啶。

（3）头孢菌素类+酶抑制剂：头孢哌酮/舒巴坦(舒普深)。

（4）青霉素类+酶抑制剂：哌拉西林/他唑巴坦(特治星)。

（5）碳氢酶烯类：美罗培南(美平)、亚胺培南(泰能)。

（6）甘氨酰环素类：泰阁(替加环素)。

（7）喹诺酮类：莫西沙星(拜复乐)、环丙沙星(西普乐)、左氧氟沙星(可乐必妥)。

2. 抗 G$^+$球菌药物

（1）糖肽类：万古霉素(稳可信)、替考拉宁(他格适)。

（2）唑烷酮类：利奈唑胺(斯沃)。

（3）环脂肽类：达托霉素(克必信)。

（4）甘氨酰环素类：替加环素(泰阁)。

（5）大环内酯类：克林霉素、阿奇霉素。

3. 抗厌氧菌药物 硝基咪唑类,如甲硝唑、替硝唑、奥硝唑。

4. 严重多重耐药菌感染治疗的联合用药

（1）酶抑制剂：舒巴坦钠(万舒乐)。

（2）氨基糖苷类：阿米卡星、依替米星。

（3）四环素类：多西环素、米诺环素。

5. 抗真菌药物

（1）唑类：酮康唑、咪康唑、氟康唑(大扶康)、伏立康唑(威凡)、伊曲康唑(斯皮仁诺)。该类药物主要作用于真菌细胞膜,有肾毒性,用于念珠菌、隐球菌、曲霉菌等感染,对毛霉菌感染无效。

（2）棘白菌素类：卡泊芬净(科赛斯)。该类药物主要影响真菌细胞壁合成,用于念珠菌、曲霉菌、双相真菌感染,对隐球菌效果差。

（3）多烯烃类

1）两性霉素 B 及两性霉素 B 脂质体,主要作用于真菌细胞膜,肾毒性大,唯一能治愈毛霉菌感染的药物。

2）制霉菌素：主要对消化道念珠菌感染有特效。

（二）术后抗感染用药常规

1. 第一阶段 术后入 ICU 后的常规抗生素应用(入室～术后第 5 天)。

（1）术前青霉素皮试(-)者,术后应用头孢孟多,每 8～12 小时 2g。

（2）术前青霉素皮试(+)者,术后应用克林霉素,每 12 小时 0.6g,或者给予头孢孟多皮试(-)后用头孢孟多,每 8～12 小时 2g,若有不洁状况的用万古霉素,每 12 小时,0.5～1.0g。

（3）如术前有 SBE 或术前即合并其他部位感染者,继续维持术前抗生素的治疗方案或术后视病情选择抗生素。

（4）若有机械辅助（IABP、CRRT、ECMO）时，需加用抗 G^+ 球菌的万古霉素（稳可信），每12小时1g，并在用药第五剂后查万古霉素谷浓度，从而调整万古霉素的用量。

2. **第二阶段**　有感染迹象的患者（术后第5天~术后第14天）。

（1）术后气管插管的患者若体温、白细胞升高或发生寒战，立即行血培养、痰培养、PCT及CRP检查，怀疑为呼吸机相关性肺炎或 G^- 杆菌血行感染者更换抗生素为头孢哌酮/舒巴坦（舒普深），每8小时3g、头孢他啶（复达欣），每8小时2g、美罗培南（美平），每8小时1~2g或亚胺培南（泰能），每6小时0.5g或每8小时1g。

（2）若有机械辅助及有创操作（IABP、CRRT、ECMO、气管切开、PICCO、二次开胸等），或中心静脉导管处红肿热痛，怀疑 G^+ 球菌血行感染时，加用抗 G^+ 球菌的抗生素：万古霉素（稳可信）每12小时1g、替考拉宁（他格适）每12小时或每天400mg、利奈唑胺每12小时600mg、达托霉素6mg/（kg·d）等。首选万古霉素（稳可信）每12小时1g，并予第五剂后查万古霉素谷浓度，调整用量。

（3）根据微生物培养结果和药敏结果调整抗生素，据各种抗生素的PK/PD调整用法及用量。

（4）经验性抗生素的选择

1）G^+ 球菌血流感染：首选万古霉素（稳可信）、达托霉素。

2）G^+ 球菌肺部感染：首选利奈唑胺、替加环素。

3）G^- 杆菌血流感染：首选碳青霉烯类（美平/泰能）或头孢三代（舒普深/复达欣）。

4）G^- 杆菌肺部感染：首选碳青霉烯类（美平/泰能）、替加环素或头孢三代（舒普深/复达欣）。

3. **第三阶段**　超级耐药菌感染及重症感染。

（1）对于多重耐药菌的感染，抗生素治疗原则为联合用药、长疗程。

1）泛耐药鲍曼不动杆菌（XDRAB）、耐碳青霉烯类肠杆菌（CRE）血流感染：碳青霉烯类+舒巴坦+米诺环素（口服）/依替米星。

2）泛耐药鲍曼不动杆菌（XDRAB）、耐碳青霉烯类肠杆菌（CRE）肺部/腹腔感染：替加环素/碳青霉烯类+舒巴坦+米诺环素（口服）/依替米星。

（2）抗感染治疗失败需调整抗生素方案的判断：请会诊。

4. **第四阶段**　有真菌感染迹象者或有真菌感染高危因素者（术后第14天后）。

（1）抗细菌感染治疗效果不佳，行真菌感染危险因素评分。

（2）行真菌微生物学检查及G试验检查，根据微生物培养、药敏、G试验结果及临床病情应用抗真菌药。

（3）氟康唑（首剂每12小时400mg，维持每天400mg）。

（4）伏立康唑（首剂每12小时6mg/kg；维持剂量每12小时4mg/kg；口服片剂每12小时200mg或300mg）。

（5）卡泊芬净（首剂每天70mg；维持量每天50mg）。

（6）两性霉素B（滴注液的浓度应<0.1mg/ml，缓慢滴注，6~8小时滴完。一般维持量为每日30~40mg，最高不超过50mg/天。疗程2~4个月，总量2~4g）。

5. **注意**　根据患者危重情况不同，感染进程会有变化；分清定植菌、污染菌、致病菌问题。最强未必最好，适宜才是真好！

（王滨　刘楠）

参 考 文 献

1. M. Kollef,L. Sharpless,J. Vlasnik,C,et al. Murphy and V. J. Fraser,The impact of nosocomial infections on patient outcomes following cardiac surgery. Chest. 1997;112(3);666-675.

2. S. Vosylius,J. Sipylaite and J. Ivaskevicius,Intensive care unit acquired infection;a prevalence and impact on morbidity and mortality. Acta Anaesthesiol Scand. 2003;47(9);1132-1137.

3. Yamauchi A,Hashimoto M. Vacuu-assisted closure in a patient with methicillin-resistant Staphylococcus aureus (MRSA)madiastinitis after thoracic aortic surgery. Kyobu Geka 2013;66,(6);464-468.

4. 孙树梅,李琼,王茵茵等. 发生呼吸机相关性肺炎的高危因素及病原菌分析. 中华医院感染学杂志,2006;16;882-884.

5. 刘苏,陈淑敏,李晓恒等. 10 年心脏手术后感染调查分析,中华医院感染学杂志,2003;13,5,433-434.

6. Rotter ML. 150 years of hand disinfection-Semmelweis' heritage. Hyg Med 1997;22;332-339.

7. Doebbeling BN,Pfaller MA,Houston AK,et al. Removal of nosocomlal pathogens from the contaminated glove. Ann intern Med 1988;109;394-8.

8. Kollef MH. Optimizing antibiotic t herapy in t he intensive care unit set ting. Crit Care,2001,5.

9. American Thoracic Society;Infectious Diseases Society of America. Guidelines for the management of adults with hospital-acquired,ventilator-associated,and healthcare-associated pneumonia. Am J Respir Crit Care Med 2005;171;388-416.

10. Goldstein EJ. Beyond the target pathogen;ecological effects of the hospital formulary. Current Opinion in Infectious Diseases 2011,24（suppl 1）;S21-S31.

11. NidermanMS,CravenDE,BontenMJ,et al. American Thoracic Society;Infectious Diseases Society of America. Guidelines for the management of adults with hospital-acquired,ventilator-associated,and health care-associated pneumonia. Am J Resp Crit Care Med,2005,171;388-416.

12. Park DR. The microbiology of ventilator-associated pneumonia. Respir Care,2005;50;742-763.

13. Jean Chastre,Conference Summary;Ventilator-Associated Pneumonia. Respiratory Care. 2005; 50 （7）;975-983.

14. BOUZA E,SAN JUAN R,MUNOZ P,et al. A perspective on intravascular catheter related infections;report on the microbiology workload aetiology and antimicrobial susceptibility. Clin Microbiol Infect,2004;10;838-842.

15. 徐敏,冯海波,郑慧萍等. 心脏外科监护室真菌感染临床和病原学分析. 中国现代医学杂志. 2007;17(6);709-714.

第 五 篇

冠心病外科特殊质控方法

　　冠心病外科手术是外科领域的高精尖技术,属于显微血管外科。心脏外科医生不仅需要精湛的外科专业技术,同时还需要严格的手术质量控制方案,才能保证每一名患者的生命安全。医生应对冠心病外科手术患者术前的病情进行系统性评估,为患者制定合适的治疗方案;术中根据桥血管的粗细和位置恰当选择直径更细的缝合线;血管吻合后合理地使用桥血管流量检测仪检测桥血管和吻合口处的血流参数以期及早发现桥血管或吻合口异常并加以纠正。这些都属于手术的质量控制内容,对提高冠状动脉外科手术患者的预后极为重要。本篇将从冠状动脉旁路移植术中桥血管流量测定和冠状动脉旁路移植术的质量控制两方面进行介绍,旨在让冠状动脉外科术中操作变得有据可依。

第二十八章

冠状动脉旁路移植术的质量控制

冠心病的外科治疗手段为冠状动脉旁路移植术(coronary artery bypass grafting,CABG)。现阶段的医疗方式提倡个体化医疗,每个患者的病情(包括冠状动脉狭窄程度,位置,数量,心功能,合并症等)均各不相同,因此需要根据患者的不同病情制订个体化的精准医疗方案。

第一节 冠状动脉旁路移植术术前评估方法

一、术前评估病情

1. **病情评估方法——SYNTAX 评分系统** SYNTAX 评分系统:主要是根据灌注造影结果包括优势类型、病变数目、累及节段和病变特征(完全闭塞病变、三分叉、分叉病变、开口病变、严重迂曲病变、病变长度大于20mm、严重钙化病变、血栓病变、弥漫/小血管病变等)进行评分。每个病变独立进行评分,所有病变评分相加的总和为该患者冠状动脉病变复杂程度的积分(表28-1-1 和表28-1-2)。

表 28-1-1　SYNTAX 评分系统各节段的权重因数

冠状动脉节段	右优势型冠状动脉	左优势型冠状动脉
1. 右冠状动脉近段	1	0
2. 右冠状动脉中段	1	0
3. 右冠状动脉远段	1	0
4. 右冠-后降支	1	/
16. 右冠-后侧支	0.5	/
16a. 右冠-后侧支第一分支	0.5	/
16b. 右冠-后侧支第二分支	0.5	/
16c. 右冠-后侧支第三分支	0.5	/
5. 左主干	5	6
6. 前降支近段	3.5	3.5
7. 前降支中段	2.5	2.5
8. 前降支心尖段	1	1
9. 第一对角支	1	1
9a. 第一对角支 a	1	1
10. 第二对角支	0.5	0.5
10a. 第二对角支 a	0.5	0.5

冠状动脉节段	右优势型冠状动脉	左优势型冠状动脉
11. 回旋支近段	1.5	2.5
12. 中间支	1	1
12a. 第一钝缘支	1	1
12b. 第二钝缘支	1	1
13. 回旋支远段	0.5	1.5
14. 左后侧支	0.5	1
14a. 左后侧支 a	0.5	1
14b. 左后侧支 b	0.5	1
15. 回旋支-后降支	/	1

表 28-1-2 病变不良特征评分

病变类型	狭窄程度及位置	评分
血管狭窄	完全闭塞	×5
	50%～99% 狭窄	×2
完全闭塞	大于 3 个月或闭塞时间不祥	+1
	钝型残端	+1
	桥侧枝	+1
	闭塞后的第一可见节段	+1/每一不可见节段
	边支<1.5mm	+1 三叉病变
	1 个病变节段	+3
	2 个病变节段	+4
	3 个病变节段	+5
	4 个病变节段	+6 分叉病变
	A、B、C 型病变	+1
	E、D、F、G 型病变	+2
	角度<70°	+1
	开口病变	+1
	严重扭曲	+2
	长度>20mm	+1
	严重钙化	+2
	血栓	+1
	弥漫病变/小血管病变	+1/每一节段

低积分(0～22 分):PCI 与 CAGB 效果相当;

中积分(23～32 分):单纯左主干病变患者 PCI 与 CAGB 效果相当,三支病变患者 CABG 优于 PCI;

高积分(≥33 分):CABG 的 MACE 发生率明显低于 PCI。

SYNTAX 评分的缺陷:它是建立在冠状动脉解剖基础上的危险分层工具,只包括了冠状动脉解剖特点,未包含患者临床状况。

2. **心脏手术风险评估——欧洲心血管手术危险因素评分系统——（EuroSCORE）（表28-1-3）**

表 28-1-3 EuroScore 评分系统

相关因素	项目	评分
患者相关因素	年龄≥60 岁	1分,每增加 5 岁加 1 分
	女性	1 分
	慢性肺疾患	1 分
	心外动脉系统疾病	2 分
	神经系统功能障碍	2 分
	既往心脏手术史	3 分
	血浆肌酐浓度 200mol/L	2 分
	活动性心内膜炎	3 分
	术前危急状态	3 分
心脏相关因素	需要药物干预的不稳定心绞痛	3 分
	左室功能不全	LVEF 30% ~50% :1 分; LVEF<30% :3 分
	90 天内的既往心肌梗死史	2 分
	肺动脉高压(肺动脉收缩压>60mmHg)	2 分
手术相关因素	急诊手术(手术必须在下一个工作日之前进行)	2 分
	CABG 合并其他心脏手术(与 CABG 同时进行的其他较大的打开心包的心脏手术)	2 分
	胸主动脉手术(升主动脉、主动脉弓及降主动脉病变手术)	3 分
	心肌梗死后室间隔穿孔	4 分

注:1 ~2 分低危;3 ~5 分中危;≥6 分高危;相对应的手术死亡率分别为 0.8% ,3.0% ,11.2%

二、手术方案制订

（一）非弥漫性病变

对于冠状动脉造影结果显示为三支病变和左主干患者,其手术方法比较容易确定。对每一个患者均应进行术前病情评估,若无特殊情况则常规选择非体外循环下冠状动脉旁路移植术(OPCABG)。

1. **桥血管的选择** 70 岁以上高龄患者选择大隐静脉作为桥血管;70 岁以下 50 岁以上选择乳内动脉加大隐静脉作为桥血管;50 岁以下年轻患者、合并大隐静脉曲张的冠心病患者以及大隐静脉剥脱术后大隐静脉条件较差的患者,可选用双乳内动脉 Y 型的吻合方法。有些医者会选用桡动脉作为桥血管,其效果与乳内动脉相当,但由于桡动脉较容易发生痉挛,因此,需在移植前进行抗痉挛药物预处理,防止血管痉挛引起手术失败。

2. OPCABG 和 CABG 的选择　OPCABG 由于其不用进行体外循环,可以减少很多的术后并发症。因此,在条件允许的情况下,患者无特殊情况应优先选择 OPCABG;若合并有瓣膜病变或其他需同期行心内操作的疾病,则选择传统的 CABG 加其他手术。

(二)弥漫性病变

然而有 12% ~30% 的冠心病患者冠状动脉呈弥漫性粥样硬化,右冠状动脉的弥漫性狭窄病变尤其多见。弥漫性冠状动脉病变的定义为:缩窄体积≥整个血管 50%,病变长度≥2cm,或在同一血管中存在三个或更多的严重病灶。这类患者行常规 PTCA 或 CABG 的效果均不理想,极易再堵塞造成围术期心肌梗死,终点事件的发生率也明显增加。因此,对该类病变的治疗策略亟需明确。

针对弥漫性冠状动脉病变的特点,外科治疗的方法主要包括:采用 8-0 或 9-0 型号的缝合线、冠状动脉内膜剥脱及选择性心中静脉动脉化(具体的手术方法在前文中已详细描述)。在具体的实施过程中,需要结合发生病变的冠状动脉的解剖特点来制订合适的手术策略,从而对所有内径小于 1.5mm 的弥漫性冠状动脉病变进行恰当治疗。

主要手术策略为:

1. 策略 1　针对任何符合弥漫性冠状动脉病变的患者,包括血管内径>1mm,且<1.5mm,常规使用 8-0 或 9-0 型号的缝合线,从而减少因缝线过粗造成吻合口管腔狭窄以及组织损伤。有研究显示,当血管内径较细小时,使用较细的缝合线可以显著提高吻合口的通畅性。同时,对于 PCI 术后的患者,需注意吻合口的选择尽量远离冠脉内的支架。

2. 策略 2　针对血管外径>1.5mm,而管腔内径<1mm,直至管腔闭塞的病变,可首先采用冠状动脉内膜剥脱术以增加其管腔内径,使管腔内径增加至>1.5mm,然后再行常规 OPCABG。

3. 策略 3　针对右冠弥漫性病变,右冠分支血管及其远端过于细小,内径<1.0mm,而右冠主干血管外径>1.5mm,可对右冠状动脉主干行内膜剥脱。

4. 策略 4　针对右冠弥漫性病变,右冠分支血管远端过于细小,内径<1mm,且右冠主干血管外径<1.5mm,内膜剥脱也无法达到良好的治疗效果,此时应放弃对原有冠状动脉的血流重建,将其伴行的心中静脉进行动脉化处理。选择性心中静脉动脉化治疗右冠弥漫性病变可以得到较为满意的远期通畅率。

5. 策略 5　针对桥血管与靶血管(尤其是右冠状动脉)不匹配的问题,可使用侧侧吻合的手术技术以达到最合理有效的血流动力学改变。

三、合理利用术中血管超声

对于心表脂肪过厚、冠状动脉弥漫性狭窄和心包黏连的冠心病患者,术中寻找冠状动脉靶血管较为困难,可合理利用术中血管超声快速、准确地寻找到所需冠状动脉旁路移植术的靶冠状动脉(图 28-1-1 ~ 图 28-1-3)。

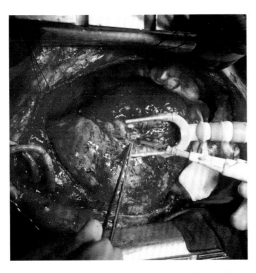

图 28-1-1 心包黏连患者术中寻找靶冠状动脉难度较大,镊子所指为靶冠状动脉解剖位置

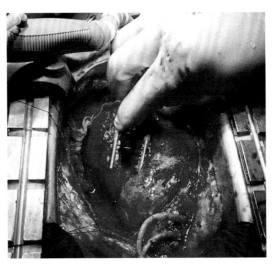

图 28-1-2 术中使用血管超声明确靶冠状动脉位置

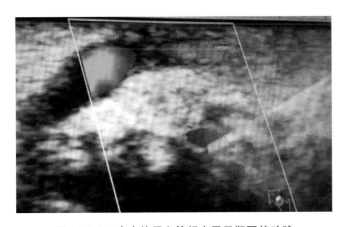

图 28-1-3 术中使用血管超声显示靶冠状动脉

(张帆 顾承雄)

第二节 冠状动脉旁路移植术术中缝线选择

CABG 的成功与否关键在于吻合口的通畅以及是否会发生术后移植血管的再狭窄。在术者吻合技术日益成熟的前提下,吻合口的通畅程度将受缝线选择的影响。在 OPCABG 术中,国内外常规使用 7-0 缝线进行移植血管远端吻合,由于相对技术要求较高,较少使用 8-0 缝合线。然而,相对欧美等白种人,亚洲黄种人的体型较小,血管直径也相对较细,如果统一使用 7-0 缝合线可能会与亚洲人的血管粗细不匹配。另外,型号较细的 8-0 缝合线在缝合过程中对血管组织的创伤更小,也能减少术后针眼出血的风险。

研究发现,在行左乳内动脉与冠状动脉前降支吻合的过程中,8-0 聚丙烯缝线较 7-0 聚丙烯缝线表现出更为优异的即时血流通畅性特点,包括较高的血流量和较低的搏动指数值。这可能因为乳内动脉的直径相对较细,缝线的粗细对吻合口部位管径的影响就更为突出,8-0 缝线明显比 7-0 缝线对血管内径的占据更少,保留的剩余管腔更大。根据血流动力学所适用的泊肃叶定律,流体在水平圆管中作层流运动时,其流量 Q 与管子两端的压强差 Δp、管的半径 r、长度 L 以及流体的黏滞系数 η 有以下关系:$Q = \pi r^4 \Delta p / (8\eta L)$。因此,当患者的血压 Δp、血液的黏滞系数 η 以及血管的长度 L 处于恒定值的情况下,即时血流量 Q 的大小与血管内径 r 的大小是成正比的,那么对吻合口内径影响较小的 8-0 缝线应比 7-0 缝线吻合的血管有更高的血流量。而 PI 值是 TTMF 流量仪经过公式[$PI = (Q_{max} - Q_{min}) / Q_{mean}$]计算所得,最大流量与最小流量的差值是相对恒定的,因而平均血流量越高,则 PI 值越小。这一结果提示我们,相对于 7-0 缝合线,使用 8-0 缝合线进行左乳内动脉与前降支的吻合可以显著提高移植血管的血流量,同时降低其搏动指数,反映了更佳的吻合口即时通畅性,对血管吻合口的内径影响更小,更加适合血管相对较细的亚洲人种,将有利于提高手术的成功率及预后。研究也发现,在用大隐静脉与左前降支吻合过程中,无论使用 8-0 还是 7-0 聚丙烯缝线,其即时血流测量值没有明显差别,其原因可能是由于大隐静脉管径相对较粗,使得不同型号缝线的粗细变化不足以影响吻合口处管径的大小。

(张帆 于洋)

【主编述评】

在准备实施CABG治疗冠心病时,术前对患者病情进行系统性的评估十分重要,可以为患者制订合适的个体化治疗方案,因人而异地进行精准治疗才能得到更为满意的中远期临床效果。而术中根据桥血管的粗细和位置恰当选择直径更细的缝合线也能进一步提高手术效果。手术质量对于提高术后患者的长期生存率意义重大。

(顾承雄)

第三节 冠状动脉旁路移植术术中吻合口探查

冠状动脉旁路移植术作为冠心病的主要外科治疗方法,其远期预后受到吻合口及桥血管通畅性的影响。因此,术中进行吻合口探查,尽量保证其通畅至关重要。术中进行吻合口探查的方法主要有两种方法:即时血流测量技术(transit time flow measurement,TTFM)和探针法。

一、即时血流测量

该技术可以在术中对桥血管的流量进行测量,通过血管搏动指数和流量以评价桥血管的通畅与否,可以及时发现由于手术技术错误所造成的桥血管的扭曲和狭窄,及时予以纠正以达到较好的预后。该技术不受桥血管的粗细、形状和多普勒应用角度的限制。其应用原理及方法详见第二十九章。

二、探针法

探针法是使用一种金属探条插入血管腔内进行探查,以发现血管腔内是否狭窄的方法。使用方法有两种:一种是在吻合口的足尖部缝合完毕后即进行探查,此时可以及时发现狭窄,避免了整个吻合口的重新吻合(图 28-3-1);另

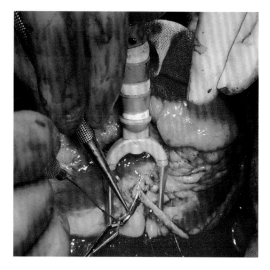

图 28-3-1 在 SVG-PDA 缝合半圈时用 1.5mm 探条探查吻合口远端通畅性

一种是待缝合完成后,使用即时血流测量仪发现吻合口流量是否达标,若不能达标,就在吻合部位用探针穿透血管壁深入吻合口进行探查以区分是吻合口狭窄还是远端冠状动脉本身狭窄造成流量测值不达标,若是吻合口狭窄则需要重新缝合(图28-3-2、图28-3-3)。

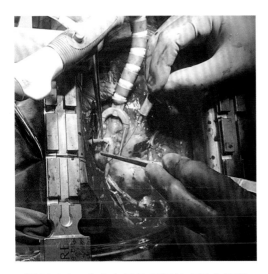

图28-3-2　在吻合部位用探针穿透血管壁深入吻合口进行探查

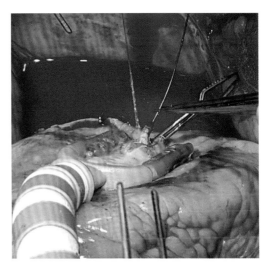

图28-3-3　在吻合部位用探针穿过桥血管分支深入吻合口进行探查

三、两种方法的比较

1. **使用时机不同**　即时血流测量技术是在桥血管完全吻合完毕之后使用,而探针法在吻合的同时以及吻合完成之后均可使用。

2. **适用的桥血管不同**　即时血流测量技术可以应用于现在常用的大隐静脉桥和乳内动脉桥的测量,而探针法则只能用于大隐静脉桥。主要是由于乳内动脉桥在吻合完成后如果使用探针穿刺探查很容易引起血管夹层或狭窄。

3. **操作难易程度不同**　即时血流测量技术的开展需要专业的即时血流测量仪及熟练的操作,而探针法仅需一根金属探针,简单易行。

综上所述,在实际手术应用的过程中,为了保证冠状动脉旁路移植术吻合口的通畅,当吻合了"足尖"部分后,先使用金属探针进行探查,防止缝合到靶血管后壁或缝合组织过多,完全缝合完毕后再使用即时血流测量仪分别测量各个吻合口的血流情况。对于发现流量不达标的大隐静脉桥吻合口,可以使用金属探针进行血管壁穿刺后探查吻合口情况,如果发现狭窄则拆除重新吻合,如果是由于远端冠状动脉自身的狭窄造成,则对远端血管进行内膜剥脱以保证血流通畅。

(张帆　顾承雄)

【主编述评】

对于冠状动脉弥漫性病变且管径较细的冠状动脉,在CABG术的桥血管吻合过程中及时进行吻合口的通畅性探查十分重要,首先可以使外科医生胸有成竹地进行手术的后续操作;其次,可以避免因桥血管通畅性较差对冠状动脉进行二次缝合的损伤。而在吻合完毕后对流量不理想的吻合口进行探查,可避免由于冠状动脉本身狭窄过重造成即便进行二次吻合后流量仍不理想的风险。

（于　洋）

参 考 文 献

1. Magee MJ,Coombs LP,Peterson ED,et al. Patient selection and current practice strategy for off-pump coronary artery bypass surgery. Circulation,2003,108(Suppl 1):Ⅱ9-Ⅱ14.

2. Emmert MY,Salzberg SP,Seifert B,et al. Routine off-pump coronary artery bypass grafting is safe and feasible in high-risk patients with left main disease. Ann Thorac Surg,2010,89(4):1125-1130.

3. Kappetein AP,Feldman TE,Mack MJ,et al. Comparison of coronary bypass surgery with drug-eluting stenting for the treatment of left main and/or three-vessel disease:3-year follow-up of the SYNTAX trial. Eur Heart J,2011,32(17):2125-2134.

4. Weman SM,Salminen US,Penttila A,et al. Post-mortem cast angiography in the diagnostics of graft complications in patients with fatal outcome following coronary artery bypass grafting (CABG). Int J Legal Med,1999,112(2):107-114.

5. 董士勇,李一帆,宋波,等.非体外循环冠状动脉旁路移植术围手术期心肌梗死发生率与移植血管血流量的关系.中国胸心血管外科临床杂志,2011,18(6):498-502.

6. 薛群,仲崇俊,章臣楠,等.冠状动脉旁路移植术102例临床分析.南通大学学报(医学版).2007,27(5):399-400.

7. Isomura T,Hisatomi K,Hirano A,et al. Improvement of postoperative graft patency rate for coronary revascularization. Minerva Cardioangiol. 1995,43(11-12):475-479.

8. Beldi G,Bosshard A,Hess OM,et al. Transit time flow measurement:experimental validation and comparison of three different systems. Ann Thorac Surg,2000,70(1):212-217.

9. Hirotani T,Kameda T,Shirota S,et al. An evaluation of the intraoperative transit time measurements of coronary bypass flow. Eur J Cardiothorac Surg,2001,19(6):848-852.

10. Håvard N,Nicola V,Rune H. Transit-Time Blood Flow Measurements in Sequential Saphenous Coronary Artery Bypass Grafts. Ann Thorac Surg,2009,87(5):1409-1415.

11. Yu Y,Zhang F,Gao MX,et al. The application of intraoperative transit time flow measurement to accurately assess anastomotic quality in sequential vein grafting. Interact Cardiovasc Thorac Surg,2013,17(6):938-43.

12. 于洋,张帆,高铭鑫,李海涛,等.术中冠状动脉序贯桥即时血流测量的方法探讨.中国胸心血管外科临床杂志,2013,20(5):524-528.

13. Kjaergard HK,Irmukhamedov A,Christensen JB,et al. Flow in coronary bypass conduits on-pump and off-pump. Ann Thorac Surg,2004,78(6):2054-2056.

14. Onorati F,Pezzo F,Esposito A,et al. Single versus sequential saphenous vein grafting of the circumflex system:A flowmetric study. Scand Cardiovasc J,2007,41(4):265-271.

15. 张帆,于洋,李京倖,等.使用不同移植物行选择性冠状静脉动脉化的中远期疗效观察.中国胸心血管外科临床杂志,2015,22(3).

16. Li H,Xie B,Gu C,et al. Distal end side-to-side anastomoses of sequential vein graft to small target coronary arteries improve intraoperative graft flow. BMC Cardiovasc Disord. 2014;14:65.

17. Benedetto U,Amrani M,Gaer J,et al. The influence of bilateral internal mammary arteries on short-and long-term outcomes:a propensity score matching in accordance with current recommendations. J Thorac Cardiovasc Surg. 2014;148:2699-705.

18. Di Giammarco G,Pano M,Cirmeni S,et al. Predictive value of intraoperative transit-time flow measurement for

short-term graft patency in coronary surgery. J Thorac Cardiovasc Surg,2006,132(3):468-474.

19. 宋跃,张健群,党海明,等.术中即时桥血管流量测定在非体外循环下冠状动脉旁路移植术中的应用研究.心肺血管病杂志,2012,31(1):18-20.

20. D'Ancona G,Karamanoukian HL,Ricci M,et al. Graft patency verification in coronary artery bypass grafting:Principles and clinical applications of transit time flow measurement. Angiology,2000,51(9):725-731.

21. Derek KHL,Venkataraman A,Arulkumaran N,et al. Transit-Time Flow Measurement is Essential in Coronary Artery Bypass Grafting. Ann Thorac Surg,2005,79(3):854-858.

22. 张帆,于洋,李京倖,等.心脏非体外循环下冠状动脉旁路移植术中应用8-0 Prolene缝线的即时血流效果评价.中国胸心血管外科临床杂志,2014,21(5):599-603.

23. Yu Y,Qi DN,Gu CX. Sequential saphenous vein grafting combined with selective arterialization of middle cardiac vein during off-pump coronary artery bypass surgery. Chin Med J,2010;123:2739-274.

第二十九章

冠状动脉旁路移植术中桥血管流量测定

　　冠状动脉旁路移植术是外科治疗冠心病的主要方法。研究表明,对于高危冠心病患者,OPCABG术尤其适用,并具有缩短呼吸机支持时间、减少胸腔引流量、输血量和减轻肾功能损害等优势。冠状动脉旁路移植术(CABG)后,每年约有4%~8%的患者可能再次出现心绞痛等心肌缺血症状,而血栓形成和再狭窄是其主要原因。因此,冠状动脉旁路移植术的成败关键在于能否保证吻合口的通畅以及避免术后桥血管再狭窄的发生。虽然冠状动脉造影是检验桥血管通畅与否的金标准,但是其在手术中进行操作很不方便。近年来逐渐发展起来的即时血流测量技术(transit time flow measurement,TTFM)可以在术中对桥血管的流量进行测量以评价桥血管的通畅与否,并可及时发现由于手术技术所造成的桥血管的扭曲和狭窄,及时纠正手术错误以达到较好的疗效。该技术不受桥血管的粗细、形状和多普勒应用角度的限制。

一、TTFM 的定义

　　TTFM 是使用超声的原理评估心血管外科桥血管的血流量和通畅情况的成像系统。

二、TTFM 仪器的组成部分和工作原理

　　血流测量仪主要由可触控显示屏,主机以及探头三部分组成。探头部分通过双向超声反射的原理探测血流情况(图29-0-1),并将血流信号即时转换为波形图显示在显示屏上,术

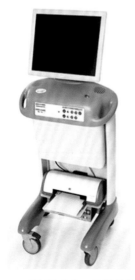
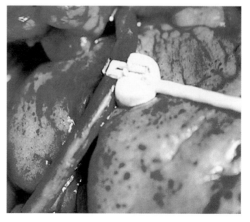

图 29-0-1　仪器结构(三部分组成,分别为显示屏,主机和探头)

者可以通过显示屏实时了解测量部位的血流参数和控制探头,从而评估血流是否通畅。主机则将数据进行存储和输出(图 29-0-2)。

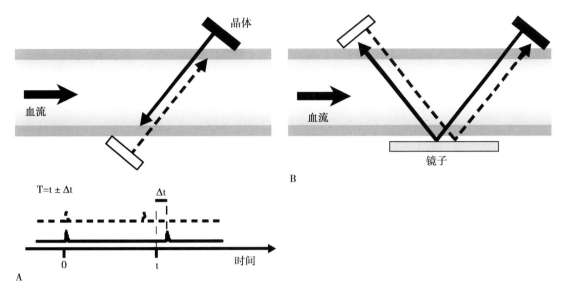

图 29-0-2　原理图

A. 超声被交替性地向上游(实线)和下游(间断线)发送。当血液不流动时,通过时间是 t。向上游发送的超声轻微的增加 t,向下游发送超声则增加相同量的 t。t 的大小是依赖于血流量。

B. 在实际的探头中,换能器晶体被放置在同一侧,超声束在对侧反射镜得到反射(双相)

三、重要参数的意义

在 TTFM 测量冠状动脉吻合口可以得到以下数据:平均血流量,搏动指数(pulsatility index,PI)和舒张期血流灌注率(diastolic Filling,DF)(图 29-0-3)。这些数值中平均血流量反映桥血管的血流情况,搏动指数=(最大流量−最小流量)/平均流量,它是反映桥血管通畅情况较好的指标,流量变异较小则说明血管无狭窄和畸形。舒张期血流灌注率反映血流灌注主要发生的时相,其大于 50% 则说明主要发生在舒张期,与正常冠状动脉的灌注

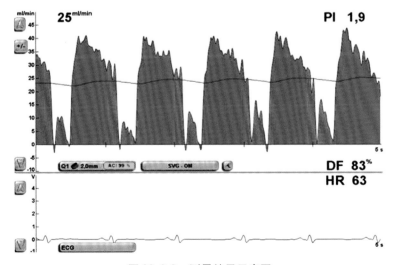

图 29-0-3　测量结果示意图

情况相符。

目前国际上较为统一的吻合口评价标准是：吻合口处的数值符合以下条件则说明吻合口通畅：①测量图形中的波形形态良好，且以舒张期血流灌注为主，即 DF 值>50%，符合冠状动脉血流特点；②PI 值在要求范围内，即 PI 值<5。如果任一测量值不符合上述条件，说明相关吻合口存在问题，需要重建。

四、应用方法

即时血流测量仪在术中的使用方法为：冠状动脉旁路移植术中全部吻合口吻合完毕，待血压、心率等血流动力学指标稳定后，应用 TTFM 行血流测量，并记录血流相关指标。但是在具体的操作中，根据 CABG 的术式的不同又稍有改变。

1. **单根桥**　单根桥的测量方法较为简便，根据桥血管的直径选择 3mm 或 4mm 的笔式流量探头进行测量。测量位置选择桥血管距待测吻合口近端 2cm 处，待波形和数据值相对稳定后，记录各数据值。

2. **多个近端吻合口冠状动脉旁路移植术**　多近端吻合口冠状动脉旁路移植术的测量方法基本同上，使用探头在不同的吻合口处分别测量血流参数进行记录。

3. **序贯吻合口冠状动脉旁路移植术**　对于传统的多近端吻合口冠状动脉旁路移植术来说，在保持桥血管通畅的情况下，记录的指标可以反映每一个吻合口的情况。但序贯桥及各个冠状动脉分支的整个系统有着相对复杂的血流动力学特点，其桥血管主干的流量测定值不能直观反映各个吻合口及冠状动脉分支的血流情况。主干测量值满意时，单个吻合口不一定都通畅。理论上讲，在序贯桥的各个吻合口中，只要有一个是通畅的，血流就会顺利通过该吻合口，血管桥主干的流量测定值就会达标，但是其他吻合口真正的通畅性就很难反映出来。因此，其测量方法需要改变。主要的改变为在测量每一个吻合口处血流量时，将下游桥血管暂时用无损伤血管夹夹断，把序贯桥相对复杂的流体力学表现简化为单根桥的流体力学特点，从而保证每个吻合口的测量指标均可以直观地反映桥血管和各个靶血管的血流情况（图 29-0-4）。

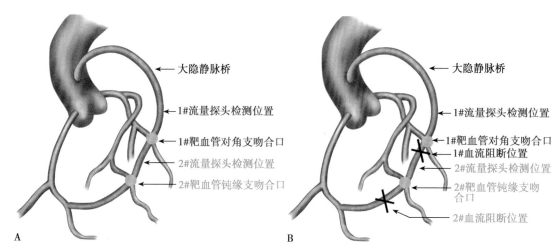

图 29-0-4　两种测量方法示意图

A. 传统方法，在不阻断远端血流的情况下分别将探头置于吻合口以上 2cm 处进行检测；B. 改良后的方法，在需检测的吻合口远端将血流暂时阻断后进行测量

　　研究显示,对角支、钝缘支以及左室后支的流量值,若应用阻断测量法即夹闭靶吻合口以下桥血管的测量所得数值比非阻断测量法所测得数值相对较小,而阻断测量法所得的各支桥血管的 PI 值会比非阻断测量法的数值明显增大。阻断测量法能够更敏感地发现序贯桥血管吻合口的通畅不良,有助于及时进行重新吻合,提高手术成功率。

五、TTFM 的应用意义

　　TTFM 的主要临床应用方向为:

（一）减少术后早期桥血管阻塞所导致的再次手术

造成吻合口狭窄或血流不良的主要原因有:

1. 吻合口、桥血管内血栓形成。

2. 吻合口足尖或足跟部狭窄。

3. 桥血管特别是乳内动脉夹层形成堵塞桥血管。

4. 靶血管内膜剥脱或升主动脉内膜剥脱堵塞桥血管近端开口。

5. 靶血管过细,血管床少,导致桥血管流出阻力增大。

6. 桥血管痉挛。

　　当发生以上情况时,TTFM 主要表现为典型的血流波消失,以收缩期灌注为主,波形高尖,PI 值明显增加并大于 5.0,平均血流量明显下降。可以通过术中 TTFM 的测量及时发现吻合口处的异常,进而在术中及时将梗阻解除。

（二）减少术后心脏相关临床事件(低心排,心衰,心肌梗死)的发生率

　　研究显示,使用 TTFM 可及早发现并解除桥血管和吻合口处的问题,该组患者的术后心衰及心肌梗死的发生率明显低于术中不做任何检查的对照组。

（三）减少中晚期桥血管或吻合口处狭窄所导致的血管重建

　　由于术中使用 TTFM 可以及早发现吻合口处的异常并及时得到纠正,研究显示这一操作可以显著减少术后 5 年内由于桥血管或吻合口狭窄导致的二次血管重建率。

（张帆　于洋）

【主编述评】

　　在 CABG 术中合理使用 TTFM 检测桥血管和吻合口处的血流参数,可以及早发现桥血管或吻合口异常并及时加以纠正,对于提高 CABG 手术的近中远期预后极为重要。

（顾承雄）

参 考 文 献

1. Coronary artery surgery study (CASS). A randomized trial of coronaryartery bypass surgery. Survival data. Circulation 1983;68:939-50.

2. Magee MJ, Coombs LP, Peterson ED, et al. Patient selection andcurrent practice strategy for off-pump coronary artery bypass surgery. Circulation 2003;108:II9-14.

3. Emmert MY, Salzberg SP, Seifert B, et al. Routine off-pump coronary artery bypass grafting is safe and feasiblein high-risk patients with left main disease. Ann Thorac Surg 2010;89:1125-30.

4. Kappetein AP, Feldman TE, Mack MJ, et al. Comparison of coronary bypass surgery with drug-eluting stentingfor the treatment of left main and/or three-vessel disease;3-year followupof the syntax trial. Eur Heart J 2011;32:2125-34.

5. Farsak B, Tokmakoglu H, Kandemir O, et al. Angiographic assessment of sequential and individual coronaryartery

bypass grafting. J Card Surg 2003；18：524-9；discussion 530-1.

6. Kandemir O，Tokmakoglu H，Tezcaner T，et al. Right coronary system grafts：alone or together with left systemgrafts-angiographic results. Ann Thorac Cardiovasc Surg 2007；13：27-31.

7. Beldi G，Bosshard A，Hess OM，et al. Transit time flowmeasurement：experimental validation and comparison of three differentsystems. Ann Thorac Surg 2000；70：212-7.

8. Hirotani T，Kameda T，Shirota S，et al. An evaluation of the intraoperativetransit time measurements of coronary bypass flow. Eur JCardiothorac Surg 2001；19：848-52.

9. Kjaergard HK，Irmukhamedov A，Christensen JB，et al. Flow incoronarybypass conduits on-pump and off-pump. Ann Thorac Surg 2004；78：2054-6.

10. Onorati F，Pezzo F，Esposito A，et al. Single versus sequential saphenous vein grafting of the circumflex system：a flow metric study. Scand Cardiovasc J 2007；41：265-71.

11. Nordgaard H，Vitale N，Haaverstad R. Transit-time blood flow measurementsin sequential saphenous coronary artery bypass grafts. Ann ThoracSurg 2009；87：1409-15.

12. D'Ancona G，Karamanoukian HL，Ricci M，et al. Graftpatency verification in coronary artery bypass grafting：principles andclinical applications of transit time flow measurement. Angiology 2000；51：725-31.

13. D'Ancona G，Karamanoukian HL，Ricci M，et al. Graft revision after transit time flow measurement in off-pump coronaryartery bypass grafting. Eur J Cardiothorac Surg 2000；17：287-93.

14. Leong DK，Ashok V，Nishkantha A，et al. Transit-time flowmeasurement is essential in coronary artery bypass grafting. Ann ThoracSurg 2005；79：854-7；discussion 857-8.

15. Walpoth BH，Bosshard A，Genyk I，et al. Transit-time flow measurement for detection of early graft failure duringmyocardial revascularization. Ann Thorac Surg 1998；66：1097-100.

16. Di Giammarco G，Pano M，Cirmeni S，et al. Predictive value of intraoperative transit-time flow measurement forshort-term graft patency in coronary surgery. J Thorac Cardiovasc Surg 2006；132：468-74.

17. Kim HJ，Lee TY，Kim JB，et al. The impactof sequential versus single anastomoses on flow characteristics andmid-term patency of saphenous vein grafts in coronary bypass grafting. J Thorac Cardiovasc Surg 2011；141：750-4.

18. Yu Y，Yan XL，Wei H，et al. Off-pump sequential bilateral internalmammary artery grafting combined with selective arterialization of thecoronary venous system. Chin Med J（Engl）2011；124：3017-21.

19. Yu Y，Qi DN，Gu CX. Sequential saphenous vein grafting combined withselective arterialization of middle cardiac vein during off-pump coronaryartery bypass surgery. Chin Med J（Engl）2010；123：2739-40.

20. Kieser TM，Rose S，Kowalewski R，et al. Transit-time flow predictsoutcomes in coronary artery bypass graft patients：a series of 1000 consecutivearterial grafts. Eur J Cardiothorac Surg 2010；38：155-62.

21. Nordgaard HB，Vitale N，Astudillo R，et al. Pulsatility index variations using two different transit-timeflow meters in coronary artery bypass surgery. Eur J Cardiothorac Surg 2010；37：1063-7.

22. Jones CM，Athanasiou T，Dunne N，et al. Multi-detector computed tomography in coronary artery bypass graftassessment：a meta-analysis. Ann Thorac Surg 2007；83：341-8.

23. Houslay ES，Lawton T，Sengupta A，et al. Non-invasive assessment of coronary artery bypass graft patency using 16-slice computed tomography angiography. J Cardiothorac Surg 2007；2：27-35.

24. Bassri H，Salari F，Noohi F，et al. Evaluation ofearly coronary graft patency after coronary artery bypass graft surgeryusing multislice computed tomography angiography. BMC CardiovascDisord 2009；9：53-8.

25. Cerrito PB，Koenig SC，Koenig SC，et al. Neuralnetwork pattern recognition analysis of graft flow characteristics improvesintraoperative anastomotic error detection in minimally invasive CABG. Eur J Cardiothorac Surg 1999；16：88-93.

26. Lehnert P，Møller CH，Damgaard S，et al. Transit-time flow measurement as a predictor of coronary bypass graft

failure at one year angiographic follow-up. J Card Surg. 2015;30:47-52.

27. Yu Y, Zhang F, Gao MX, et al. The application of intraoperative transit time flow measurement to accurately assess anastomotic quality in sequential vein grafting. Interact Cardiovasc Thorac Surg. 2013;17:938-43.

28. 于洋,张帆,高铭鑫,等. 术中冠状动脉序贯桥即时血流测量的方法探讨. 中国胸心血管外科临床杂志, 2013,20(5):524-528.

29. Walpoth BH, Bosshard A, Genyk I, at al. Transit-time flow measurement for detection of early graft failure during myocardial revascularization. Ann Thorac Surg,1998,66(3):1097-1100.

附　录

中英文对照表

α-Cyanoacrylate 　　　　　　　　　　　　　　医用化学胶:氰基丙烯酸盐黏合剂

^{18}F-FDG 　　　　　　　　　　　　　　　　^{18}F 标记的脱氧葡萄糖

A

AAA-atherosclerosis of aorta 　　　　　　　　主动脉粥样硬化

ABW-actual body weight 　　　　　　　　　　实际总体重

ACS-acme coronary syndrome 　　　　　　　　急性冠状动脉综合征

ACS-acute coronary syndrome 　　　　　　　　急性冠状动脉综合征

ACT-activited clotting time 　　　　　　　　　活化凝血时间

AHA-American heart association 　　　　　　　美国心脏学会

AKI-acute kidney injury 　　　　　　　　　　急性肾损伤

AMI-acute myocardial infarction 　　　　　　急性心肌梗死

aprotinin 　　　　　　　　　　　　　　　　　抑肽酶

ARDS-acute respiratory distress syndrome 　　急性呼吸窘迫综合征

ARDS-acute respiratory distress syndrome 　　急性呼吸窘迫综合征

ARF-acute renal failure 　　　　　　　　　　急性肾衰竭

ASCVD-atherosclerotic cardiovascular disease 　动脉粥样硬化性心血管疾病

AST-aspartate aminotransferase 　　　　　　　天门冬氨酸转移酶

ATS-American thoracic society 　　　　　　　美国胸科学会

B

baroreceptor reflex sensitivity 　　　　　　　压力反射敏感性

BBRT-bundle branch reentry ventricular tachycardia 　束支折返性室性心动过速

BiVAD-biventricular assist device 　　　　　　双心室辅助装置

BUN-blood urea nitrogen 　　　　　　　　　血尿素氮

C

CABG-cardiac artery bypass graft 　　　　　　冠状动脉旁路移植术

CAD-coronary artery heart disease 　　　　　冠心病

cAMP-cyclic adenosine monophosphate 　　　环磷酸腺苷

CAS-carotid artery stenting 　　　　　　　　颈动脉支架植入术

CAUTI-catheter-associated urinary tract infection 　导尿管相关性泌尿系感染

CDUS-color duplex ultrasonography 　　　　彩色多普勒超声

CE-coronary endarterectomy 　　　　　　　　冠状动脉内膜剥脱

CEA-carotid endarteretomy	颈动脉内膜切除术
CE-coronary endarterectomy	冠状动脉内膜剥脱术
cGMP-cyclic guanosine monophosphate	环磷鸟苷酸
CHF-congestive heart-failure	充血性心力衰竭
CHS-cerebral hyperperfusion syndrome	脑高灌注综合征
CI-cardiac index	心排指数
CK-creatine phosphate kinase	磷酸肌酸激酶
CKD-chronic kidney disease	慢性肾病
CK-MB. -creatine phosphokinase-isoenzyme-MB	磷酸肌酸激酶同工酶
CLSI-clinical and laboratory standards institute	美国临床实验室标准委员会
CO-cardiac output	心输出量
COPD-chronic obstructive pulmonary disease	慢性阻塞性肺病
CPAP-continuous positive airway pressure	持续气道正压通气
CPB-cardio pulmonary bypass	心肺转流术
CPIS-clinical pulmonary infection score	临床肺部感染评分
CPS-cardiopulmonary support	心肺支持
CRBSI-catheter related blood stream infection	导管相关性血行性感染
CRE-carbapenem-resistant enterobacteriaceae	耐碳青霉烯类肠杆菌
CREST-carotid revascularization endarterectomy versus stenting trial	支架植入对比试验
CRP-c-reactive Protein	C 反应蛋白
CRRT-continuous renal replacement therapy	连续性肾脏替代治疗
CRRT-continuous renal replacement therapy	连续性血液透析
CS-cardiogenic shock	心源性休克
CSA-cross-sectional area	横截面积
CSAHA-central sleep apnea hypopnea syndrome	中枢性睡眠呼吸暂停综合征
CTA-computed tomographic angiography	CT 血管造影术
cTnI-cardiac troponin I	肌钙蛋白 I
CVA-coronary venous arterialization	冠状静脉动脉化
CVP-central venous pressure	中心静脉压
Cx43-connexin43	缝隙连接蛋白 43

D

DCAD-diffuse coronary artery disease	弥漫性冠状动脉病变
DCHD-diffuse coronary heart disease	弥漫性冠心病
DES-drug eluting stent	药物洗脱支架植入
DF-diastolic filling	舒张期血流灌注率
DF-diastolic filling	舒张期血流灌注率
dPmx-maximum rate of the increase in pressure	左心室收缩力指数
DTP-differential time to positivity	差异报警时间

E

ECCO2R-extracorporeal CO_2 removal	体外 CO_2 排出
ECG-electrocardiogram	心电图

ECLA-extracorporeal lung assist　　　　　　　体外肺支持

ECLS-extracorporeal life support system　　　　体外生命支持系统

ECMO-extracorporeal membrane oxygenation　　人工膜肺

ECMO-extracorporeal membrane oxygenation　　体外膜肺氧合

ECPR-cardiopulmonary resuscitation　　　　　　体外心肺复苏

ECST-European carotid surgery trial　　　　　　欧洲颈动脉外科试验

ECT-ecarin clotting time　　　　　　　　　　　蛇静脉酶凝结时间

EEG-eletroencephalography　　　　　　　　　　脑电图

ELISA-enzyme linked immunosorbent assay　　　酶联免疫吸附法

eNOS-endothelial nitric oxide synthase　　　　　内皮型一氧化氮合酶

ERV-expiratory reserve volume　　　　　　　　补呼气量

ESBL-extended broad-spectrum β-lactamase　　　超广谱 β-内酰胺酶

ESRD-end-stage renal disease　　　　　　　　　终末期肾病

ET-endothelin　　　　　　　　　　　　　　　内皮素

EuroSCORE thc Europcan cardiac surgery risk score　欧洲心脏手术风险评分

EVH-endoscopic vein harvesting　　　　　　　　内窥镜血管获取法

EVLW-extravascular lung water　　　　　　　　血管外肺水

F

FEV1-forced expiratory volume in one second　　一秒用力呼气量

Fig-fibrinogen　　　　　　　　　　　　　　　纤维蛋白原

FRC-functional residual capacity　　　　　　　功能性残气量

FVC-forced vital capacity　　　　　　　　　　用力肺活量

G

Gd-DTPA. -gadolinium-diethylenetriamine
pentaacetic acid　　　　　　　　　　　　　　二乙烯三胺五乙酸钆

GEDV-global end diastolic volume　　　　　　　全心舒张末容积

GF-1. -insulin-like growth factor-1　　　　　　胰岛素样生长因-1

GHb-glycosylated hemoglobin　　　　　　　　糖化血红蛋白

H

HCS-heparin coated surface　　　　　　　　　肝素涂抹表面

H-FABP. -heart-type fatty acid-binding protein　　心脏型脂肪酸结合蛋白

HIT-heparin induced thrombocytopenia　　　　　肝素诱发的血小板减少症

HPV-hypoxia pulmonary vasoconstriction　　　　肺部低氧血管收缩

HRV-heart rate variability　　　　　　　　　　心率变异性

HTK-histidine-tryptophan-ketoglutarate　　　　组氨酸-色氨酸-酮戊二酸盐

I

IABP-intra-aortic balloon pump　　　　　　　　主动脉内球囊反搏

IABP-intra-aortic balloon pump　　　　　　　　主动脉内气囊反搏术

IBW-ideal body weight　　　　　　　　　　　理想体重

ICD-implantable cardioverter defibrillator　　　心律转复除颤器

ICD-implantable cardioverter defibrillator	植入式心脏复律除颤器
IFI-invasive fungal infections	侵袭性真菌感染
IHD-intermittent hemodialysis	间歇性血液透析
ILMA-intubation laryngeal mask airway	插管喉罩
IMA-internal mammary artery	乳内动脉
IMR-ischemic mitral regurgitation	缺血性二尖瓣关闭不全
iNOS-induced nitric oxide synthase	诱导型一氧化氮合酶
integrin	整合素
IR-insulin resistance	胰岛素抵抗
ITBV-intrathoracicblood volume	胸腔内血容量
ITTV-intrathoracic thermal volume	胸腔内热容积

L

LAD-left anterior descending	左前降支
LDL-IC. -low density lipoprotein circulating immune complex	低密度脂蛋白循环免疫复合物
LIMA-left internal mammary artery	左侧乳内动脉
LIMA-left internal mammary artery	左乳内动脉
LMWH-low molecular weight heparin	低分子量肝素
LVAD-left ventricular assist device	左心室辅助装置
LVEDV-left ventricular end-diastolic volume	左室舒张末容积
LVEF-left ventricular ejection fraction	左室射血分数
LVEF-left ventricular ejection fraction	左心室射血分数

M

MACCE-major adverse cardiovascular cerebrovascular events	不良心脑血管事件
MACE-major adverse cardiovascular events	不良心血管事件
MAP-mean arterial pressure	平均动脉压
MAP-mean arterial pressure	平均动脉压
MDR-multidrug-resistance	多重耐药
MDRO-multidrug-resistant organism	多重耐药菌
MI-myocardial infarction	心肌梗死
MICS CABG-minimally invasive coronary artery bypass-grafting	微创冠状动脉旁路移植
MIDCAB-minimally invasive direct coronary artery by-pass	微创直视下冠状动脉旁路移植术
MinSaO$_2$-minimum oxygen saturation	最低血氧饱和度
MO-morbid obesity	病态肥胖
MRA-magnetic resonance angiography	核磁共振血管造影术
MRSA-methcillin-resistant staphylococcus aureus	耐甲氧西林的金黄色葡萄球菌
MSAHS-mixed sleep apnea hypopnea syndrome	混合性睡眠呼吸暂停综合征
MSSA-methicillin sensitive staphylococcus aureus	甲氧西林敏感金黄色葡萄球菌
MTT-mean transit time	平均传输时间

MVV-maximum voluntary ventilation　　　　　　　每分钟最大通气量

N

NASCET-North American symptomatic carotid endarter-　北美症状性颈动脉内膜切除术试验
　　ectomy trial

NIRS-near-infrared spectroscopy　　　　　　　　　近红外光谱技术

NIRS. -near-infrared spectrosc　　　　　　　　　　近红外光谱分析技术

NO-nitric oxide　　　　　　　　　　　　　　　　一氧化氮

NOS-nitricoxide synthase　　　　　　　　　　　　NO 合成酶

NPY-neuropeptide Y　　　　　　　　　　　　　　神经肽 Y

NSAID-non-steroidal anti-inflammatory drugs　　　　非类固醇抗炎药物

NSVT-nonsustained ventricular tachycardia　　　　　短阵性室性心动过速

O

OHS-obesity hypoventilation syndrome　　　　　　　肥胖通气不良综合征

ON-PUMP　　　　　　　　　　　　　　　　　　体外循环

OPCABG-of-pump coronary artery bypass grafting　　非体外循环下冠状动脉旁路移植术

OSAHS-obstructive sleep apnea hypopnea syndrome　阻塞性睡眠呼吸暂停低通气综合征

P

PAP-pulmonary artery pressure　　　　　　　　　　平均肺动脉压力

PBV-pulmonary blood volume　　　　　　　　　　　肺循环容积

PCI-percutaneous coronary intervention　　　　　　经皮冠状动脉介入治疗

PDE-phosphodiesterase　　　　　　　　　　　　　磷酸二酯酶

PEEP-positive end expiratory pressure　　　　　　　呼吸末正压通气

PF4-platelet factor4　　　　　　　　　　　　　　　血小板因子4

PFC-perfluorocarbon　　　　　　　　　　　　　　氟碳化合物

PGI_2-prostaglandin I_2　　　　　　　　　　　　　前列腺素 I_2

PH-pulmonary hypertension　　　　　　　　　　　　肺动脉高压

PI-pulsatility index　　　　　　　　　　　　　　　搏动指数

PiCCO-pulse indicator continous cadiac output　　　脉搏指示持续心输出量监测

PLV-partial liquid ventilation　　　　　　　　　　部分液体通气

PMN-polymorphonuclear　　　　　　　　　　　　　中性粒细胞

POISE-perioperative ischemic evaluation study　　　围术期缺血评价研究

PP-pulse pressure　　　　　　　　　　　　　　　脉压

PPV-pulse pressure variation　　　　　　　　　　　脉压变异

PS-pulmonary surfactant　　　　　　　　　　　　肺表面活性物质

PSG-polysomnography　　　　　　　　　　　　　多导睡眠检测仪

PSGL-1. -P-selection glycoprotein ligand-1　　　　　p-选择素糖蛋白配体-1

PTMR-percutaneous transmyocardial revascular ization　经皮激光心肌血管重建术
　　by laser

PVPI-pulmonary vascular permeability index　　　　肺血管通透性指数

PVR-pulmonary vascular resistance　　　　　　　　肺血管阻力

R

RA-radial artery	桡动脉
RIMA-right internalmammary artery	右侧乳内动脉
RMBF-regional myocardial blood flow	心肌血流量的绝对测量
ROS-reactive oxygenspecies	氧自由基
ROTA-coronary rotational atherectomy	冠状动脉旋磨
RV-right ventricular	右室
RVAD-right ventricular assist device	右室辅助装置
RVAD-right ventricular assist device	右心室辅助装置
RVH-right ventricular hypertrophy	右室肥大
RVMPI-right ventricular myocardial performance index	右室心肌工作指数
RVOT-right ventricular outflow tract	右室流出道

S

SA-sleep apnea	睡眠呼吸暂停
SAHS-sleep apnea hypopnea syndrome	睡眠呼吸暂停低通气综合征
SCVA-selective coronary venous arterialization	选择性冠状静脉动脉化
SCVBG-selective coronary venous bypass graft	选择性心中静脉动脉化
SCVBG-selective coronary vein bypass grafting	选择性心中静脉动脉化
sequential or skip anastomosis	序贯吻合
SI-stroke volume index	每搏输出量指数
s-IMAG. -sequential internal mammary artery grafting	序贯式乳内动脉冠状动脉旁路移植术
SIRS-systemic inflammatory response syndrome	全身炎症反应综合征
slow conduction zone	缓慢传导区
SNA-sympathetic nerve activity	交感神经活性
SP-stump pressure	反流压
SPARCL-stroke prevention by aggressive reduction cholesterol levels	强化降脂治疗预防脑卒中试验
SPECT-single-photon emission computed tomography	单光子发射计算机断层显像
SSEP-sensory-evoked potentials	感觉诱导电位
SSI-surgical site infection	手术部位感染
SV-saphenous vein	大隐静脉
SVR-systemic vascular resistance	体循环阻力
SVR-systemic vascular resistance	系统血管阻力
SVS-society for vascular surgery	美国血管外科学会
SVV-stroke volume variation	每搏量变异

T

TAPSE-tricuspid annular plane systolic excursion	三尖瓣环收缩偏移
TBW-behavioral weight loss treatment	减轻总体重
TCD-transcranial doppler	经颅多普勒超声
TDP-torsades de pointes	尖端扭转性室速

TEE-transesophageal echocardiography 经食管超声

TGF-β. -transforming growth factor-β 转化生长因子-β

TLV-total liquid ventilation 全液体通气

TOF-time-of-flight 时间飞跃法

TTE-transthoracic echocardiography 经胸超声心动图

TTFM-transit time flow measurement 即时血流测量技术

TXA2-Thromboxane A_2 血栓素 A_2

U

UPPP-uvulopalalophanyngoplasty 悬雍垂-腭-咽成形术

V

VAP-ventilator-associated pneumonia 呼吸机相关性肺炎

ventricular aneurysm 室壁瘤

ventricular arrhythmia 室性心律失常

VF-ventricular fibrillation 心室颤动

VPC-premature ventricualr contraction 室性早搏

VRE-vancomycin resistant Enterococcus 耐万古霉素的肠球菌

X

XD-xanthine reductase 黄嘌呤还原酶

XDRAB-pan-drug resistant acinetobacter baumani 泛耐药鲍曼不动杆菌

XOD-xanthine oxidoreductase 黄嘌呤氧化酶